만화로 배우는 경혈

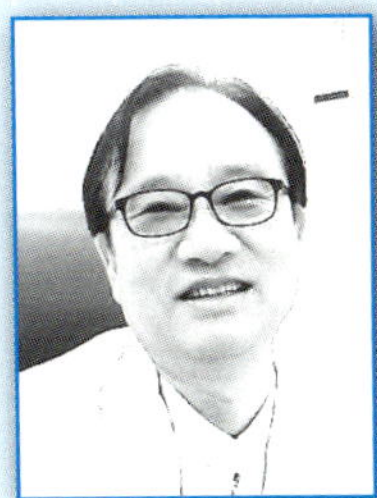

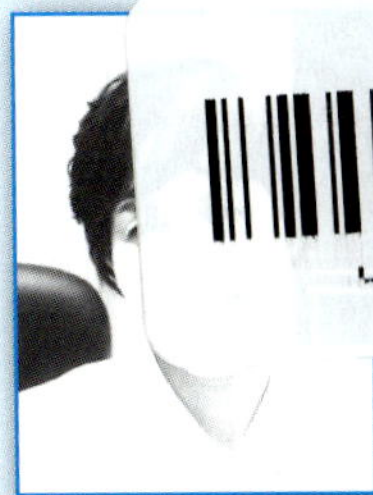

의학박사 조/태/환

현 조태환정형외과한의원 원장

- 대전대학교 한의과대학 졸업
- 조선대학교 의과대학원 졸업(의학박사)
- 서울대학병원 수련의
- 퓨조펑쳐연구회 회장
- 복수면허의사전문의협회 회장
- 대한통증진단학회 회장
- 장덕한방병원 원장
- 조태환한의원 조태환정형외과 원장
- 삼성한의원 원장
- 삼성정형외과 원장
- 조태환정형외과 원장

저서 및 역저 (공동)

- Placenta (영국출간)
- Acupuncture (Fuzopuncture) ebooks
- 발의 질환별 운동요법
- Acupuncture (미국출간)
- 스마트폰건강찾기119
- 매선부침요법
- 스테로이드사용을 줄이는 통증치료
- 퓨조펑쳐 1, 2
- 다수의 국내 및 해외 논문

생명과학과 박사 박/경/미

현 이노한의원 원장

- KAIST 생명과학과 학사 졸업
- KAIST 생명과학과 박사 졸업
- 한국인삼연초연구원 선임연구원
- KT&G 중앙연구원 선임연구원
- 대전대학교 한의과대학 졸업
- 이노한의원 원장

저서 및 활동

- Placenta (영국)
- Acupuncture (미국)
- Acupuncture: Methods, Health Benefits and Effectiveness (미국)
- Studies in Natural Product Chemistry (미국)
- Herbal Medicine, Biomolecular and Clinical Aspects (미국)
- 퓨조펑쳐1, 2
- 국제 SCI 등재 학술지 논문 5편
- 한국학술진흥재단 등재 학술지 논문 24편

Hansol

시작하기

이 책은 "임팩트 시리즈"의 네번째 경혈 편입니다!

인체에 존재하는 경혈의 취혈(取穴)법을 간단하고 알기 쉽게 해설하는 것을 목적으로 구성하였습니다. 지금까지의 방법과는 다른 취혈법에 초점을 맞춘 획기적인 참고서입니다.

예를 들어, 경혈의 취혈법에서 "○○ 근육과 ○○ 뼈 사이에서 취혈"이란 말이 있으면, 그 ○○ 근육과 ○○ 뼈의 촉진법을 순서에 맞게 정리하여 해부학을 싫어하거나 어려워하는 일반인도 정확히 취혈할 수 있도록 구성하였습니다. 또한 곳곳에 책의 주인공 캐릭터를 이용하여 경혈에 관한 잡학 소개, 취혈 시 주의해야 할 조언도 듬뿍 담아 즐겁게 학습할 수 있도록 구성하였습니다.

이 '만화로 배우는 경혈'이 국가 시험의 합격을 목표로 학생들을 비롯해 임상가 여러분, 그리고 동양 의학에 관심있는 모든 분들에게 조그만 도움이 될 수 있으면 합니다.

Akira Harada

만화로 배우는 경혈

ACUPOINT IMPACT

저 · Akira Harada 역 · 조태환, 박경미

Hansol

만화로 배우는 경혈(ACUPOINT IMPACT)

발 행 2019년 9월 1일
저 자 Akira Harada
역 자 조태환, 박경미
발행처 한솔의학(Hansol medical book Co Ltd)
주 소 서울시 마포구 월드컵북로 64-1 1층
전 화 02-3144-6788
정 가 15,000원

ISBN 979-11-89657-05-5(93510)
mdbook.co.kr

역자의 글

우리나라의 의료제도와 달리 한의사 제도가 없는 일본에서는 서양의 자격증을 가진 의사나 침사 자격증을 가진 침사가 침을 의료에 사용할 수 있다. 『경혈임팩트』는 일본의 침사 자격증을 가진 아키라 하라다씨가 12경락과 독맥, 임맥의 경혈들을 만화로 알기 쉽게 정리한 책이다. 각 경혈점의 위치, 경혈점 아래에 위치하는 신경과 근육, 경혈점의 치료 효과를 간단하게 요약해 놓은 책이다.

경혈점에 끝이 뾰족한 침을 꽂아 통증을 완화한 역사는 2500년이 넘는다. 최근에 와서는 경혈점에 전침 자극을 주거나 약물을 주사하는 약침이 통증치료에 적극 응용되고 있다. 경혈점을 이용한 통증치료에 대한 강의와 책을 출판해오고 있는 퓨조펑쳐회에서는 『경혈임팩트』가 국내의 많은 통증치료 의료인들에게 경혈점에 대한 이해와 술기를 높이는데 도움이 되리라 생각하여 『만화로 배우는 경혈』이라는 이름으로 이 책을 번역하게 되었다.

시중에 있는 경혈 관련 책들은 지나치게 부피가 크거나 한자가 군데군데 쓰여 있어, 쉽게 손이 가지 않는 측면이 있었다. 이 책은 경혈점에 대한 핵심적인 내용만을 간단하게 요약하고 그림으로 이해와 암기를 쉽게 해주는 장점이 있다.

전문번역가가 아니다 보니 일본어로 쓰여진 『경혈임팩트』의 번역은 길고 험난했다. 박경미 박사와 초벌번역을 끝낸 후 매끄럽지 못한 문장을 다듬어 줄 교정인을 물색하던 중 부친 조병이 옹이 뜻밖의 도움을 주셨다. 일제 침략기 동안 학교 교육을 받고 사범학교를 나온 부친은 월등한 일본어 실력으로 세밀하게 번역문의 결을 다듬어 주셨다.

21세기는 융합을 통한 창조의 시기라고 해도 과언이 아니다. 여러 전자기기에 나누어져 있던 편의기능을 하나의 기기로 모은 스마트폰이 일상을 업그레이드시키듯, 각기 따로였던 동서양의 의료를 융합시키는 통합의료는 의료인과 환자들의 일상을 업그레이드시키라 믿는다. 이 책이 통합의료로 가는 작은 디딤돌이 되리라 믿기에 감히 번역을 시도하여 지식을 공유하고자 했다. 좋은 책이 출판될 수 있도록 도움을 주신 한솔 출판사 사장님과 부친 조병이옹에 감사의 글을 올린다.

조 태 환

본 서적의 이용법

경혈의 이름과
기본정보

대표적인
주 치료 정보

※ 경혈 부위의 표기는
"WHO / WPRO 표준경혈위치 를 참조

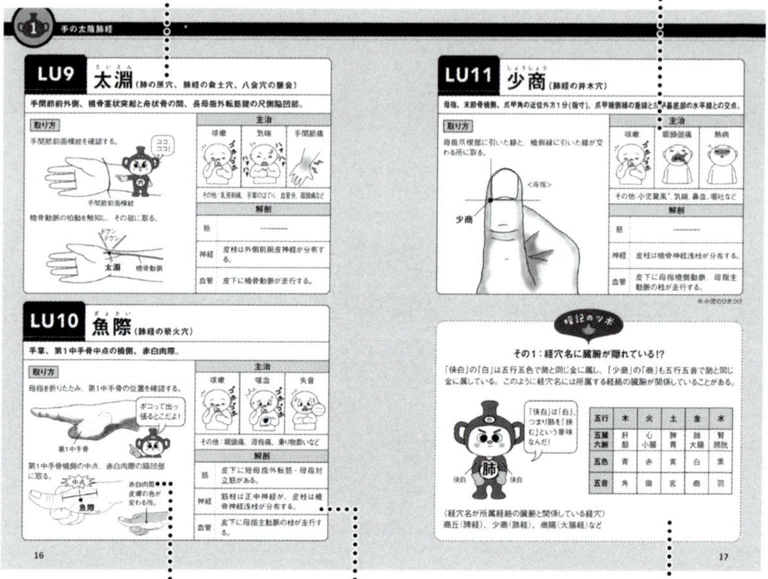

취혈의 순서와
주의점 등 설명

해부학적
설명

경혈에 대한
재미있는 칼럼

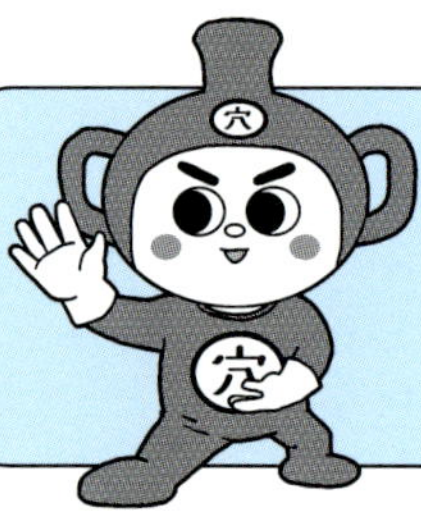

캐릭터
취혈에 자신있는 소년. 이 책의 안내 역을 맡고 있습니다. 취혈 시의 주의점이나 조언을 열심히 정중하게 알려드립니다.

목차

수태음폐경(手太陰肺經, LU)

수양명대장경(手陽明大腸經, LI)

족양명위경(足陽明胃經, ST)

족태음비경(足太陰脾經, SP)

수소음심경(手少陰心經 HT)

수태양소장경(手太陽小腸經 SI)

족태양방광경(足太陽膀胱經 BL)

족소음신경(足少陰腎經, KI)

수궐음심포경(手厥陰心包經, PC)

수소양삼초경(手少陽三焦經, TE)

족소양담경(足少陽胆經(GB)

족궐음간경(足厥陰肝經, LR)

독맥(督脈, GV)

임맥(任脈, CV)

경외기혈(經外奇穴)

중요혈 일람

오수혈(五輸穴)						
경락(經絡)		오수혈(五輸穴)				
		원혈(原穴)	극혈(郄穴)	낙혈(絡穴)	모혈(募穴)	배유혈(背俞穴)
음경(陰經)	간(肝)	太衝	中都	蠡溝	期門	肝俞
	심(心)	神門	陰郄	通里	巨闕	心俞
	비(脾)	太白	地機	公孫	章門	脾俞
	폐(肺)	太淵	孔最	列欠	中府	肺俞
	신(腎)	太谿	水泉	大鍾	京門	腎俞
	심포(心包)	大陵	郄門	内關	膻中	厥陰俞
양경(陽經)	담(胆)	丘墟	外丘	光明	日月	胆兪
	소장(小腸)	腕骨	養老	支正	關元	小腸俞
	위(胃)	衝陽	梁丘	豊隆	中脘	胃俞
	대장(大腸)	合谷	温溜	偏歴	天樞	大腸俞
	방광(膀胱)	京骨	金門	飛揚	中極	膀胱俞
	삼초(三焦)	陽池	會宗	外關	石門	三焦俞
독맥(督脈)		–	–	長强	–	–
임맥(任脈)		–	–	鳩尾	–	–
비의 대락(脾大絡)		–	–	大包	–	–

오행혈(五行穴)						
음경(陰經)		정(井)	형(滎)	유(俞)	경(經)	합(合)
		목(木)	화(火)	토(土)	금(金)	수(水)
목(木)	간(肝)	大敦	行間	太衝	中封	曲泉
화(火)	심(心)	少衝	少府	神門	靈道	少海
토(土)	비(脾)	隱白	大都	太白	商丘	陰陵泉
금(金)	폐(肺)	少商	魚際	太淵	經渠	尺沢
수(水)	신(腎)	涌泉	然谷	太谿	復溜	陰谷
화(火)	심포(心包)	中衝	労宮	大陵	間使	曲沢
양경(陽經)		정(井)	형(滎)	유(俞)	경(經)	합(合)
		금(金)	수(水)	목(木)	화(火)	토(土)
목(木)	담(胆)	足竅陰	侠谿	足臨泣	陽輔	陽陵泉
화(火)	소장(小腸)	少沢	前谷	後谿	陽谷	小海
토(土)	위(胃)	厲兌	内庭	陷谷	解谿	足三里
금(金)	대장(大腸)	商陽	二間	三間	陽谿	曲池
수(水)	방광(膀胱)	至陰	足通谷	束骨	崑崙	委中
화(火)	삼초(三焦)	關衝	液門	中渚	支溝	天井

오수혈·오행혈(五兪穴·五行穴)	
정혈(井穴)(陰木)(陽金)	경기가 나오는 곳
형혈(滎穴)(陰火)(陽水)	경기가 흐르는 곳
유혈(兪穴)(陰土)(陽木)	경기를 넣는 곳
경혈(經穴)(陰金)(陽火)	경기가 지나가는 곳
합혈(合穴)(陰水)(陽土)	경기가 들어가 합하는 곳

팔회혈(八會穴)			
부(腑)	中脘(任脈)	혈(血)	膈俞(膀胱經)
장(臟)	章門(肝經)	골(骨)	大杼(膀胱經)
근(筋)	陽陵泉(胆經)	맥(脈)	太淵(肺經)
수(髓)	懸鍾(胆經)	기(氣)	膻中(任脈)

사총혈(四総穴)			
足三里(胃經)	委中(膀胱經)	列欠(肺經)	合谷(大腸經)
복부의 병	머리나 목의 병	허리나 등의 병	얼굴이나 눈의 병

팔총혈(八総穴)
충맥(衝脈) : 公孫(脾經) ———— 음유맥(陰維脈) : 内關(心包經)
대맥(帶脈) : 足臨泣(胆經) ———— 양유맥(陽維脈) : 外關(三焦經)
독맥(督脈) : 後谿(小腸經) ———— 양교맥(陽蹻脈) : 申脈(膀胱經)
임맥(任脈) : 列欠(肺經) ———— 음교맥(陰蹻脈) : 照海(腎經)

하합혈(下合穴)			
담(胆)	陽陵泉(胆經)	대장(大腸)	上巨虛(胃經)
소장(小腸)	下巨虛(胃經)	방광(膀胱)	委中(膀胱經)
위(胃)	足三里(胃經)	삼초(三焦)	委陽(膀胱經)

동신촌법(同身寸法)

취혈 시 손가락이나 손바닥을 기준으로 취혈

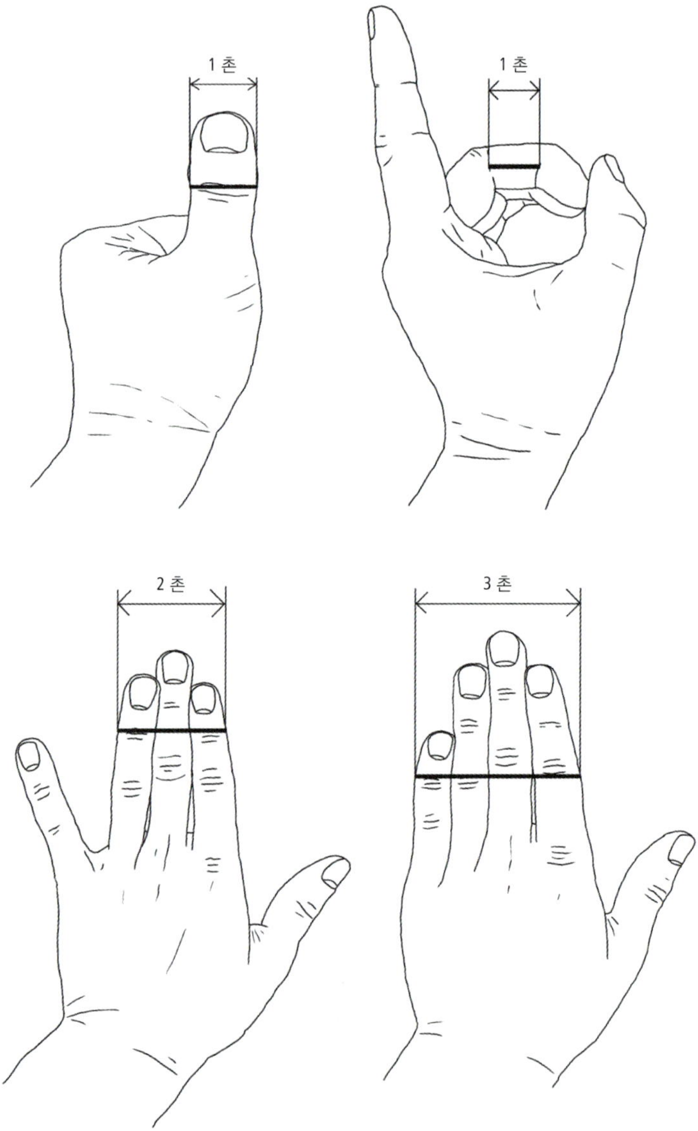

제1장

CHAPTER 01

수태음폐경(手太陰肺經)

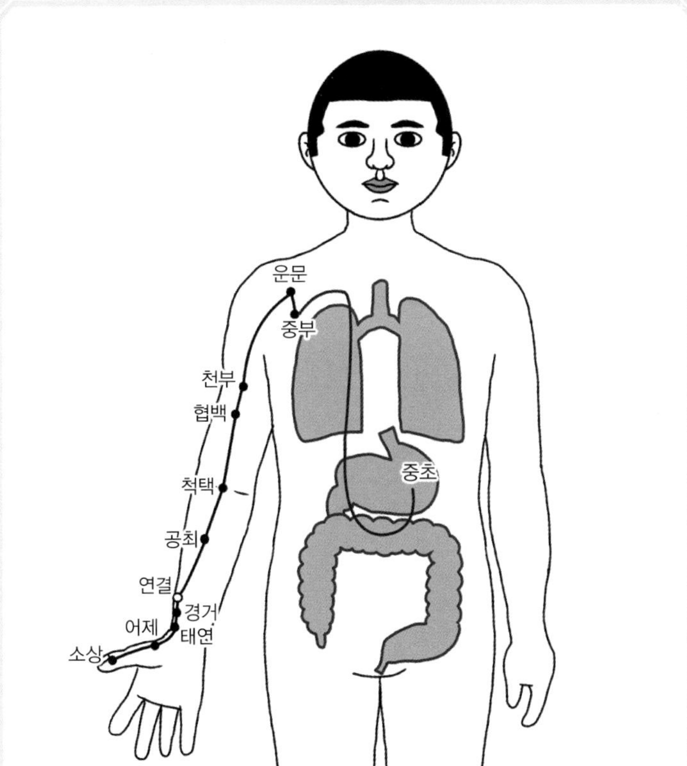

LU1 중부(中府)

모혈(募穴), 기시혈(起始穴)

앞가슴부위, 첫째 갈비사이공간과 같은 높이, 빗장아래오목의 가쪽, 앞정중선에서 가쪽으로 6촌

취혈법

운문에서 아래로 1촌.

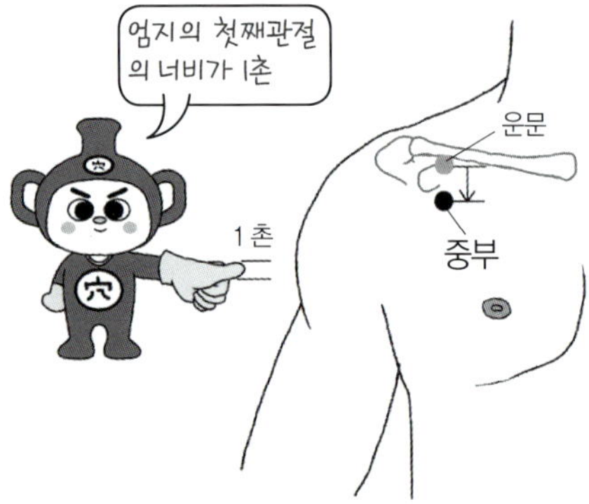

주치(主治)

기침	천식	어깨통증
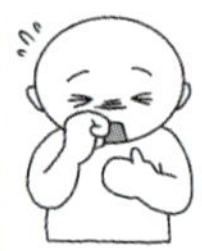	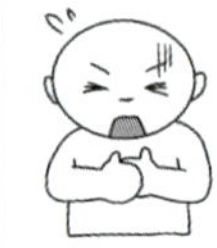	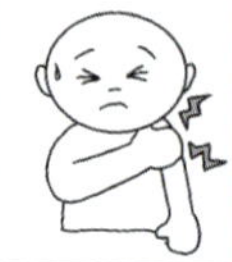

기타: 감기, 안면부종, 구토

해부

근육	피하에 큰가슴근과 작은가슴근이 있다.
신경	안쪽 · 가쪽가슴근신경, 피하에 빗장위신경이 분포한다.
혈관	피하에 가슴봉우리동맥, 가쪽가슴동맥이 주행한다.

LU2 운문(雲門)

앞가슴부위, 빗장아래오목의 오목한 곳, 부리돌기의 안쪽, 앞정중선에서 가쪽으로 6촌

취혈법

팔을 약간 굽히고 벌릴 때 나타나는 어깨세모-가슴근삼각 중심에서 취혈.

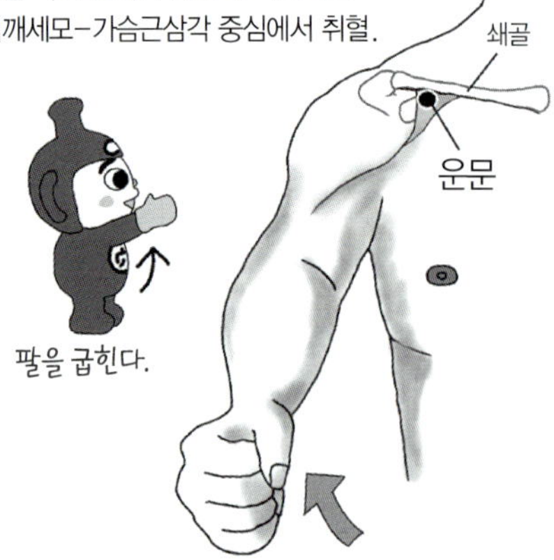

주치(主治)

기침	천식	어깨통증 · 오십견
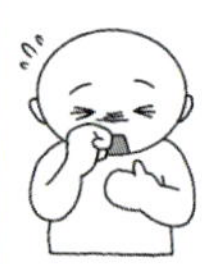	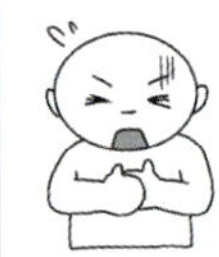	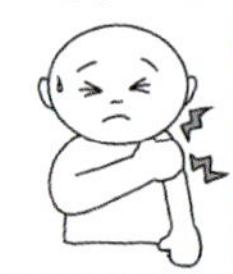

기타: 흉부번민(胸部煩悶)

해부

근육	피하에 큰가슴근이 있다.
신경	안쪽 · 가쪽가슴근신경, 피하에 빗장위신경이 분포한다.
혈관	피하에 가슴봉우리동맥, 가쪽가슴동맥이 주행한다(심부에 겨드랑동맥이 주행한다).

LU3 천부(天府)

위팔 앞가쪽면, 위팔두갈래근 가쪽 모서리, 앞겨드랑주름에서 아래로 3촌

취혈법

앞겨드랑주름과 척택(尺澤)을 연결하는 선에서 위쪽으로부터 1/3, 위팔두갈래근 가쪽 모서리에서 취혈.
(앞겨드랑주름과 척택은 9촌)

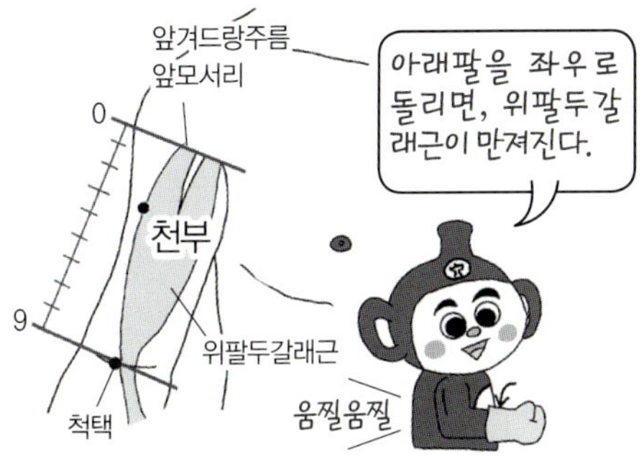

주치(主治)		
기침	천식	위팔의 통증
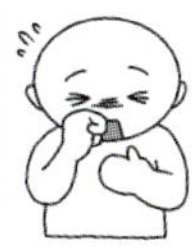	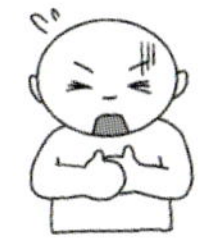	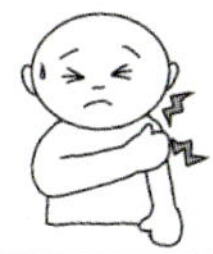
기타: 객혈, 견관절 주위염		

해부	
근육	피하에 위팔두갈래근과 위팔근이 있다.
신경	근육피부신경의 근육가지, 위가쪽위팔피부신경이 분포한다.
혈관	피하에 위팔동맥의 가지가 주행한다.

※ 앞겨드랑주름 : 차려 자세를 취할 때 겨드랑이에 생기는주름.

LU4 협백(俠白)

위팔 앞가쪽면, 위팔두갈래근 가쪽 모서리, 앞겨드랑주름에서 아래로 4촌.

취혈법

천부(天府) 아래 1촌, 위팔두갈래근 가쪽 모서리에서 취혈.

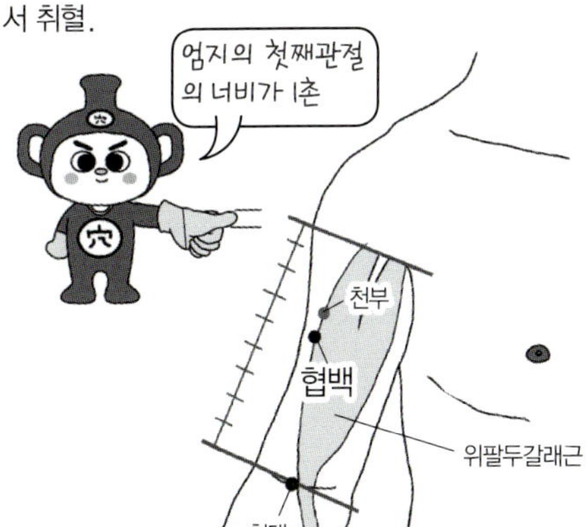

주치(主治)		
기침	가슴의 통증	흉만
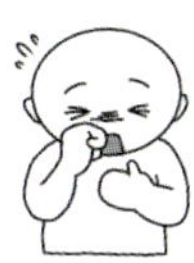	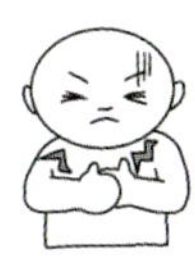	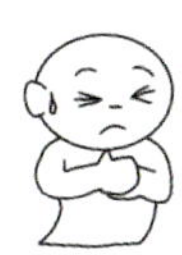
기타: 위팔의 통증, 견관절 주위염		

해부	
근육	피하에 위팔두갈래근과 상완근이 있다.
신경	근육피부신경의 근육가지, 위가쪽위팔피부신경이 분포한다.
혈관	피하에 위팔동맥의 가지가 주행한다.

LU5 척택(尺澤) 합수혈(合水穴), 사만혈(四彎穴)

팔꿈치 앞쪽면, 팔오금주름, 위팔두갈래근힘줄의 가쪽 오목한 곳.

취혈법

팔꿈치를 굽힌 상태에서, 팔오금주름 위의 곡지(曲池)와 곡택(曲澤) 사이.

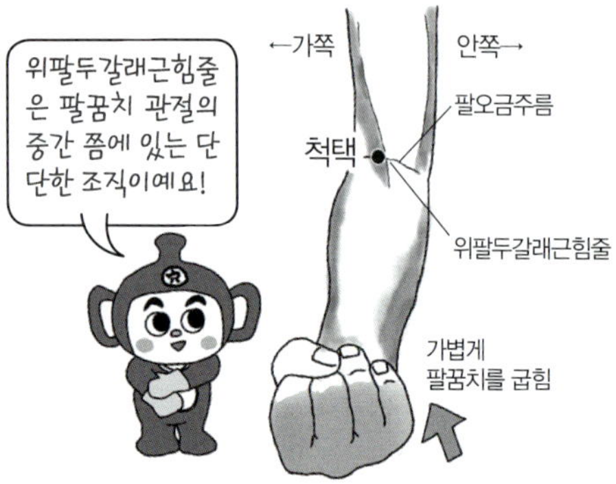

주치(主治)

구토	기침	기관지통

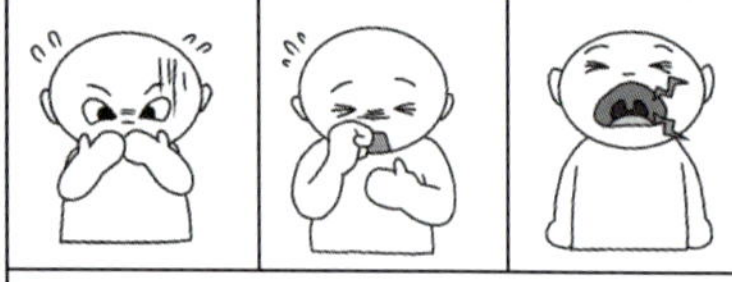

기타: 팔꿈치통증, 천식, 야뇨증

해부

근육	피하에 위팔두갈래근(힘줄)과 위팔근이 있다.
신경	근육피부신경, 가쪽아래팔피부신경이 분포한다.
혈관	피하에 노쪽되돌이동맥(노동맥의 가지)이 주행한다.

LU6 공최(孔最) 폐경의 극혈(郄穴)

아래팔 앞가쪽면, 척택과 태연을 연결하는 선 위, 손바닥쪽 손목주름에서 위로 7촌

취혈법

척택 아래 5촌, 척택과 태연을 연결한 선의 중점에서 위쪽으로 1촌

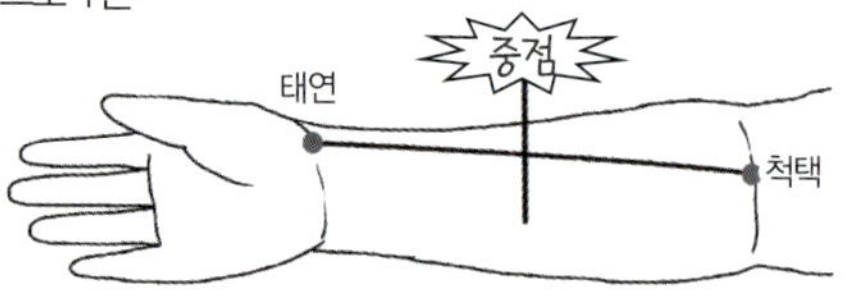

척택과 태연을 연결한 선의 중점에서 위쪽으로 1촌

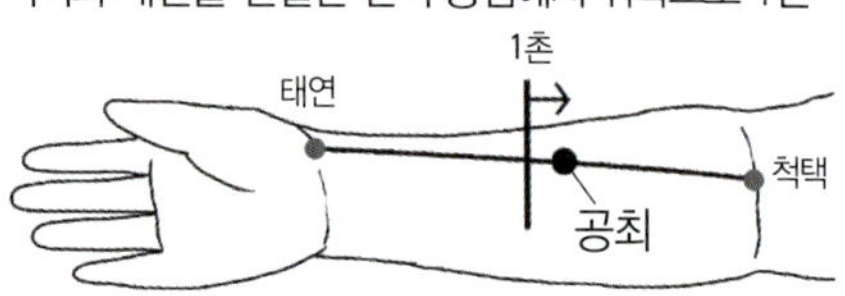

※척택에서 태연까지는 12촌.

주치(主治)

치질	기침	인후통

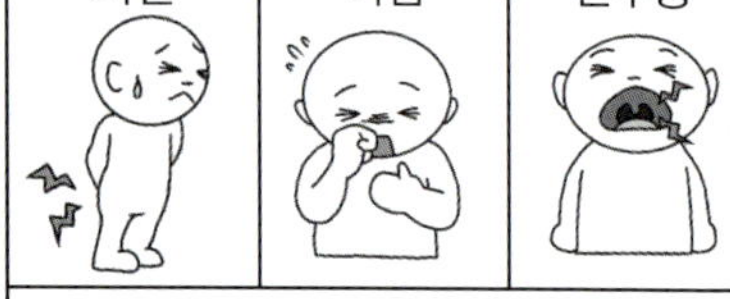

기타: 객혈, 감기, 폐렴, 기관지염

해부

근육	피하에 위팔노근과 원엎침근이 있다.
신경	노신경과 정중신경, 가쪽아래팔피부신경이 분포한다.
혈관	피하에 노동맥이 주행한다.

LU7 열결(列欠)

락혈(絡穴), 사총혈(四總穴; 頭項), 팔맥교회혈(八脈交會穴; 임맥)

아래팔의 노쪽면, 긴엄지벌림근힘줄과 짧은엄지폄근힘줄의 사이, 긴엄지벌림근힘줄 고랑의 오목한 곳, 손바닥쪽 손목주름에서 위로 1.5촌

취혈법

엄지를 외전 · 신전하면 긴엄지벌림근힘줄과 짧은엄지폄근힘줄이 긴장한다.

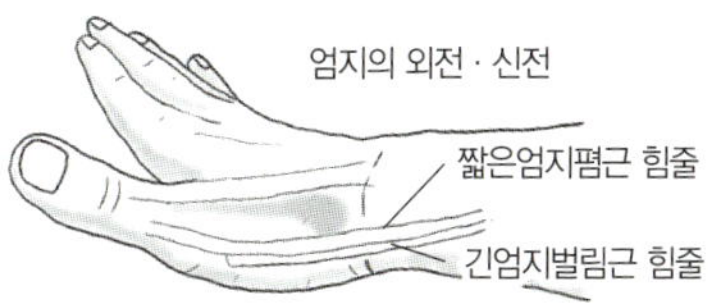

손바닥쪽 손목주름에서 위로 1.5촌, 긴엄지벌림근힘줄과 짧은엄지폄근힘줄 사이의 오목한 곳

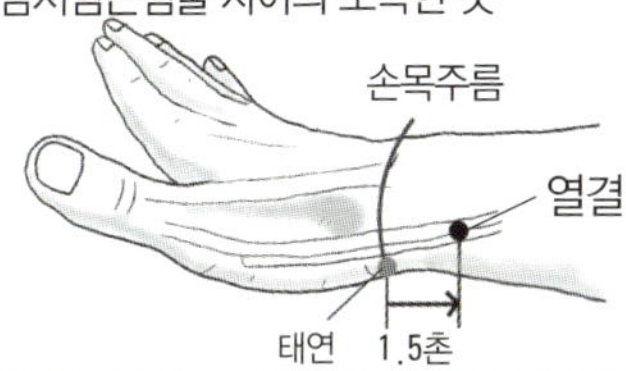

주치(主治)		
기침	기관지통	목뒤쪽 통증
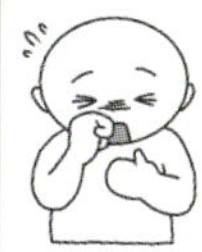	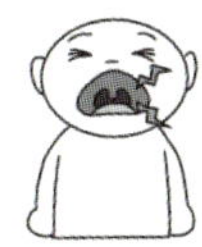	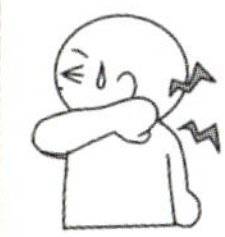

기타: 천식, 치통, 두통, 필꿈치 통증

해부	
근육	피하에 위팔노근, 긴엄지벌림근, 짧은엄지폄근이 있다.
신경	노신경, 가쪽아래팔피부신경이 분포한다.
혈관	피하에 노동맥이 주행한다.

LU8 경거(經渠)

경금혈(經金穴), 자성혈(自性穴)

아래팔 앞가쪽면, 노뼈붓돌기와 노동맥의 사이, 손바닥쪽 손목주름에서 위로 1촌

취혈법

노뼈 아래 가측의 돌출 부분과 노동맥과 손바닥쪽 손목주름에서 위로 1촌.

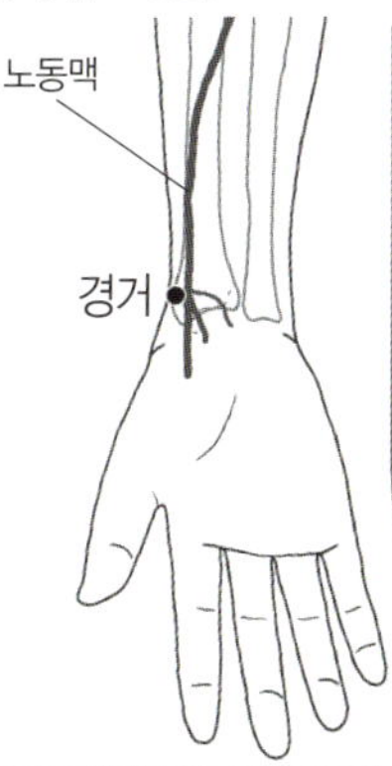

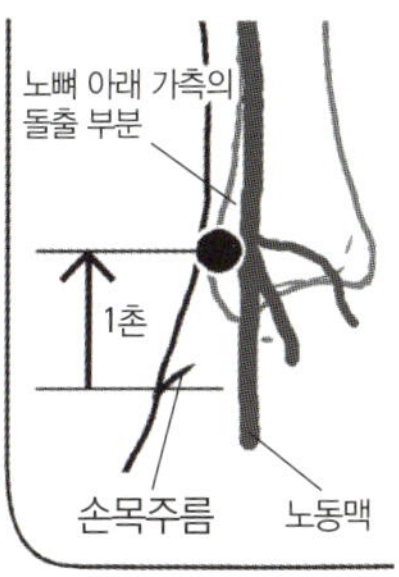

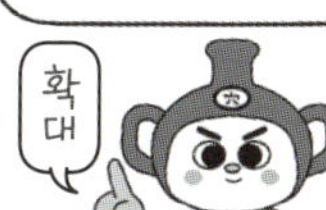

주치(主治)		
기침	천식	기관지통
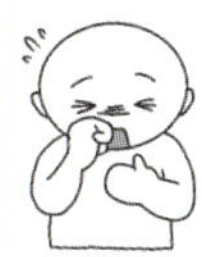	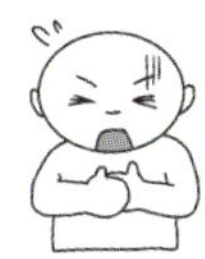	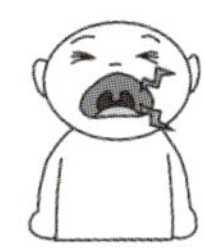

기타: 편도염, 엄지손가락 통증

해부	
근육	피하에 위팔노근(힘줄), 긴엄지벌림근(힘줄)이 있다.
신경	노신경, 가쪽아래팔피부신경이 주행한다.
혈관	피하에 노동맥이 주행한다.

LU9 태연(太淵)

수토혈(輸土穴), 원혈(原穴), 자경보혈(自經補穴), 팔회혈(八會穴)

손목 앞가쪽면, 노뼈붓돌기와 손배뼈 사이, 긴엄지벌림근힘줄의 자쪽 오목한 곳

취혈법

손목주름의 노쪽, 노동맥 위

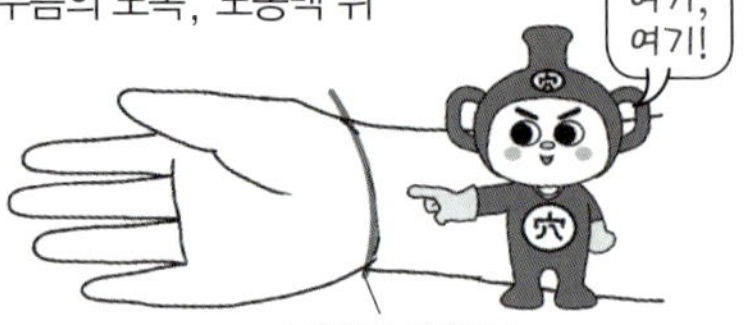

노동맥의 박동을 촉지하고 그 부위에 취혈한다.

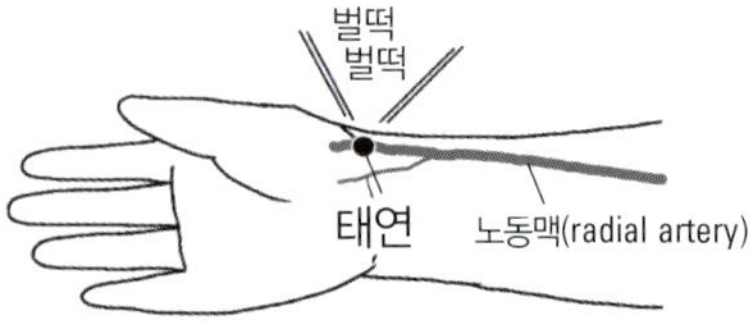

주치(主治)

기침	천식	손목 관절통
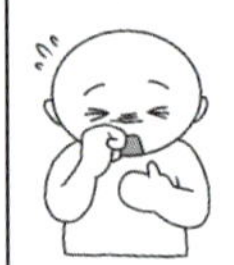	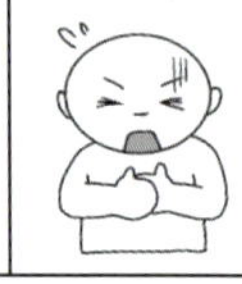	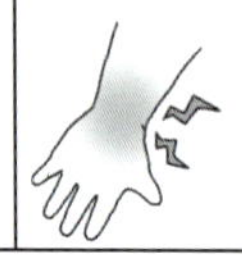

기타: 기관지염, 혈관염, 가슴의 통증

해부

근육	
신경	가쪽아래팔피부신경이 분포한다.
혈관	피하에 노동맥이 주행한다.

LU10 어제(魚際)

형화혈(滎火穴)

손바닥, 첫째 손허리뼈의 노쪽 중점, 적백육제

취혈법

엄지 손가락을 접어, 첫째 손허리뼈 위치를 확인한다.

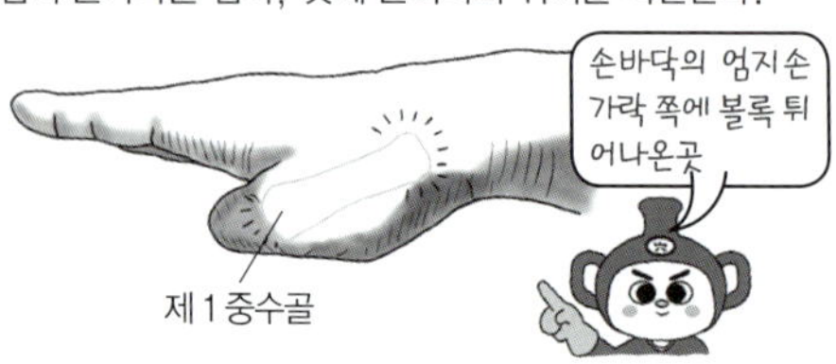

첫째 손허리뼈의 노쪽 중점, 적백육제의 오목한 곳

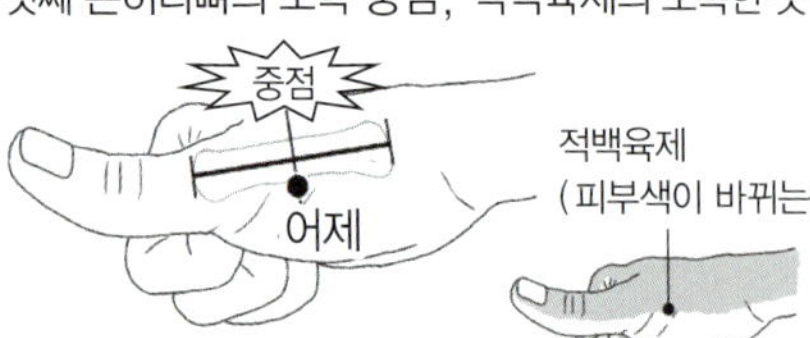

주치(主治)

기침	객혈	실음
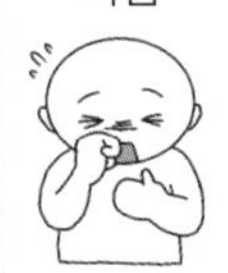	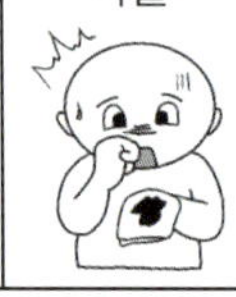	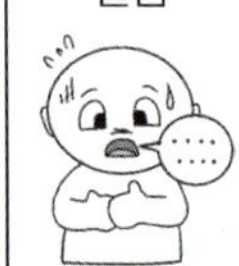

기타: 호흡기 질환, 엄지손가락통증, 딸꾹질

해부

근육	피하에 짧은엄지벌림근이나 엄지대립근이 있다.
신경	정중신경, 노신경 가지가 분포한다.
혈관	피하에 엄지 손가락의 동맥이 주행한다.

LU11 소상(少商)

정목혈(井木穴), 종지혈(終止穴), 십삼귀혈(十三鬼穴)

엄지손가락, 끝마디뼈의 노쪽, 엄지손톱 노쪽 뿌리각에서 몸가쪽으로 0.1촌.

취혈법

엄지손톱의 노쪽 모서리를 지나는 수직선과 엄지손톱뿌리를 지나는 수평선이 만나는 지점

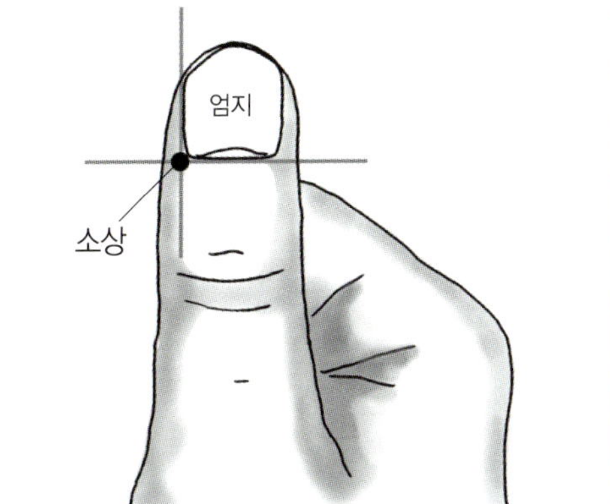

주치(主治)

기침	기관지통	열병
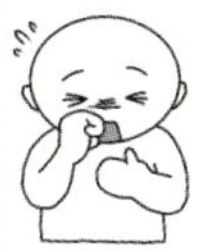	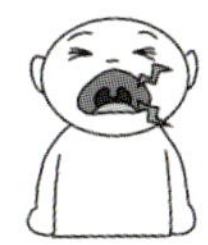	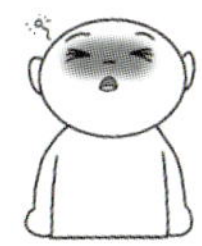

기타: 소아경련, 천식, 코피, 구토

해부

근육	
신경	노신경의 표층가지
혈관	피하에 엄지노동맥, 으뜸엄지동맥의 가지가 주행한다.

COLUMN

1. 경혈의 이름은 내부장기의 이름에 숨어있다!?

협백(俠白)의 "백(白)"은 오행오색(五行五色)에서 폐와 같은 금에 속하며, 소상(少商)의 "상(商)"도 오행오음(五行五音)에서 폐와 같은 금에 속한다. 따라서 경혈 이름에 소속된 경락의 장부와 관련이 있다.

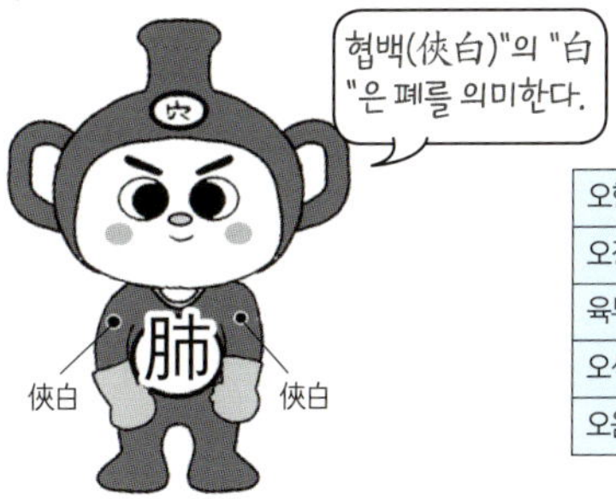

오행	목	화	토	금	수
오장	간(肝)	심(心)	비(脾)	폐(肺)	신(腎)
육부	담(膽)	소장(小腸)	위(胃)	대장(大腸)	방광(膀胱)
오색	청(靑)	적(赤)	황(黃)	백(白)	흑(黑)
오음	각(角)	치(緻)	궁(宮)	상(商)	우(羽)

〈경혈 이름이 소속 경락의 장부와 관계하고 있는 경혈〉
상구(비경), 소상(폐경), 상양(대장경) 등

제2장

CHAPTER 02

수양명대장경(手陽明大腸經)

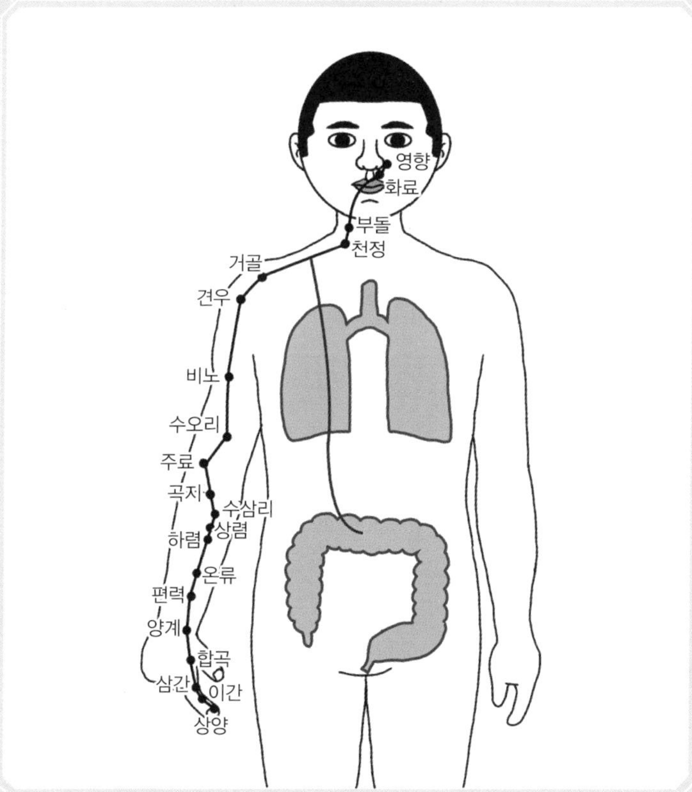

LI1 상양(商陽)

정금혈(井金穴), 기시혈(起始穴), 자성혈(自性穴)

집게손가락, 끝마디뼈의 노쪽, 집게손톱 노쪽 뿌리각에서 몸 가쪽으로 0.1촌

취혈법

집게손톱의 노쪽 모서리를 지나는 수직선과 집게손톱뿌리를 지나는 수평선이 만나는 지점

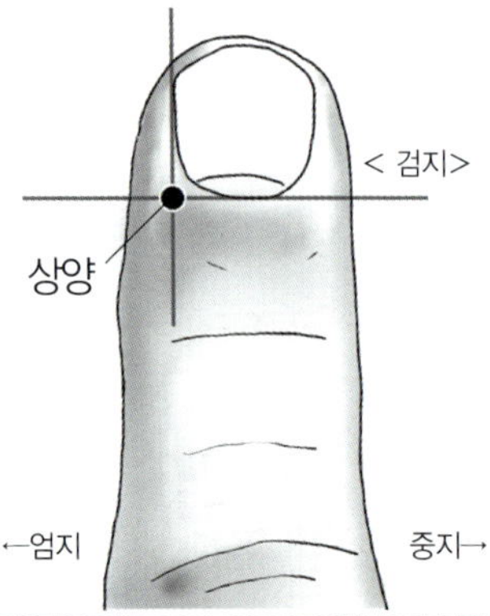

주치(主治)

기관지통	치통	난청
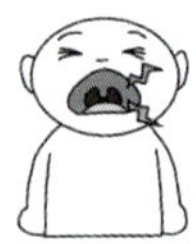	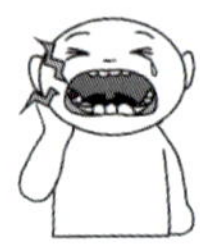	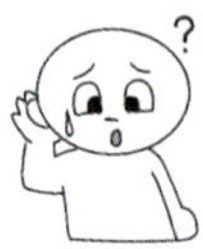

기타: 이명, 의식장애, 열병

해부

근육	
신경	정중신경의 피부가지가 분포한다.
혈관	피하에 등쪽손가락동맥이 주행한다.

LI2 이간(二間)

형수혈(滎水穴), 자경사혈(自經瀉穴)

집게손가락, 둘째 손허리손가락관절 노쪽면의 먼쪽(distal) 오목한 곳, 적백육제

취혈법

주먹을 가볍게 쥐고 취혈

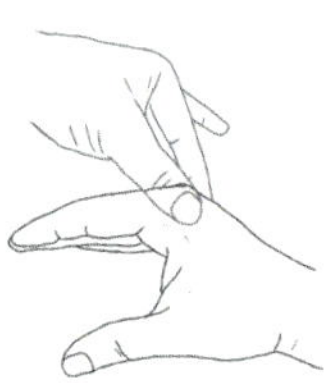

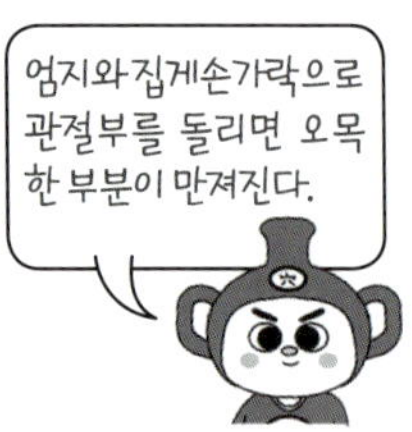

관절 원위부(손끝 쪽)에 있는 적백육제의 오목한 곳

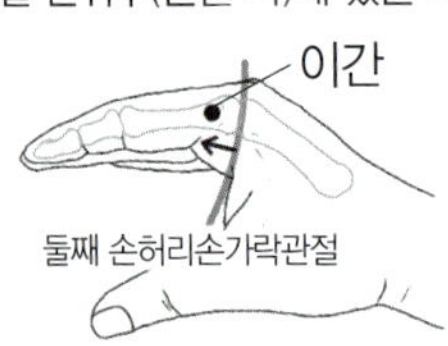

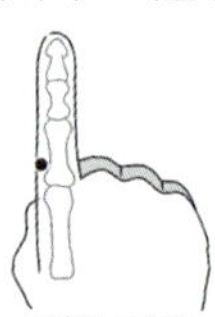

주치(主治)

기관지통	아랫니 치통	눈의 통증
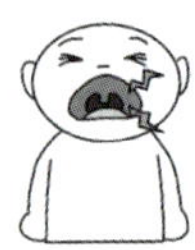	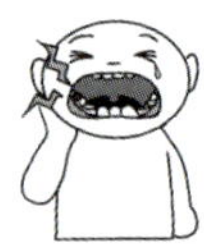	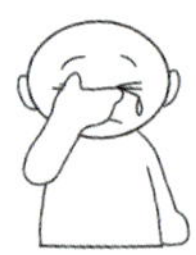

기타: 황달, 코피, 다래끼, 어깨통증

해부

근육	피하에 첫째등쪽뼈사이근이 있다.
신경	자신경의 근육가지, 노신경의 얕은가지가 피부가지에 분포한다.
혈관	피하에 등쪽손가락동맥이 주행한다.

LI3 삼간(三間) 수목혈(兪木穴)

손등, 둘째 손허리손가락관절 노쪽 · 몸쪽(proximal) 오목한 곳

취혈법

둘째 손허리손가락관절의 노쪽면을 손가락으로 쓰다듬어 간다.

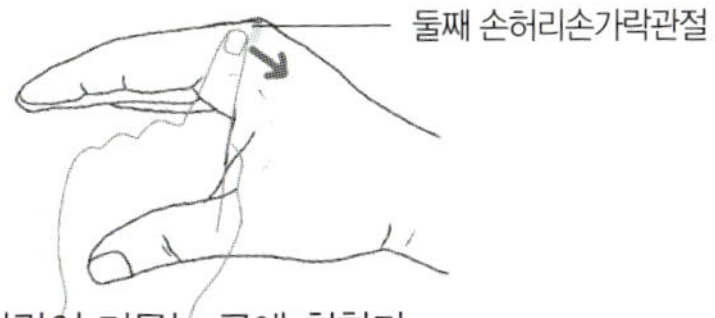

이때 손가락이 머무는 곳에 취한다.

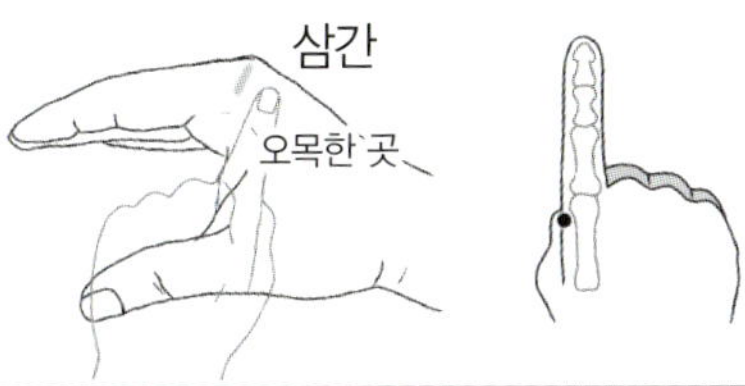

주치(主治)		
기관지통	눈의 통증	손가락, 손등 통증
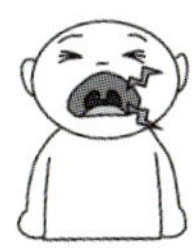	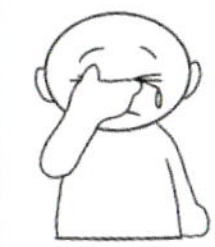	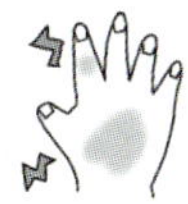
기타: 코피, 설사		

해부	
근육	피하에 첫째 등쪽뼈사이근이 있다.
신경	자신경의 근육가지, 노신경의 얕은 가지가 피부가지에 분포한다.
혈관	피하에 등쪽손가락동맥이 주행한다.

LI4 합곡(合谷) 원혈(原穴), 사총혈(四總穴), 회양구침혈(回陽九鍼穴)

손등, 둘째 손허리뼈(2nd metacarpal bone) 중점의 노쪽

취혈법

둘째 손허리뼈를 촉지하고 그 중점을 취한다.

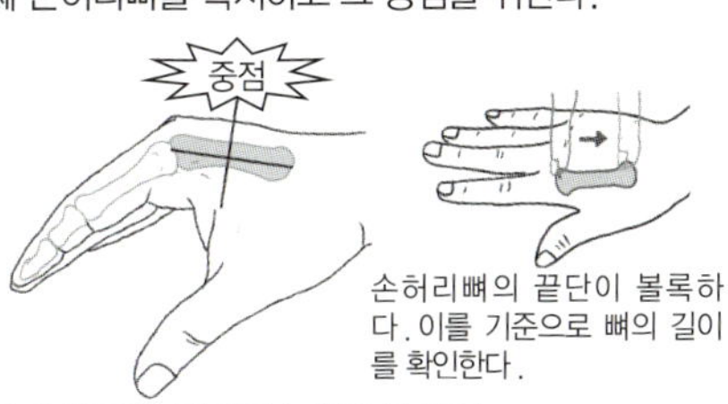

둘째 손허리뼈 중점의 노쪽에서 취혈

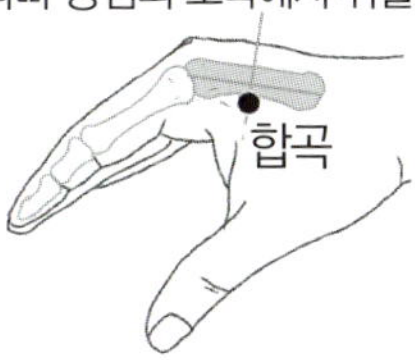

주치(主治)		
기관지통	아랫니 치통	비염
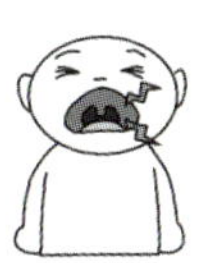	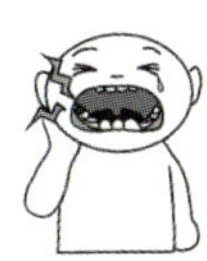	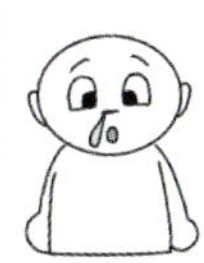
기타: 두통, 눈 통증, 충혈, 난청, 의식장애		

해부	
근육	피하에 첫째등쪽뼈사이근이 있다.
신경	자신경의 근육가지, 노신경의 얕은 가지가 피부가지에 분포한다.
혈관	피하에 첫째등쪽손허리동맥이 주행한다.

LI5 양계(陽谿) 경화혈(經火穴)

손목 뒤가쪽면, 손등쪽 손목주름의 노쪽, 노뼈붓돌기에서 먼쪽, 해부학적 코담배갑의 오목한 곳

취혈법

엄지손가락을 최대한 벌리면서 쭉 폈을 때, 긴엄지폄근과 짧은엄지폄근힘줄 사이 해부학적 코담배갑의 오목한 곳

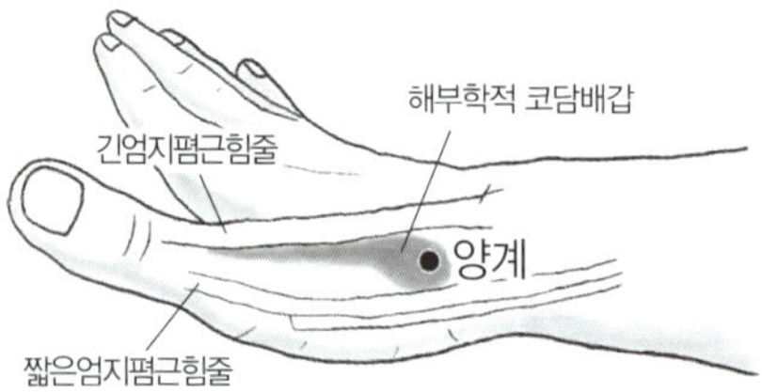

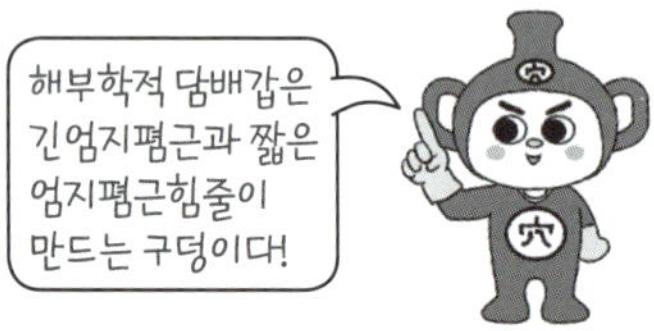
해부학적 담배갑은 긴엄지폄근과 짧은 엄지폄근힘줄이 만드는 구덩이다!

주치(主治)		
기관지통	충혈	손목 관절통
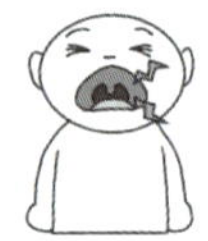	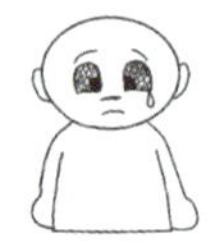	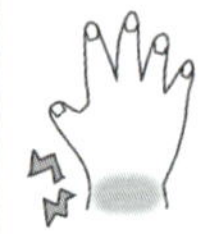

기타: 두통, 이명, 치통

해부	
근육	피하에 긴엄지폄근(힘줄)과 짧은엄지폄근(힘줄)이 있다.
신경	노신경의 근육가지, 노신경의 얕은가지가 피부가지에 분포한다.
혈관	피하에 노동맥이 주행한다.

LI6 편력(偏歷) 락혈(絡穴)

아래팔 뒤가쪽면, 양계(陽谿)와 곡지(曲池)를 연결하는 선 위, 손등쪽 손목주름 위로 3촌

취혈법

양계(陽谿)와 곡지(曲池)를 연결하고 이 선을 2등분 한다. 아래쪽을 다시 2등분한 곳에서 취혈한다.

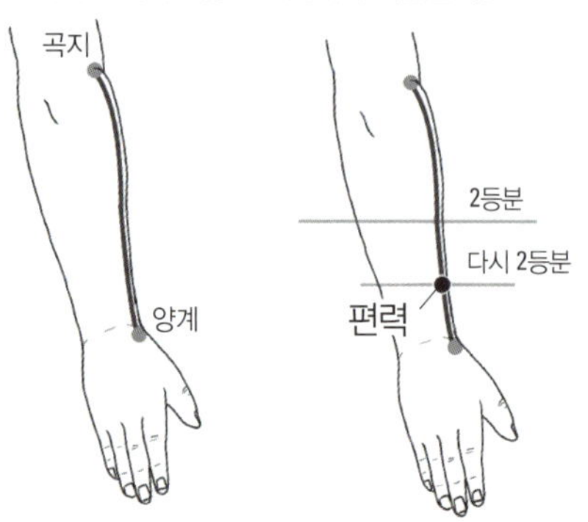

※ 양계와 곡지는 12촌이다.

주치(主治)		
충혈	얼굴신경마비	난청
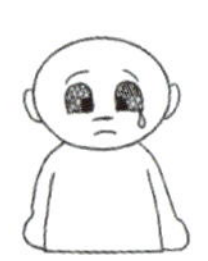	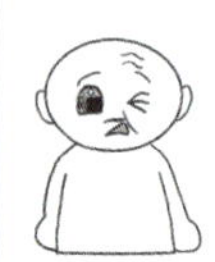	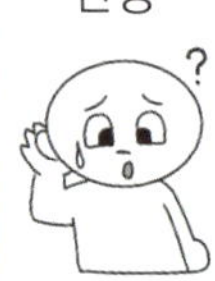

기타: 코피, 이명, 치통, 손 관절통

해부	
근육	피하에 긴엄지벌림근이 있다.
신경	노신경의 근육가지, 가쪽아래팔피부신경의 피부가지가 분포한다.
혈관	피하에 노동맥이 주행한다.

LI7 온류(溫溜) 극혈(郄穴)

아래팔 뒤가쪽면, 양계(陽谿)와 곡지(曲池)를 연결하는 선 위, 손등쪽 손목주름 위로 5촌

취혈법

양계(陽谿)와 곡지(曲池)를 연결한다. 이 선의 중점에서 1촌 아래에서 취혈한다.

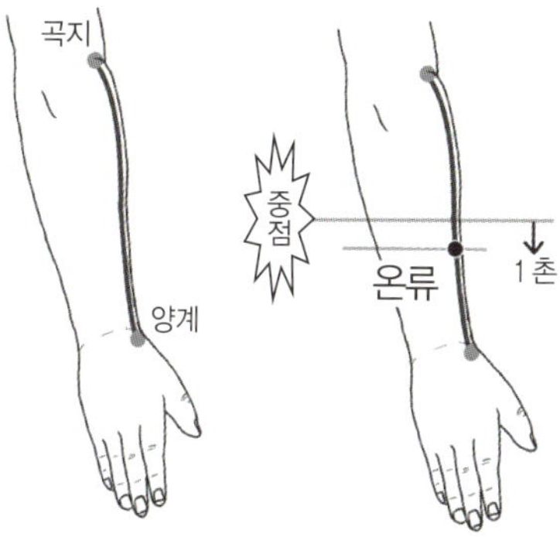

주치(主治)

기관지통	두통	복통

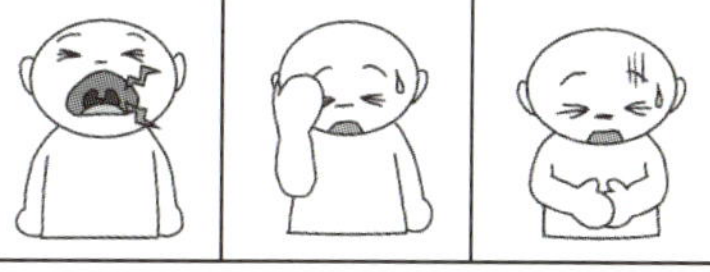

기타: 안면부종, 치통, 위팔의 통증, 설사

해부

근육	피하에 긴노쪽손목폄근과 짧은노쪽 손목폄근이 있다.
신경	노신경의 근육가지, 가쪽아래팔피부신경의 피부가지가 분포한다.
혈관	피하에 노동맥이 주행한다.

LI8 하렴(下廉)

아래팔 뒤가쪽면, 양계(陽谿)와 곡지(曲池)를 연결하는 선 위, 팔오금 주름 아래로 4촌

취혈법

양계(陽谿)와 곡지(曲池)를 연결한다. 이 선을 3등분하고 위쪽의 1/3의 지점에서 취혈한다.

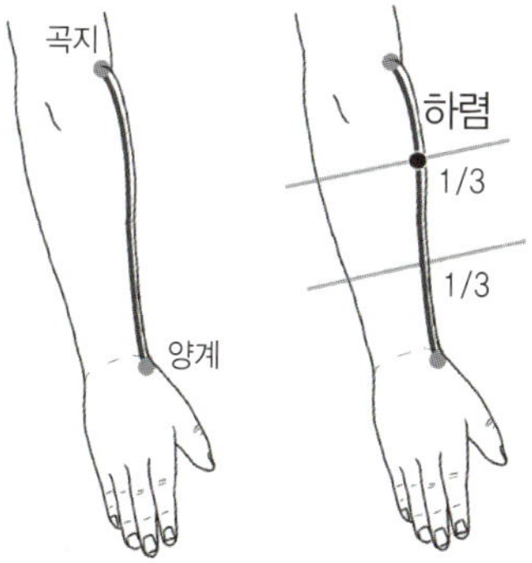

주치(主治)

두통	눈의 통증	현기증

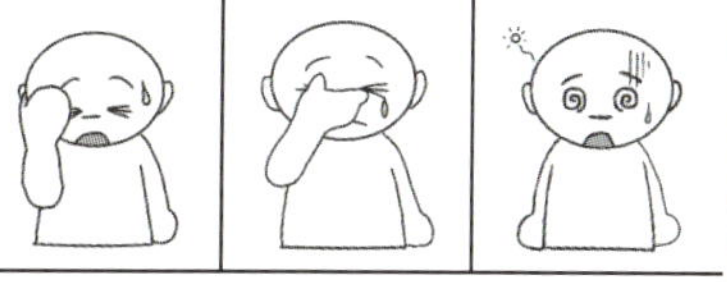

기타: 복통, 설사, 유선염, 건초염

해부

근육	피하에 긴노쪽손목폄근과 짧은노쪽 손목폄근이 있다.
신경	노신경의 근육가지, 가쪽아래팔피부신경의 피부가지가 분포한다.
혈관	피하에 노동맥이 주행한다.

LI9 상렴(上廉)

아래팔 뒤가쪽면, 양계(陽谿)와 곡지(曲池)를 연결하는 선 위, 팔오금 주름 아래로 3촌

취혈법

양계(陽谿)와 곡지(曲池)를 연결한다. 이 선을 2등분하고, 위쪽을 다시 2등분한 곳에서 취혈한다.

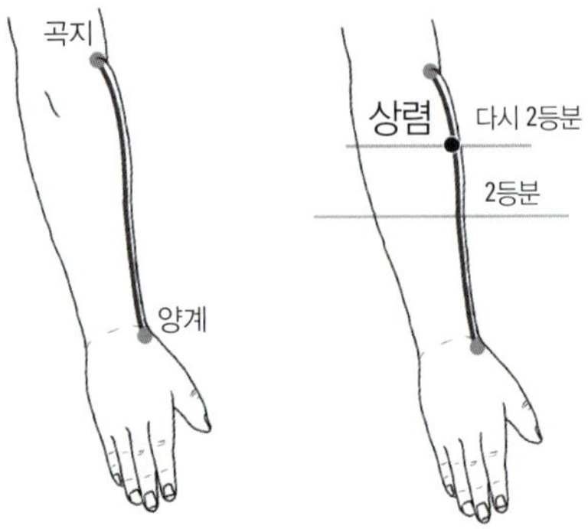

주치(主治)		
두통	복통	상지무력
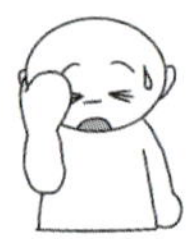	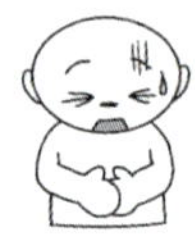	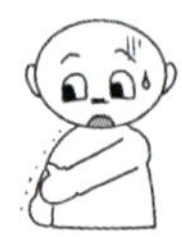

기타: 설사, 현기증

해부	
근육	피하에 긴노쪽손목폄근과 짧은노쪽손목폄근이 있다.
신경	노신경의 근육가지, 가쪽아래팔피부신경의 피부가지가 분포한다.
혈관	피하에 노동맥이 주행한다.

LI10 수삼리(手三里)

아래팔 뒤가쪽면, 양계(陽谿)와 곡지(曲池)를 연결하는 선 위, 팔오금 주름 아래로 2촌

취혈법

양계(陽谿)와 곡지(曲池)를 연결한다.
그 선상에 있는 곡지에서 아래로 2촌에서 취혈한다.

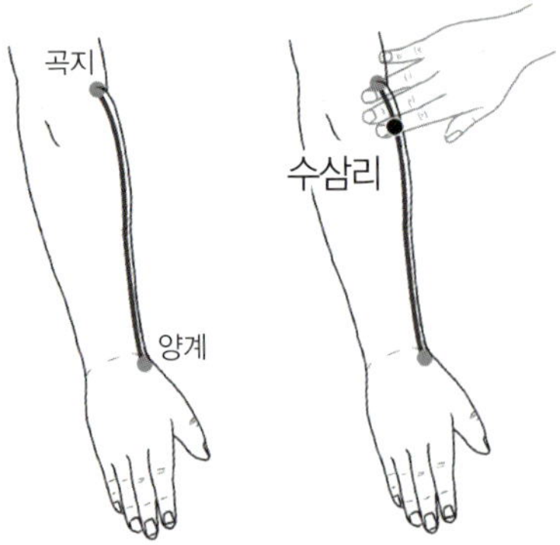

주치(主治)		
아랫니 치통	눈의 통증	설사
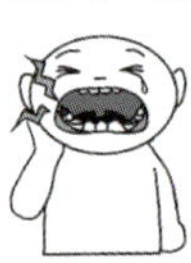	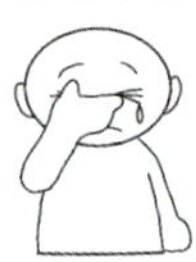	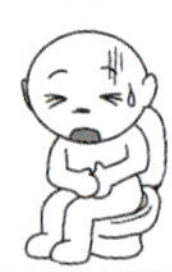

기타: 복통, 뺨의 통증

해부	
근육	피하에 긴노쪽손목폄근과 짧은노쪽손목폄근이 있다.
신경	노신경의 근육가지, 가쪽아래팔피부신경의 피부가지가 분포한다.
혈관	피하에 노동맥이 주행한다.

LI11 곡지(曲池)

합토혈(合土穴), 자경보혈(自經補穴), 십삼귀혈(十三鬼穴)

팔꿈치 가쪽면, 척택(尺澤)과 위팔뼈 가쪽위관절융기를 연결하는 선의 중점

취혈법

팔꿈치를 90도로 굽혔을 때 팔오금주름의 가쪽 끝과 위팔뼈 가쪽위관절융기 사이의 오목한 곳

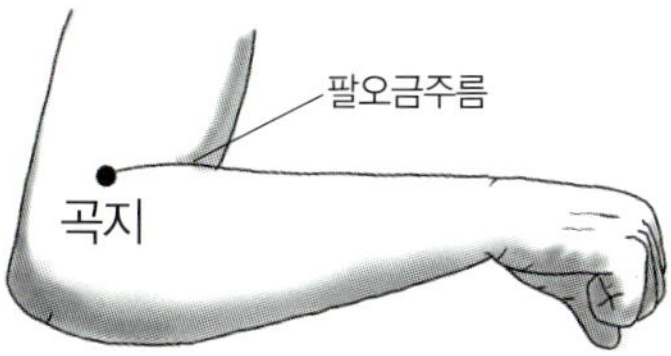

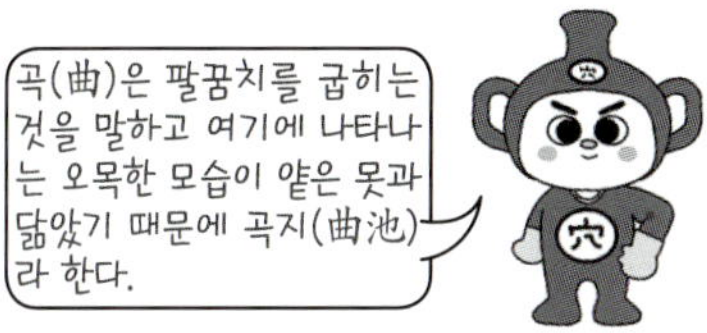

주치(主治)		
기관지통	치통	충혈
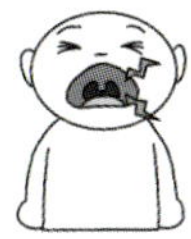	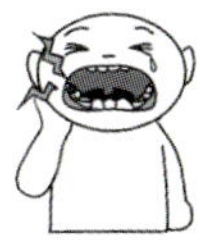	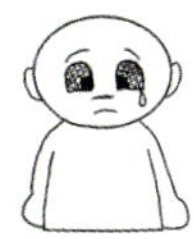
기타: 복통, 설사, 눈의 통증, 열병		

해부	
근육	피하에 긴노쪽손목폄근과 짧은노쪽손목폄근이 있다.
신경	노신경의 근육가지, 가쪽아래팔피부신경의 피부가지가 분포한다.
혈관	피하에 노쪽곁동맥(깊은위팔동맥가지)이 주행한다.

COLUMN

수삼리(手三里)의 "삼(三)" 이 의미하는 것은?

족양명위경(足陽明胃經)의 「足三里」의 「三」은 「독비(犢鼻) 아래 3촌」에 위치하고 있다는 뜻이다. 그렇다면 수양명대장경(手陽明大腸經)의 「手三里」는 「곡지(曲池) 아래 2촌」이다. 그럼 "手三里"의 "三"은 무슨 의미인가?

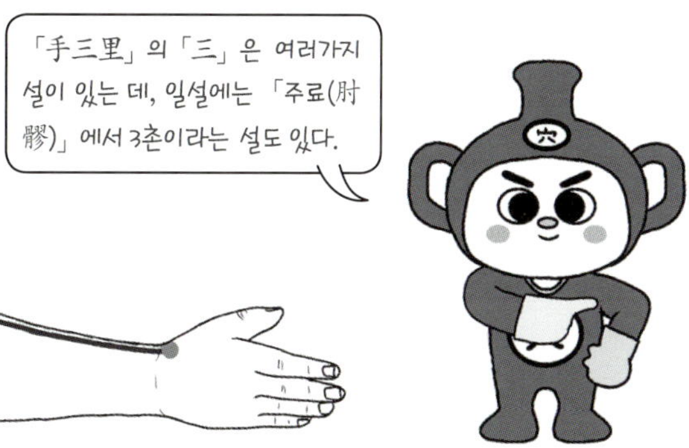

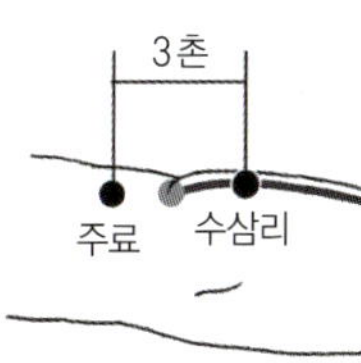

LI12 주료(肘髎)

팔꿈치 뒤가쪽면, 위팔뼈 가쪽위관절융기 위쪽, 가쪽위관절융기 위능선 앞쪽

취혈법

곡지혈 뒤 윗쪽, 상완골의 가쪽위관절융기위능선 앞쪽

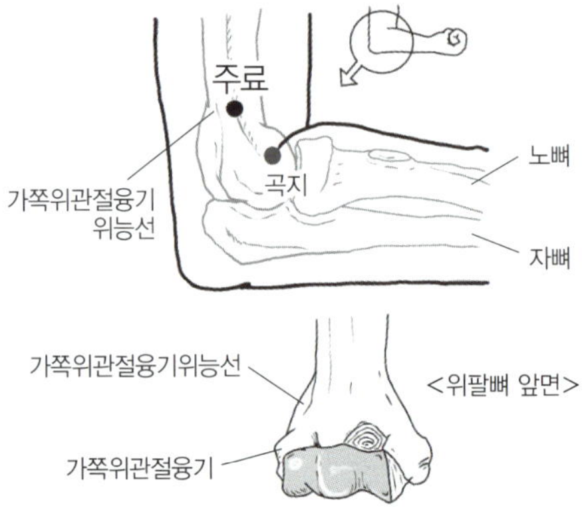

주치(主治)

위팔의 통증	감각마비	피로권태

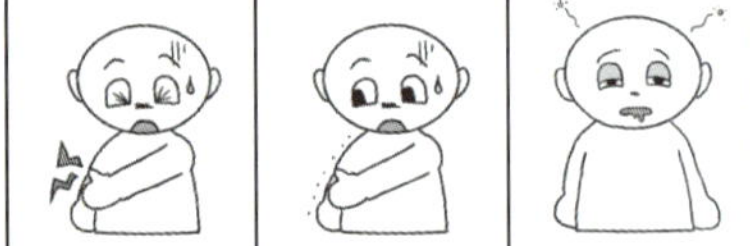

기타: 경련

해부

근육	피하에 긴노쪽손목폄근이 있다.
신경	노신경의 근육가지, 아래외측위팔피부신경 · 뒤아래팔피부신경의 피부가지가 분포한다.
혈관	피하에 노쪽곁동맥(깊은위팔동맥가지)이 주행한다.

LI13 수오리(手五里)

위팔 가쪽면, 곡지(曲池)와 견우(肩髃)를 연결하는 선 위, 팔오금주름에서 위쪽으로 3촌

취혈법

위팔세갈래근의 가쪽모서리 상 곡지에서 위로 3촌에서 취혈

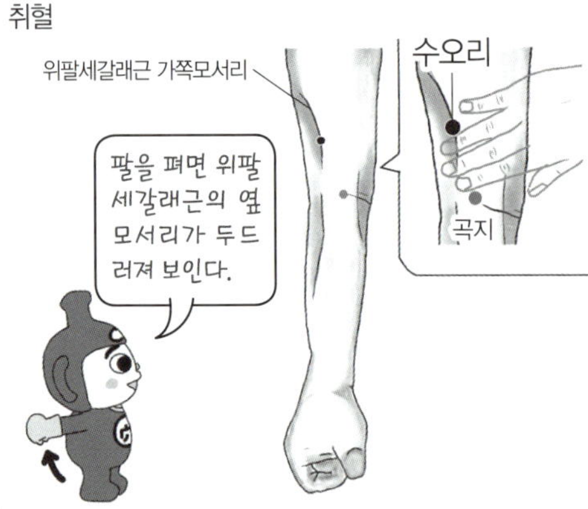

주치(主治)

위팔의 통증	토혈	기침

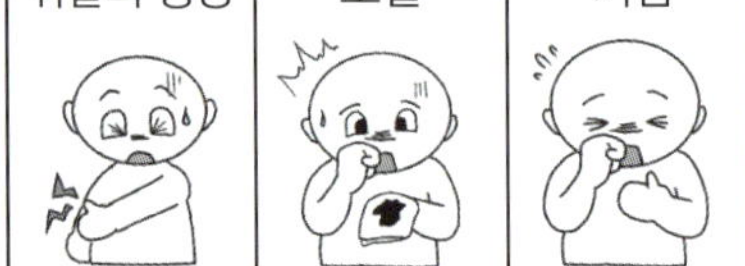

기타: 피로권태, 림프선염

해부

근육	피하에 위팔세갈래근과 위팔근이 있다.
신경	노신경 근육가지, 근육피부신경, 아래외측위팔피부신경 · 뒤아래팔피부신경의 피부가지가 분포한다.
혈관	피하에 깊은위팔동맥이 주행한다.

※결핵성 경부 림프선염

LI14 비노(臂臑)

수양명대장경 · 수태양소장경 · 족태양방광경 · 양유맥의 교회혈(交會穴)

위팔 가쪽면, 어깨세모근의 앞모서리 바로 앞쪽, 곡지(曲池)에서 위쪽으로 7촌

취혈법

어깨를 굽히면, 어깨세모근 앞쪽에서 확인이 가능하다. 견우(肩髃)에서 아래로 3촌에서 취혈한다.

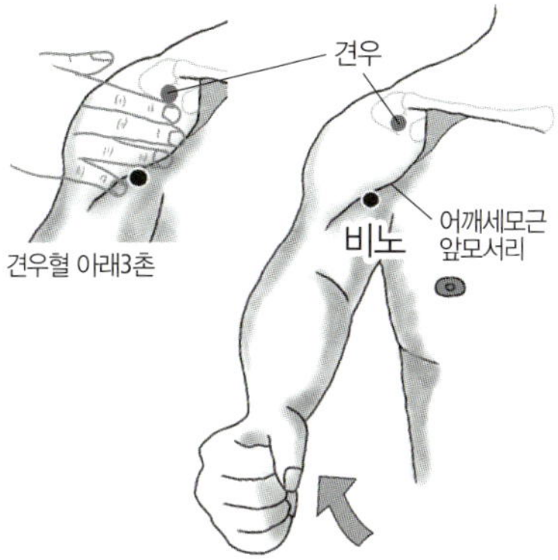

주치(主治)

안질환 · 견관절통 · 상지마비

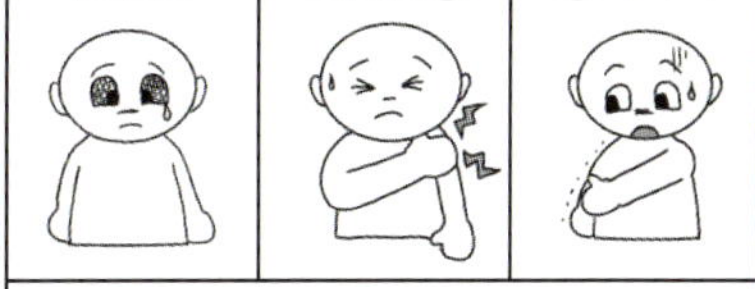

기타: 결핵성 경부 림프선염

해부

근육	피하에 어깨세모근과 위팔두갈래근이 있다.
신경	겨드랑신경 · 근육피부신경, 위가쪽위팔피부신경이 분포한다.
혈관	피하에 깊은위팔동맥(어깨세모근가지)이 주행한다.

LI15 견우(肩髃)

수양명대장경 · 수태양소장경 · 양교맥의 교회혈(交會穴)

팔이음뼈, 어깨뼈봉우리 가쪽모서리의 앞쪽 끝과 위팔뼈 큰결절 사이의 오목한 곳

취혈법

위팔을 외전할 때, 어깨뼈봉우리의 앞뒤로 두 개의 오목한 곳이 나타난다. 어깨뼈봉우리 앞쪽의 보다 더 오목한 곳에서 취혈.

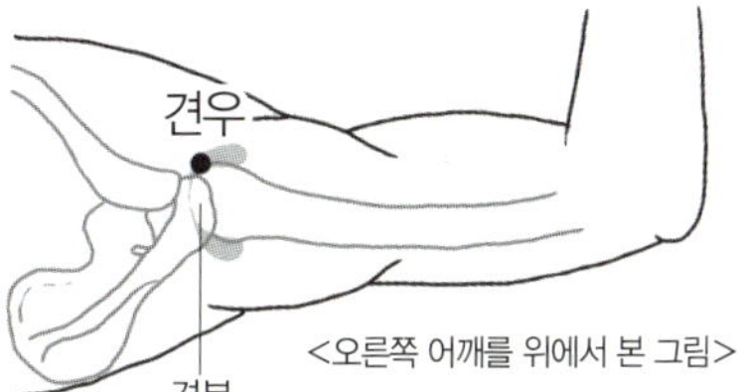

<오른쪽 어깨를 위에서 본 그림>

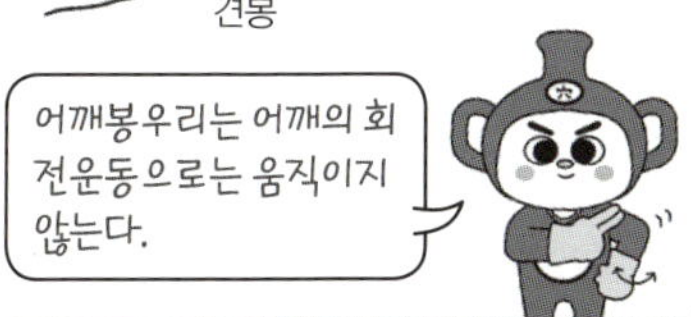

어깨봉우리는 어깨의 회전운동으로는 움직이지 않는다.

주치(主治)

습진, 피부병 · 위팔의 통증 · 상지마비

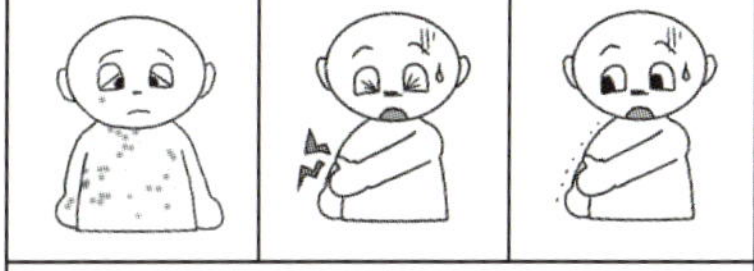

기타: 결핵성 경부 림프선염

해부

근육	피하에 어깨세모근이 있다.
신경	겨드랑신경, 빗장위신경이 분포
혈관	피하에 가슴봉우리동맥이 주행한다.

LI16 거골(巨骨)

수양명대장경(手陽明大腸經) · 양교맥(陽蹻脈)의 교회혈(交會穴)

팔이음뼈, 빗장뼈 봉우리끝과 어깨뼈가시 사이의 오목한 곳

취혈법

어깨뼈위오목 가쪽에 있는 두 뼈들 사이의 오목한 곳

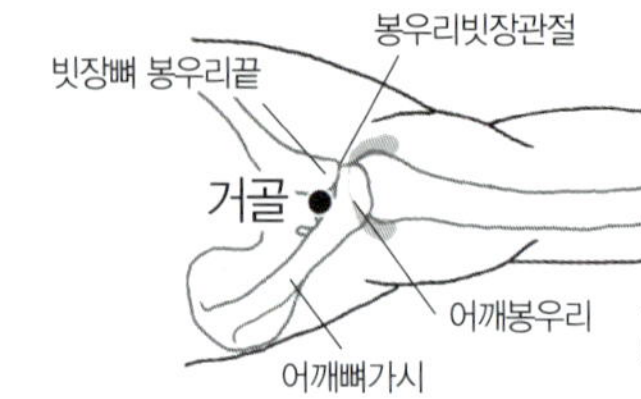

<오른쪽 어깨를 위에서 본 그림>

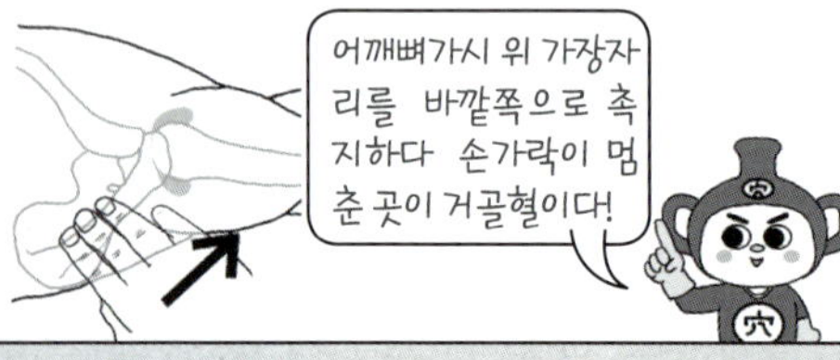

주치(主治)

견관절통	위팔의 통증	상지마비

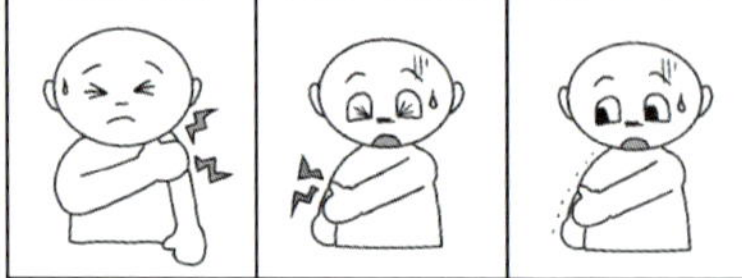

기타: 소아경련

해부

근육	피하에 등세모근 · 가시위근이 있다.
신경	부신경, 목신경얼기, 어깨위신경, 빗장위신경이 분포한다.
혈관	피하에 어깨위동맥이 주행한다.

LI17 천정(天鼎)

목 앞부위, 반지연골과 같은 높이, 목빗근의 뒤모서리 바로 뒤쪽

취혈법

머리를 돌려 목빗근을 돌출시킨다.

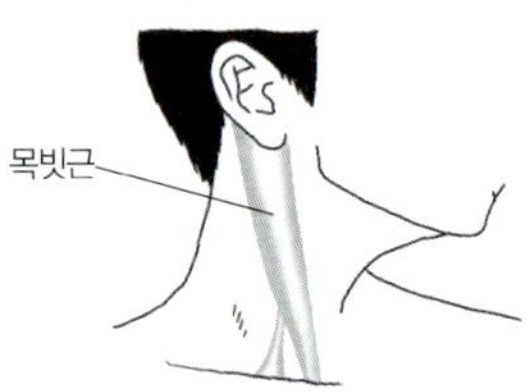

부돌(扶突)에서 수직으로 아래, 수돌(水突)과 수평으로 만나는 지점에서 취혈

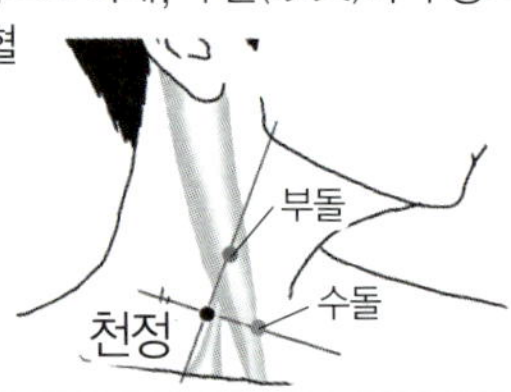

주치(主治)

기관지염	실음	견관절통

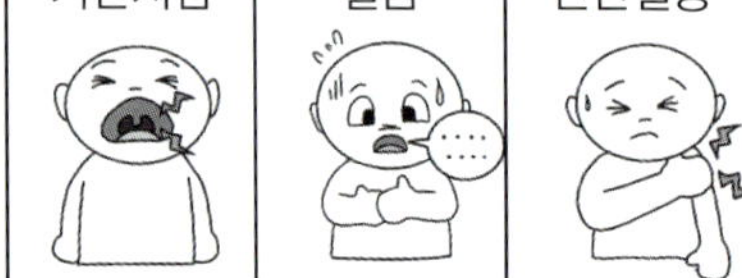

기타: 목, 어깨, 팔 통증

해부

근육	피하에 넓은목근 · 목빗근 · 앞목갈비근 · 중간목갈비근이 있다.
신경	얼굴신경(목가지) · 부신경 · 목신경얼기의 가지, 목신경 앞가지, 빗장위신경이 분포한다.
혈관	피하에 목동맥 · 빗장밑동맥이 주행한다.

LI18 부돌(扶突)

목 앞부위, 방패연골위모서리와 같은 높이, 목빗근의 앞모서리와 뒤모서리의 사이

취혈법

머리를 돌려 목빗근을 돌출시킨다.

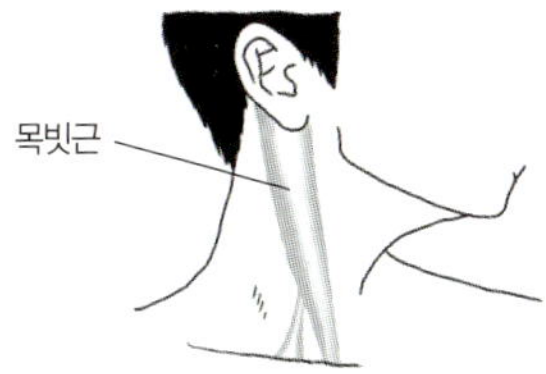

인영(人迎)과 같은 높이로, 남성의 경우 후두융기와 같은 높이

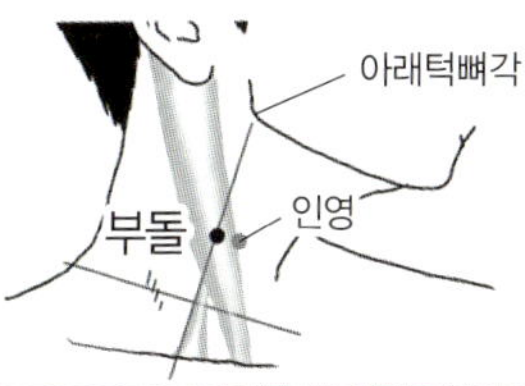

주치(主治)		
기침	기관지통	실음
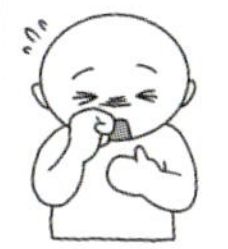	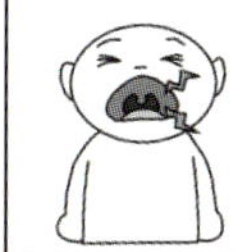	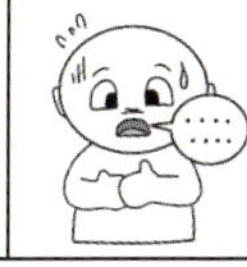

기타: 사각근증후군, 목통증

해부	
근육	피하에 넓은목근 · 목빗근 · 앞목갈비근이 있다.
신경	얼굴신경(목가지) · 부신경 · 목신경 얼기의 가지, 목신경 앞가지, 빗장위신경이 분포한다.
혈관	피하에 바깥목동맥의 가지가 주행한다.

LI19 화료(禾髎)

얼굴, 인중 부위의 중점과 같은 높이, 콧구멍 가쪽모서리 아래쪽

취혈법

수구(水溝)에서 가쪽으로 0.5촌 지점

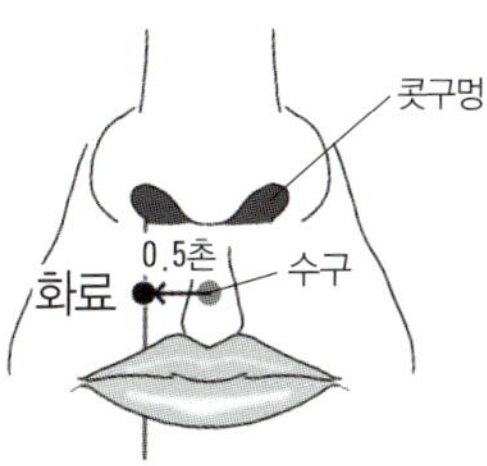

다른 이론
얼굴, 인중 고랑의 위에서 3분의 1과 같은 높이, 콧구멍 가쪽모서리 아래쪽
취혈법 인중 고랑을 3등분 하여 위에서 1/3의 곳에 취혈

주치(主治)		
비염	기침	기관지통
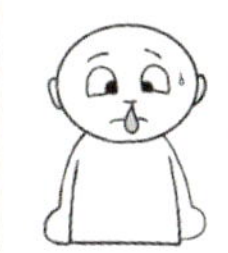	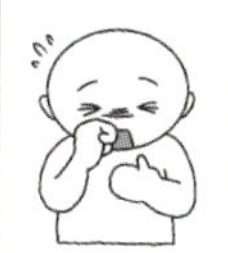	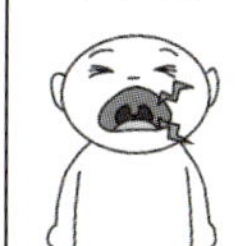

기타: 코피, 얼굴신경마비

해부	
근육	피하에 입둘레근이 있다.
신경	얼굴신경의 근육가지, 위턱신경(삼차신경 둘째가지)이 분포한다.
혈관	피하에 위입술동맥이 주행한다.

LI20 영향(迎香)

얼굴, 코입술고랑위, 콧방울 가쪽모서리의 중점과 같은 높이

취혈법

팔자 라인의 라인 상에서, 콧방울 가쪽모서리 중간

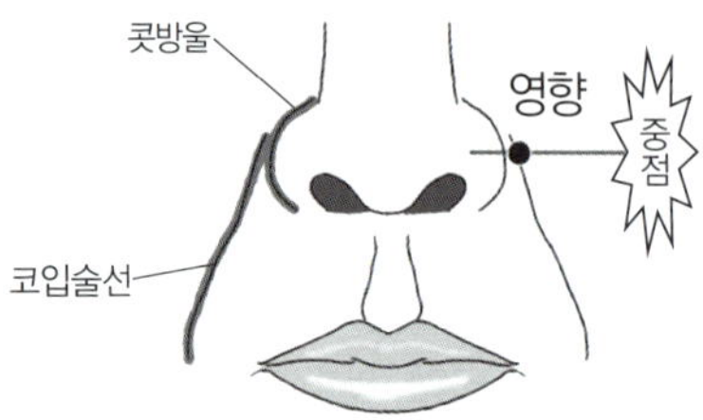

다른 이론
얼굴, 코입술선 중간, 콧방울 아래 가장자리
취혈법 콧방울 아래 가장자리와 같은 높이에서 취혈

주치(主治)		
코 막힘	비염	코피
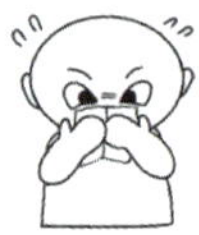	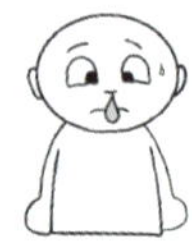	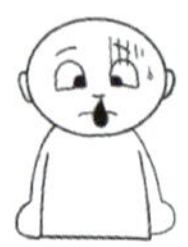
기타 : 얼굴신경마비		

해부	
근육	피하에 위입술콧방울올림근 · 위입술올림근 · 작은광대근이 있다.
신경	얼굴신경(광대가지), 위턱신경(삼차신경 둘째가지)이 분포한다.
혈관	피하에 눈구석동맥이 주행한다.

COLUMN

치통에 좋은 대장경(大腸經)과 위경(胃經)의 경혈

치통에는 대장경 상의 경혈과 위경의 경혈을 많이 이용한다.
주로 윗니의 통증에는 위경, 아랫니의 통증에는 대장경을 이용한다.

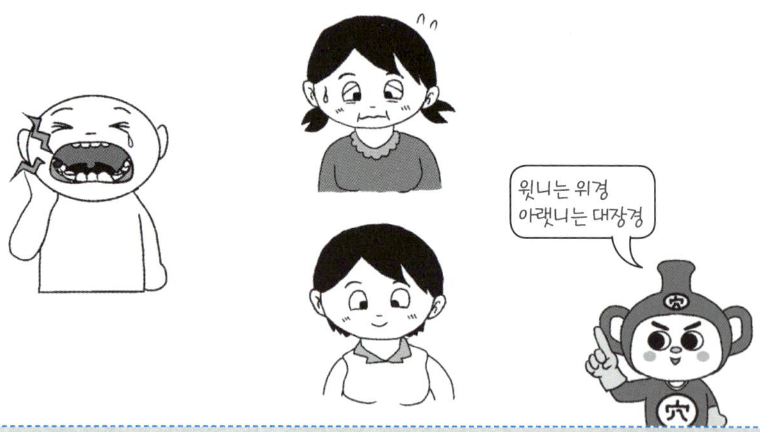

제3장

CHAPTER 03

족양명위경(足陽明胃經)

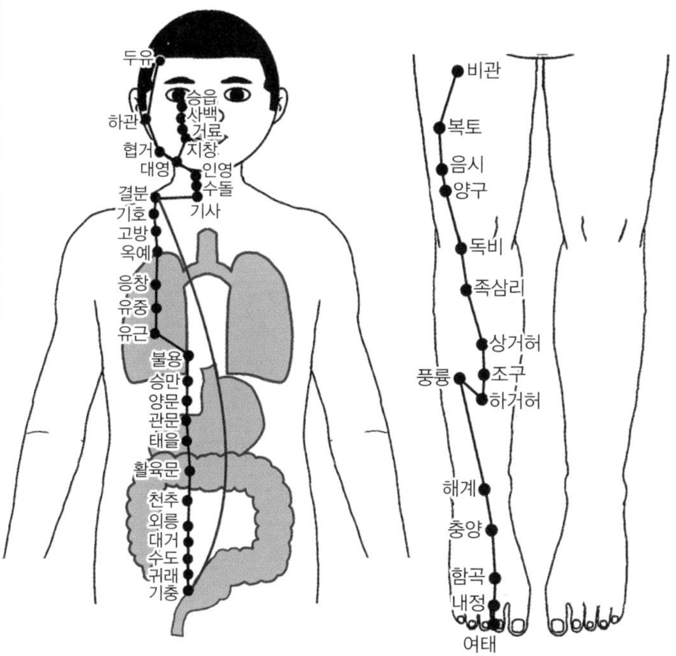

ST1 승읍(承泣)

기시혈(起始穴), 족양명위경 · 양교맥 · 임맥의 교회혈(交會穴)

얼굴, 동공에서 수직으로 아래쪽, 안구와 눈확아래모서리의 사이

취혈법

동공 중심을 지나는 수직선 상 눈확아래모서리 조금 위

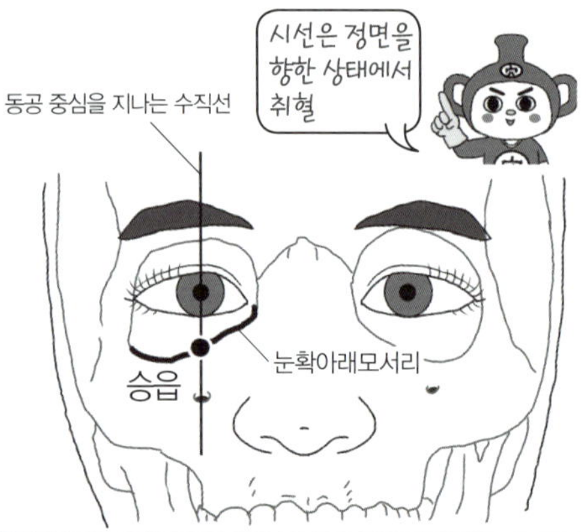

주치(主治)

눈의 통증	충혈	눈물

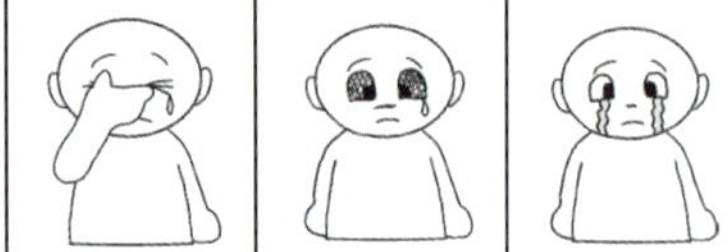

기타: 얼굴신경마비, 야맹증

해부

근육	피하에 눈둘레근이 있다.
신경	얼굴신경, 위턱신경(삼차신경 둘째 가지)이 분포한다.
혈관	피하에 눈확아래동맥이 주행한다.

ST2 사백(四白)

얼굴, 눈확아래구멍

취혈법

눈확아래구멍은 동공에서 수직으로 아래쪽에서 촉지

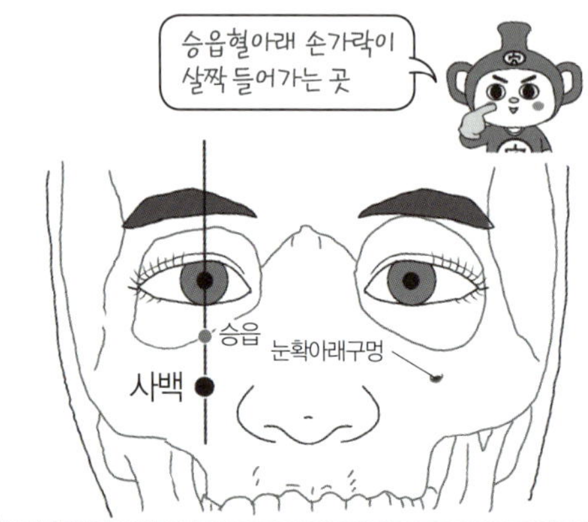

주치(主治)

현기증	충혈	눈의 통증

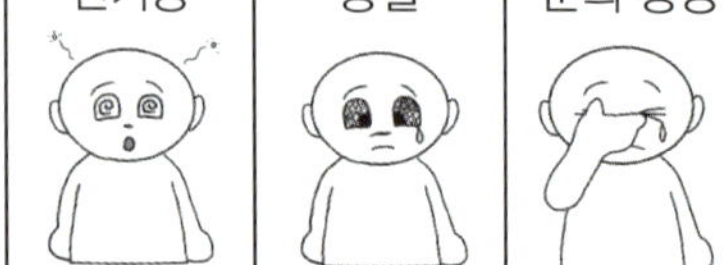

기타: 눈 가려움, 시력회복

해부

근육	피하에 눈둘레근이 있다.
신경	얼굴신경, 위턱신경(삼차신경 둘째 가지)이 분포한다.
혈관	피하에 눈확아래동맥이 주행한다.

ST3 거료(巨髎)

얼굴, 동공에서 수직으로 아래쪽, 콧방울 아래모서리와 같은 높이

취혈법

고개를 들고 앞을 바로 볼 때, 동공을 지나는 수직선과 콧방울 아래모서리를 지나는 수평선이 만나는 지점

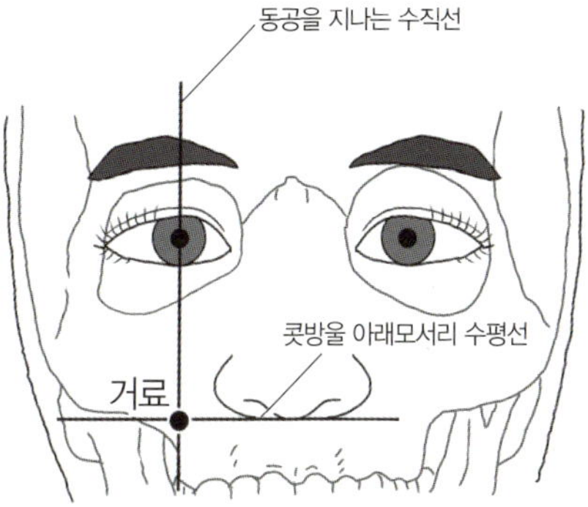

주치(主治)		
백내장	하치통	입 비뚤어짐
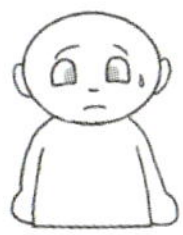	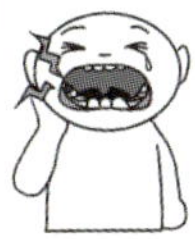	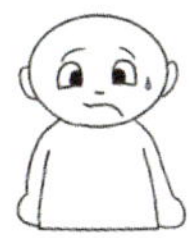

기타: 부비강염, 코피

해부	
근육	피하에 작은광대근이 있다.
신경	얼굴신경, 위턱신경(삼차신경 둘째 가지)이 분포한다.
혈관	피하에 눈확아래동맥 · 안면동맥이 주행한다.

ST4 지창(地倉)

족양명위경 · 양교맥 · 임맥의 교회혈(交會穴)

얼굴, 입꼬리에서 가쪽으로 0.4촌

취혈법

입꼬리 옆쪽, 코입술고랑 상에서 취혈

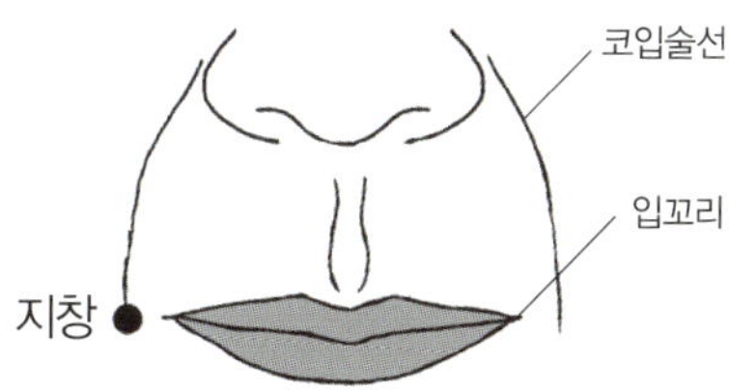

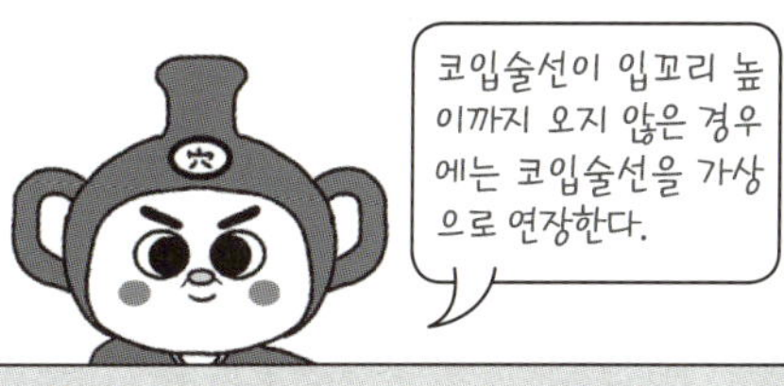

주치(主治)		
안검경련	윗니통증	구안와사
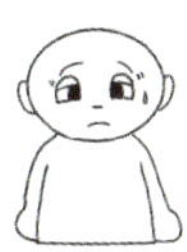	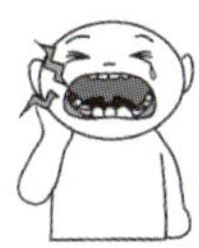	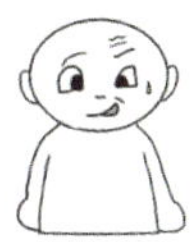

기타: 삼차신경통

해부	
근육	피하에 입둘레근이 있다.
신경	얼굴신경, 위턱신경(삼차신경 둘째 가지), 아래턱신경(삼차신경 셋째 가지) 이 분포한다.
혈관	피하에 안면동맥이 주행한다.

ST5 대영(大迎)

수양명대장경 · 족양명위경의 교회혈(交會穴)

얼굴, 아래턱뼈뿔 앞쪽, 깨물근 부착 부분의 앞쪽 오목한 곳, 얼굴동맥이 뛰는 곳

취혈법

입을 다물고, 입안에 공기를 채울 때 턱뼈각 아래앞쪽에 나타나는 도랑처럼 패인 오목한 곳에서 취혈

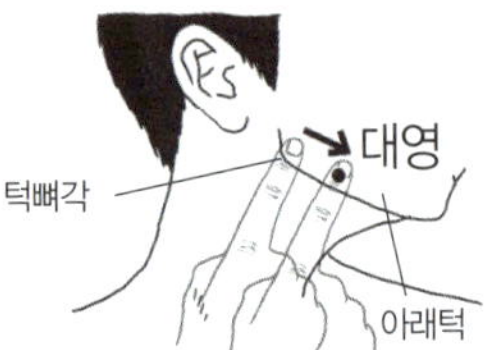

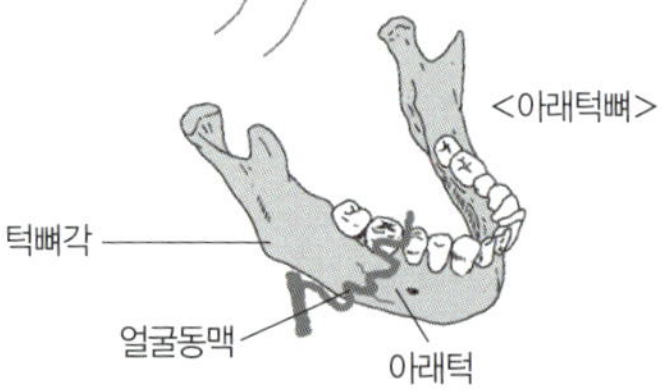

주치(主治)		
이갈이	윗니통증	뺨의 부종
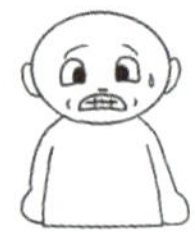	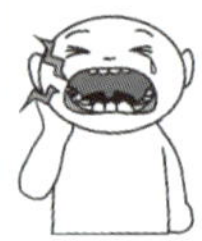	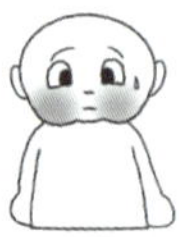
기타: 얼굴신경마비, 입 마름		

해부	
근육	피하에 넓은목근 · 깨물근이 있다.
신경	얼굴신경, 아래턱신경(삼차신경 셋째가지)이 분포한다.
혈관	피하에 안면동맥이 주행한다.

ST6 협거(頰車)

얼굴, 아래턱뼈뿔에서 위 앞쪽으로 1촌

취혈법

아래턱뼈뿔의 이등분선 위, 치아를 굳게 다물면 깨물근이 융기되고, 다물었던 치아를 놓으면 오목하게 느껴지는 곳

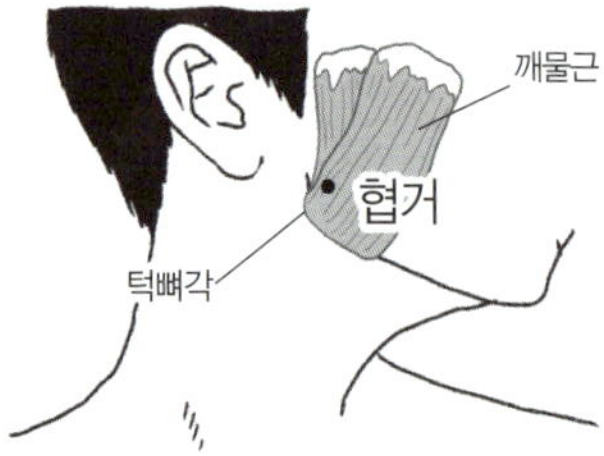

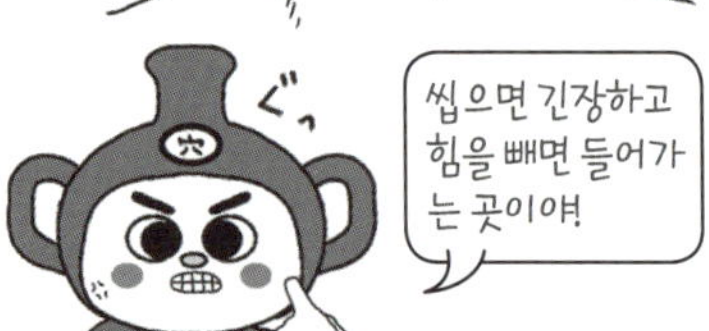

주치(主治)		
뺨의 부종	이갈이	윗니통증
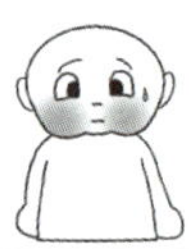	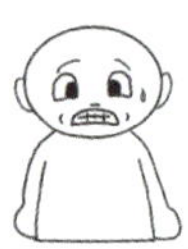	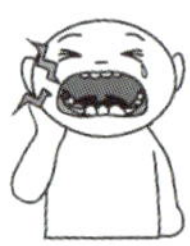
기타: 유행성이하선염, 목 통증		

해부	
근육	피하에 깨물근이 있다.
신경	얼굴신경, 아래턱신경(삼차신경 셋째가지) · 큰귓바퀴신경이 분포한다.
혈관	피하에 얕은관자동맥이 주행한다.

ST7 하관(下關)

족양명위경 · 족소양담경의 교회혈(交會穴)

얼굴, 광대활 아래모서리의 중점과 턱뼈패임 사이의 오목한 곳

취혈법

광대활 아래쪽의 오목한 곳에서 취혈

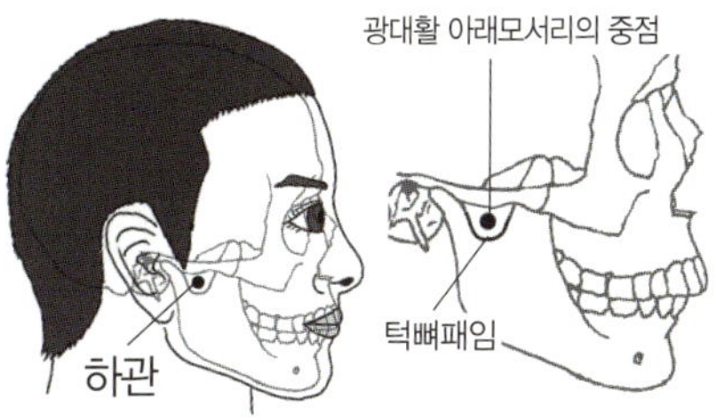

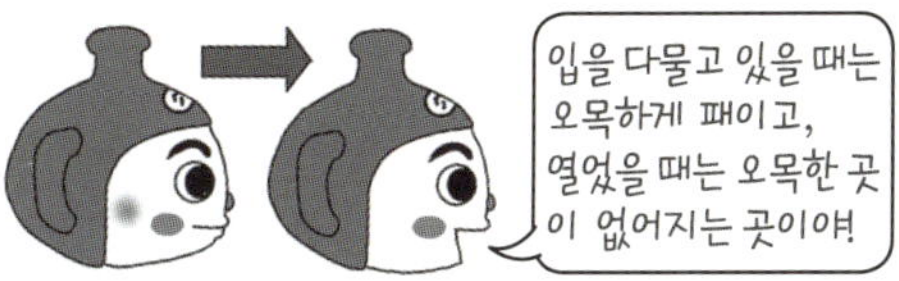

주치(主治)

윗니통증	안면통	난청

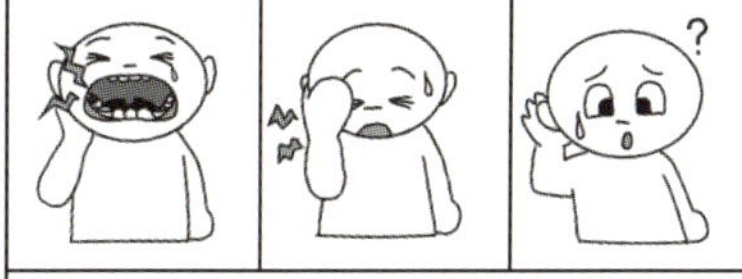

기타: 이명, 이갈이, 구안와사

해부

근육	피하에 깨물근 · 가쪽날개근이 있다.
신경	아래턱신경 근육가지, 아래턱신경(삼차신경 셋째가지) 피부가지가 분포한다.
혈관	피하에 가로얼굴동맥이 주행한다.

ST8 두유(頭維)

족양명위경 · 족소양담경의 교회혈(交會穴)

머리, 앞이마 머리카락 경계선에서 수직으로 위쪽으로 0.5촌, 앞정중선에서 가쪽으로 4.5촌

취혈법

머리카락 경계선 바로 위 0.5촌, 신정(神庭)에서 4.5촌

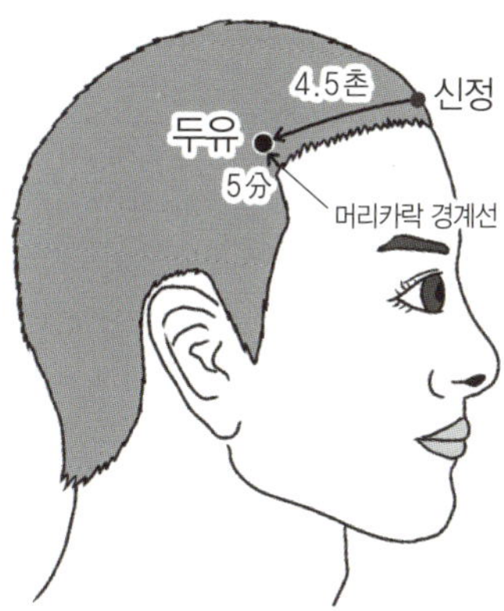

주치(主治)

두통	눈의 통증	현기증

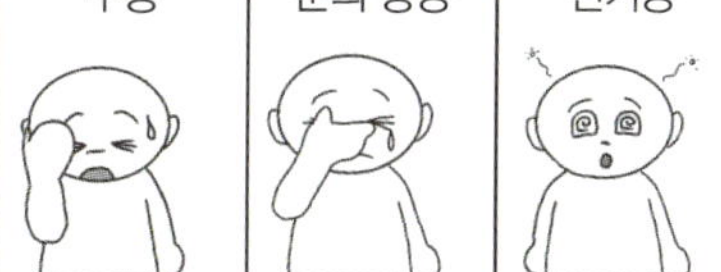

기타: 시각장애

해부

근육	피하에 이마근이 있다.
신경	얼굴신경 근육가지, 눈신경(삼차신경 첫째가지) · 위턱신경(삼차신경 둘째가지)의 피부가지가 분포한다.
혈관	피하에 얕은관자동맥이 주행한다.

ST9 인영(人迎)

족양명위경 · 족소양담경의 교회혈(交會穴)

목 앞부위, 방패연골위모서리와 같은 높이, 목빗근 앞쪽, 온목동맥이 뛰는 곳

취혈법

목빗근에 저항을 주며 머리를 반대편으로 돌리면 목빗근이 뚜렷하게 나타남. 방패연골 위모서리와 같은 높이에 있으며 목빗근 앞쪽 온목동맥이 뛰는곳에서 취혈

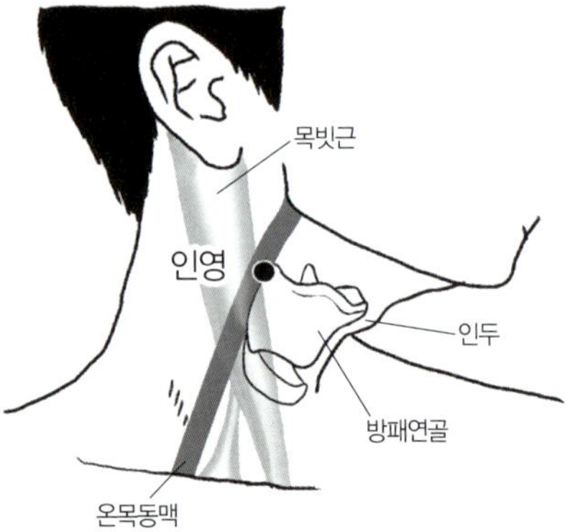

주치(主治)

천식	기관지통	갑상선종

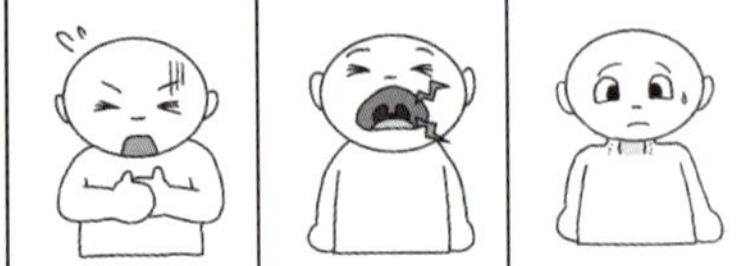

기타: 딸꾹질, 연하곤란

해부

근육	피하에 넓은목근이 있다.
신경	얼굴신경의 근육가지, 가로목신경의 피부가지가 분포한다.
혈관	피하에 온목동맥이 주행한다.

ST10 수돌(水突)

목 앞부위, 반지연골과 같은 높이, 목빗근 앞모서리 바로 앞쪽

취혈법

반지연골과 같은 높이, 목빗근 앞모서리에서 취혈

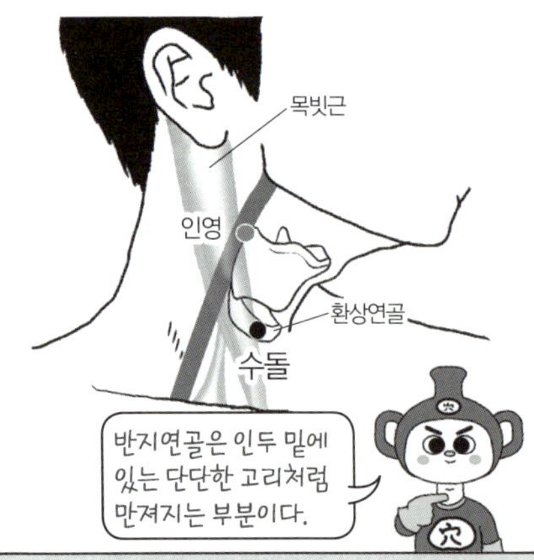

목빗근
인영
환상연골
수돌
반지연골은 인두 밑에 있는 단단한 고리처럼 만져지는 부분이다.

주치(主治)

천식	기관지통	딸꾹질

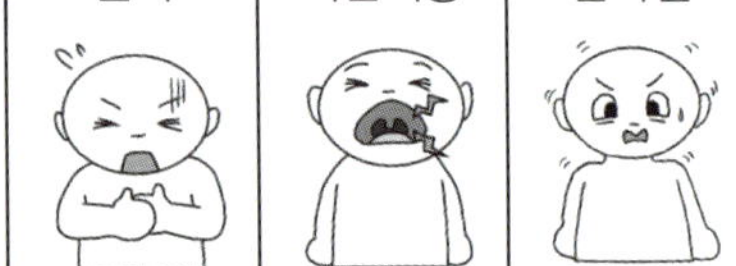

기타 : 어깨 부종

해부

근육	피하에 넓은목근 · 목빗근이 있다.
신경	얼굴신경(목가지) 근육가지 · 더부신경 · 목신경얼기, 가로목신경의 피부가지가 분포한다.
혈관	피하에 온목동맥이 주행한다.

ST11 기사(氣舍)

목 앞, 작은빗장위오목, 빗장뼈 복장끝의 위쪽, 목빗근의 빗장뼈갈래와 복장뼈갈래의 사이 오목한 곳

취혈법

목빗근에 저항을 주어 목빗근이 뚜렷하게 나타나게 한다.

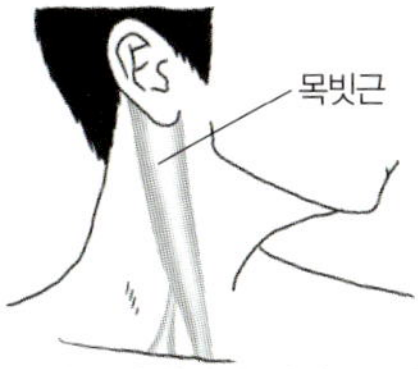

목빗근의 빗장갈래와 복장갈래의 사이 오목한 곳에서 취혈

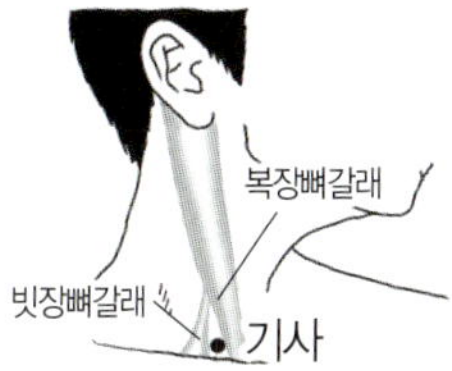

주치(主治)		
기관지통	기침	천식
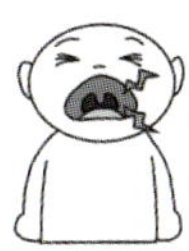	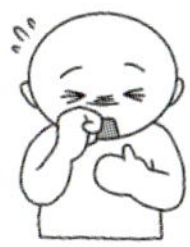	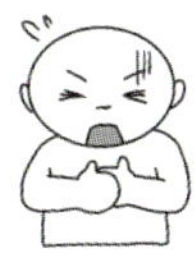
기타: 호흡부전, 딸꾹질		

해부	
근육	피하에 넓은목근 · 목빗근이 있다.
신경	얼굴신경(목가지) 근육가지 · 부신경 · 목신경얼기의 가지, 빗장위신경이 분포한다.
혈관	피하에 온목동맥이 주행한다.

COLUMN

위경(胃經)은 양경(陽經)인데 왜 음경(陰經, 흉복부)를 주행하는가?

위(胃) · 비장(脾)은 오행에서 "흙(土)"에 속한다. 비장과 위는 후천적인 것의 근원이라고 한다. 그러므로 위와 비장을 건강하게 하는 것은 정기를 보양하는 중요한 방법이다. 그러므로 위경(胃經)의 유주는 음경의 영역을 주행한다. 또, 예부터 병의 진행은 "태양"→"소양"→"양명"→"태음"…로 이어진다고 하였다.

위는 음식물을 소화하고, "영양"을 저장한다. 이를 컨트롤하고, "영양"을 전신에 보내는 것이 비장의 기능.

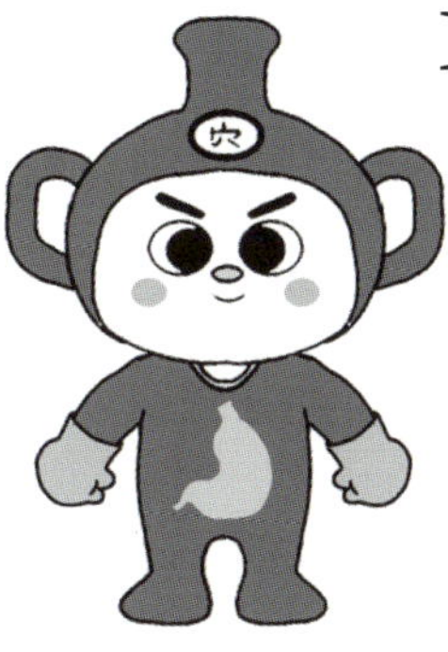

병의 진행

태양경(太陽經)
↓
소장경(少陽經)
↓
양명경(陽明經)
↓
태음경(太陰經)
↓
소음경(少陰經)
↓
궐음경(厥陰經)

ST12 결분(缺盆)

목 앞부위, 큰빗장위오목, 앞정중선에서 가쪽으로 4촌, 빗장뼈 위쪽 오목한 곳

취혈법

유두선상, 빗장뼈 위쪽 오목한 곳.

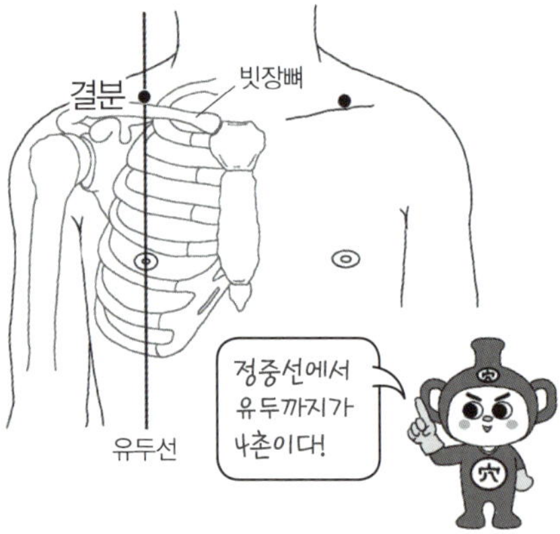

주치(主治)		
기침	천식	빗장뼈통증

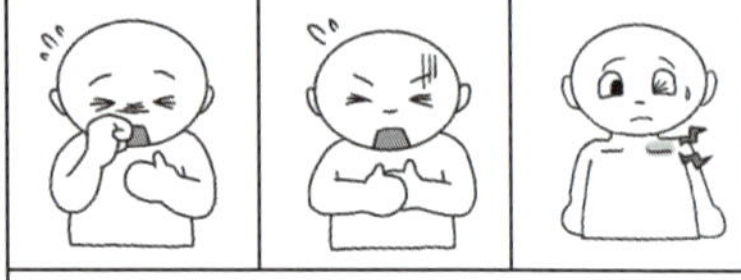

기타: 부종, 임파선의 종기

해부	
근육	피하에 넓은목근 · 앞목갈비근 · 중간목갈비근이 있다.
신경	얼굴신경(목가지)의 근육가지 · 목신경 앞가지, 빗장위신경의 피부사지가 분포한다.
혈관	피하에 빗장밑동맥이 주행한다.

ST13 기호(氣戶)

앞가슴부위, 빗장뼈 아래쪽, 앞정중선에서 가쪽으로 4촌

취혈법

유두선상, 빗장뼈 아래쪽에서 취혈

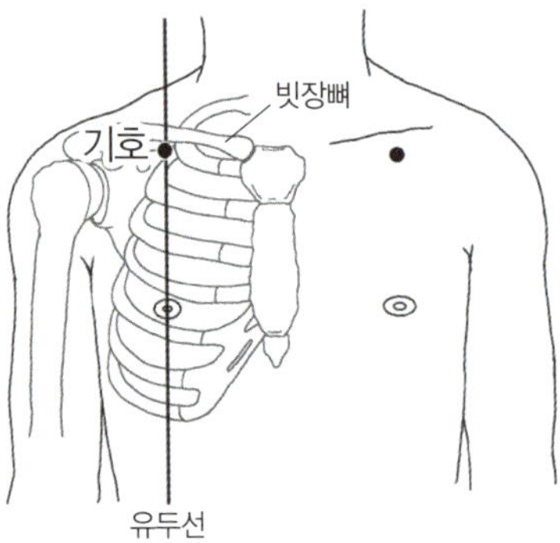

주치(主治)		
기침	천식	가슴통증

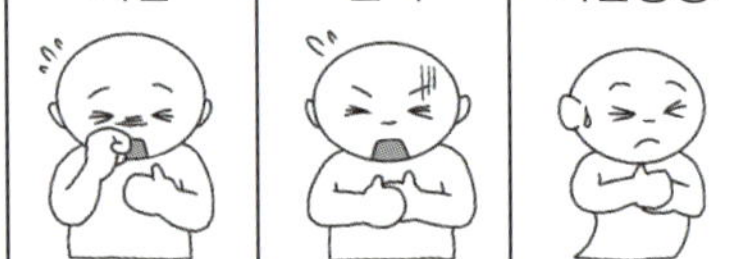

기타: 딸꾹질, 토혈

해부	
근육	피하에 넓은목근 · 큰가슴근 · 빗장밑근이 있다.
신경	얼굴신경(목가지)의 근육가지 · 안쪽 · 가쪽가슴근신경 · 빗장밑근신경, 빗장위신경이 분포한다.
혈관	피하에 겨드랑동맥이 주행한다.

ST14 고방(庫房)

앞가슴부위, 첫째 갈비사이공간, 앞정중선에서 가쪽으로 4촌

취혈법

유두선상, 첫째 갈비사이공간에서 취혈.

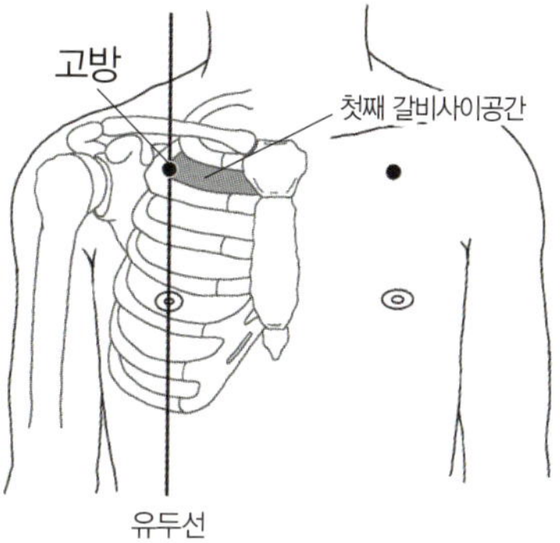

주치(主治)		
기침	천식	가슴통증
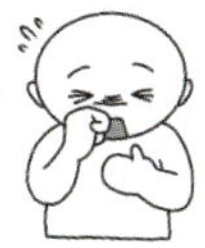	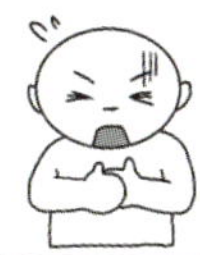	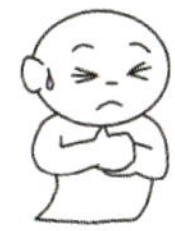
기타: 흉부통		

해부	
근육	피하에 큰가슴근이 있다.
신경	안쪽 · 가쪽가슴근신경의 근육가지, 빗장위신경 · 갈비사이신경(앞피부가지)의 피부가지가 분포한다.
혈관	피하에 가슴봉우리동맥 · 갈비사이동맥이 주행한다.

ST15 옥예(屋翳)

앞가슴부위, 둘째 갈비사이공간, 앞정중선에서 가쪽으로 4촌

취혈법

유두선상, 둘째 갈비사이공간에서 취혈.

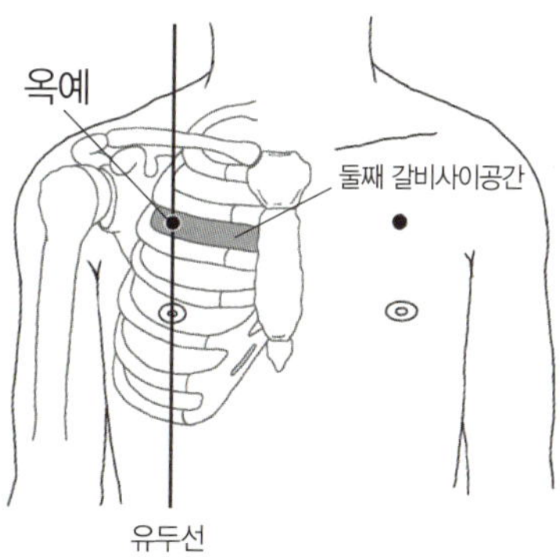

주치(主治)		
기침	천식	가슴통증
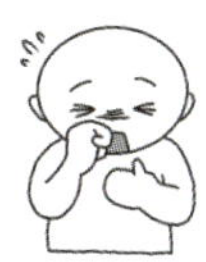	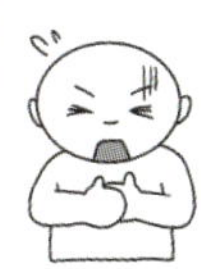	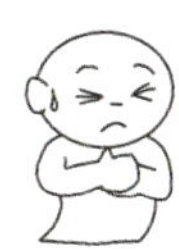
기타: 유선염, 전신부종		

해부	
근육	피하에 큰가슴근 · 작은가슴근이 있다.
신경	안쪽 · 가쪽가슴근신경의 근육가지, 빗장위신경 · 갈비사이신경(앞피부가지, 가쪽피부가지)가 분포
혈관	피하에 가슴봉우리동맥 · 갈비사이동맥이 주행한다.

ST16 응창(膺窓)

앞가슴부위, 셋째 갈비사이공간, 앞정중선에서 가쪽으로 4촌

취혈법

유두선상, 셋째 갈비사이공간에서 취혈.

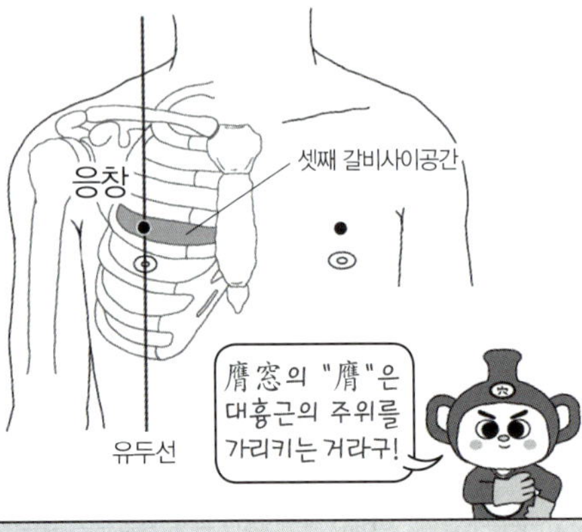

주치(主治)		
기침	천식	가슴통증
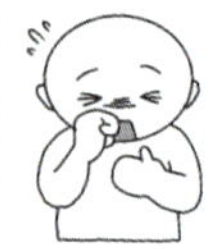	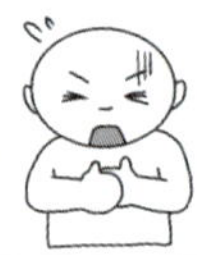	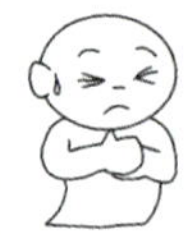
기타: 유선염		

해부	
근육	피하에 큰가슴근 · 작은가슴근이 있다.
신경	안쪽 · 가쪽가슴근신경의 근육가지, 빗장위신경 · 갈비사이신경(앞피부가지, 가쪽피부가지)가 분포
혈관	피하에 가슴봉우리동맥 · 갈비사이동맥이 주행한다.

ST17 유중(乳中)

앞가슴부위, 젖꼭지의 중심

취혈법

유두선상, 넷째 갈비사이공간에서 취혈.

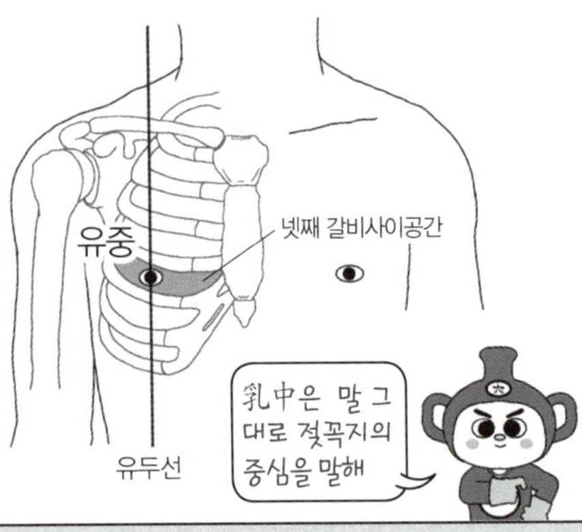

주치(主治)

침, 뜸 금기혈이기 때문에 침구 치료에서는 사용하지 않는다.

해부	
근육	피하에 큰가슴근 · 작은가슴근이 있다.
신경	안쪽 · 가쪽가슴근신경의 근육가지, 빗장위신경 · 갈비사이신경(앞피부가지, 가쪽피부가지)가 분포
혈관	피하에 가슴봉우리동맥 · 갈비사이동맥이 주행한다.

ST18 유근(乳根)

앞가슴부위, 다섯째 갈비사이공간, 앞정중선에서 가쪽으로 4촌

취혈법

유두선상, 다섯째 갈비사이공간에서 취혈.

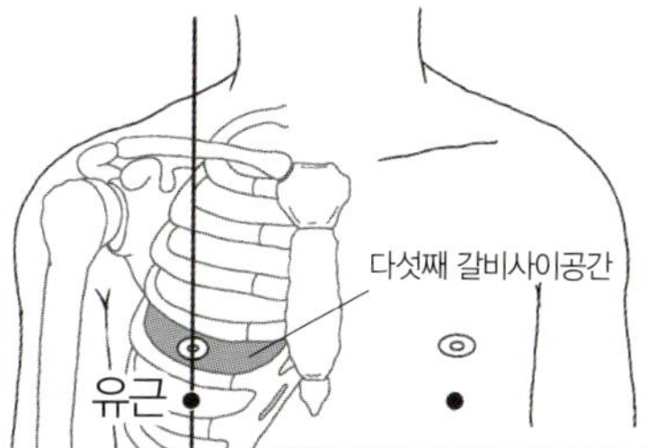

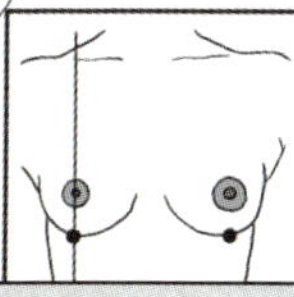

※여성의 경우에는 유두선과 유방 아래쪽 가장자리가 만나는 곳에서 취혈한다.

주치(主治)		
기침	가슴 통증	목의 이상

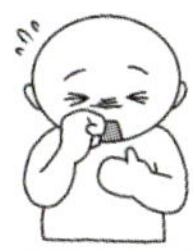

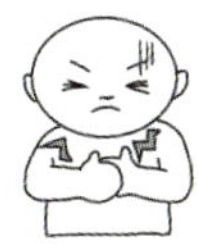

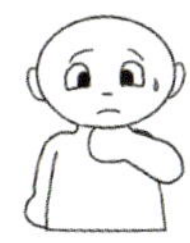

기타: 유선염, 심질환

해부	
근육	피하에 큰가슴근이 있다.
신경	안쪽 · 가쪽가슴근신경의 근육가지, 빗장위신경 · 갈비사이신경(앞피부가지, 가쪽피부가지)가 분포
혈관	피하에 가슴봉우리동맥 · 갈비사이동맥이 주행한다.

COLUMN

침구 치료 시 사용하지 않는 유중(乳中)은 언제 사용하나?

원칙적으로 침구 치료에는 이용하지 않는 "유중(乳中)"은 배꼽 안에 있는 "신궐(神闕)"등과 마찬가지로 다른 경혈을 찾기 위한 표지로서 사용된다.

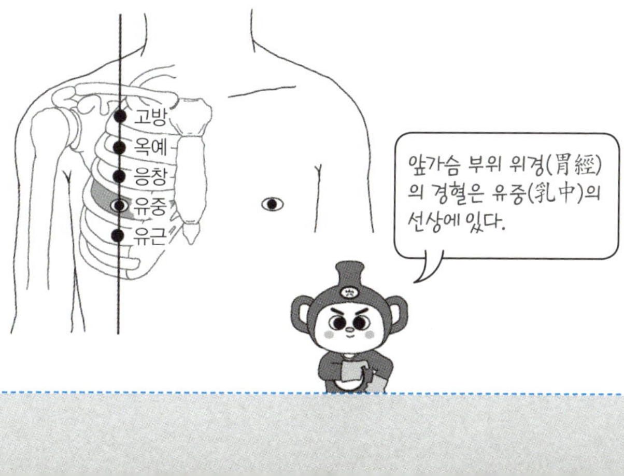

ST19 불용(不容)

윗배, 배꼽 중심에서 위쪽으로 6촌, 앞정중선에서 가쪽으로 2촌

취혈법

배꼽에서 가쪽으로 2촌, 천추(天樞)에서 위쪽으로 6촌 배곧은근에 위치

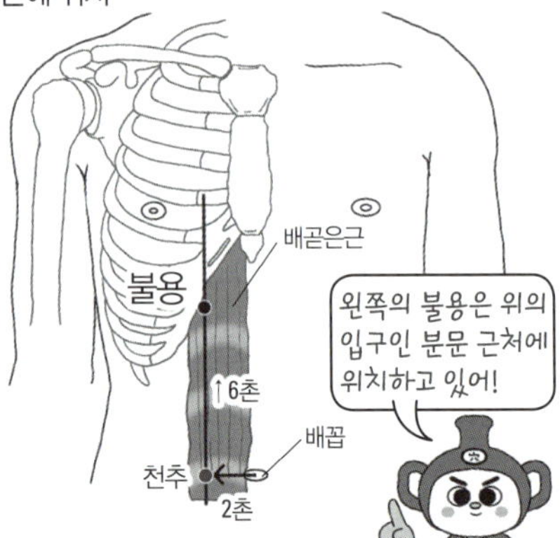

주치(主治)

복부 팽만	구토	위통

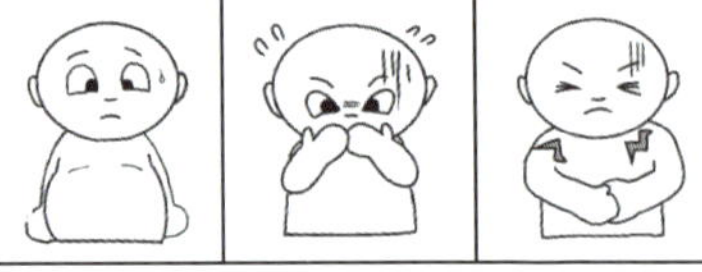

기타: 식욕부진, 기침

해부

근육	피하에 배곧은근이 있다.
신경	갈비사이신경의 근육가지, 갈비사이신경의 피부가지가 분포한다.
혈관	피하에 갈비사이동맥 · 위배벽동맥이 주행한다.

ST20 승만(承滿)

윗배, 배꼽 중심에서 위쪽으로 5촌, 앞정중선에서 가쪽으로 2촌

취혈법

배꼽에서 가쪽으로 2촌, 천추(天樞)에서 위쪽으로 5촌 배곧은근에 위치

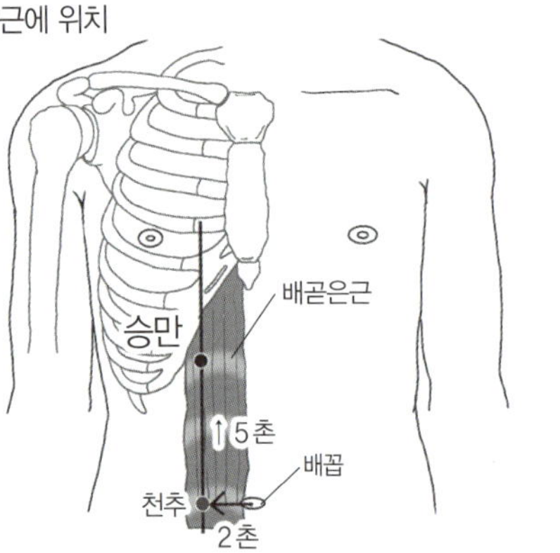

주치(主治)

복부 팽만	구토	위통

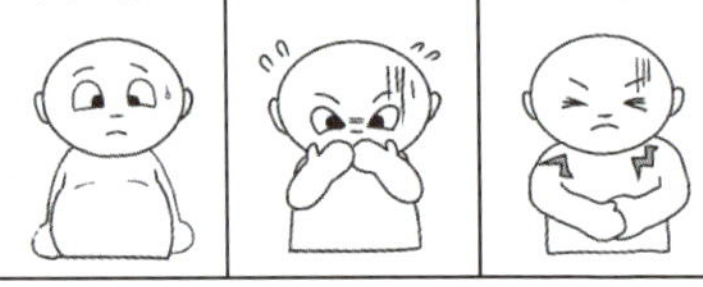

기타: 식욕부진, 설사, 토혈

해부

근육	피하에 배곧은근이 있다.
신경	갈비사이신경의 근육가지, 갈비사이신경의 피부가지가 분포한다.
혈관	피하에 위배벽동맥이 주행한다.

ST21 양문(梁門)

윗배, 배꼽 중심에서 위쪽으로 4촌, 앞정중선에서 가쪽으로 2촌

취혈법

배꼽에서 가쪽으로 2촌, 천추(天樞)에서 위쪽으로 4촌 배곧은근에 위치

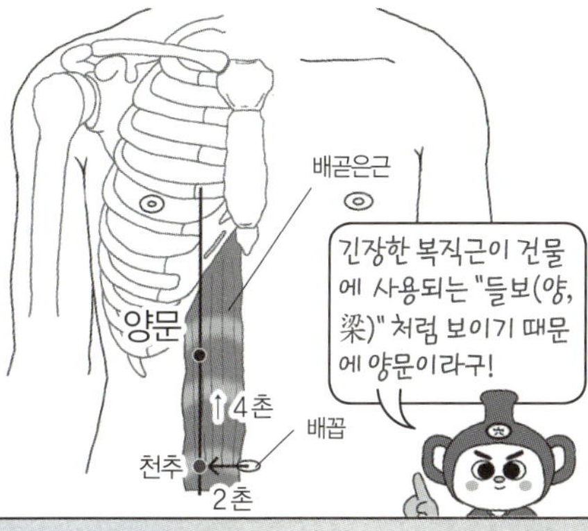

주치(主治)		
구토	위통	식욕부진

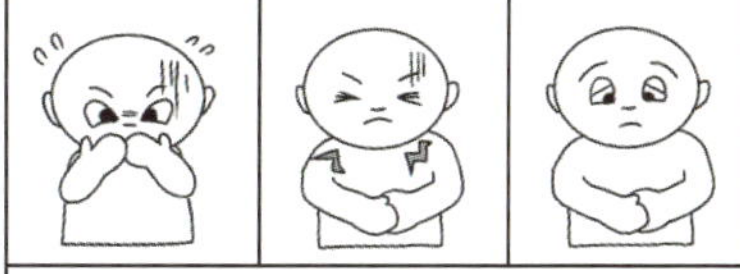

기타: 대변 이상

해부	
근육	피하에 배곧은근이 있다.
신경	갈비사이신경의 근육가지, 갈비사이신경의 피부가지가 분포한다.
혈관	피하에 위배벽동맥이 주행한다.

ST22 관문(關門)

윗배, 배꼽 중심에서 위쪽으로 3촌, 앞정중선에서 가쪽으로 2촌

취혈법

배꼽에서 가쪽으로 2촌, 천추(天樞)에서 위쪽으로 3촌 배곧은근에 위치

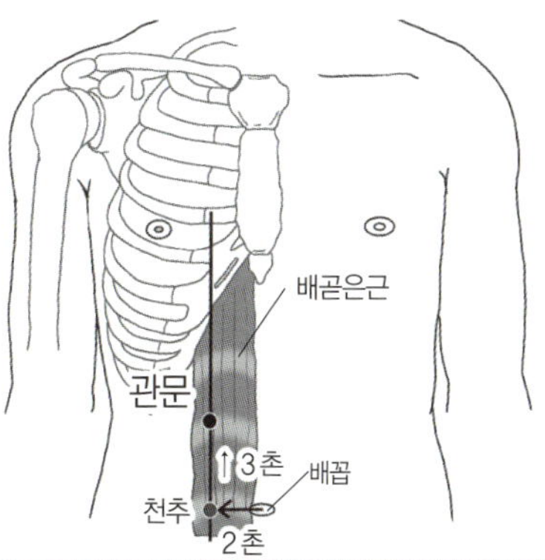

주치(主治)		
복통	식욕부진	복부 팽만

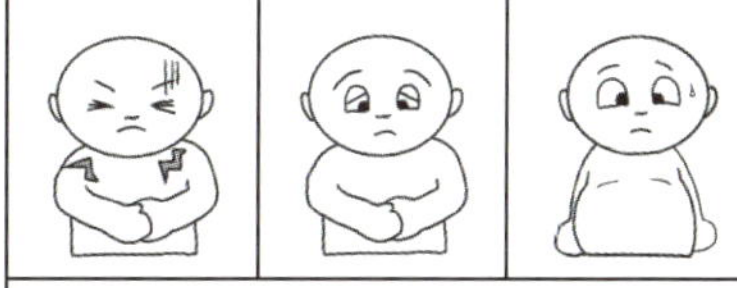

기타: 대변 이상, 부종

해부	
근육	피하에 배곧은근이 있다.
신경	갈비사이신경의 근육가지, 갈비사이신경의 피부가지가 분포한다.
혈관	피하에 위배벽동맥이 주행한다.

ST23 태을(太乙)

윗배, 배꼽 중심에서 위쪽으로 2촌, 앞정중선에서 가쪽으로 2촌

취혈법

배꼽에서 가쪽으로 2촌, 천추(天樞)에서 위쪽으로 2촌 배곧은근에 위치

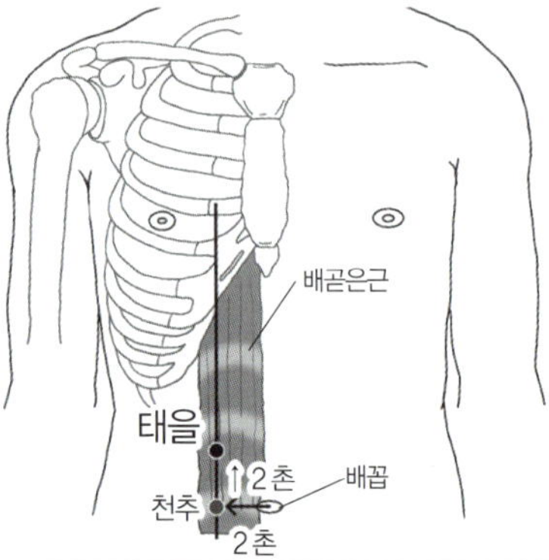

주치(主治)		
위통	식욕부진	복부 팽만
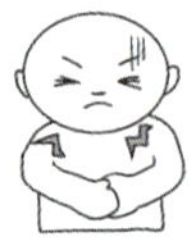	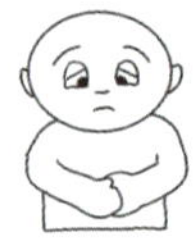	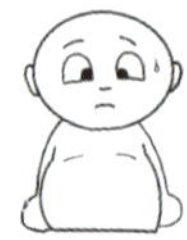

기타 : 정신불안 , 토설

해부	
근육	피하에 배곧은근이 있다.
신경	갈비사이신경의 근육가지, 갈비사이 신경의 피부가지가 분포한다.
혈관	피하에 위배벽동맥이 주행한다.

ST24 활육문(滑肉門)

윗배, 배꼽 중심에서 위쪽으로 2촌, 앞정중선에서 가쪽으로 2촌

취혈법

배꼽에서 가쪽으로 2촌, 천추(天樞)에서 위쪽으로 1촌 배곧은근에 위치

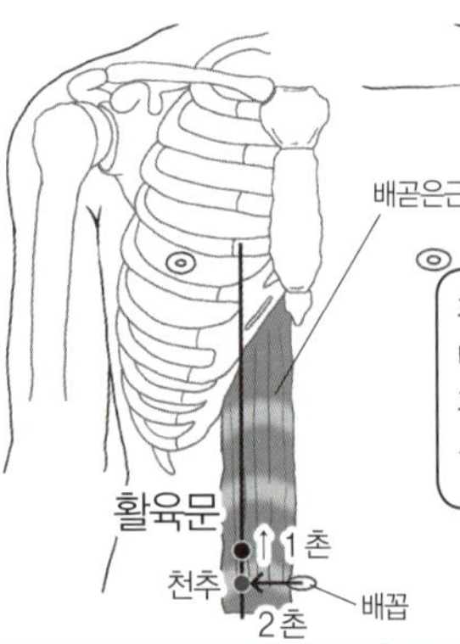

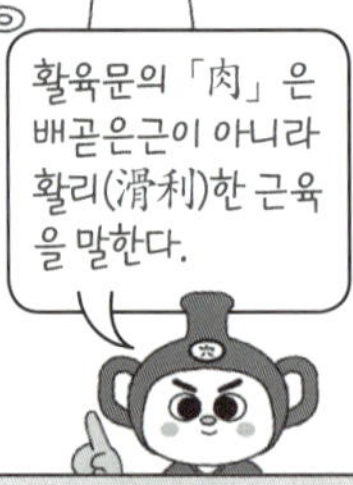

주치(主治)		
토설	구토	위통
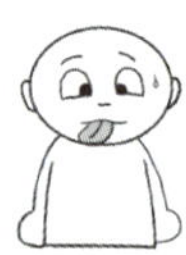	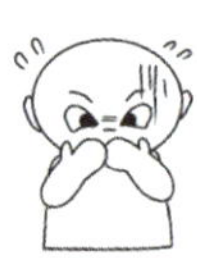	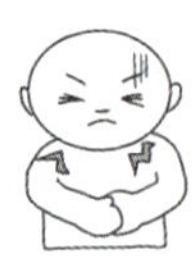

기타 : 정신불안 , 설사

해부	
근육	피하에 배곧은근이 있다.
신경	갈비사이신경의 근육가지, 갈비사이신경(앞피부가지)의 피부가지가 분포한다.
혈관	피하에 위배벽동맥이 주행한다.

ST25 천추(天樞)

대장의 복모혈(腹募穴), 삼부혈(三部穴; 중부)

윗배, 배꼽의 중심에서 가쪽으로 2촌

취혈법

신궐(배꼽의 중앙)에서 가쪽으로 2촌에서 취혈.

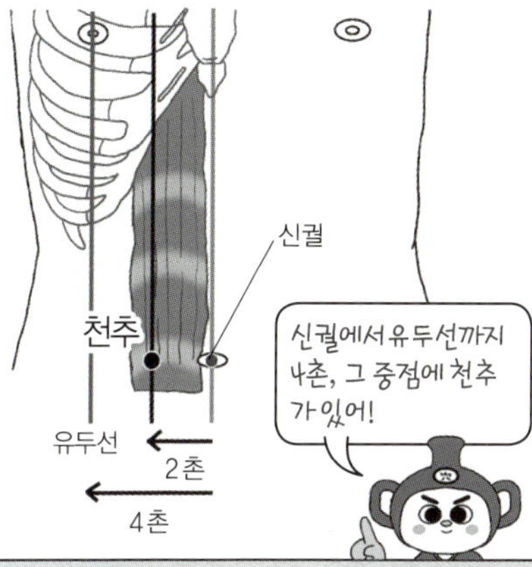

주치(主治)		
복통	구토	복부 팽만

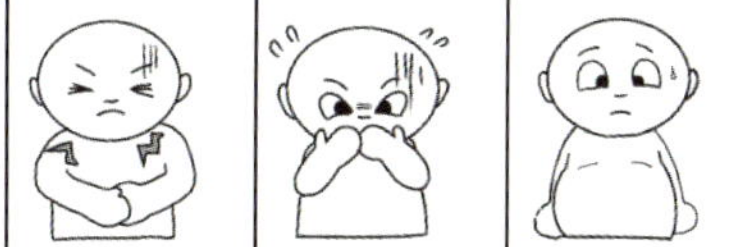

기타 : 변의 이상

해부	
근육	피하에 배곧은근이 있다.
신경	갈비사이신경의 근육가지, 갈비사이신경(앞피부가지)의 피부가지가 분포한다.
혈관	피하에 얕은배벽동맥 · 위배벽동맥 · 아래배벽동맥이 주행한다.

ST26 외릉(外陵)

아랫배, 배꼽 중심에서 아래쪽으로 1촌, 앞정중선에서 가쪽으로 2촌

취혈법

배꼽에서 가쪽으로 수직선상 2촌, 천추(天樞)에서 아래쪽으로 1촌 배곧은근에 위치

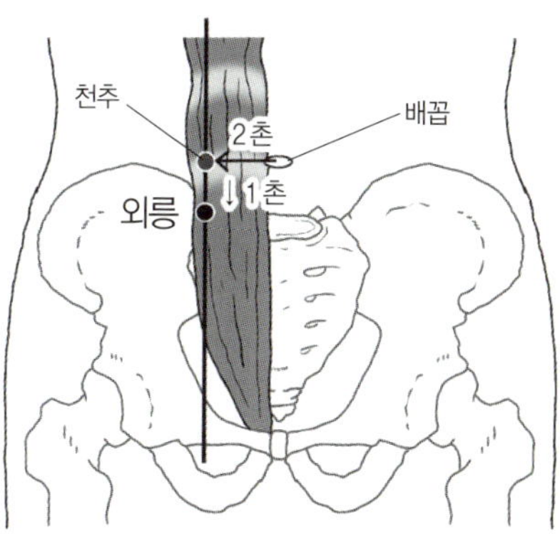

주치(主治)		
복통	월경통	서혜부통

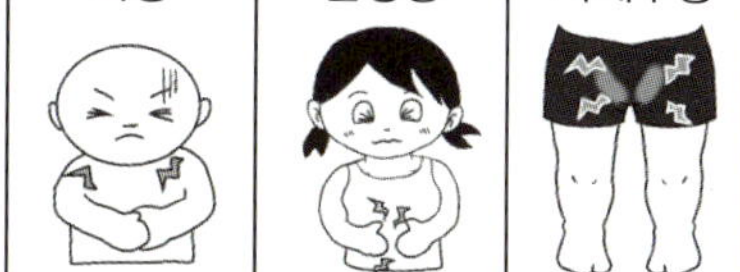

기타 : 산증(寒冷에 의해 일어나게 되는 하복부통)

해부	
근육	피하에 배곧은근이 있다.
신경	갈비사이신경의 근육가지, 갈비사이신경(앞피부가지)의 피부가지가 분포한다.
혈관	피하에 얕은배벽동맥 · 아래배벽동맥이 주행한다.

ST27 대거(大巨)

아랫배, 배꼽 중심에서 아래쪽으로 2촌, 앞정중선에서 가쪽으로 2촌

취혈법

배꼽에서 가쪽으로 수직선상 2촌, 천추(天樞)에서 아래쪽으로 3촌 배곧은근에 위치

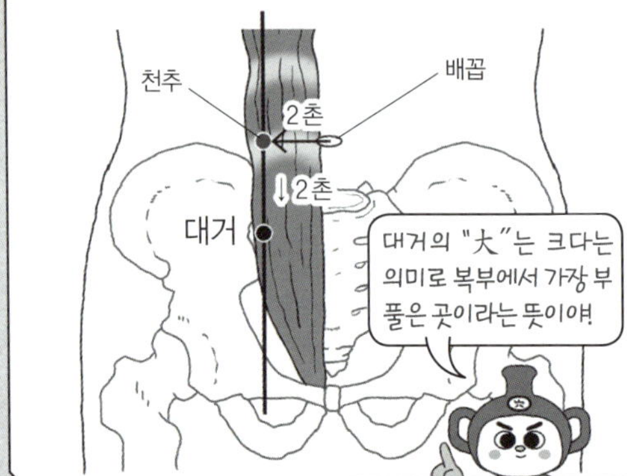

주치(主治)

하복부통	소변불리	서혜부통

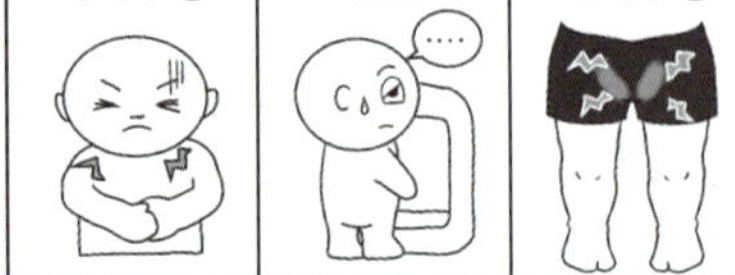

기타: 대변의 이상, 산증

해부

근육	피하에 배곧은근이 있다.
신경	갈비사이신경의 근육가지, 갈비사이신경(앞피부가지)의 피부가지가 분포한다.
혈관	피하에 얕은배벽동맥 · 아래배벽동맥이 주행한다.

ST28 수도(水道)

아랫배, 배꼽중심에서 아래쪽으로 3촌, 앞정중선에서 가쪽으로 2촌

취혈법

배꼽에서 가쪽으로 수직선상 2촌, 천추(天樞)에서 아래쪽으로 3촌 배곧은근에 위치

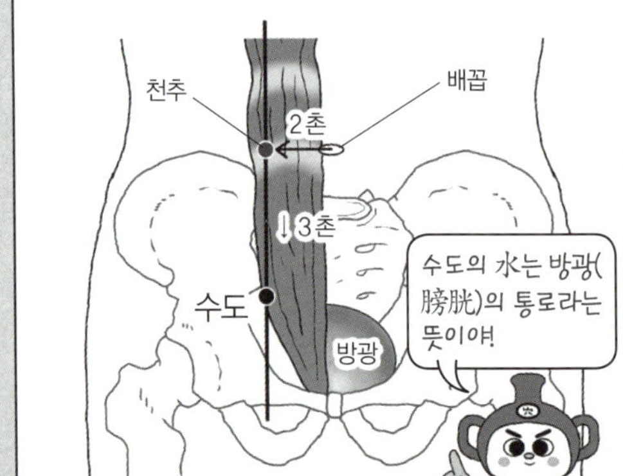

주치(主治)

소편불통	복부팽만	방광염

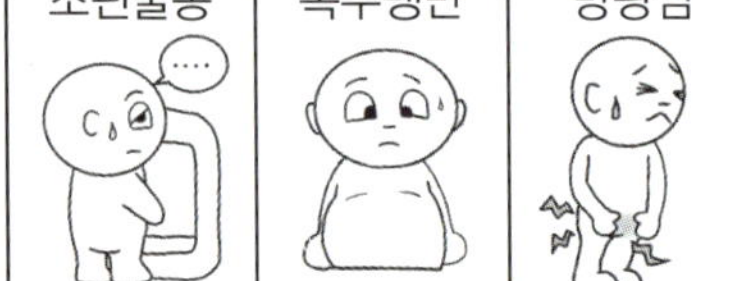

기타: 월경통, 불임

해부

근육	피하에 배곧은근이 있다.
신경	갈비사이신경의 근육가지, 갈비사이신경의 피부가지 · 엉덩아랫배신경(앞피부가지)이 분포한다.
혈관	피하에 얕은배벽동맥 · 아래배벽동맥이 주행한다.

ST29 귀래(歸來)

아랫배, 배꼽중심에서 아래쪽으로 4촌, 앞정중선에서 가쪽으로 2촌

취혈법

배꼽에서 가쪽으로 수직선상 2촌, 천추(天樞)에서 아래쪽으로 4촌 배곧은근에 위치

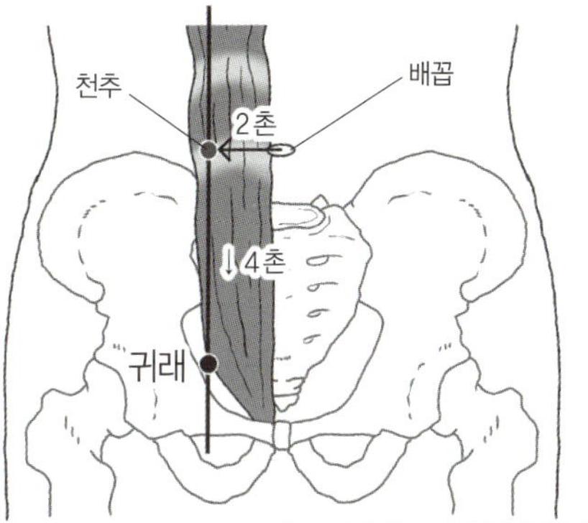

주치(主治)

월경부조	방광염	발기부전

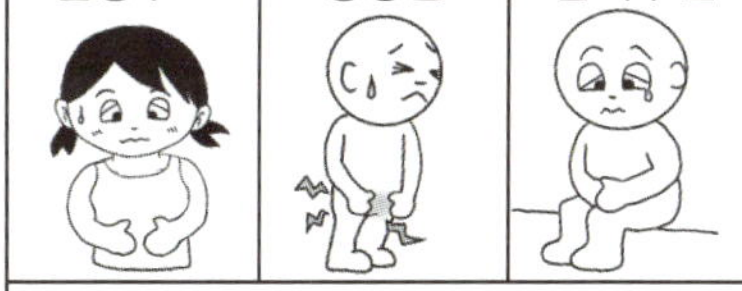

기타: 자궁하수, 음경통

해부

근육	피하에 배곧은근 · 배바깥빗근 · 배속빗근이 있다.
신경	갈비사이신경의 근육가지, 갈비사이신경의 피부가지 · 엉덩아랫배신경(앞피부가지)이 분포한다.
혈관	피하에 얕은배벽동맥 · 아래배벽동맥이 주행한다.

ST30 기충(氣衝)

샅부위, 두덩결합 위모서리와 같은 높이, 앞정중선에서 가쪽으로 2촌, 넙다리동맥이 뛰는 곳

취혈법

배꼽에서 가쪽으로 수직선상 2촌, 천추(天樞)에서 아래쪽으로 5촌, 넙다리동맥이 뛰는 곳

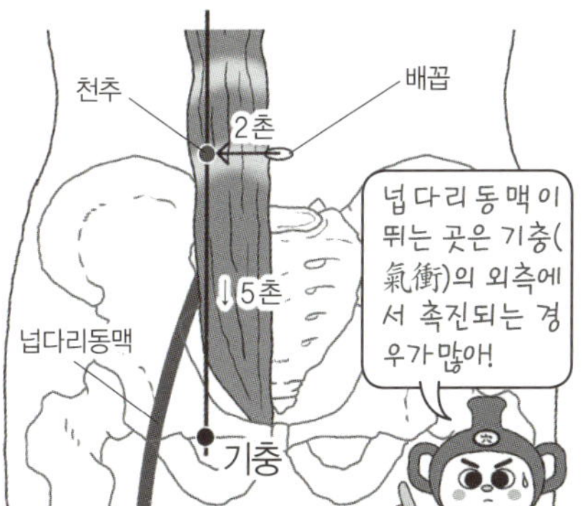

주치(主治)

하복부통	서혜부통	월경부조

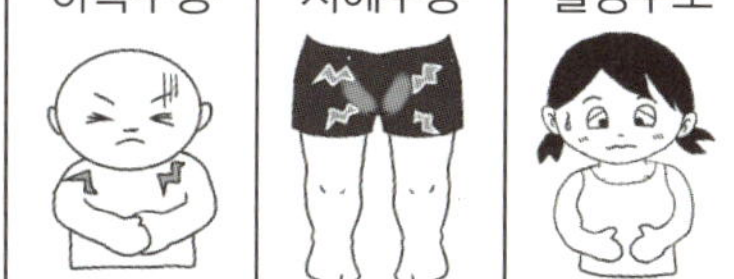

기타: 발기부전, 복막염

해부

근육	피하에 배바깥빗근 · 배속빗근이 있다.
신경	갈비사이신경의 근육가지 · 엉덩샅굴신경, 갈비사이신경의 피부가지) · 엉덩아랫배신경이 분포한다.
혈관	피하에 얕은배벽동맥 · 아래배벽동맥 · 넙다리동맥이 주행한다.

ST31 비관(髀關)

넓적다리 앞쪽면, 넙다리곧은근 몸쪽끝, 넙다리빗근, 넙다리근막긴장근의 세 근육 사이의 오목한 곳

취혈법

① 손바닥으로 넓적다리 쪽을 누르면서 큰돌기의 가장 오목한 곳을 느낀다.

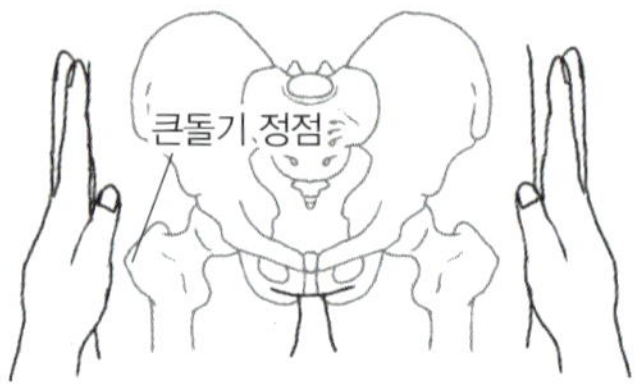

② 정강뼈를 문지르면 넙다리빗근이 긴장하고 이때 넙다리빗근의 위치를 파악한다.

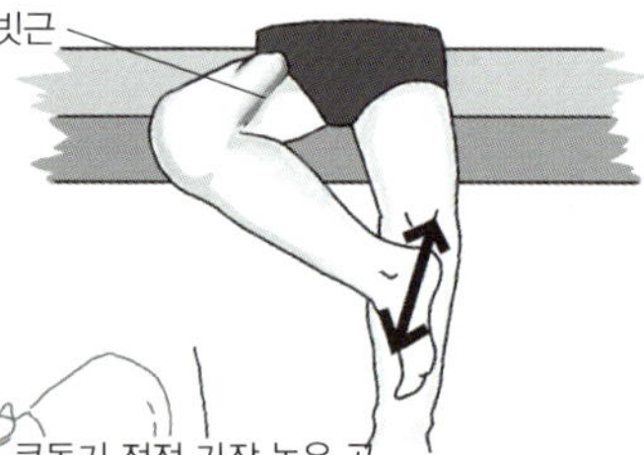

③ 비관(髀關)혈은 큰돌기 정점, 넙다리빗근의 외측에서 취혈한다.

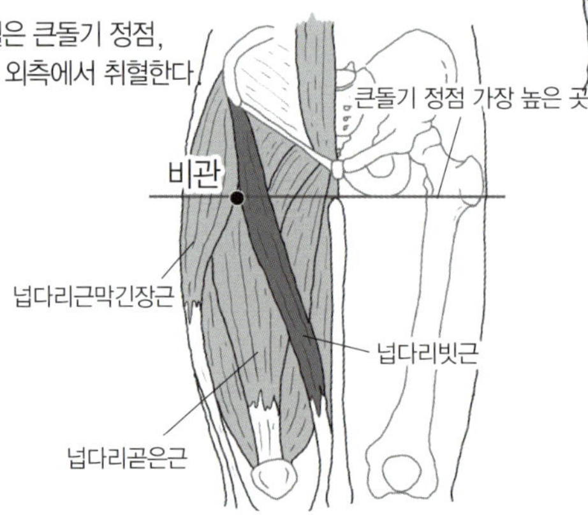

주치(主治)		
고관절통	대퇴통	하지마비
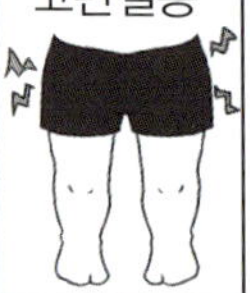	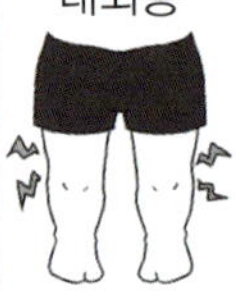	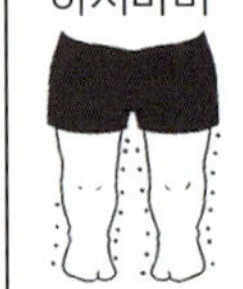
기타 : 반신불수		

해부	
근육	피하에 넙다리빗근 · 넙다리곧은근 · 넙다리근막긴장근이 있다.
신경	넙다리신경의 근육가지 · 위볼기신경, 가쪽넙다리피부신경의 피부가지가 분포한다.
혈관	피하에 가쪽넙다리휘돌이동맥이 주행한다.

ST32 복토(伏兎)

위앞엉덩뼈가시와 무릎뼈바닥 가쪽끝을 연결하는 선 위, 무릎뼈바닥에서 위쪽으로 6촌

취혈법

비관과 무릎뼈바닥 가쪽끝을 연결하는 선을 3등분 했을 때 아래 1/3, 넙다리곧은근 가쪽모서리에서 취혈

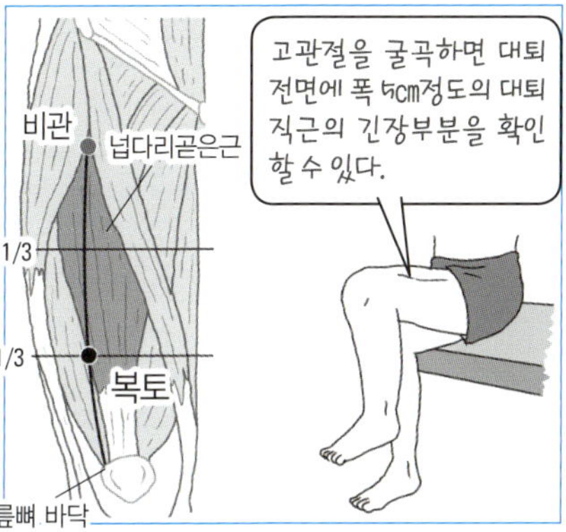

주치(主治)

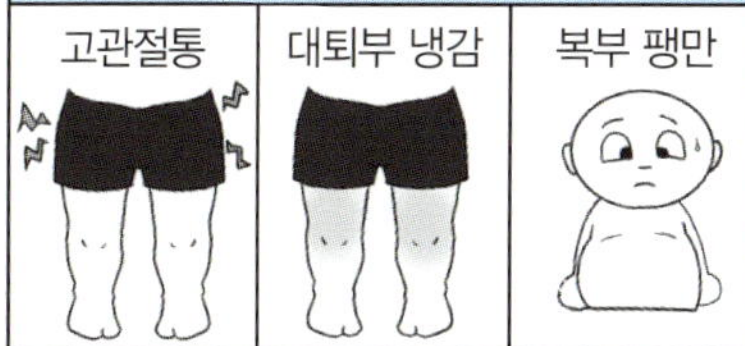

기타: 산증, 서혜부통

해부

근육	피하에 넙다리곧은근 · 가쪽넓은근이 있다.
신경	넙다리신경 · 가쪽넙다리피부신경 · 넙다리신경이 분포한다.
혈관	피하에 가쪽넙다리휘돌이동맥이 주행한다.

ST33 음시(陰市)

넓적다리 앞가쪽면, 넙다리곧은근힘줄 가쪽, 무릎뼈바닥에서 위쪽으로 3촌

취혈법

무릎뼈바닥 가쪽끝에서 위로 3촌, 넙다리곧은근힘줄 가쪽모서리에서 취혈

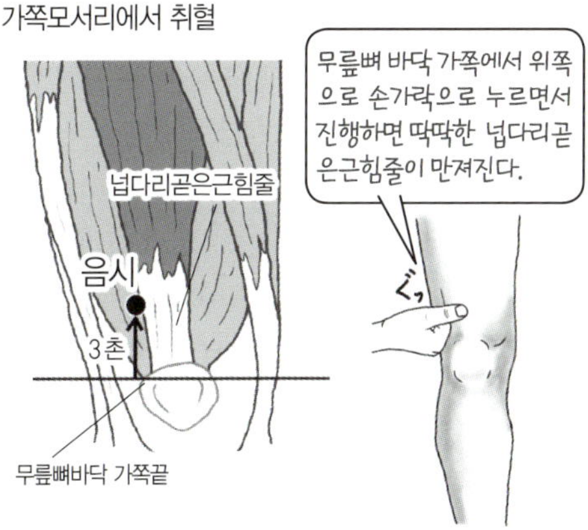

주치(主治)

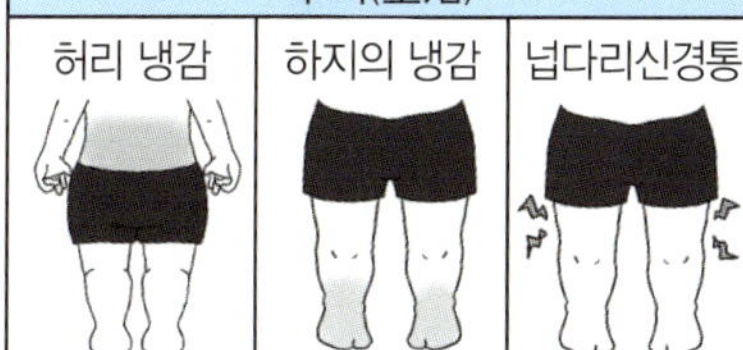

기타: 하지 무력

해부

근육	피하에 가쪽넓은근이 있다.
신경	넙다리신경의 근육가지, 가쪽넙다리피부신경의 피부가지 · 넙다리신경(앞피부가지)이 분포한다.
혈관	피하에 가쪽넙다리휘돌이동맥이 주행한다.

ST34 양구(梁丘) 극혈(郄穴)

넓적다리 앞가쪽면, 가쪽넓은근과 넙다리곧은근힘줄 가쪽모서리 사이, 무릎뼈바닥에서 위쪽으로 2촌

취혈법

무릎뼈바닥 가쪽끝에서 위로 2촌, 넙다리곧은근힘줄 가쪽모서리에서 취혈

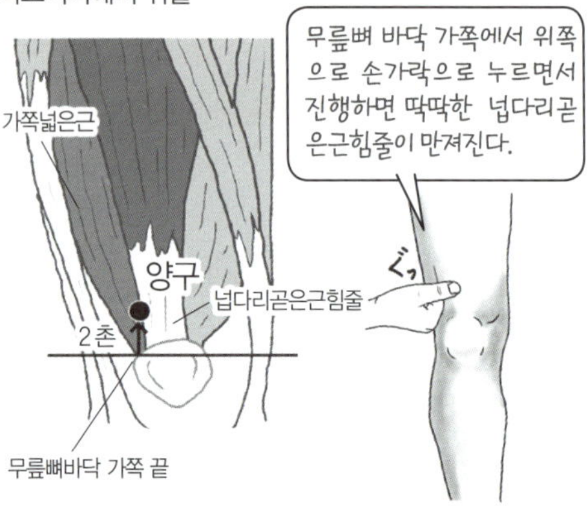

주치(主治)		
위통	무릎통증	유선염
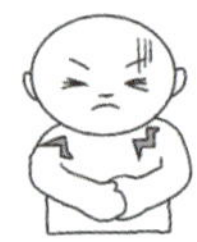	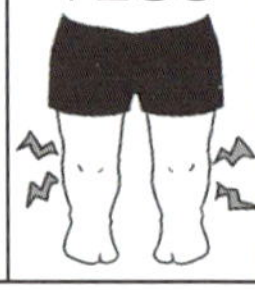	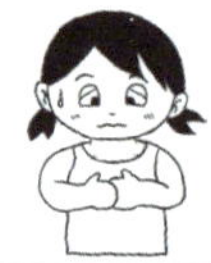
기타: 충수염		

해부	
근육	피하에 가쪽넓은근이 있다.
신경	넙다리신경의 근육가지, 가쪽넙다리피부신경의 피부가지 · 넙다리신경(앞피부가지)이 분포한다.
혈관	피하에 가쪽넙다리휘돌이동맥 · 위가쪽무릎동맥이 주행한다.

ST35 독비(犢鼻) 각기팔처혈(脚氣八處穴)

무릎 앞쪽면, 무릎뼈인대의 가쪽 오목한 곳

취혈법

무릎을 굽혔을 때, 무릎뼈 아래 가쪽 오목한 곳에서 취혈

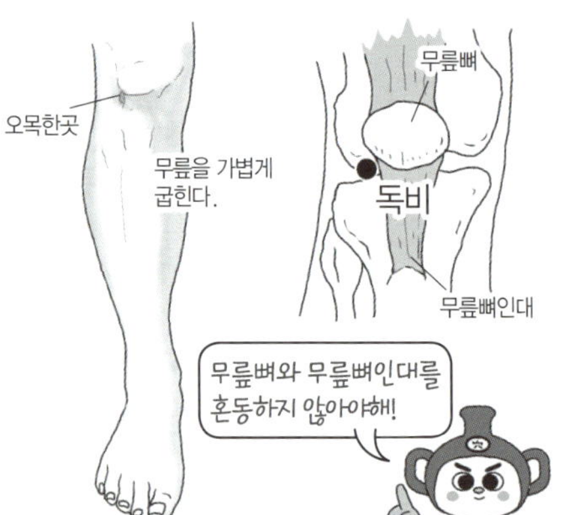

주치(主治)		
슬통	무릎 부종	각기
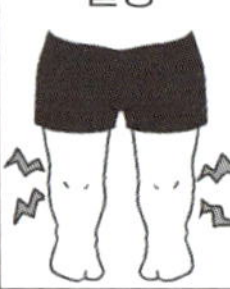	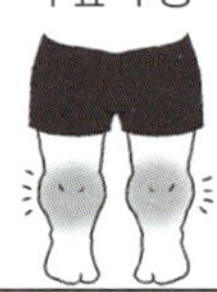	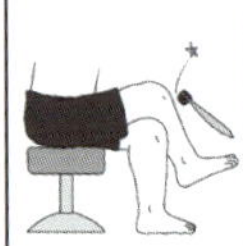
기타: 굴신곤란		

해부	
근육	피하에 무릎뼈인대가 있다.
신경	두렁신경의 피부가지가 분포한다.
혈관	피하에 아래가쪽무릎동맥이 주행한다.

ST36 족삼리(足三里)

합토혈, 사총혈, 육부하합혈(위)
자성혈

종아리 앞쪽면, 독비(犢鼻)와 해계(解谿)를 연결하는 선 위, 독비에서 아래쪽으로 3촌

취혈법

종아리뼈머리 바로 밑과 정강뼈거친면 하단의 중간에서 독비(犢鼻, ST35) 아래쪽 3촌에서 취혈

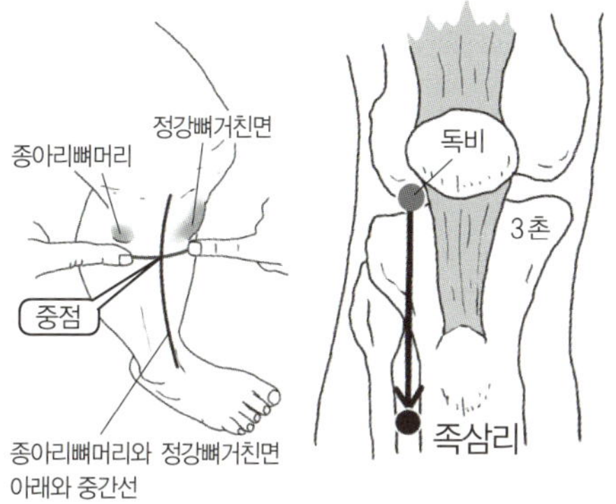

주치(主治)

위통	구토	식욕부진

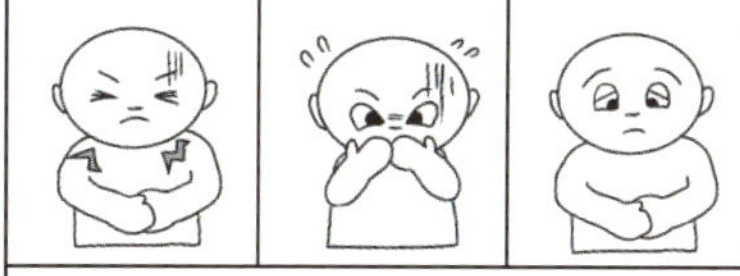

기타: 정신질환

해부

근육	피하에 앞정강근이 있다.
신경	깊은종아리신경의 근육가지, 가쪽장딴지피부신경의 피부가지가 분포한다.
혈관	피하에 앞정강동맥이 주행한다.

COLUMN

족삼리(足三里)의 효과

족삼리(足三里)라는 경혈의 이름의 유래는 "독비(犢鼻)" 아래 3촌에 있는 곳이라는 것이 유력한데, 다른 설에서는 피로한 다리의 "족삼리"에 뜸을 하면, 다리의 피로가 풀리고 다시 "삼리(三里)"(약 12킬로미터) 걷을 수 있다고 하여, 이 말이 붙었다고 한다.

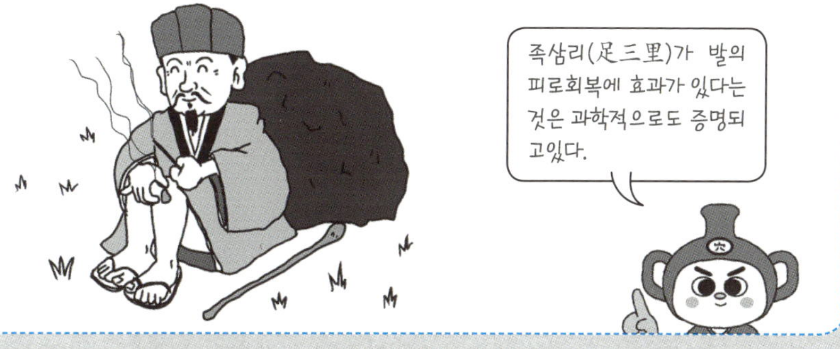

족삼리(足三里)가 발의 피로회복에 효과가 있다는 것은 과학적으로도 증명되고있다.

ST37 상거허(上巨虛)

육부하합혈(六腑下合穴; 대장)
각기팔처혈(脚氣八處穴)

종아리 앞쪽면, 독비(犢鼻)와 해계(解谿)를 연결하는 선 위, 독비에서 아래쪽으로 6촌

취혈법

조구(條口)에서 위로 2촌에서 취혈

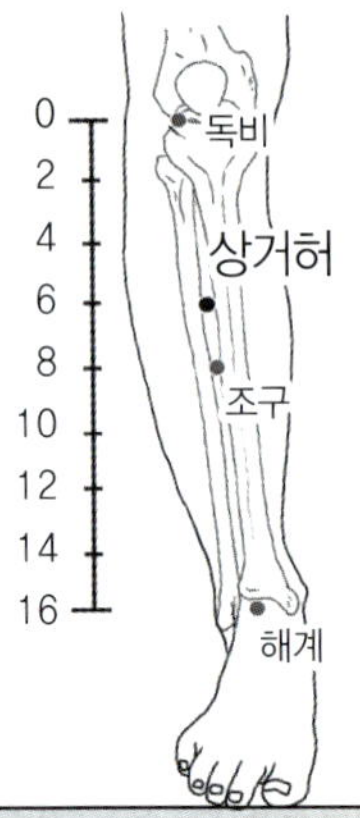

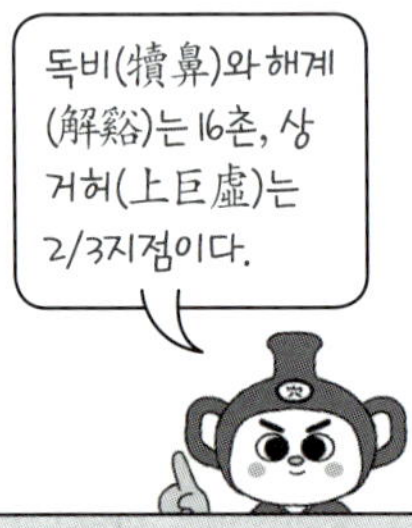

주치(主治)		
복부 팽만	충수염	대변의 이상
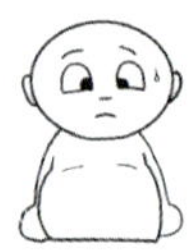	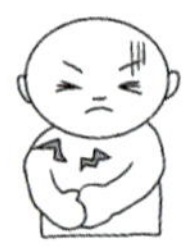	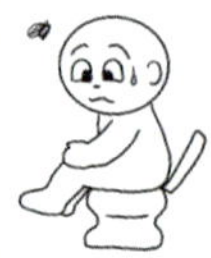
기타: 장염		

해부	
근육	피하에 앞정강근이 있다.
신경	깊은종아리신경의 근육가지, 가쪽장딴지피부신경의 피부가지가 분포한다.
혈관	피하에 앞정강동맥이 주행한다.

ST38 조구(條口)

종아리 앞쪽면, 독비(犢鼻)와 해계(解谿)를 연결하는 선 위, 독비에서 아래쪽으로 8촌

취혈법

앞정강근 위, 독비와 해계를 연결한 선의 중점

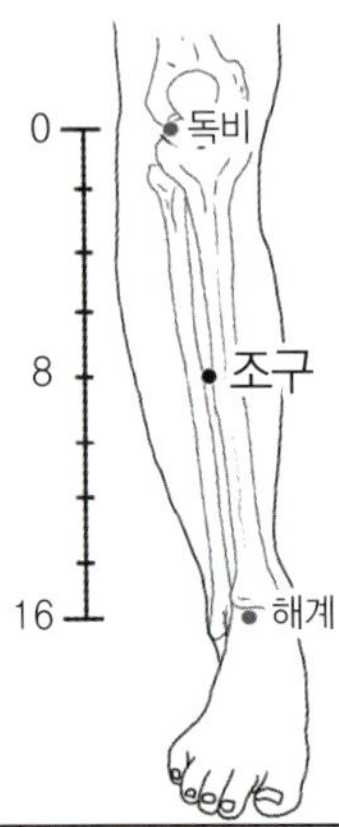

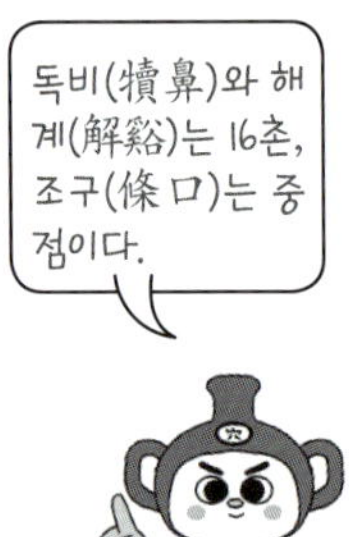

주치(主治)		
하지통	하지 냉감	하지 마비
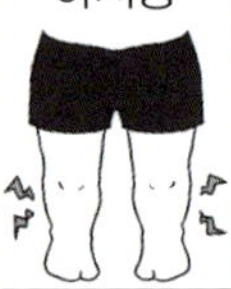	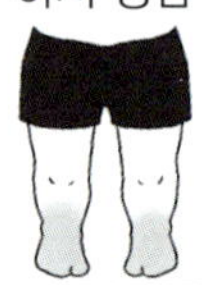	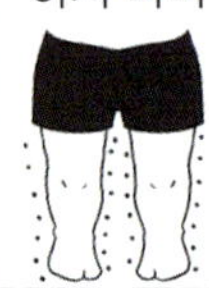
기타 : 견관절 주위염		

해부	
근육	피하에 앞정강근이 있다.
신경	깊은종아리신경의 근육가지, 가쪽장딴지피부신경의 피부가지가 분포한다.
혈관	피하에 앞정강동맥이 주행한다.

ST39 하거허(下巨虛)

육부하합혈(六腑下合穴; 소장)
각기팔처혈(脚氣八處穴)

종아리 앞쪽면, 독비(犢鼻)와 해계(解谿)를 연결하는 선 위, 독비에서 아래쪽으로 9촌

취혈법

조구(條口)에서 아래로 1촌에서 취혈

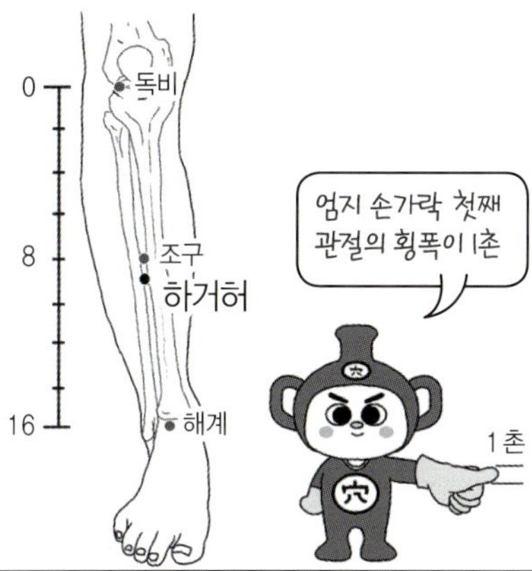

주치(主治)

하복부통	이질	혈변
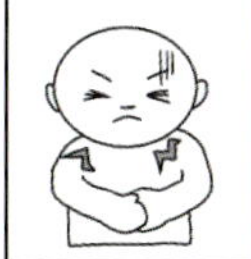	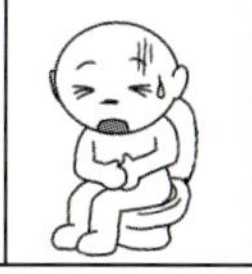	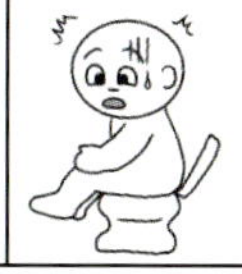

기타: 유선염, 하지마비

해부

근육	피하에 앞정강근이 있다.
신경	깊은종아리신경의 근육가지, 가쪽장딴지피부신경의 피부가지가 분포한다.
혈관	피하에 앞정강동맥이 주행한다.

ST40 풍륭(豊隆)

락혈(絡穴)

종아리 앞가쪽면, 앞정강근의 가쪽모서리, 가쪽복사 융기에서 위쪽으로 8촌

취혈법

조구(條口)에서 가쪽으로 1횡지(중지)에서 취혈

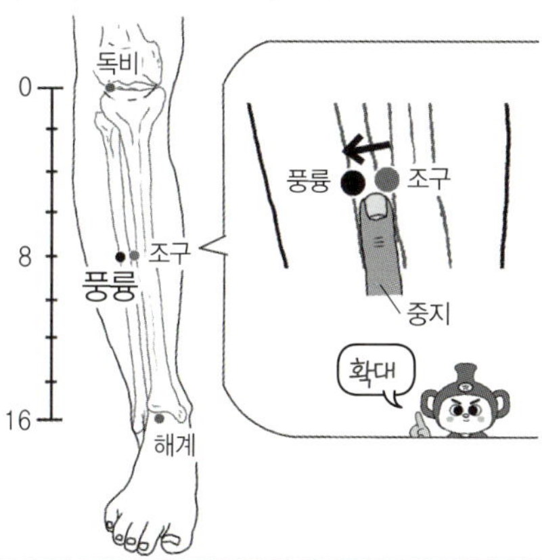

주치(主治)

발의 부종	기침	천식

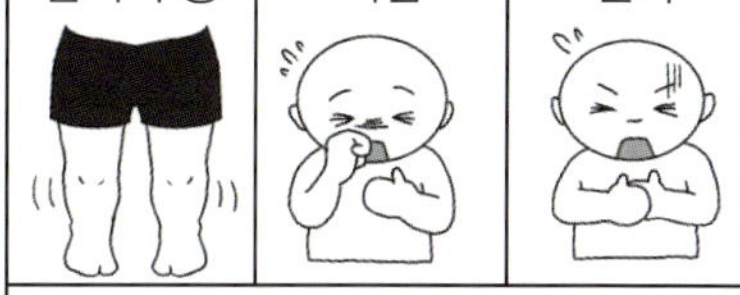

기타: 하지통

해부

근육	피하에 앞정강근 · 긴발가락폄근이 있다.
신경	깊은종아리신경의 근육가지, 가쪽장딴지피부신경의 피부가지가 분포한다.
혈관	피하에 앞정강동맥이 주행한다.

ST41 해계(解谿)

경화혈(經火穴), 자경보혈(自經補穴)

발목 앞쪽면, 발목관절 앞면 중앙부위, 긴엄지폄근힘줄과 긴발가락폄근힘줄 사이 오목한 곳

취혈법

발목을 발등쪽으로 굽혔을 때 발등에서 더욱 도드라지는 두 개의 힘줄사이에서 취혈. 가쪽 복사융기와 안쪽 복사융기를 연결하는 선의 중점에서 취혈

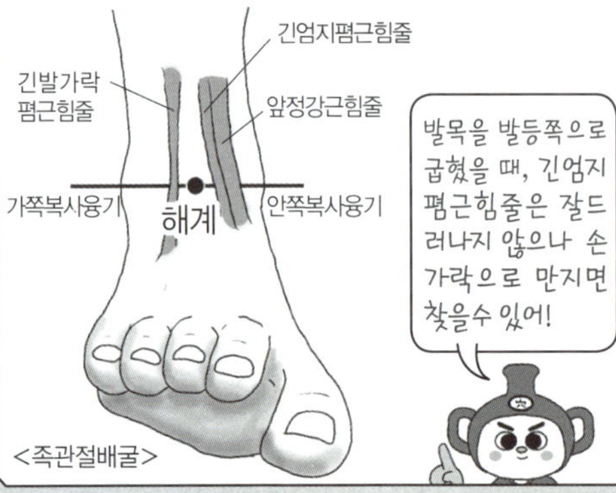

<족관절배굴>

주치(主治)

복부 팽만	변비	안면부종
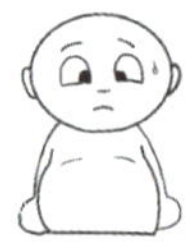	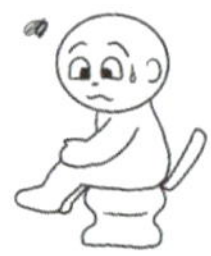	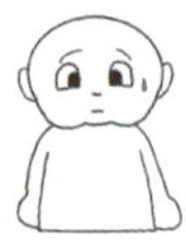

기타: 두통, 족관절통

해부

근육	피하에 긴엄지폄근(힘줄) · 긴발가락폄근(힘줄)이 있다.
신경	깊은종아리신경의 근육가지, 얕은종아리신경의 피부가지가 분포한다.
혈관	피하에 앞정강동맥이 주행한다.

ST42 충양(衝陽)

원혈(原穴)

발등, 둘째 발허리뼈 바닥과 중간쐐기뼈의 관절부위, 발등동맥이 뛰는 곳

취혈법

둘째 발허리뼈를 손 끝으로 촉지하고 둘째 발허리뼈 아래와 중간쐐기뼈 사이를 확인한다. 그 부위 발등동맥이 뛰는 곳에서 취혈

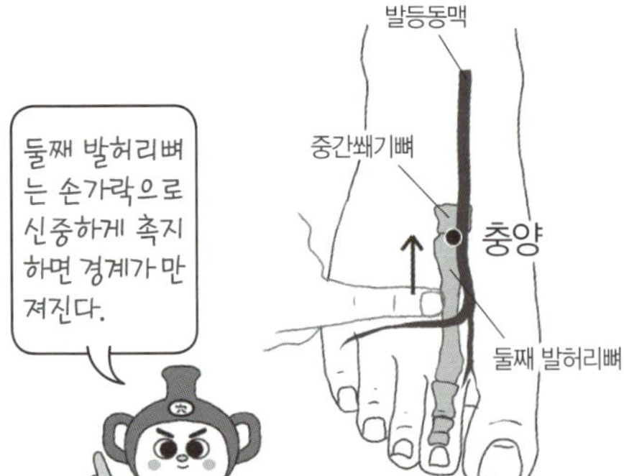

주치(主治)

복통	안면부종	치통
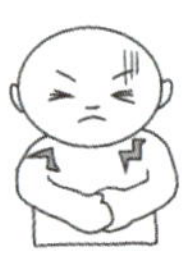	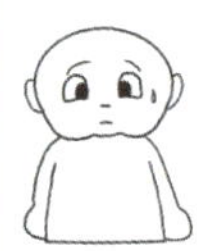	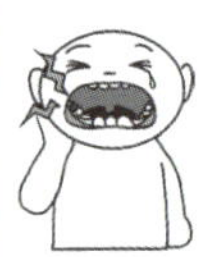

기타: 구안와사, 족관절통

해부

근육	피하에 긴발가락폄근(힘줄) · 짧은엄지폄근(힘줄)이 있다.
신경	깊은종아리신경의 근육가지, 얕은종아리신경이 분포한다.
혈관	피하에 발등동맥이 주행한다.

ST43 함곡(陷谷) 수목혈(兪木穴)

발등, 둘째와 셋째 발허리뼈의 사이, 둘째발허리발가락관절의 몸쪽 오목한 곳

취혈법

발가락을 구부려 발허리발가락관절을 확인하고 둘째 발허리뼈 뒤가쪽(새끼발가락 쪽)의 오목한 곳

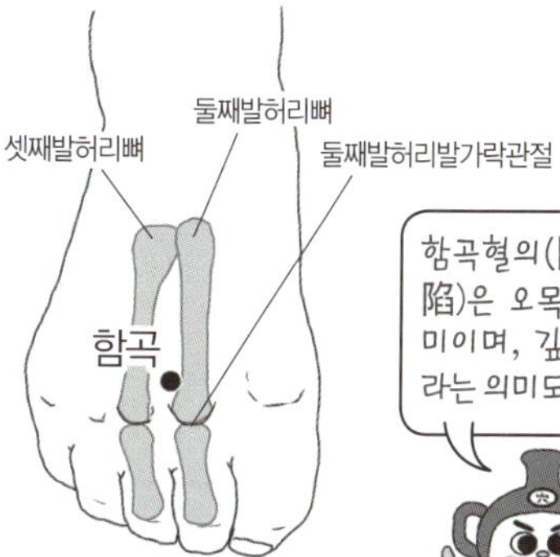

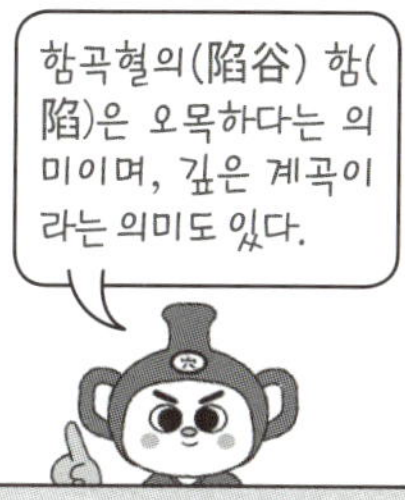

함곡혈의(陷谷) 함(陷)은 오목하다는 의미이며, 깊은 계곡이라는 의미도 있다.

주치(主治)		
복부 팽만	복통	안면부종
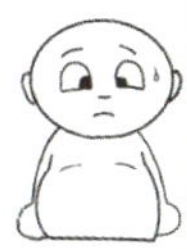	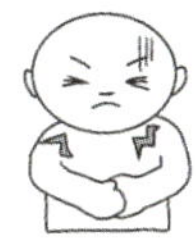	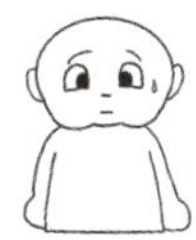

기타: 트름, 눈의 통증, 족부통

해부	
근육	피하에 짧은발가락폄근(힘줄) · 둘째 등쪽뼈사이근이 있다.
신경	깊은종아리신경 · 가쪽발바닥신경, 얕은종아리신경이 분포한다.
혈관	피하에 둘째등쪽발허리동맥이 주행한다.

ST44 내정(內庭) 형수혈(滎水穴)

발등 부위, 둘째와 셋째 발가락 사이, 발샅 가장자리 뒤쪽, 적백육제

취혈법

둘째와 셋째 발가락 사이로 피부색이 변하는 곳(적백육제)

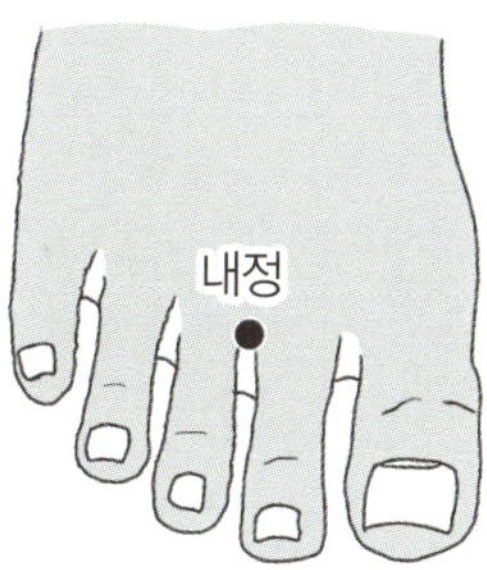

주치(主治)		
위통	복부 팽만	이질
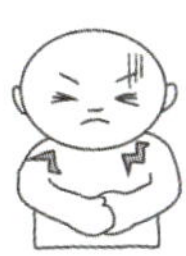	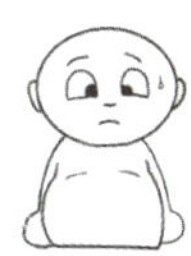	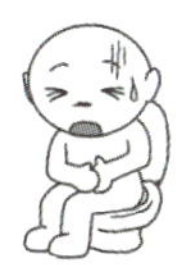

기타: 치통, 코피, 열병

해부	
근육	피하에 짧은발가락폄근(힘줄) · 둘째 등쪽뼈사이근(힘줄)이 있다.
신경	깊은종아리신경의 근육가지 · 가쪽 발바닥신경, 얕은종아리신경의 피부가지가 분포한다.
혈관	피하에 등쪽발가락동맥이 주행한다.

ST45 여태(厲兌) 정금혈(井金穴)

둘째발가락, 끝마디뼈 가쪽, 둘째발톱 가쪽 뿌리각에서 몸가쪽으로 0.1촌

취혈법

둘째발톱의 가쪽모서리를 지나는 수직선과 발톱뿌리를 지나는 수평선이 만나는 지점에서 취혈

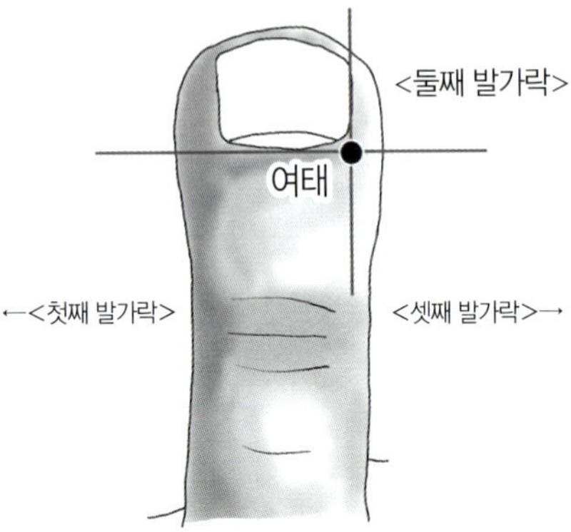

주치(主治)

신경증	안면부종	치통
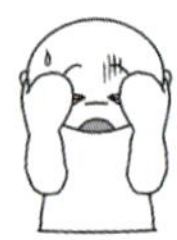	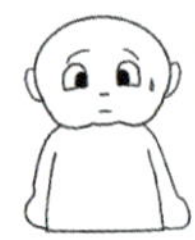	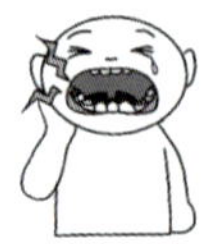

기타: 얼굴신경마비, 구내염

해부

근육	없음
신경	얕은종아리신경의 피부가지가 분포한다.
혈관	피하에 등쪽발가락동맥이 주행한다.

COLUMN

음시(陰市)혈은 왜 위경에 속하는가?

음시(陰市)는 하반신의 냉기 즉 음증(陰証)을 치료하는 곳이라하여 이름을 붙였다는 설이 있다. 그래서 양경에 속하는 경혈이지만 음(陰)이라는 이름이 붙여졌다.

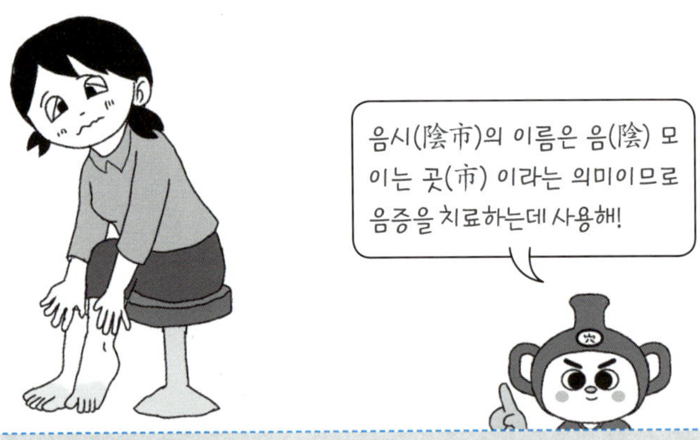
음시(陰市)의 이름은 음(陰) 모이는 곳(市) 이라는 의미이므로 음증을 치료하는데 사용해!

제4장

CHAPTER 04

족태음비경(足太陰脾經)

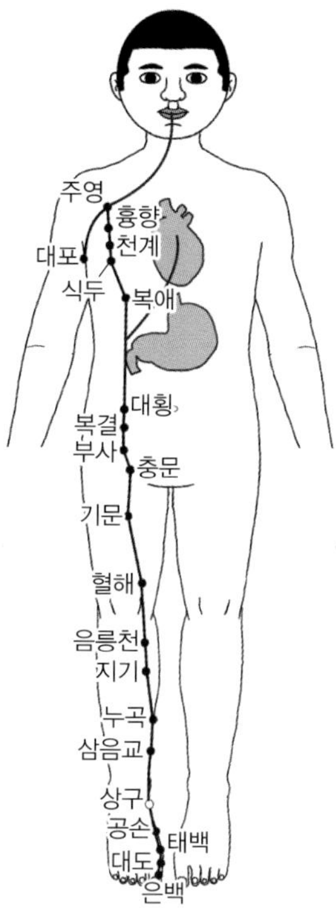

SP1 은백(隱白) 정목혈(井木穴)

엄지발가락, 끝마디뼈 안쪽, 엄지발톱 안쪽 뿌리각에서 몸안쪽으로 0.1촌

취혈법

엄지발톱의 안쪽 모서리를 지나는 수직선과 발톱뿌리를 지나는 수평선이 만나는 지점에서 취혈

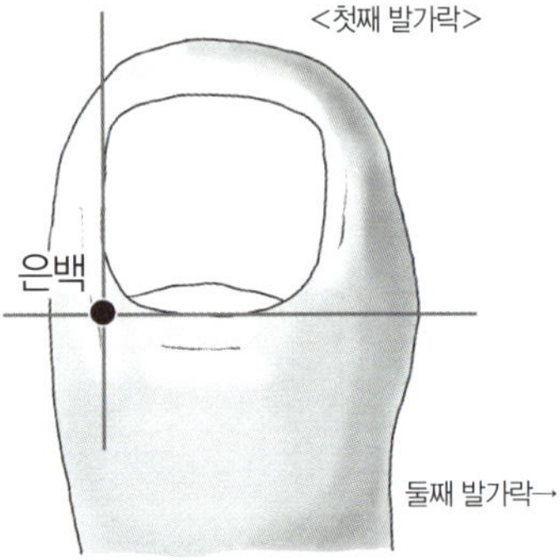

주치(主治)		
월경불순	정신질환	이질
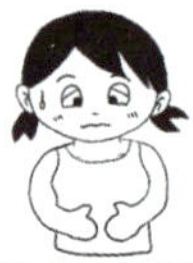	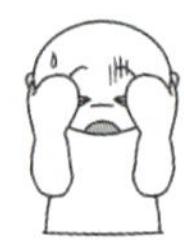	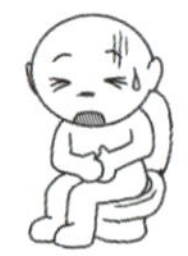

기타: 자궁질환, 복부 팽만, 혈변

해부	
근육	
신경	얕은종아리신경의 피부가지가 분포한다.
혈관	피하에 등쪽발가락동맥이 주행한다.

SP2 대도(大都) 형화혈(滎火穴)

엄지발가락, 첫째 발허리발가락관절에서 먼쪽 오목한 곳, 적백육제

취혈법

① 첫째 발허리발가락관절을 확인한다.

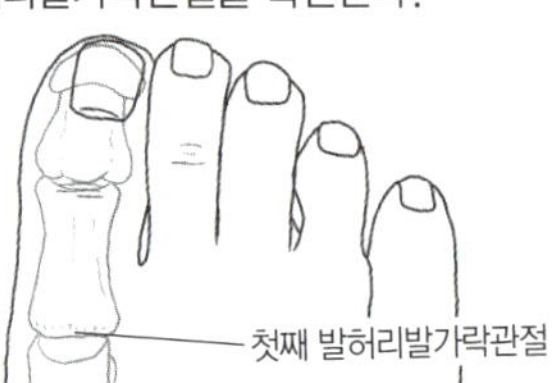

② 대도(大都)는 첫째 발허리발가락관절 앞쪽 적백육제에서 취혈.

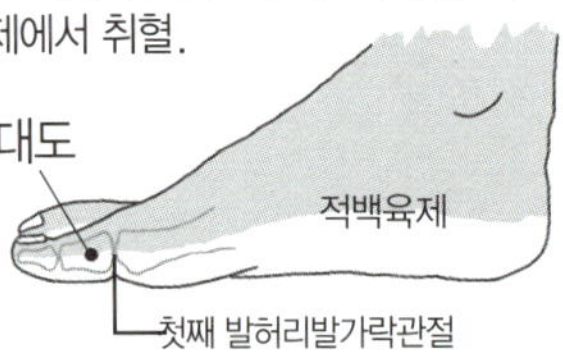

주치(主治)		
위통	복부 팽만	대변의 이상
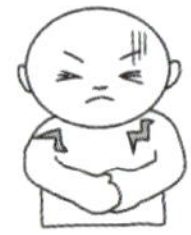	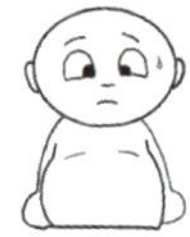	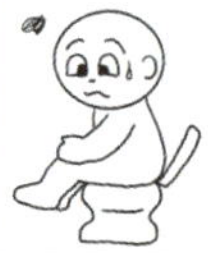

기타: 구토, 당뇨병, 권태감

해부	
근육	
신경	얕은종아리신경의 피부가지가 분포한다.
혈관	피하에 등쪽손가락동맥이 주행한다.

SP3 태백(太白)

수토혈(兪土穴), 원혈(原穴), 자성혈 (自性穴)

발 안쪽면, 첫째 발허리발가락관절 몸쪽 오목한 곳, 적백육제

취혈법

① 첫째 발허리발가락관절을 확인한다.

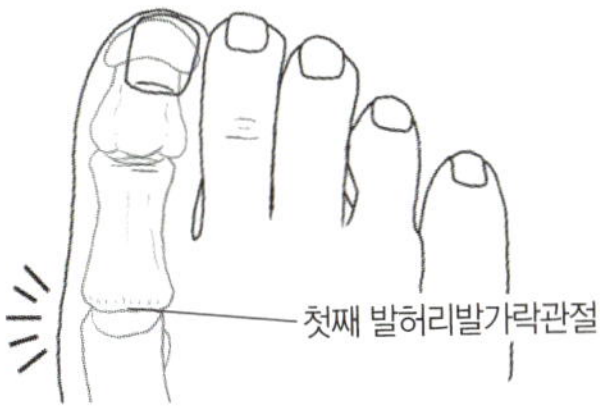

② 태백(太白)은 첫째 발허리발가락관절 뒷쪽 적백육제에서 취혈.

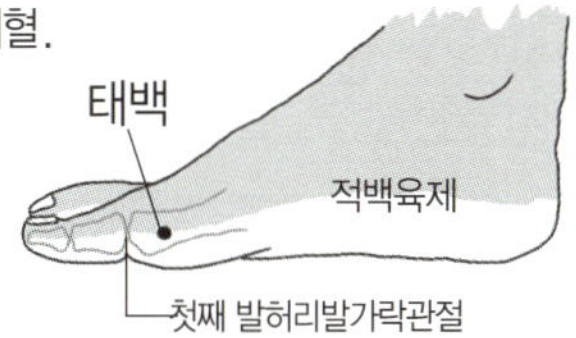

주치(主治)

복부 팽만	위통	대변의 이상

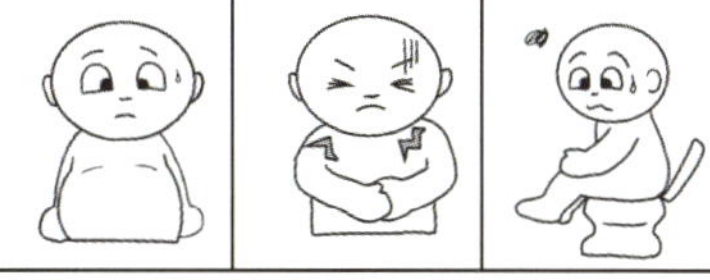

기타: 각기, 구토

해부

근육	피하에 긴엄지벌림근(힘줄)이 있다.
신경	안쪽발바닥신경, 얕은종아리신경의 피부가지가 분포한다.
혈관	피하에 안쪽발바닥동맥이 주행한다.

SP4 공손(公孫)

락혈(絡穴), 팔맥교회혈(八脈交會穴)

발 안쪽면, 첫째 발허리뼈바닥의 아래앞쪽, 적백육제

취혈법

손가락을 태백(太白에서부터 몸쪽으로 움직이면, 첫째 발허리뼈바닥 먼쪽에서 촉지되는 오목한 곳에서 취혈

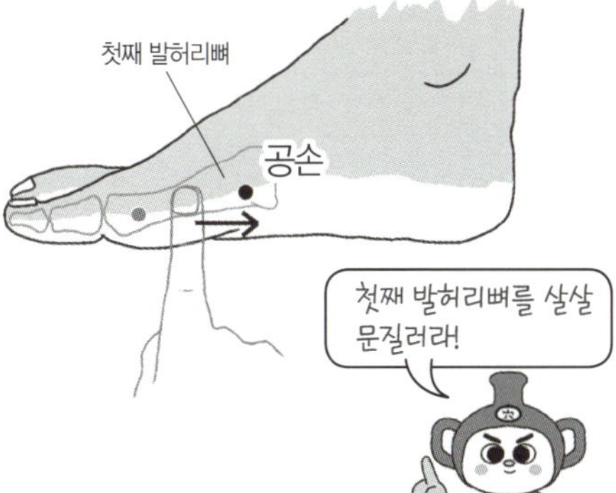

주치(主治)

복부 팽만	위통	대변의 이상

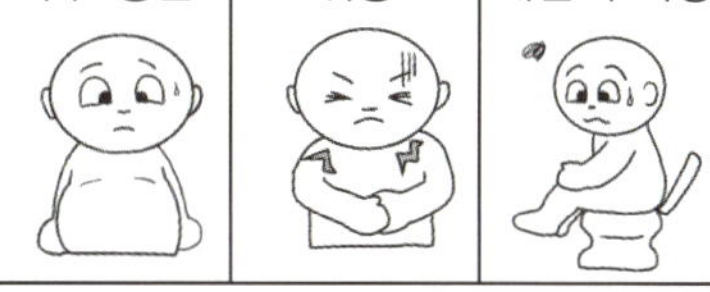

기타: 구토, 부종, 앞발 통증

해부

근육	피하에 긴엄지벌림근(힘줄) · 짧은 엄지굽힘근이 있다.
신경	안쪽발바닥신경의 근육가지, 두렁신경의 피부가지가 분포한다.
혈관	피하에 안쪽발목동맥이 주행한다.

SP5 상구(商丘)

경금혈(經金穴), 자경사혈(自經瀉穴)

발 안쪽면, 안쪽복사 아래앞쪽, 발배뼈거친면과 안쪽복사 융기를 연결하는 선 중간의 오목한 곳

취혈법

안쪽복사 앞모서리를 지나는 수직선과 아래모서리를 지나는 수평선이 만나는 지점에서 취혈

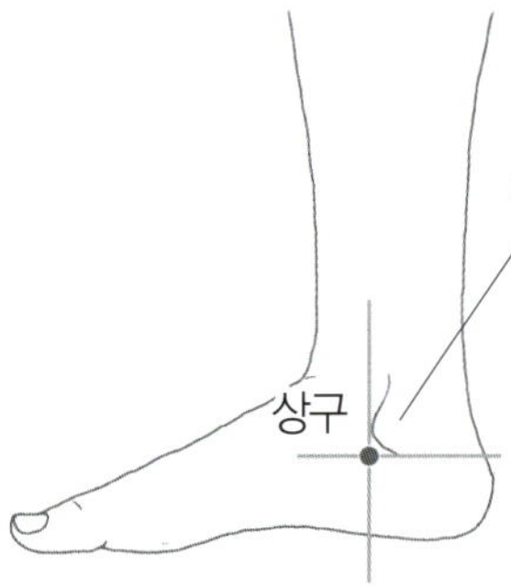

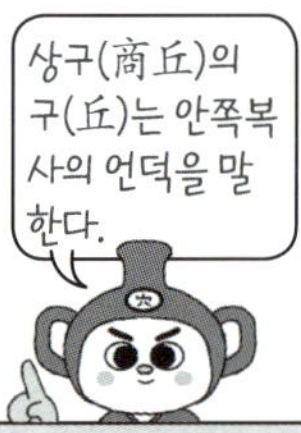

주치(主治)

복부 팽만	대변 이상	치질
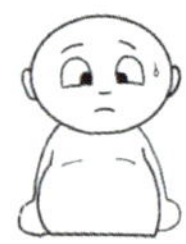	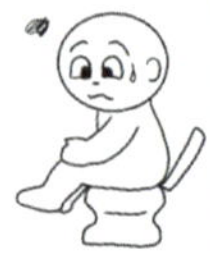	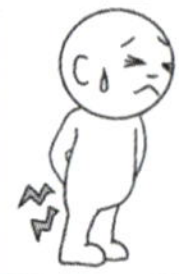

기타 : 발의 통증, 기침, 황달

해부

근육	
신경	두렁신경의 피부가지가 분포한다.
혈관	피하에 안쪽앞복사동맥이 주행한다.

SP6 삼음교(三陰交)

음양이총혈(陰陽二總穴)
회양구침혈(回陽九鍼穴)

종아리 정강뼈면, 정강뼈 안쪽모서리 뒤쪽, 안쪽복사 융기에서 위쪽으로 3촌

취혈법

안쪽복사 융기에서 위쪽으로 3촌에서 취혈한다.

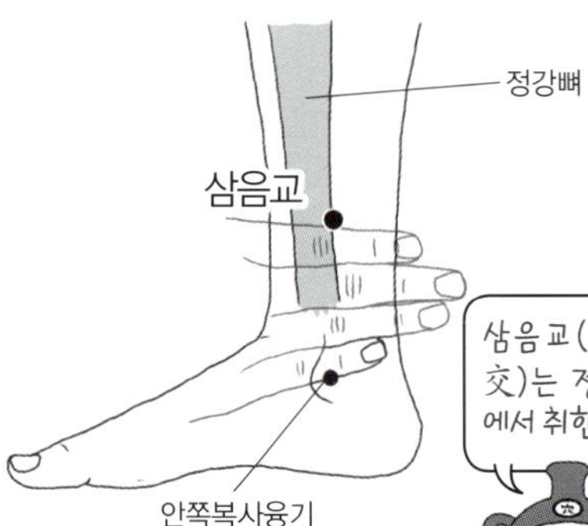

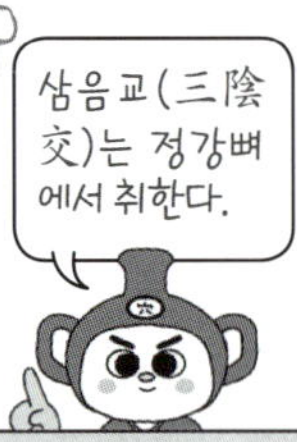

주치(主治)

월경부조	불임	냉병
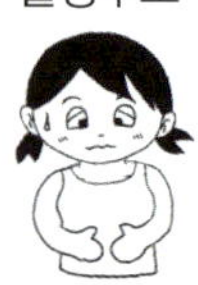	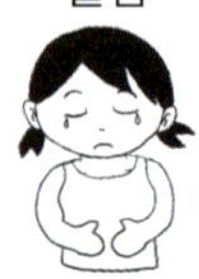	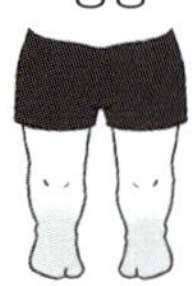

기타: 갱년기장애, 복부 팽만, 발기부전

해부

근육	피하에 뒤정강근 · 긴발가락굽힘근이 있다.
신경	정강뼈신경의 근육가지, 두렁신경의 피부가지가 분포한다.
혈관	피하에 뒤정강뼈동맥이 주행한다.

SP7 누곡(漏谷)

종아리 정강뼈면, 정강뼈 안쪽모서리 뒤쪽, 안쪽복사 융기에서 위쪽으로 6촌

취혈법

안쪽복사융기와 음릉천(陰陵泉)을 연결하는 선의 중점

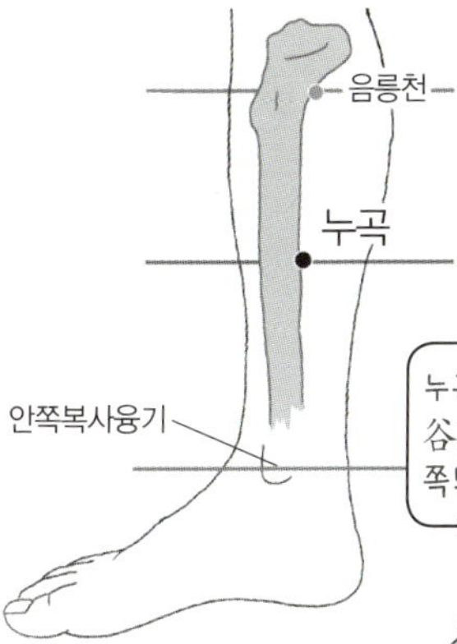

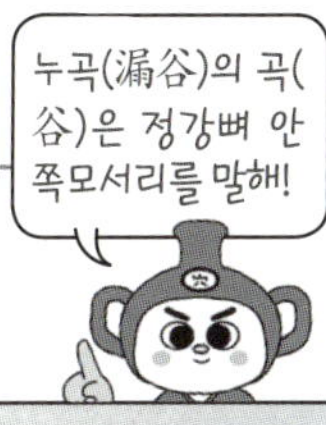

주치(主治)		
복부 팽만	소변불리	하지 냉병
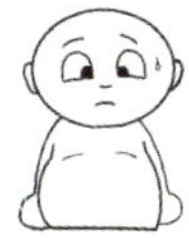	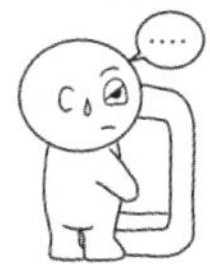	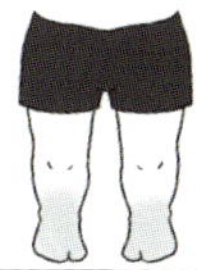

기타 : 복부의 소리

해부	
근육	피하에 뒤정강근 · 긴발가락굽힘근이 있다.
신경	정강뼈신경의 근육가지, 두렁신경의 피부가지가 분포한다.
혈관	피하에 뒤정강뼈동맥이 주행한다.

COLUMN

삼음교(三陰交)의 교(交)는 무엇이 교차된다는 의미인가.

삼음교(三陰交)는 다리의 3개의 음경(陰經)이 만나는 곳이라하여 삼음교라는 이름이 붙었다. 문헌에 따라서는 3개의 음경이 삼음교(三陰交)에서 교차하지 않게 그려지고 있지만, 실제로는 아래와 같이 "三陰交"는 3개 음경이 교차되고 있다.

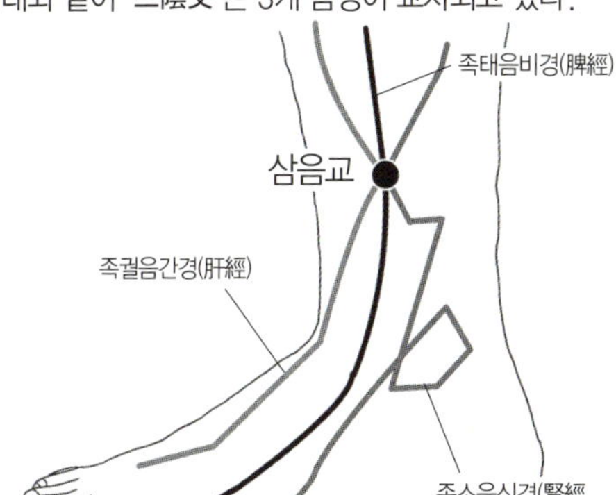

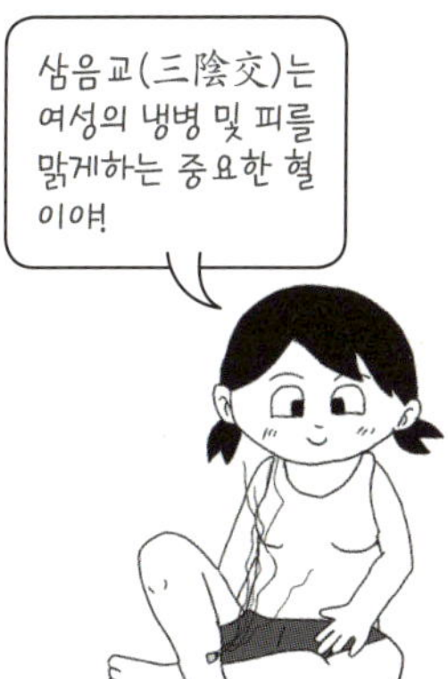

SP8 지기(地機)

극혈(郄穴), 삼부혈(三部穴; 하부)

종아리 정강뼈면, 정강뼈 안쪽모서리 뒤쪽, 음릉천(陰陵泉)에서 아래쪽으로 3촌

취혈법

음릉천(陰陵泉)에서 아래쪽으로 3촌에서 취혈

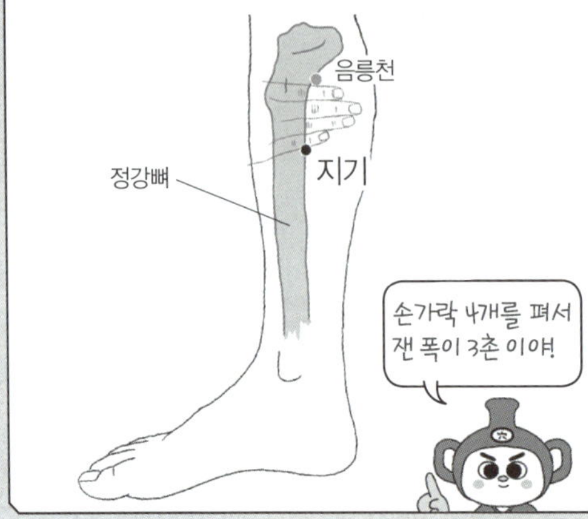

주치(主治)

월경부조	복통	이질
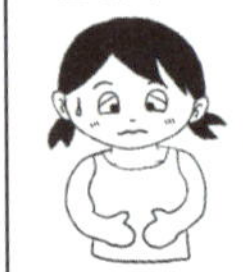	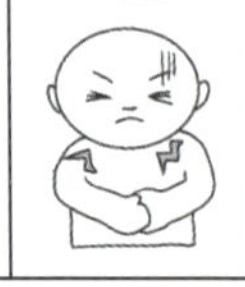	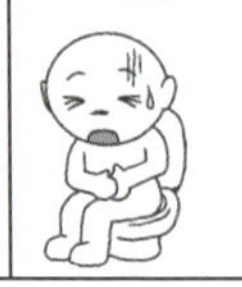

기타: 생식능력 저하, 자궁근종, 당뇨병

해부

근육	피하에 가지미근 · 긴발가락굽힘근이 있다.
신경	정강뼈신경의 근육가지, 두렁신경의 피부가지가 분포한다.
혈관	피하에 뒤정강뼈동맥이 주행한다.

SP9 음릉천(陰陵泉)

합수혈(合水穴)

종아리 정강뼈면, 정강뼈 안쪽관절융기 아래모서리와 정강뼈 안쪽모서리 사이의 오목한 곳

취혈법

손가락을 정강뼈 안쪽모서리를 따라서 몸쪽으로 움직이면 무릎관절 아래에 오목한 곳에서 취혈

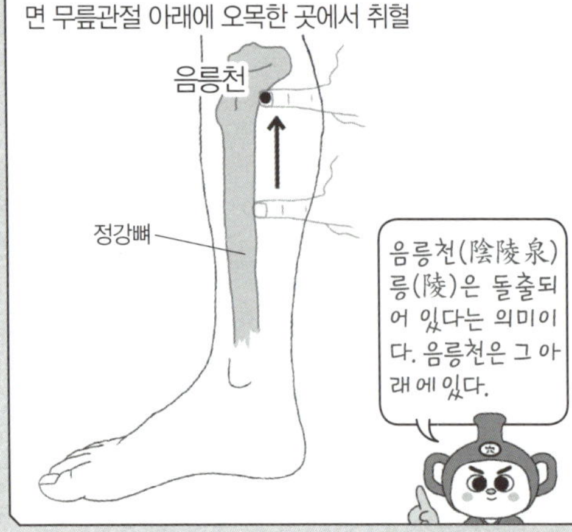

주치(主治)

이질	소변불리	슬통
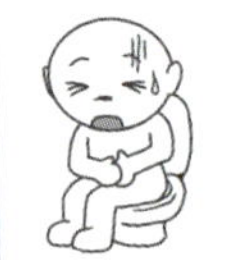	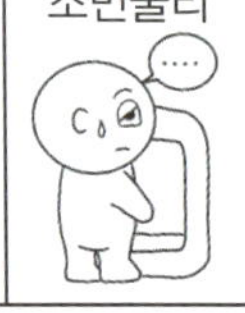	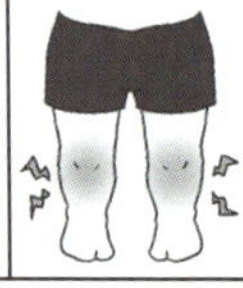

기타: 음경통, 여성기통, 부종

해부

근육	피하에 장딴지근 · 반건양근(힘줄)이 있다.
신경	정강뼈신경의 근육가지, 두렁신경의 피부가지가 분포한다.
혈관	피하에 아래안쪽무릎동맥 · 무릎내림동맥(두렁가지)이 주행한다.

SP10 혈해(血海)

넓적다리 앞안쪽면, 안쪽넓은근이 튀어나온 곳, 무릎뼈바닥 안쪽 끝에서 위쪽으로 2촌

취혈법

안쪽넓은근이 튀어 나온 곳에서 무릎뼈바닥의 안쪽 가장자리에서 위로 2촌에서 취혈한다.

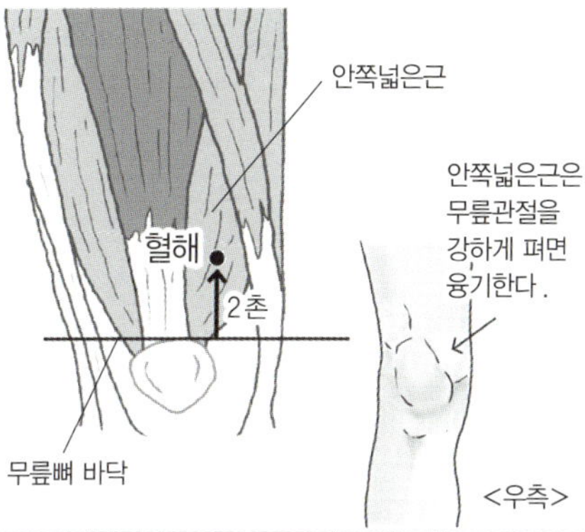

주치(主治)

월경부조	월경통	부정성기출혈
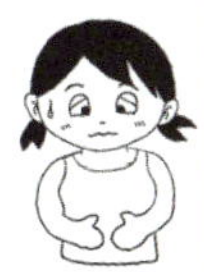	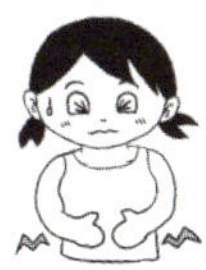	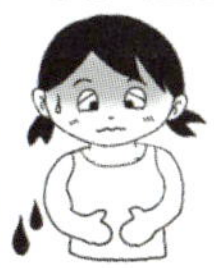

기타: 무릎통증

해부

근육	피하에 안쪽넓은근이 있다.
신경	넙다리신경의 근육가지, 넙다리신경(앞피부가지)이 분포한다.
혈관	피하에 무릎내림동맥이 주행한다.

SP11 기문(箕門)

넓적다리 안쪽면, 무릎뼈바닥 안쪽 끝과 충문(衝門)을 연결하는 선에서 위쪽으로부터 1/3, 긴모음근과 넙다리빗근의 사이, 넙다리동맥이 뛰는 곳

취혈법

충문(衝門)과 무릎뼈바닥 안쪽 끝을 연결하는 선을 긋고 3등분한다. 기문(箕門)은 충문에서 1/3지점으로 넙다리동맥이 뛰는 곳에서 취혈.

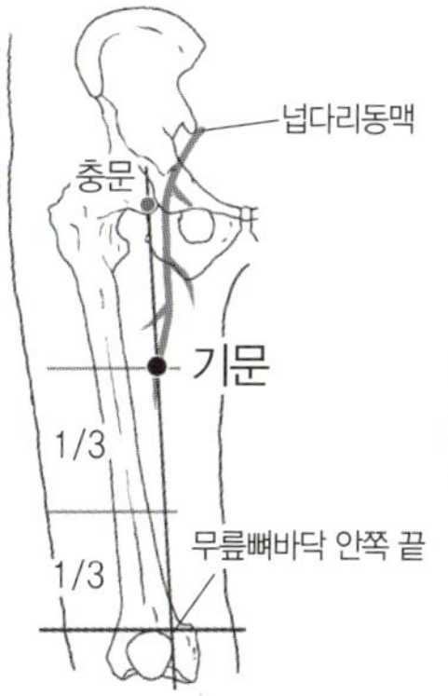

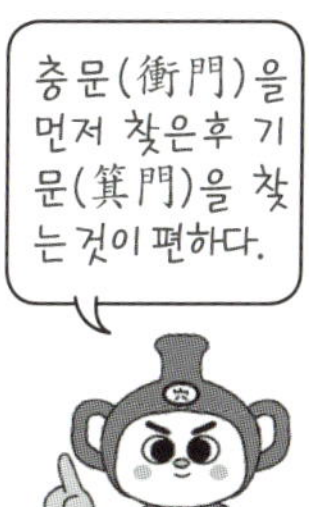
충문(衝門)을 먼저 찾은후 기문(箕門)을 찾는 것이 편하다.

주치(主治)

소편불통	유뇨	서혜부통
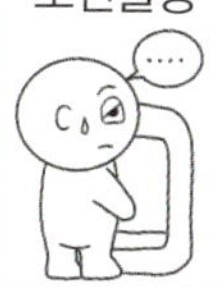	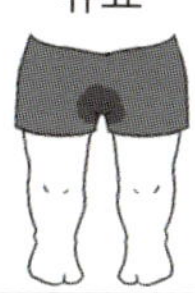	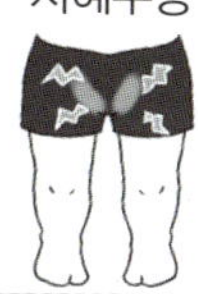

기타: 비뇨기계질환

해부

근육	피하에 넙다리빗근 · 긴모음근이 있다.
신경	넙다리신경의 근육가지 · 폐쇄신경, 넙다리신경(앞피부가지)의 피부가지가 분포한다.
혈관	피하에 넙다리동맥이 주행한다.

SP12 충문(衝門)

족태음비경 · 족궐음간경 · 음유맥의 교회혈(交會穴)

샅부위, 샅고랑 주름 위, 넙다리동맥의 가쪽

취혈법

곡골(曲骨)과 같은 높이, 넙다리동맥의 가쪽에서 취혈

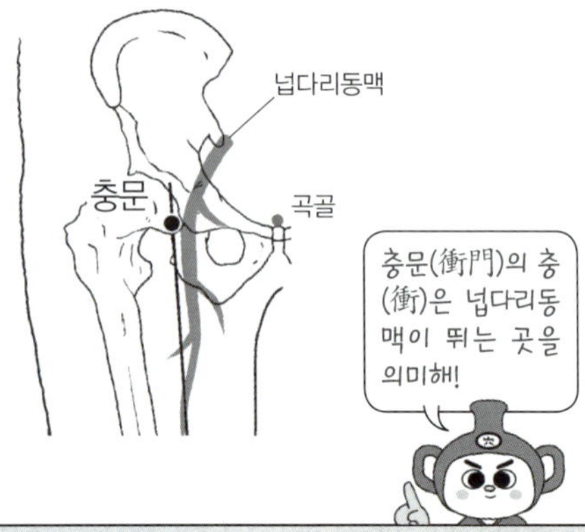

주치(主治)

복통	소변불리	서혜부통

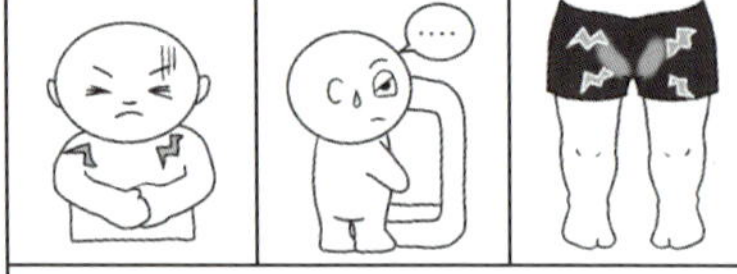

기타: 복막염, 복수

해부

근육	피하에 엉덩허리근이 있다.
신경	허리신경얼기 · 넙다리신경, 엉덩아랫배신경의 피부가지 · 엉덩샅굴신경 · 음부넙다리신경이 분포한다.
혈관	피하에 넙다리동맥이 주행한다.

SP13 부사(府舍)

족태음비경 · 족궐음간경 · 음유맥의 교회혈(交會穴)

아랫배, 배꼽 중심에서 아래쪽으로 4.3촌, 앞정중선에서 가쪽으로 4촌

취혈법

중극(中極) 가쪽 4촌, 조금 아래로 0.3촌에서 취혈

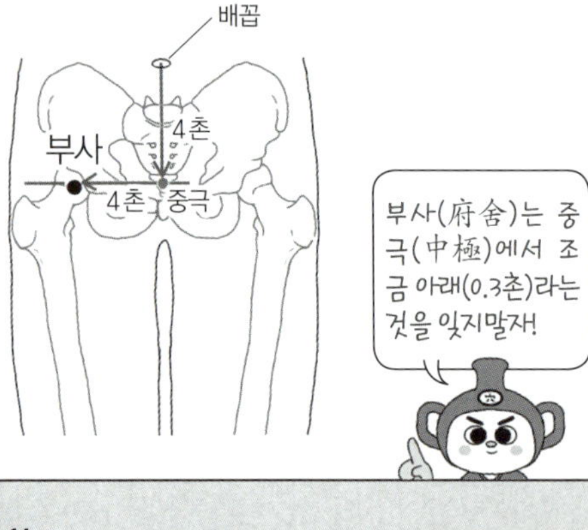

주치(主治)

복통	복부 팽만	서혜부통

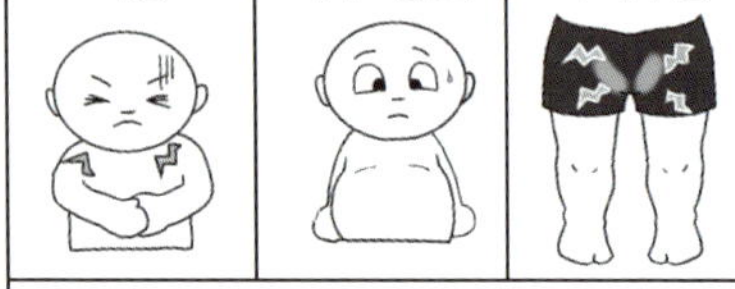

기타: 대변의 이상

해부

근육	피하에 배바깥빗근 · 배속빗근이 있다.
신경	갈비사이신경의 근육가지 · 엉덩아랫배신경 · 엉덩샅굴신경, 엉덩아랫배신경이 분포한다.
혈관	피하에 얕은배벽동맥 · 아래배벽동맥이 주행한다.

SP14 복결(腹結)

아랫배, 배꼽 중심에서 아래쪽으로 1.3촌, 앞정중선에서 가쪽으로 4촌

취혈법

음교(陰交)에서 가쪽 4촌, 조금 아래로 0.3촌에서 취혈

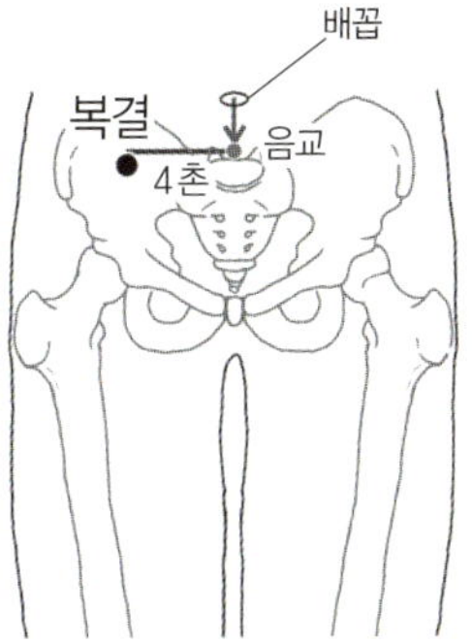

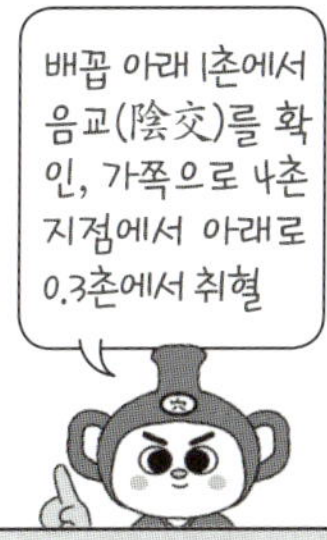

주치(主治)

대변의 이상	서혜부통	복부 팽만

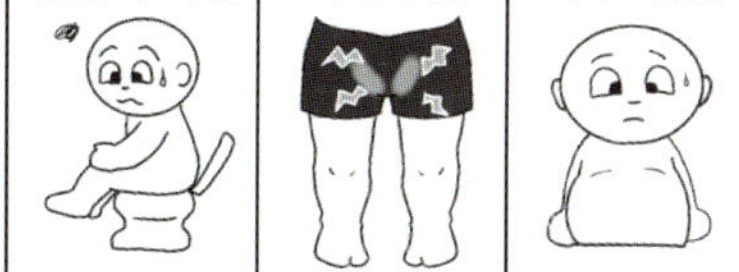

기타: 복통, 기침

해부

근육	피하에 배바깥빗근 · 배속빗근이 있다.
신경	갈비사이신경 · 엉덩아랫배신경 · 엉덩샅굴신경, 갈비사이신경 · 엉덩아랫배신경이 분포한다.
혈관	피하에 얕은배벽동맥 · 아래배벽동맥이 주행한다.

SP15 대횡(大橫)

족태음비경 · 음유맥의 교회혈(交會穴)

윗배, 배꼽중심에서 가쪽으로 4촌

취혈법

신궐(神闕)의 가쪽, 같은 높이에 위치

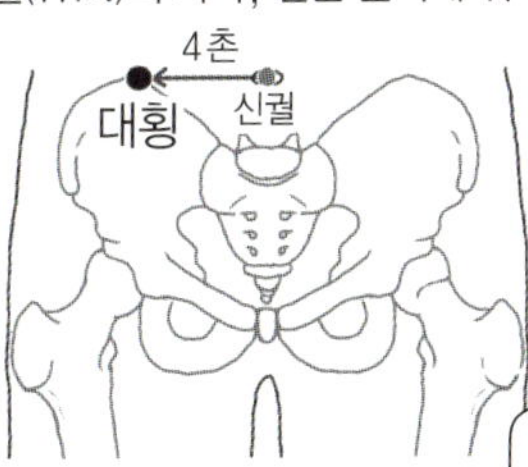

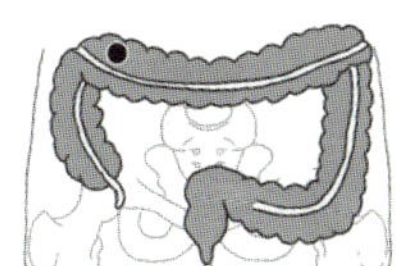

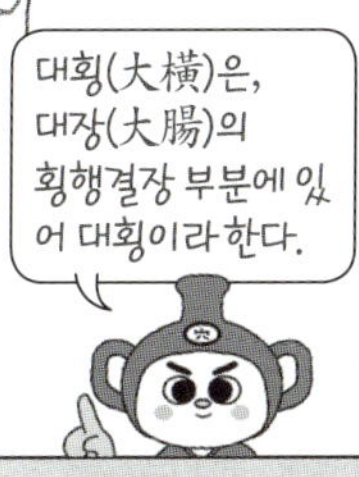

주치(主治)

복통	대변의 이상	복부 팽만

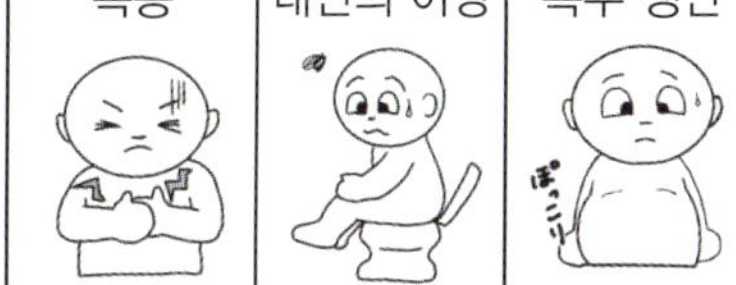

기타: 복막염

해부

근육	피하에 배바깥빗근 · 배속빗근이 있다.
신경	갈비사이신경 · 엉덩아랫배신경 · 엉덩샅굴신경, 갈비사이신경 · 엉덩아랫배신경이 분포한다.
혈관	피하에 얕은배벽동맥 · 아래배벽동맥 · 위배벽동맥이 주행한다.

SP16 복애(腹哀)

족태음비경 · 음유맥의 교회혈(交會穴)

윗배, 배꼽중심에서 위쪽으로 3촌, 앞정중선에서 가쪽으로 4촌

취혈법

건리(建里)에서 가쪽으로 4촌에서 취혈

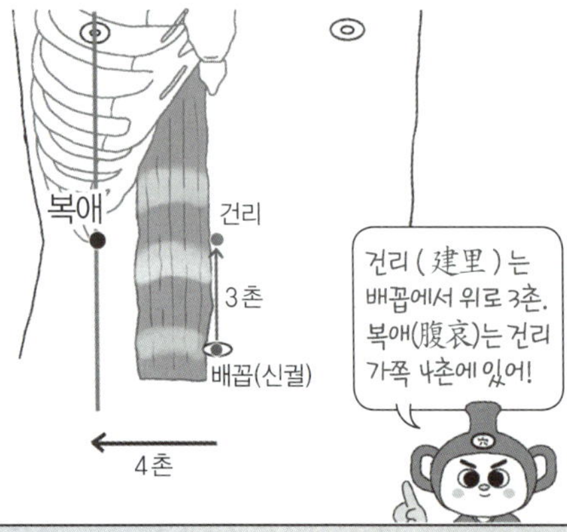

주치(主治)		
대변의 이상	소화불량	복통

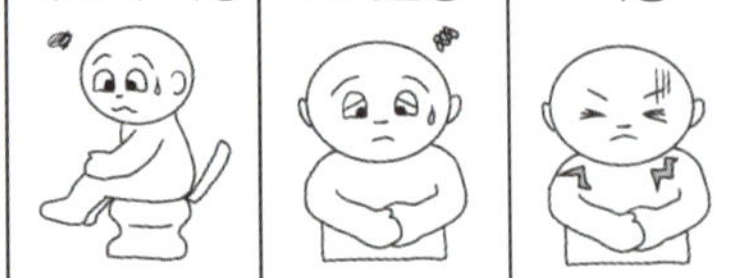

기타: 대변농혈, 당뇨병

해부	
근육	피하에 배바깥빗근 · 배속빗근이 있다.
신경	갈비사이신경의 근육가지 · 엉덩아랫배신경 · 엉덩샅굴신경, 갈비사이신경이 분포한다.
혈관	피하에 위배벽동맥이 주행한다.

SP17 식두(食竇)

앞가슴부위, 다섯째 갈비사이공간, 앞정중선에서 가쪽으로 6촌

취혈법

다섯째 갈비사이공간을 찾고 앞정중선에서 가쪽으로 6촌에서 취혈

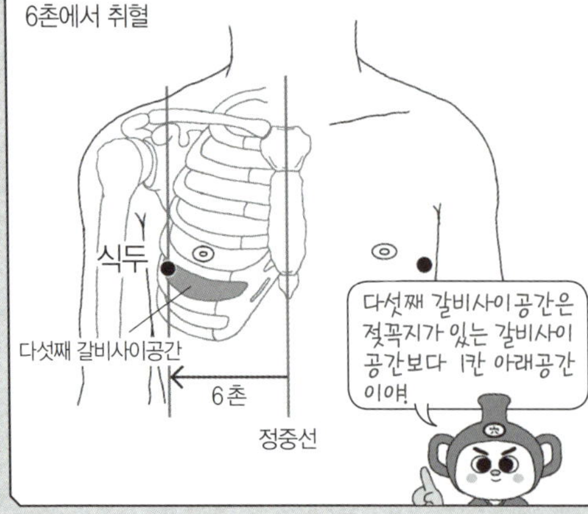

주치(主治)		
가슴의 통증	구토	복부 팽만

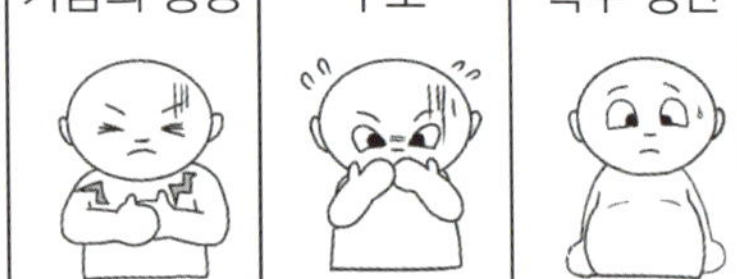

기타: 부종, 흉협통

해부	
근육	피하에 큰가슴근이 있다.
신경	안쪽 · 가쪽가슴근신경의 근육가지, 갈비사이신경(가쪽피부가지)의 피부가지가 분포한다.
혈관	피하에 가슴봉우리동맥 · 가쪽가슴동맥 · 갈비사이동맥이 주행한다.

SP18 천계(天谿)

앞가슴부위, 넷째 갈비사이공간, 앞정중선에서 가쪽으로 6촌.

취혈법

넷째 갈비사이공간의 굽은 선을 따라 위치.
앞정중선에서 가쪽으로 6촌에서 취혈

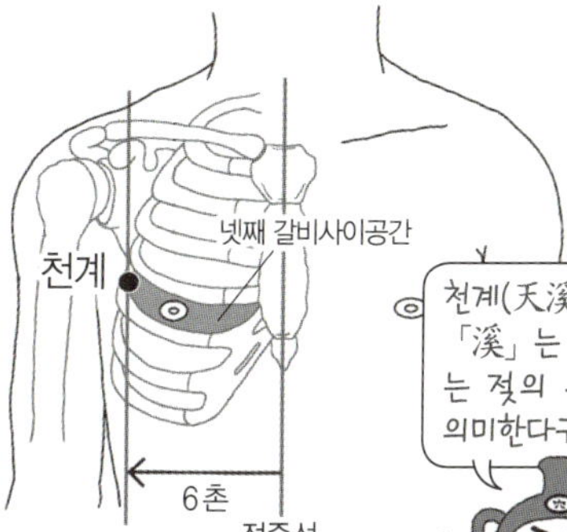

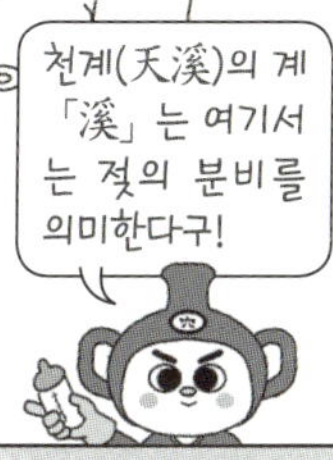

주치(主治)		
젖분비부족	가슴의 통증	기침

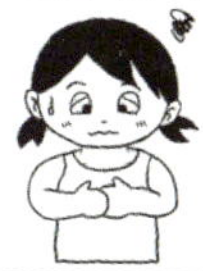
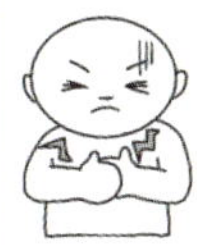
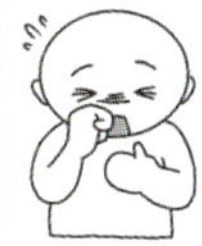

기타: 젖 망울, 늑간신경통

해부	
근육	피하에 큰가슴근이 있다.
신경	안쪽 · 가쪽가슴근신경의 근육가지, 갈비사이신경(가쪽피부가지)의 피부가지가 분포한다.
혈관	피하에 가슴봉우리동맥 · 가쪽가슴동맥 · 갈비사이동맥이 주행한다.

SP19 흉향(胸鄕)

앞가슴부위, 셋째 갈비사이공간, 앞정중선에서 가쪽으로 6촌

취혈법

흉향(胸鄕)은 셋째 갈비사이공간의 굽은 선을 따라 위치

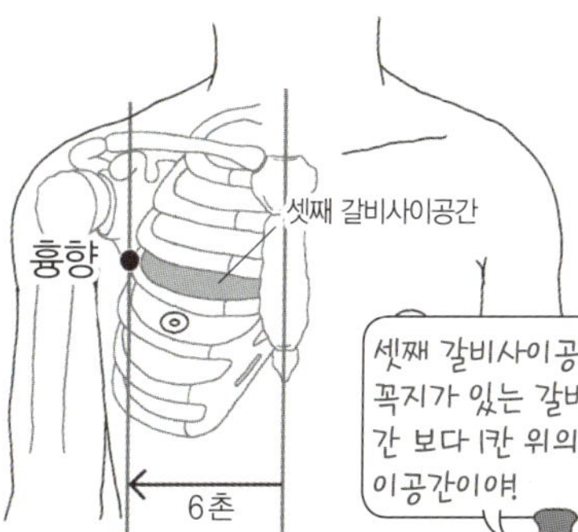

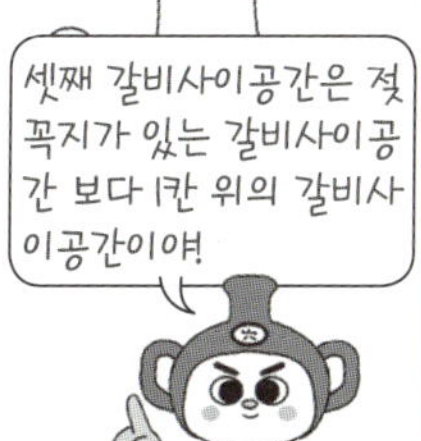

주치(主治)		
늑간신경통	흉막염	등의 통증

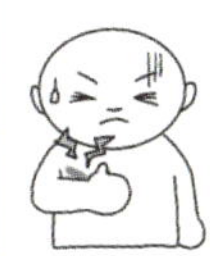
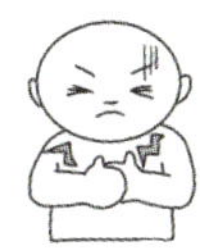
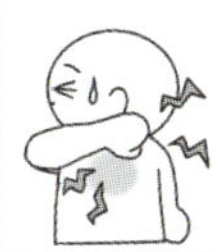

기타: 기침, 천식

해부	
근육	피하에 큰가슴근 · 작은가슴근이 있다.
신경	안쪽 · 가쪽가슴근신경의 근육가지, 갈비사이신경(가쪽피부가지)의 피부가지가 분포한다.
혈관	피하에 가슴봉우리동맥 · 가쪽가슴동맥 · 갈비사이동맥이 주행한다.

SP20 주영(周榮)

앞가슴부위, 둘째 갈비사이공간(intercostal space), 앞정중선에서 가쪽으로 6촌

취혈법

주영(周榮)은 둘째 갈비사이공간 가쪽 굽은 선을 따라 위치

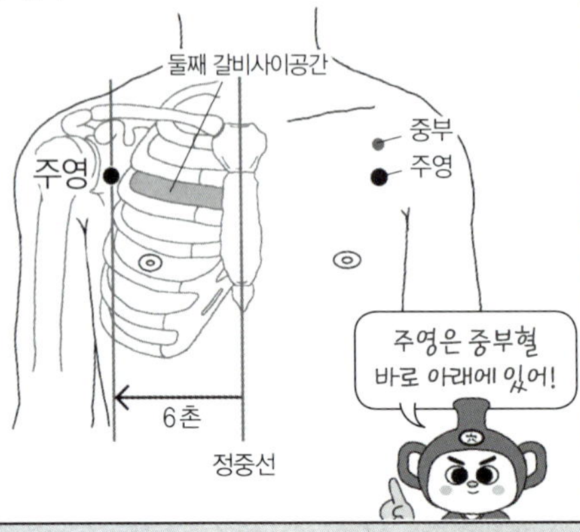

주치(主治)		
기침	천식	늑간신경통
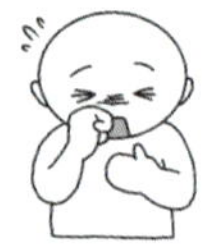	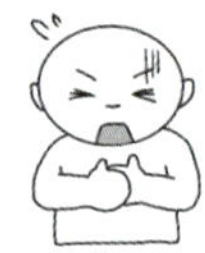	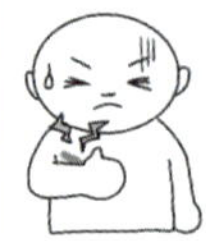

기타: 흉막염

해부	
근육	피하에 큰가슴근 · 작은가슴근이 있다.
신경	안쪽 · 가쪽가슴근신경의 근육가지, 갈비사이신경(가쪽피부가지)의 피부가지가 분포한다.
혈관	피하에 가슴봉우리동맥 · 가쪽가슴동맥 · 갈비사이동맥이 주행한다.

SP21 대포(大包)

종지혈(終止穴), 비의 대락(大絡), 삼부혈(三部穴; 상부)

가쪽가슴부위, 여섯째 갈비사이공간, 중간겨드랑선 위

취혈법

옆으로 누워 팔을 외전시켰을 때, 중간겨드랑선과 여섯째 갈비사이공간이 만나는 곳에서 취혈

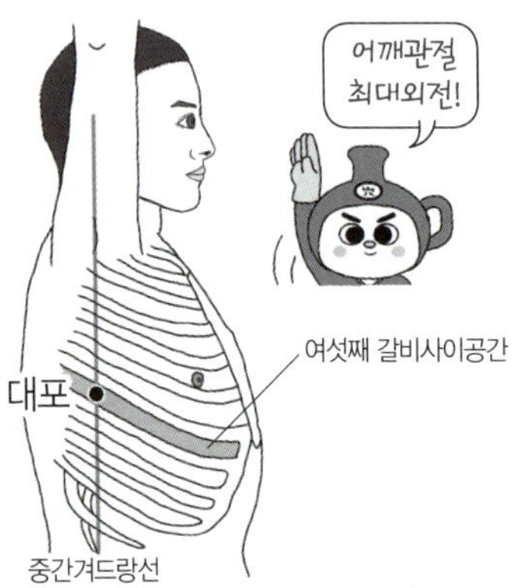

주치(主治)		
흉협부통	천식	권태감
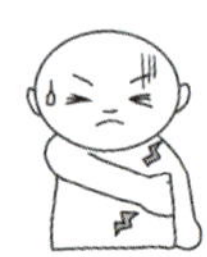	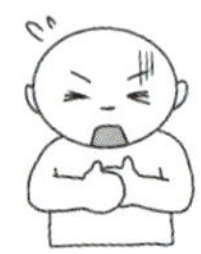	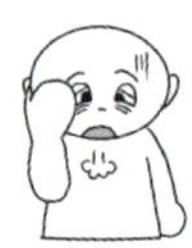

기타: 늑간신경통

해부	
근육	피하에 톱니근 · 갈비사이근이 있다.
신경	긴가슴신경 · 갈비사이신경의 근육가지, 갈비사이신경(가쪽피부가지)의 피부가지가 분포한다.
혈관	피하에 가슴등동맥 · 갈비사이동맥이 주행한다.

제5장

CHAPTER 05

수소음심경(手少陰心經)

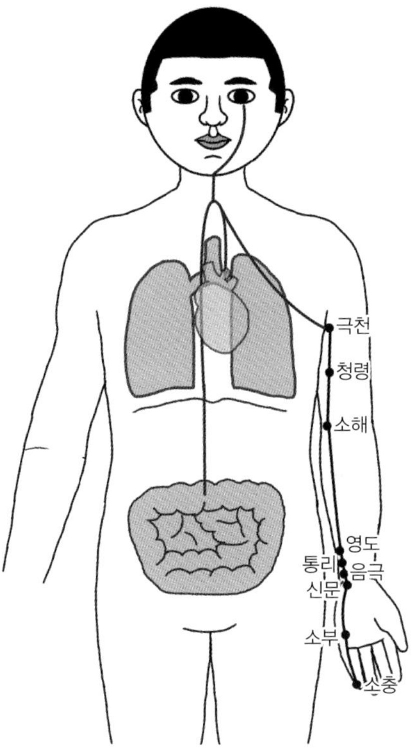

HT1 극천(極泉) 기시혈(起始穴)

겨드랑, 겨드랑 중심에서 겨드랑동맥 위

취혈법

팔꿈치를 구부리고 팔을 들어 손바닥을 머리 뒤쪽에 두고, 겨드랑동맥이 뛰는 부위를 취혈

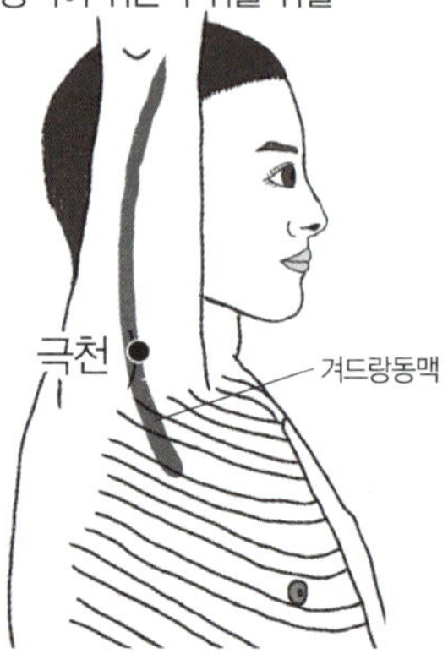

주치(主治)

심장통증	흉협부통	견관절주위염

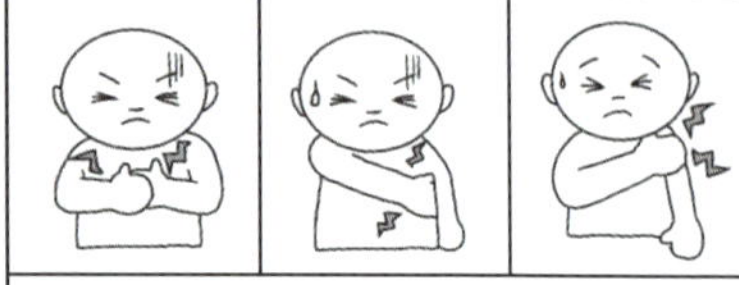

기타: 인후부 건조감

해부

근육	
신경	갈비사이신경(가쪽피부가지) · 안쪽위팔피부신경이 분포한다.
혈관	피하에 겨드랑동맥이 주행한다.

HT2 청령(青靈)

위팔 안쪽면, 위팔두갈래근의 안쪽 모서리 바로 안쪽, 팔오금주름에서 위로 3촌

취혈법

극천(極泉)과 소해(少海)를 잇는 선(9촌)에서 위쪽으로부터 2/3, 아래로부터 1/3이 되는 지점에서 취혈

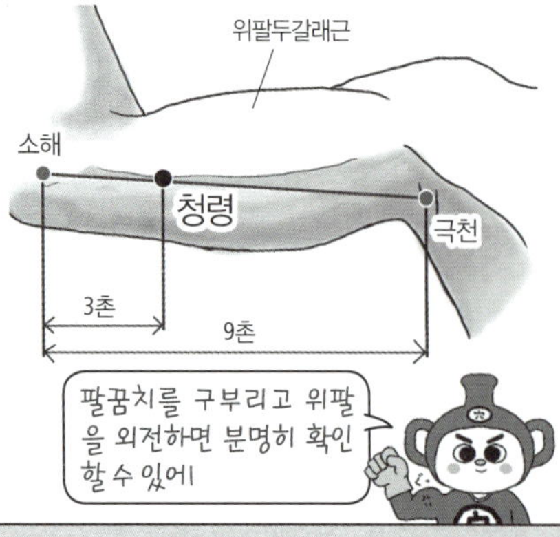

주치(主治)

견관절주위염	두통	흉협부통

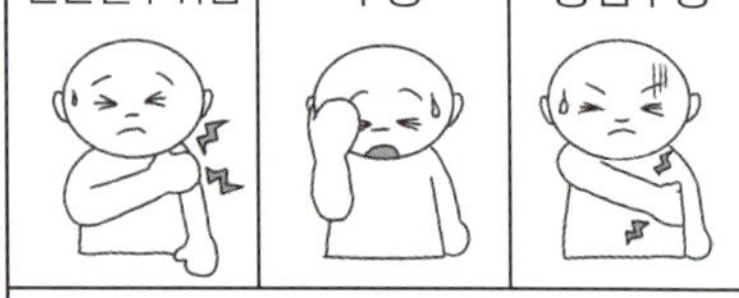

기타: 자뼈신경통

해부

근육	피하에 위팔두갈래근 · 위팔근이 있다.
신경	근육피부신경의 근육가지, 안쪽위팔피부신경이 분포한다.
혈관	피하에 위팔동맥이 주행한다.

HT3 소해(少海) 합수혈(合水穴)

팔꿈치 앞 안쪽면, 위팔뼈 안쪽위관절융기 바로 앞쪽, 팔오금주름과 같은 높이

취혈법

팔꿉을 구부렸을 때, 팔오금주름 안쪽 끝과 위팔뼈 안쪽 위관절융기를 연결하는 선의 중점에 위치

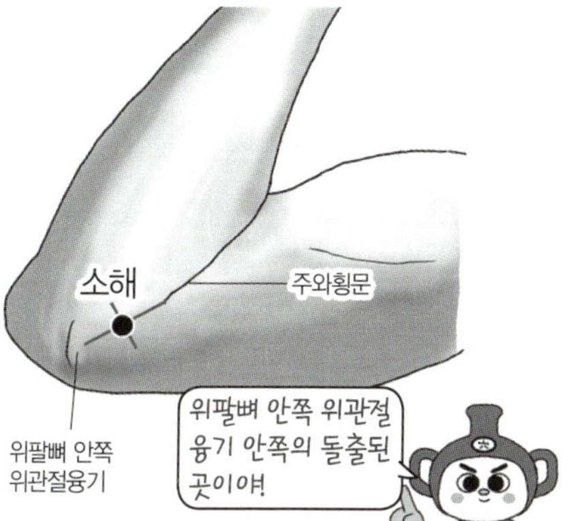

주치(主治)

심장통증	팔꿈치통증	손떨림
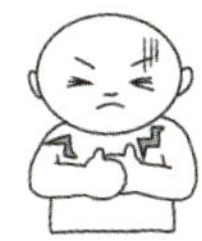	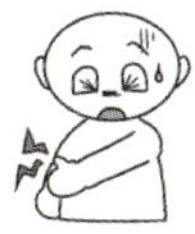	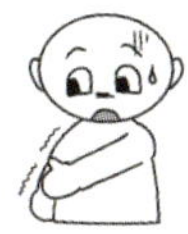

기타: 이명, 흉부통

해부

근육	피하에 원엎침근 · 노쪽손목굽힘근 · 긴손바닥근 · 자쪽손목굽힘근이 있다.
신경	정중신경 · 자신경, 안쪽아래팔피부신경이 분포한다.
혈관	자쪽되돌이동맥 · 아래자쪽곁동맥(위팔동맥가지)이 주행한다.

HT4 영도(靈道) 경금혈(經金穴)

아래팔 앞 안쪽면, 자쪽손목굽힘근힘줄의 노쪽 모서리 바로 노쪽, 손바닥쪽 손목주름에서 몸쪽으로 1.5촌

취혈법

손목을 굽혀 자쪽손목굽힘근힘줄을 확인한다.

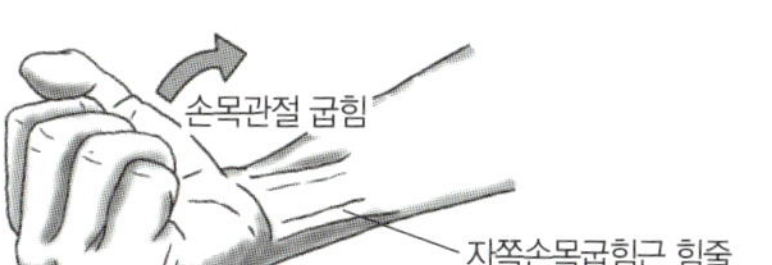

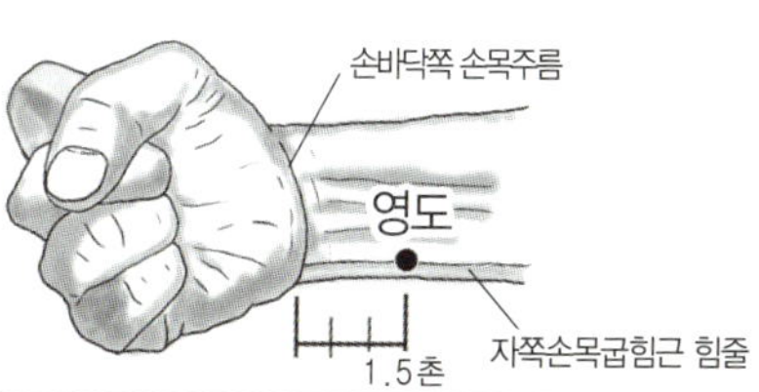

주치(主治)

심장통증	정신질환	손 관절통
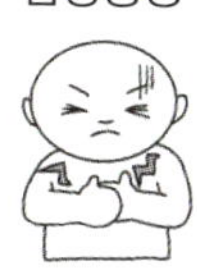	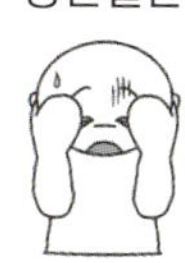	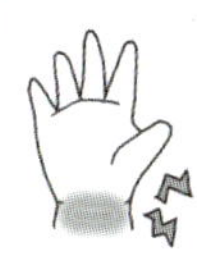

기타: 불안

해부

근육	피하에 자쪽손목굽힘근(힘줄) · 깊은손가락굽힘근 · 얕은손가락굽힘근이 있다.
신경	정중신경, 안쪽아래팔피부신경 · 자신경이 분포한다.
혈관	피하에 자동맥이 주행한다.

HT5 통리(通里) 락혈(絡穴)

아래팔 앞 안쪽면, 자쪽손목굽힘근힘줄의 노쪽, 손바닥쪽 손목주름에서 몸쪽으로 1촌

취혈법

손목을 굽혀 자쪽손목굽힘근힘줄을 확인한다.

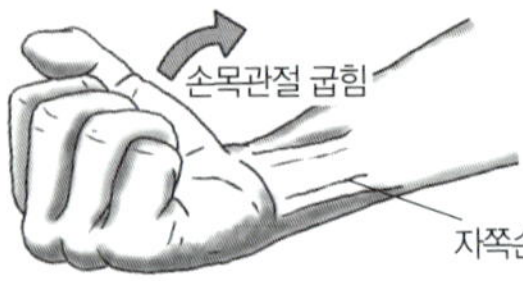

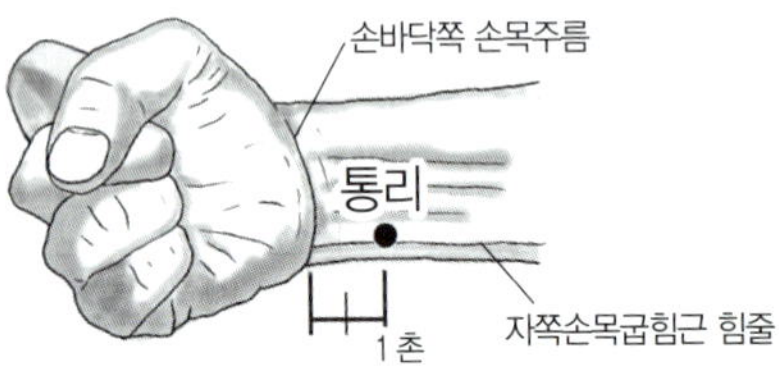

주치(主治)

심장통증	구음장애	손 관절통
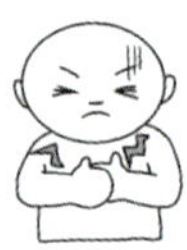	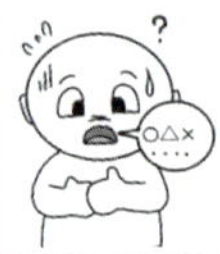	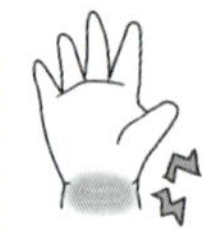

기타: 식은땀, 부정성기출혈

해부

근육	피하에 자쪽손목굽힘근 · 깊은손가락굽힘근 · 얕은손가락굽힘근이 있다.
신경	자신경의 근육가지 · 정중신경, 안쪽아래팔피부신경의 피부가지가 분포한다.
혈관	피하에 자동맥이 주행한다.

HT6 음극(陰郄) 극혈(郄穴)

아래팔 앞 안쪽면, 자쪽손목굽힘근힘줄의 노쪽, 손바닥쪽 손목주름에서 몸쪽으로 0.5촌

취혈법

손목을 굽혀 자쪽손목굽힘근 힘줄을 확인한다.

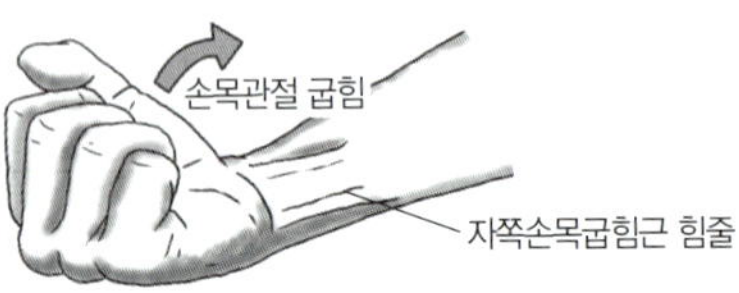

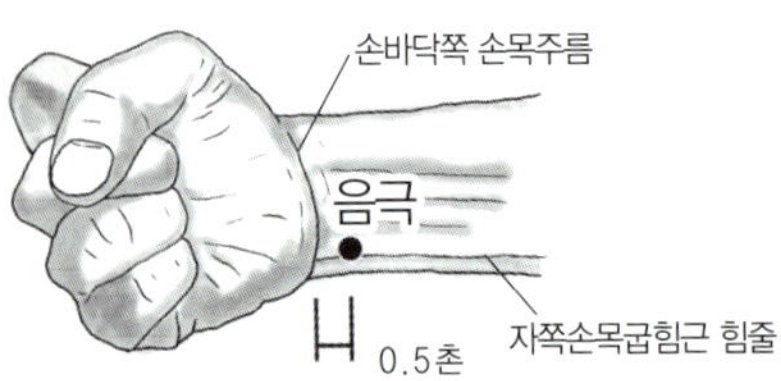

주치(主治)

심장통증	심계항진	식은땀
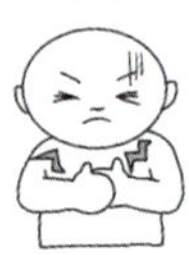	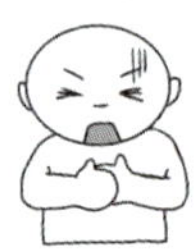	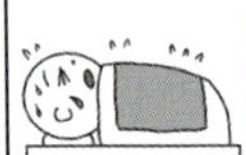

기타: 토혈, 실어증

해부

근육	피하에 자쪽손목굽힘근 · 깊은손가락굽힘근 · 얕은손가락굽힘근이 있다.
신경	자신경의 근육가지 · 정중신경, 안쪽아래팔피부신경의 피부가지가 분포한다.
혈관	피하에 자동맥이 주행한다.

HT7 신문(神門)

수토혈(兪土穴), 원혈(原穴),
자경사혈(自經瀉穴)

손목 앞안쪽면, 손바닥쪽 손목주름 위에서 자쪽손목굽힘근힘줄의 가쪽모서리

취혈법

손목을 굽혀 자쪽손목굽힘근 힘줄을 확인한다.

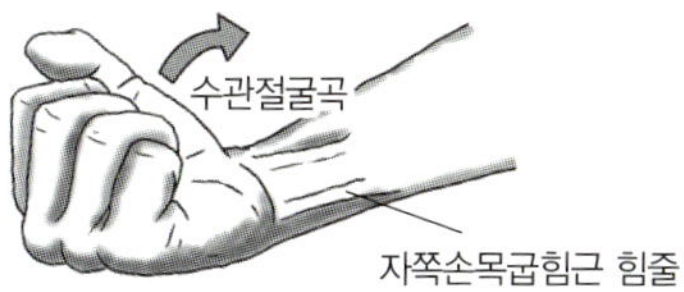

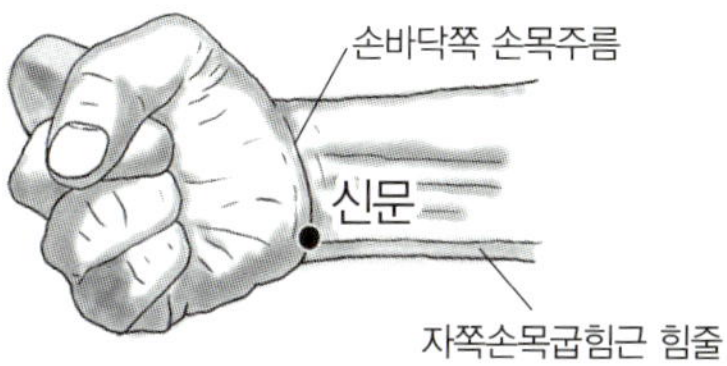

주치(主治)		
심장통증	불면	건망
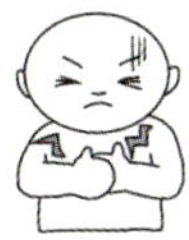	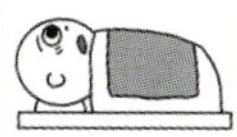	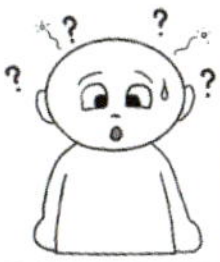

기타: 식은땀, 오심번열, 치매

해부	
근육	피하에 자쪽손목굽힘근 · 깊은손가락굽힘근 · 얕은손가락굽힘근이 있다.
신경	자신경 근육가지 · 정중신경, 안쪽아래팔피부신경의 피부가지 · 자신경(손바닥 피부가지)이 분포한다.
혈관	피하에 자동맥이 주행한다.

HT8 소부(少府)

형화혈(滎火穴), 자성혈(自性穴)

손바닥, 넷째 · 다섯째 손허리뼈 사이, 다섯째 손허리손가락관절의 몸쪽 오목한 곳

취혈법

주먹을 쥘 때, 새끼손가락 끝이 손바닥에 닿는 부위에서 취혈

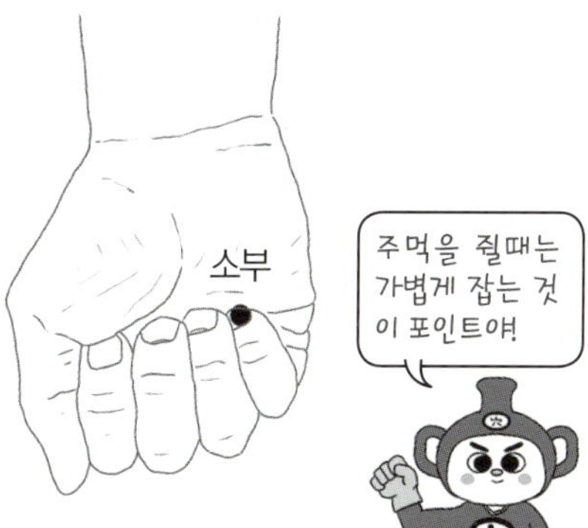

주치(主治)		
심장통증	음부가려움	소변불리
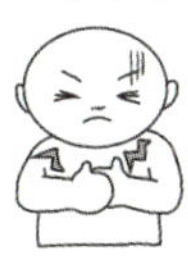	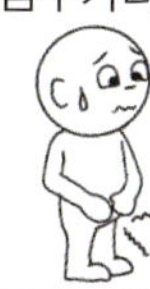	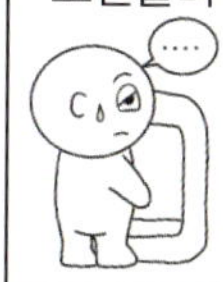

기타: 손가락 통증

해부	
근육	피하에 벌레근(제4) · 바닥쪽뼈사이근(셋째)가 있다.
신경	자신경의 근육가지, 자신경(온바닥쪽손가락신경) 피부가지가 분포한다.
혈관	피하에 온바닥쪽손가락동맥이 주행한다.

HT9 소충(少衝)

정목혈(井木穴), 종지혈(終止穴), 자경보혈(自經補穴)

새끼손가락, 끝마디뼈의 노쪽, 새끼손톱 노쪽 뿌리각에서 몸가쪽으로 0.1촌

취혈법

새끼손톱의 노쪽모서리를 지나는 수직선과 손톱뿌리를 지나는 수평선이 만나는 지점에서 취혈

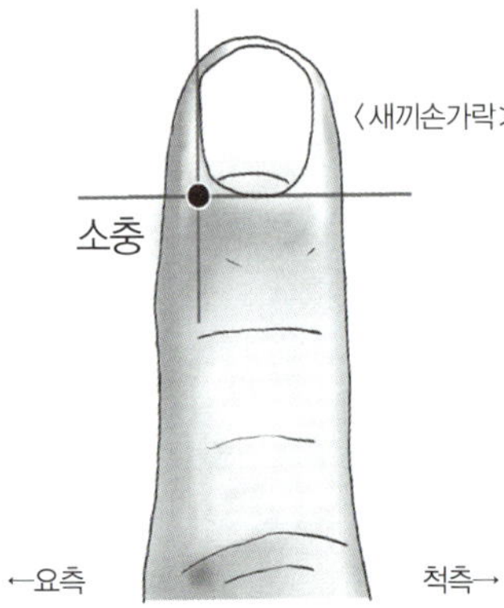

주치(主治)		
심장통증	심계항진	흉협부통
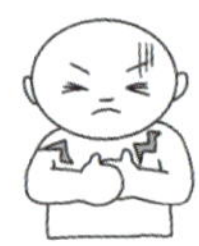	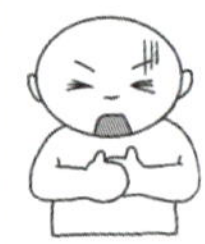	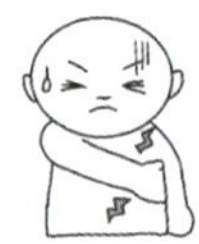
기타: 인후통, 열사병		

해부	
근육	
신경	자신경(등쪽손가락신경) 피부가지가 분포한다.
혈관	등쪽손가락동맥이 주행한다.

COLUMN

소(少)와 소(小)는 어떤 의미로 이용되고 있는가?

수소음심경(手少陰心經) 의 소(少)가 적용되는 경혈이 3개(少海 · 少府 · 少衝) 있다. 이들은 손의 소음(少陰; 心經)에 있는 경혈이라는 뜻이다. 마찬가지의 의미로 수태양소장경(手太陽小腸經)에 있는 소해(小海)는 소(小) 사용한다.

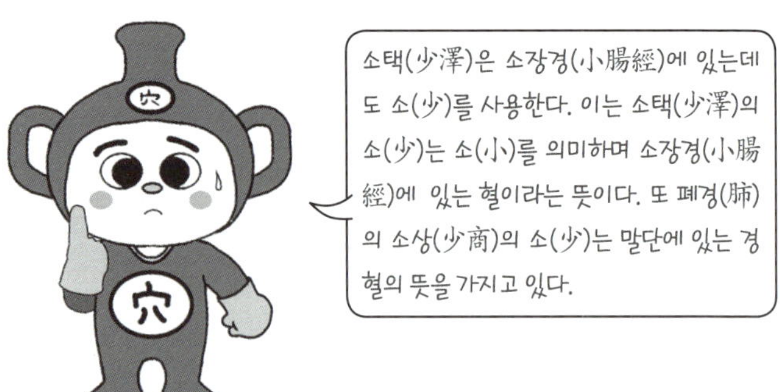
소택(少澤)은 소장경(小腸經)에 있는데도 소(少)를 사용한다. 이는 소택(少澤)의 소(少)는 소(小)를 의미하며 소장경(小腸經)에 있는 혈이라는 뜻이다. 또 폐경(肺)의 소상(少商)의 소(少)는 말단에 있는 경혈의 뜻을 가지고 있다.

제5장

CHAPTER 05

수태양소장경(手太陽小腸經)

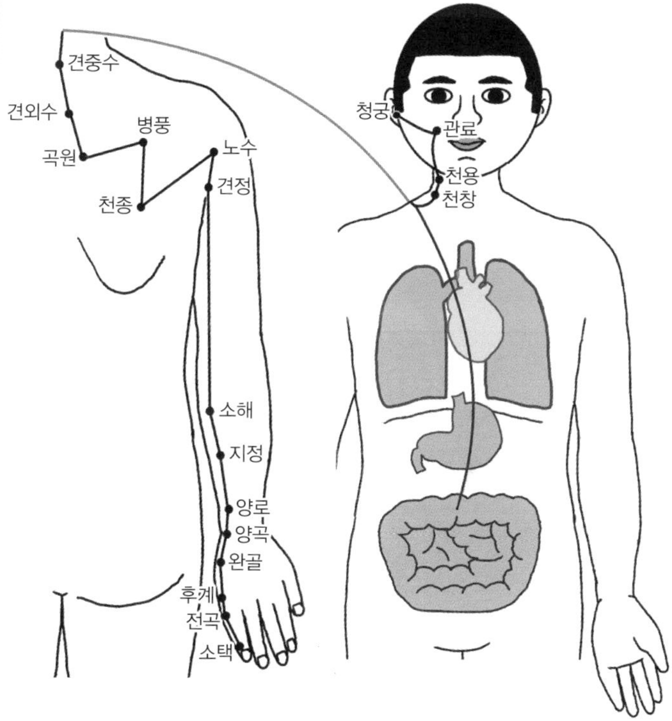

SI1 소택(少澤)

정금혈(井金穴), 기시혈(起始穴)

새끼손가락, 끝마디뼈의 자쪽, 새끼손톱 자쪽 뿌리각에서 몸 안쪽으로 0.1촌

취혈법

새끼손톱의 자쪽모서리를 지나는 수직선과 손톱뿌리를 지나는 수평선이 만나는 지점에서 취혈

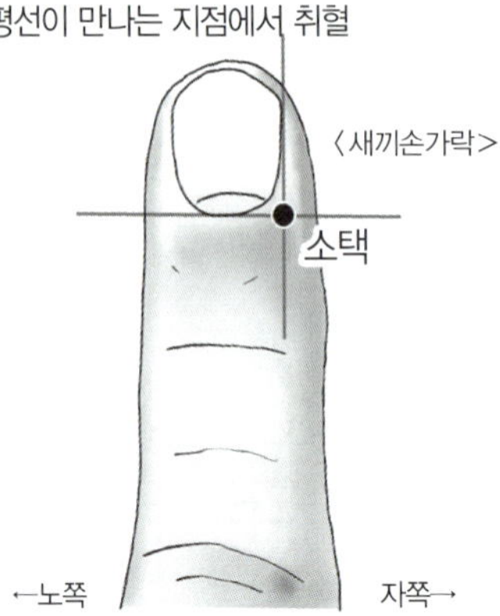

주치(主治)		
두통	유즙분비부족	기관지통
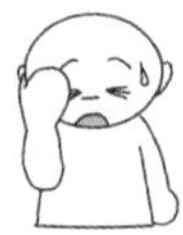	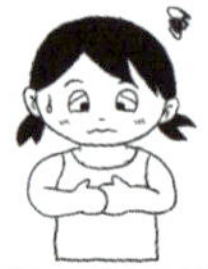	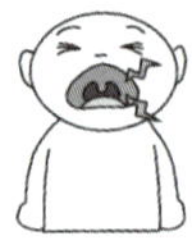
기타: 의식장애, 충혈		

해부	
근육	
신경	자신경(등쪽손가락신경) 피부가지가 분포한다.
혈관	피하에 등쪽손가락동맥이 주행한다.

SI2 전곡(前谷)

형수혈(滎水穴)

새끼손가락, 다섯째 손허리손가락관절 자쪽의 먼쪽 오목한 곳, 적백육제

취혈법

새끼손가락 자쪽을 손가락으로 쓰다듬어 내려가면 손가락 마디 관절부에서 손가락이 머무는 곳. 적백육제

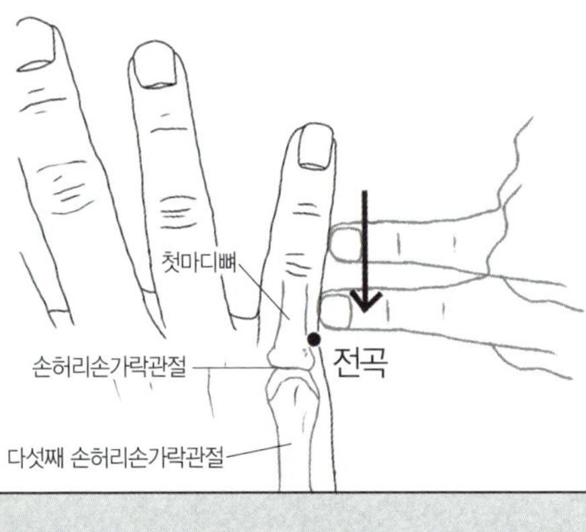

주치(主治)		
두통	자신경마비	난청
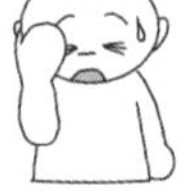	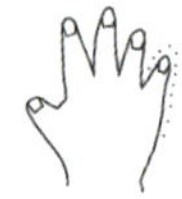	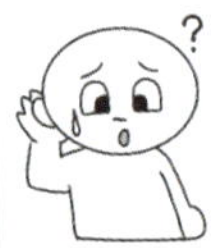
기타: 유즙분비부족, 이명		

해부	
근육	
신경	자신경(등쪽손가락신경) 피부가지가 분포한다.
혈관	피하에 등쪽손가락동맥이 주행한다.

SI3 후계(後谿)

수목혈(俞木穴), 팔맥교회혈(八脈交會穴; 독맥), 자경보혈(自經補穴)

다섯째 손허리손가락관절 자쪽의 몸쪽 오목한 곳, 적백육제

취혈법

가볍게 주먹을 쥐었을 때, 손바닥주름 자쪽 끝에서 취혈

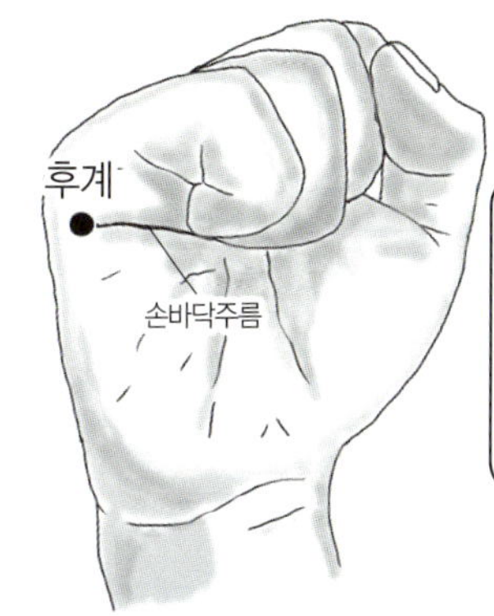

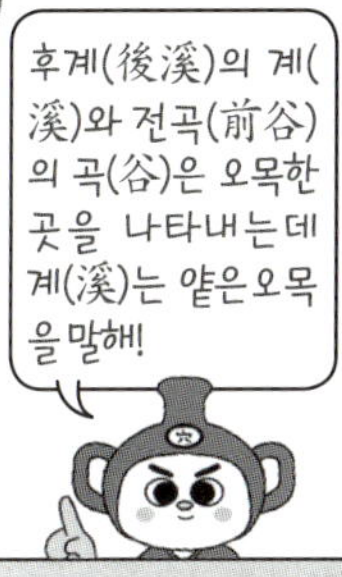

주치(主治)		
목통증	디스크	유행성감기
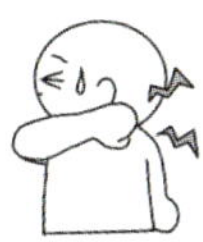	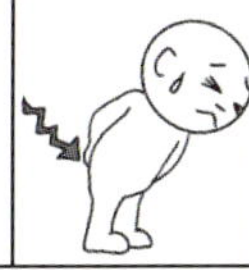	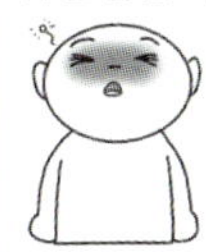
기타: 식은땀, 이명, 기관지통		

해부	
근육	피하에 새끼벌림근이 있다.
신경	자신경 근육가지, 자신경(등쪽손가락신경) 피부가지가 분포한다.
혈관	피하에 등쪽손가락동맥이 주행한다.

SI4 완골(腕骨)

원혈(原穴)

손목 뒤안쪽면, 다섯째 손허리뼈바닥과 세모뼈 사이의 오목한 곳, 적백육제

취혈법

손가락을 다섯째 손허리뼈를 따라 몸쪽으로 뼈가 튀어나온 곳까지 밀면, 다섯째 손허리뼈와 세모뼈 사이의 오목한 곳의 적백육제

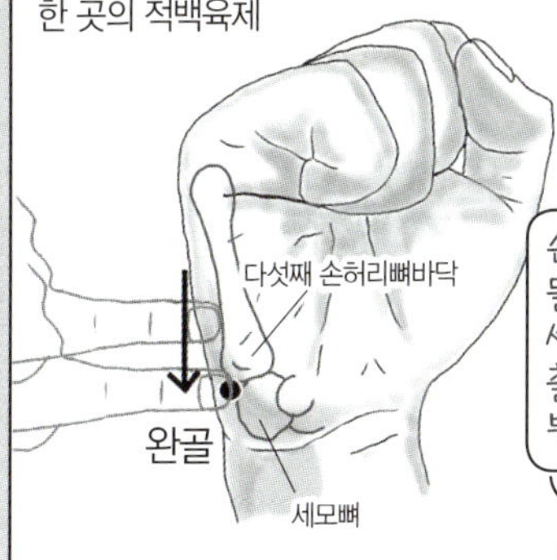

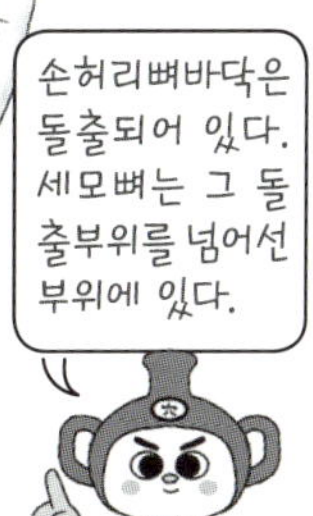

주치(主治)		
자신경마비	손 관절통	당뇨병
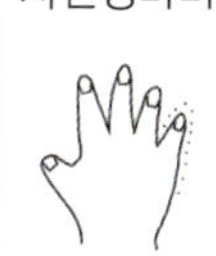	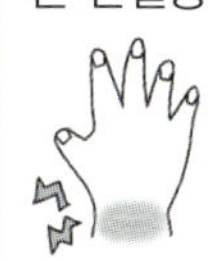	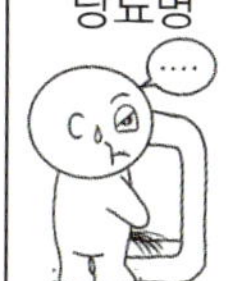
기타: 황달, 이명, 두통		

해부	
근육	피하에 새끼벌림근이 있다.
신경	자신경 근육가지, 자신경(등쪽손가락신경) 피부가지가 분포한다.
혈관	피하에 등쪽손가락동맥이 주행한다.

COLUMN

완골(腕骨)혈의 이름은 어떻게 명명되었나?

현대의학에서 완골(腕骨)는 "콩 모양 뼈(豆狀骨)"를 의미한다. 경혈에는 완골(腕骨)이외에도 뼈의 이름에서 그 이름이 붙은 것이 많다.

거골(대장경; 大腸經)	빗장뼈
협거(위경; 胃經))	아래턱뼈
완골(소장경; 小腸經)	콩알뼈
천주(방광경; 膀胱經)	목뼈
경골(방광경; 膀胱經)	다섯째 발허리뼈
연곡(신경; 腎經)	발배뼈
대종(신경; 腎經)	발꿈치뼈
횡골(신경; 腎經)	두덩뼈
완골(담경; 胆經)	꼭지돌기

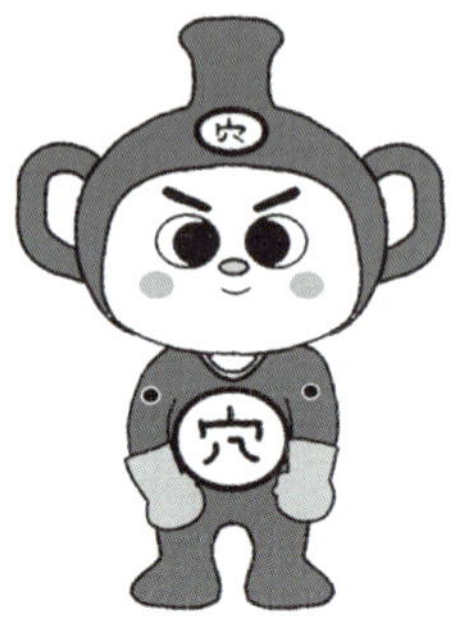

SI5 양곡(陽谷) 경화혈(經火穴)

손목 뒤안쪽면, 자뼈붓돌기와 세모뼈 사이의 오목한 곳

취혈법

손등, 손등주름 상, 세모뼈와 자뼈붓돌기 사이의 오목한 곳에서 취혈.

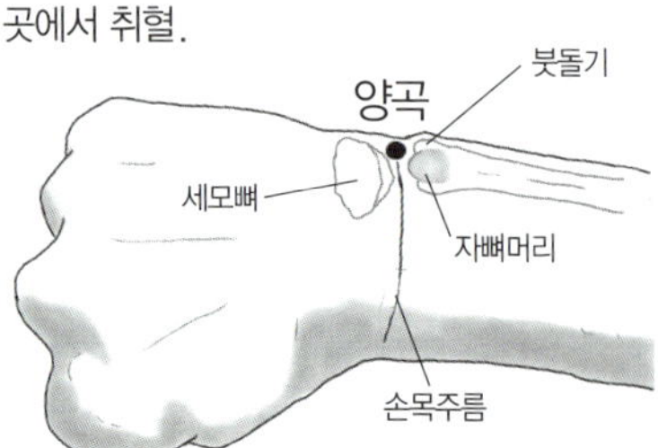

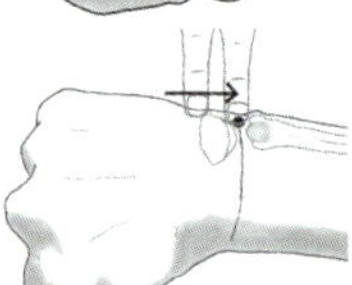

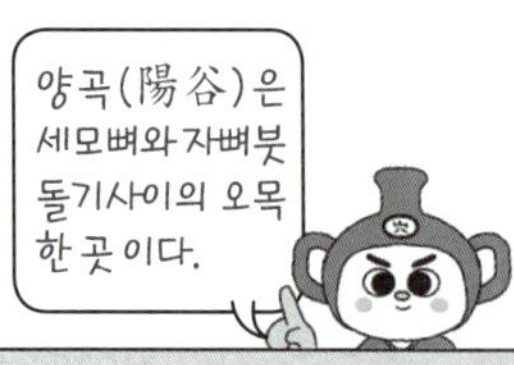

주치(主治)

현기증	이명	두통

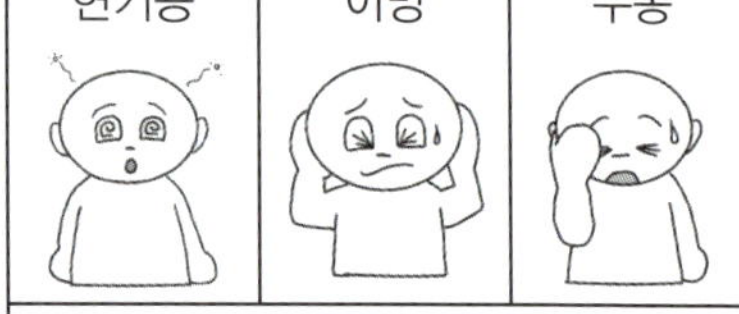

기타: 눈의 통증, 목통증, 어깨의 통증

해부

근육	피하에 자쪽손목폄근(힘줄)이 있다.
신경	노신경 근육가지, 자신경이 분포한다.
혈관	피하에 자동맥이 주행한다.

SI6 양로(養老) 극혈(郄穴)

아래팔 뒤안쪽면, 자뼈머리의 노쪽, 손등쪽 손목주름에서 몸쪽으로 1촌 지점의 오목한 곳

취혈법

손바닥을 아래로 향하게 하고, 다른 손의 한 손가락으로 자뼈머리의 가장 높은 지점을 누른다.

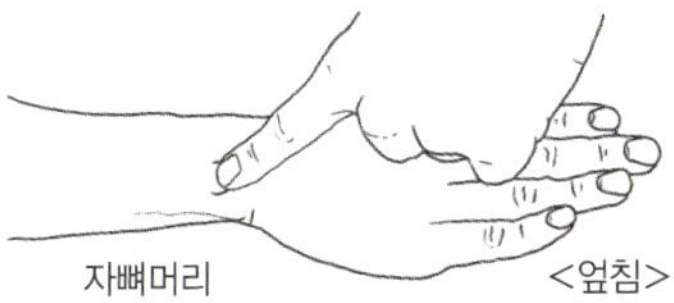

손바닥을 가슴쪽으로 돌리면 손가락이 미끄러져 들어가는 뼈 사이의 틈새에서 취혈

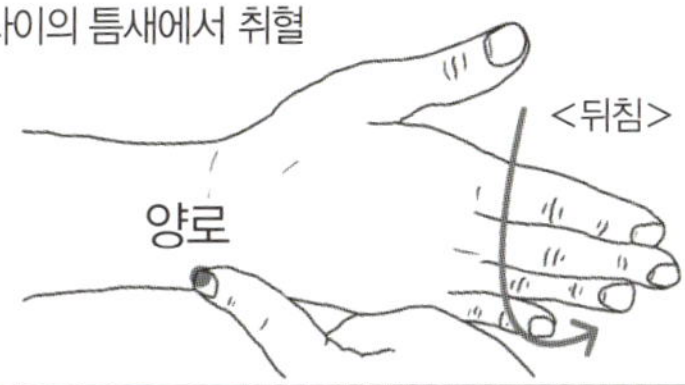

주치(主治)

시력저하	이명	난청

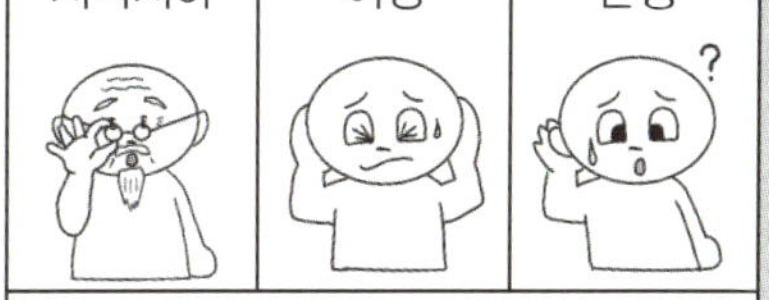

기타 : 팔꿈치통증 , 견통 , 요통

해부

근육	
신경	안쪽아래팔피부신경의 피부가지가 분포한다.
혈관	피하에 자동맥이 주행한다.

SI7 지정(支正) 낙혈(絡穴)

아래팔 뒤안쪽면, 자뼈 안쪽모서리와 자쪽손목굽힘근의 사이, 손등 쪽 손목주름에서 몸쪽으로 5촌

취혈법

소해(小海)와 양곡(陽谷)을 연결한다.

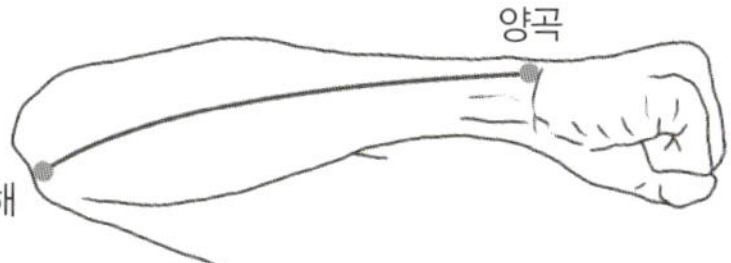

그 선의 중점에서 먼쪽으로 1촌 지점에서 취혈

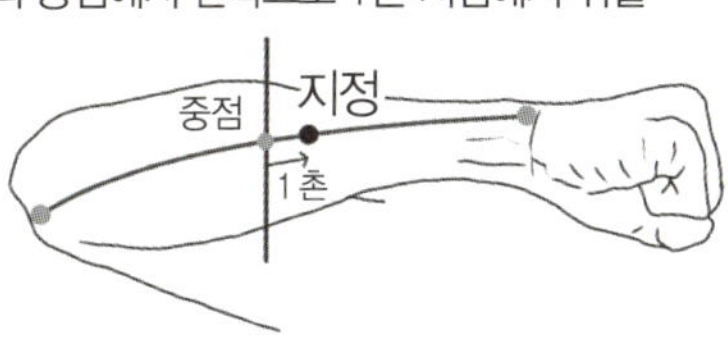

※ 양곡(陽谷)과 소해(小海)는 12촌.

주치(主治)

어깨 목 통증	정신불안	자신경마비

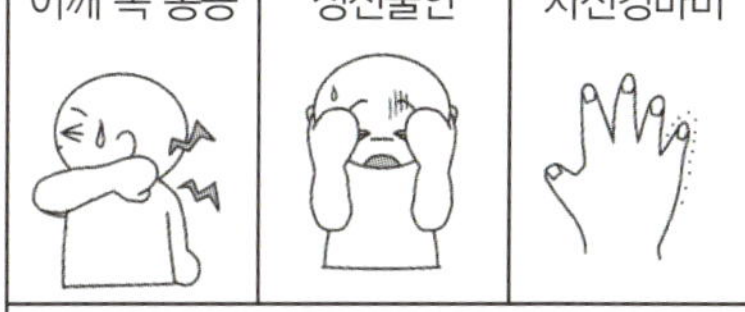

기타 : 두통 , 현기증 , 당뇨병

해부

근육	피하에 자쪽손목굽힘근이 있다.
신경	자신경 근육가지, 안쪽아래팔피부신경의 피부가지가 분포한다.
혈관	피하에 뒤뼈사이동맥이 주행한다.

SI8 소해(小海)

합토혈(合土穴), 자경사혈(自經瀉穴)

팔꿈치 뒤안쪽면, 자뼈 팔꿈치머리와 위팔뼈 안쪽위관절융기사이의 오목한 곳

취혈법

팔꿈치를 약간 굽혔을 때, 자신경고랑에 해당하는 곳에서 취혈.

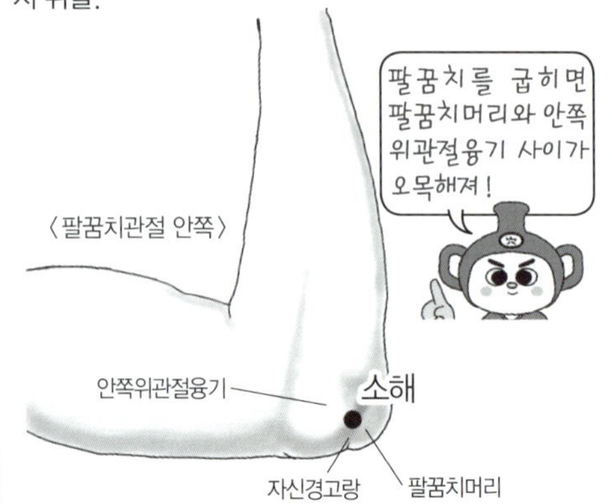

주치(主治)		
두통	월경부조	목통증
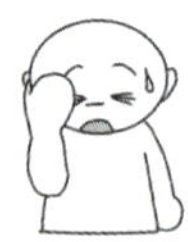	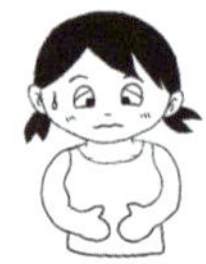	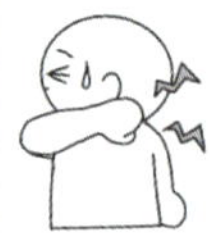

기타: 인후통, 기면

해부	
근육	피하에 자쪽손목굽힘근이 있다.
신경	자신경 근육가지, 안쪽아래팔피부신경의 피부가지가 분포한다.
혈관	피하에 자쪽되돌이동맥 · 위자쪽곁동맥(위팔동맥 가지)이 주행한다.

SI9 견정(肩貞)

팔이음뼈, 어깨관절 아래뒤쪽, 겨드랑주름 뒤쪽 끝에서 위쪽으로 1촌

취혈법

팔을 몸통에 붙이고, 뒤겨드랑주름 끝에서 위쪽으로 1촌, 어깨세모근뒤쪽에서 취혈

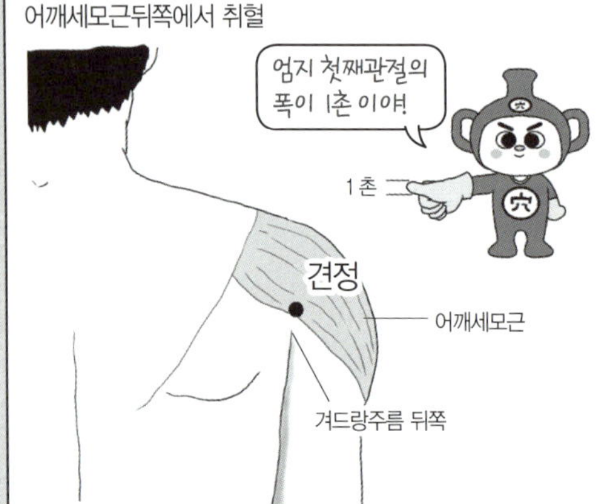

주치(主治)		
어깨 통증	이명	난청
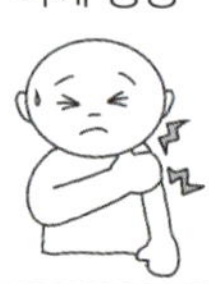	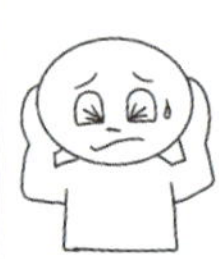	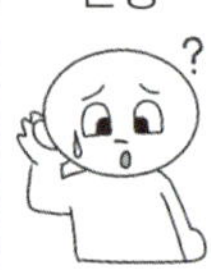

기타: 사각근증후군

해부	
근육	피하에 어깨세모근 · 작은원근 · 위팔세갈래근 긴갈래 · 큰원근이 있다.
신경	겨드랑신경 근육가지 · 노신경 · 어깨밑신경, 위가쪽위팔피부신경의 피부가지가 분포한다.
혈관	피하에 뒤위팔휘돌이동맥 · 어깨휘돌이동맥이 주행한다.

SI10 노수(臑兪) 양유맥 · 양교맥의 교회혈(交會穴)

팔이음뼈, 겨드랑주름 뒤쪽끝에서 위쪽, 어깨뼈가시 아래쪽 오목한 곳

취혈법

어깨에서 어깨뼈가시를 찾는다. 겨드랑주름 뒤쪽 끝에서 위쪽, 어깨뼈가시 아래쪽 오목한 곳에서 취혈한다.

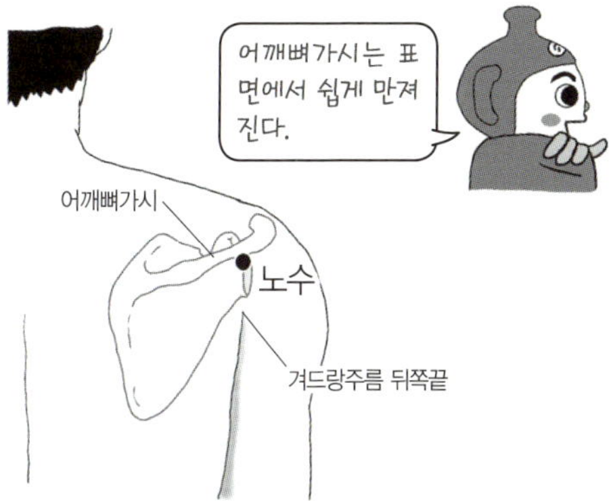
어깨뼈가시는 표면에서 쉽게 만져진다.
어깨뼈가시
노수
겨드랑주름 뒤쪽끝

주치(主治)		
견관절통	위팔의 통증	어깨통증
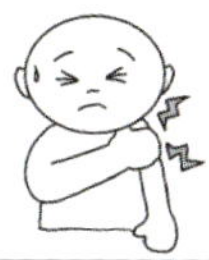	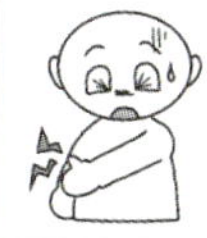	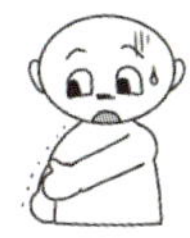

기타: 갑상선종

해부	
근육	피하에 어깨세모근 · 가시아래근이 있다.
신경	겨드랑신경 근육가지 · 어깨위신경, 빗장위신경 피부가지가 분포
혈관	피하에 뒤위팔휘돌이동맥 · 어깨위동맥이 주행한다.

SI11 천종(天宗)

어깨뼈가시 중점과 어깨뼈 아래각을 연결하는 선에서 위쪽으로부터 1/3 되는 지점의 오목한 곳

취혈법

어깨뼈가시 중점과 어깨뼈 아래각을 연결하는 선에서 위쪽으로부터 1/3 되는 지점의 오목한 곳

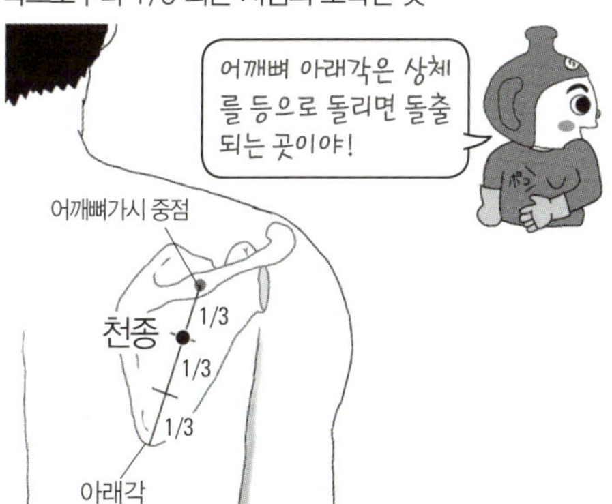

주치(主治)		
기침	천식	견관절통
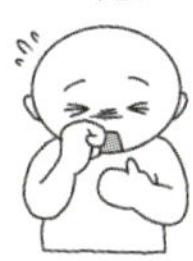	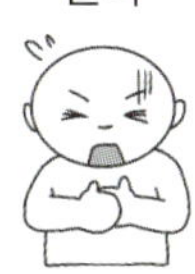	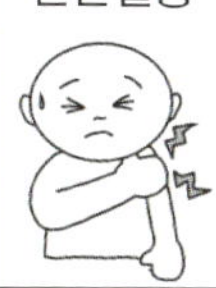

기타: 유선염, 뺨의 부종

해부	
근육	피하에 가시아래근이 있다.
신경	어깨위신경 근육가지, 갈비사이신경(가쪽피부가지) 피부가지 · 가슴신경이 분포한다.
혈관	피하에 어깨휘돌이동맥 · 어깨위동맥이 주행한다.

SI12 병풍(秉風)

수태양소장경 · 수양명대장경 · 수소양삼초경 · 족소양담경의 교회혈(交會穴)

어깨뼈부위, 가시위오목, 어깨뼈가시 중점 위쪽의 오목한 곳

취혈법

어깨를 외전하면 어깨뼈가시 중점 위쪽의 오목한 곳이 나타난다.

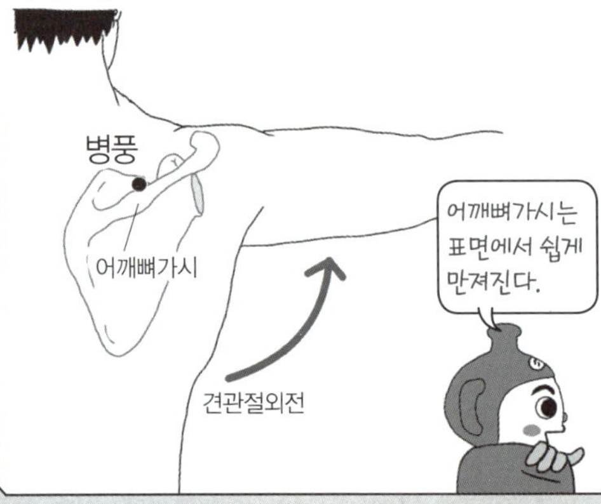

주치(主治)

풍사	견관절주위염	상지 저림

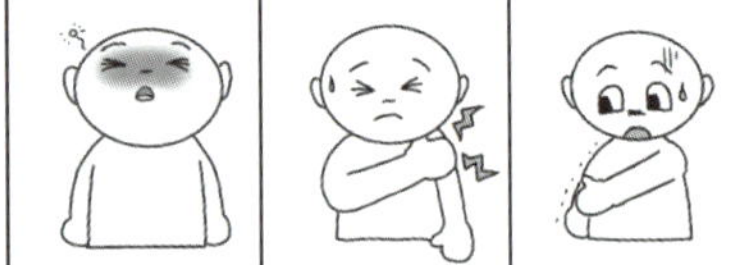

기타: 어깨신경통

해부

근육	피하에 등세모근 · 가시위근이 있다.
신경	부신경 근육가지 · 목신경얼기 · 어깨위신경, 가슴신경의 피부가지가 분포한다.
혈관	피하에 어깨위동맥이 주행한다.

SI13 곡원(曲垣)

어깨뼈부위, 어깨뼈가시 안쪽 끝 위쪽 오목한 곳

취혈법

어깨뼈가시 윗모서리를 안쪽으로 만져가면 오목하게 들어가는 곳이 가시위오목 이다.

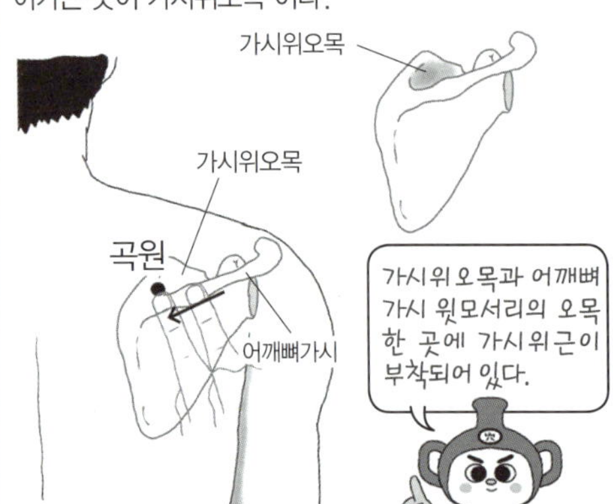

주치(主治)

견관절주위염	어깨통증	견배부통

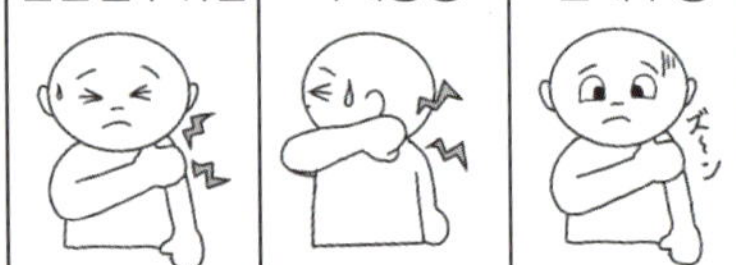

기타: 견갑골 주위의 통증

해부

근육	피하에 등세모근 · 가시위근이 있다.
신경	부신경 근육가지 · 목신경얼기 · 어깨위신경, 가슴신경의 피부가지가 분포한다.
혈관	피하에 가로목동맥 · 어깨위동맥이 주행한다.

SI14 견외수(肩外兪)

위쪽 등부위, 첫째 등뼈가시돌기 아래모서리와 같은 높이, 뒤정중선에서 가쪽으로 3촌

취혈법

어깨뼈가시의 안쪽 끝을 지나는 수직선과 첫째 등뼈가시돌기 아래를 지나는 수평선이 만나는 지점에서 취혈. 도도(陶道)와 같은 높이

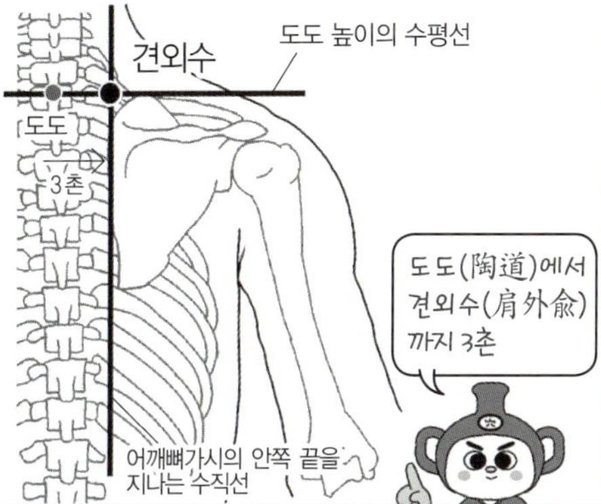

견외수
도도 높이의 수평선
도도
3촌
어깨뼈가시의 안쪽 끝을 지나는 수직선
도도(陶道)에서 견외수(肩外兪) 까지 3촌

주치(主治)		
어깨통증	견관절주위염	어깨결림

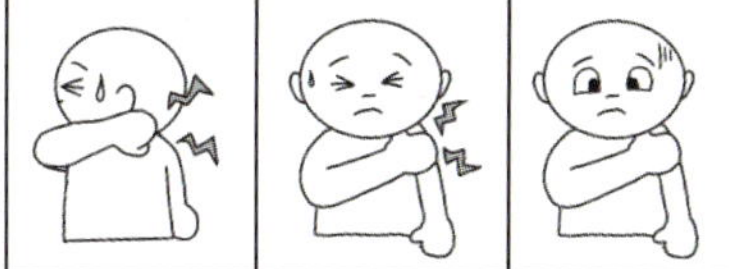

기타: 견갑골 외측의 질환, 항부통

해부	
근육	피하에 등세모근 · 어깨올림근이 있다.
신경	부신경 근육가지 · 목신경얼기 · 어깨위신경, 가슴신경의 피부가지가 분포한다.
혈관	피하에 가로목동맥이 주행한다.

SI15 견중수(肩中兪)

위쪽 등부위, 일곱째 목뼈가시돌기 아래모서리와 같은 높이, 뒤정중선에서 가쪽으로 2촌

취혈법

대추(大椎)에서 가쪽으로 2촌.

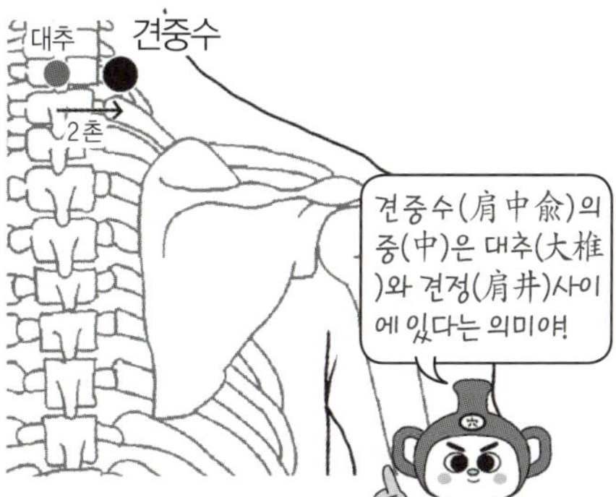

대추
견중수
2촌
견중수(肩中兪)의 중(中)은 대추(大椎)와 견정(肩井)사이에 있다는 의미야!

주치(主治)		
기침	천식	어깨결림

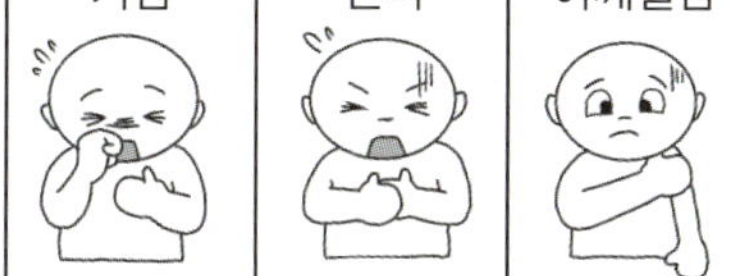

기타: 발열

해부	
근육	피하에 등세모근 · 어깨올림근이 있다.
신경	부신경 근육가지 · 목신경얼기 · 어깨위신경, 가슴신경의 피부가지가 분포한다.
혈관	피하에 가로목동맥이 주행한다.

SI16 천창(天窓)

목 앞부위, 목빗근의 뒤쪽, 방패연골 위모서리와 같은 높이

취혈법

인영(人迎), 방패연골 위모서리와 같은 높이로 목빗근의 뒤쪽에서 취혈

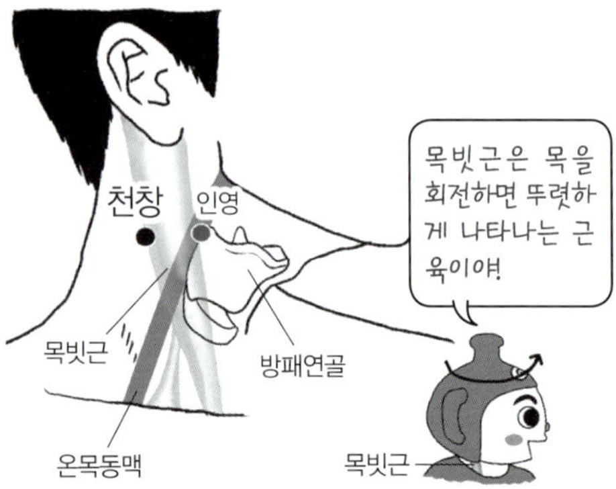

주치(主治)		
난청	이명	기관지통
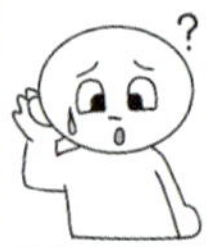	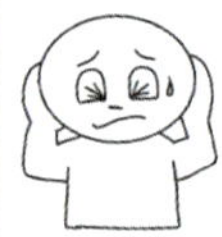	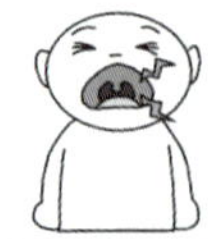

기타: 목통증, 위팔의 통증

해부	
근육	피하에 넓은목근 · 목빗근이 있다.
신경	얼굴신경(목가지) 근육가지 · 부신경 · 목신경얼기, 가로목신경의 피부가지가 분포한다.
혈관	피하에 얕은목동맥이 주행한다.

SI17 천용(天容)

목 앞부위, 턱뼈각뒤쪽, 목빗근 앞쪽 오목한 곳

취혈법

머리를 반대로 돌리면 목빗근이 현저하게 드러난다. 목빗근 뒤쪽의 천유(天牖, TE16)와 같은 높이

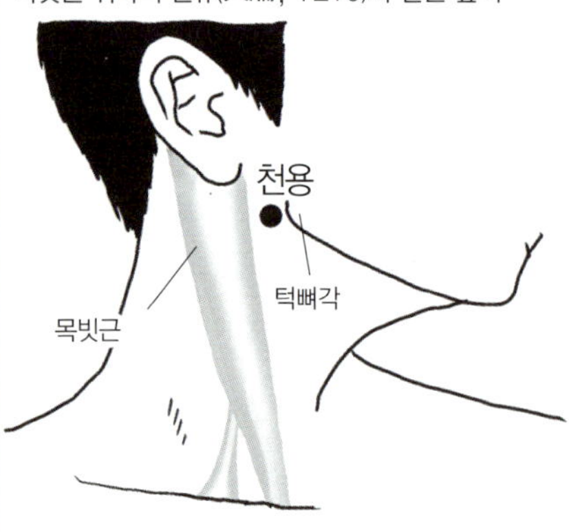

주치(主治)		
난청	이명	기관지통
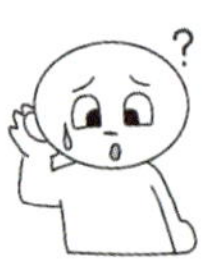	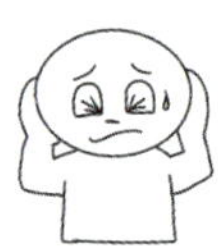	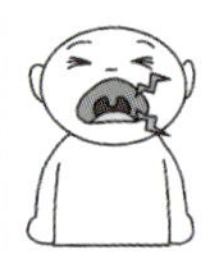

기타: 치통, 목통증

해부	
근육	피하에 목빗근 · 두힘살근이 있다.
신경	부신경 · 목신경얼기 · 얼굴신경, 큰귓바퀴신경의피부가지가 분포한다.
혈관	뒤목동맥이 주행한다.

SI18 관료(顴髎)

수소양삼초경과의 교회혈(交會穴)

얼굴, 광대뼈 아래쪽, 가쪽눈구석에서 수직으로 아래쪽 오목한 곳

취혈법

광대뼈 아래모서리의 수평선과 가쪽눈구석의 수직선이 만나는 부위의 오목한 곳에서 취혈

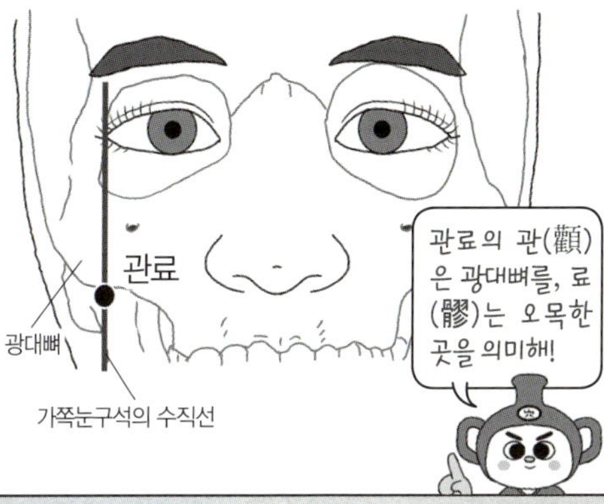

주치(主治)

얼굴신경마비	안면홍조	치통
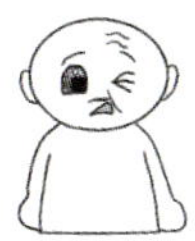	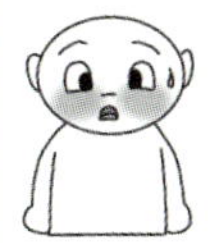	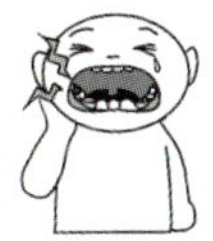

기타: 삼차신경통, 부비강염

해부

근육	피하에 작은광대근 · 큰광대근이 있다.
신경	얼굴신경 근육가지, 위턱신경(삼차신경 둘째지) 피부가지가 분포한다.
혈관	가로얼굴동맥 · 눈확아래동맥이 주행한다.

SI19 청궁(聽宮)

종지혈(終止穴), 수소양삼초경 · 족소양담경과의 교회혈(交會穴

얼굴, 귀구슬 중심의 앞모서리와 아래턱뼈 관절돌기 사이의 오목한 곳

취혈법

귀구슬과 아래턱뼈 관절돌기 사이의 오목한 곳

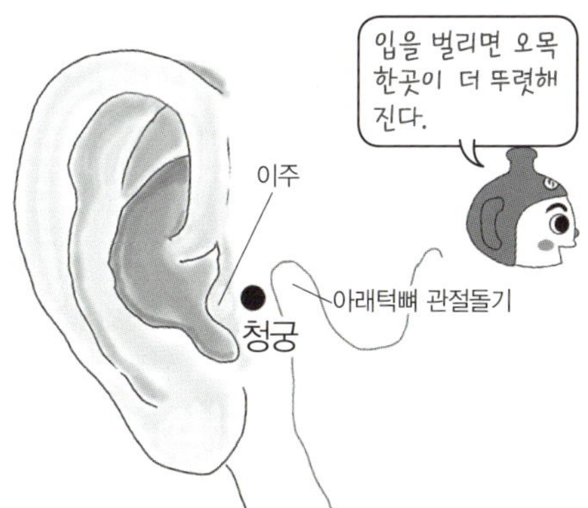

주치(主治)

난청	이명	치통
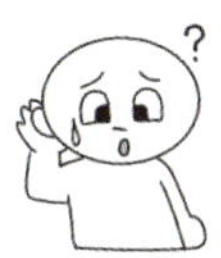	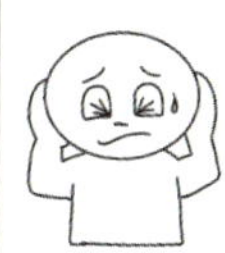	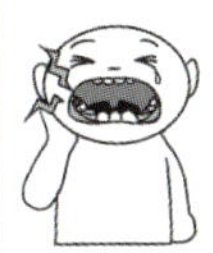

기타: 중이염, 삼차신경통

해부

근육	
신경	위턱신경(삼차신경 셋째가지) 피부가지가 분포한다.
혈관	피하에 얕은관자동맥이 주행한다.

제7장

CHAPTER 07

족태양방광경(足太陽膀胱經)

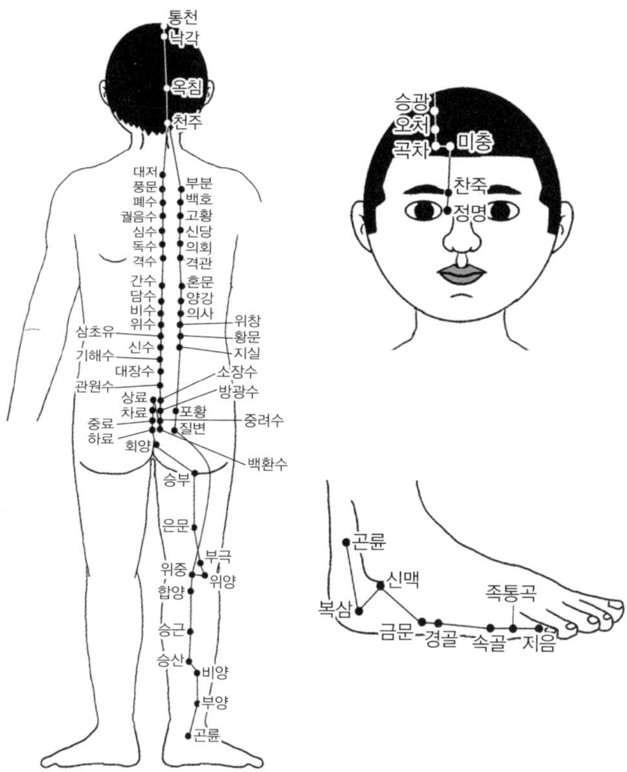

BL1 정명(睛明)

기시혈(起始穴)
음교맥의 종지혈(終止穴)

얼굴, 안쪽눈구석의 위안쪽 부분과 눈확의 안쪽 벽 사이의 오목한 곳

취혈법

눈을 감고 눈동자를 반대편으로 돌린 상태에서, 안쪽눈구석에서 위안쪽으로 0.1촌 지점의 오목한 곳에서 취혈

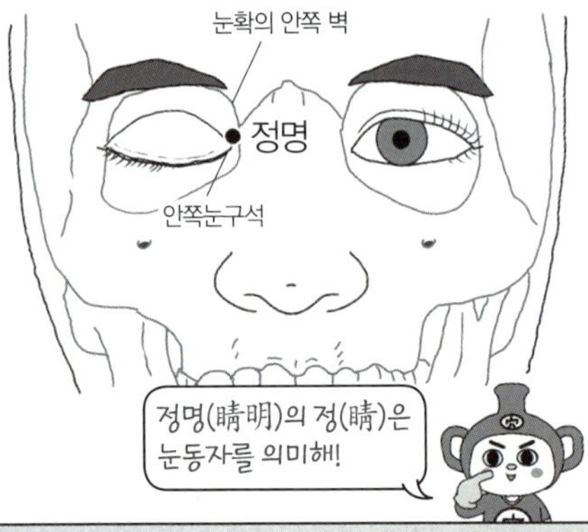

주치(主治)

충혈	눈부심	시력저하
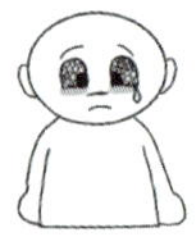	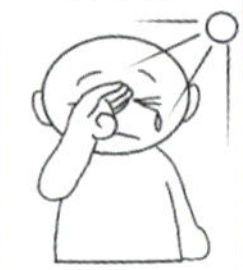	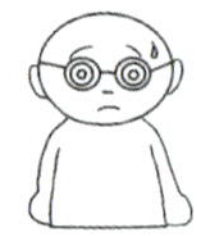

기타: 야맹증, 현기증

해부

근육	피하에 안쪽눈꺼풀인대, 눈둘레근이 있다.
신경	얼굴신경 근육가지, 눈신경 피부가지(삼차신경 제1지)이 분포한다.
혈관	피하에 눈구석동맥이 주행한다.

BL2 찬죽(攢竹)

머리, 눈썹 안쪽끝의 오목한 곳

취혈법

눈썹안쪽, 이마뼈 패임의 오목한곳. 정명(睛明)의 바로 위

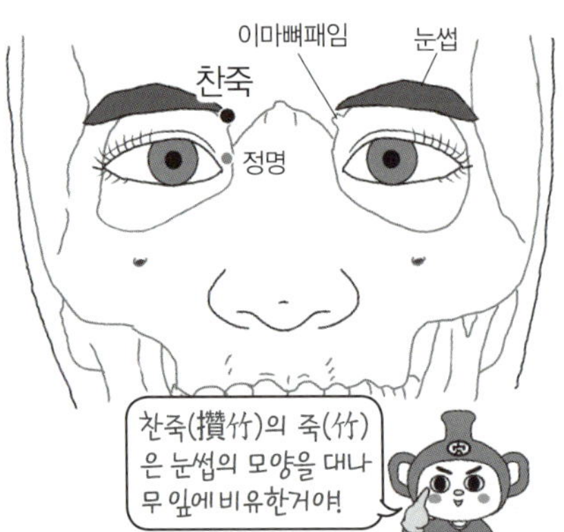
이마뼈패임
눈썹
찬죽
정명
찬죽(攢竹)의 죽(竹)은 눈썹의 모양을 대나무 잎에 비유한거야!

주치(主治)

두통	현기증	시력저하
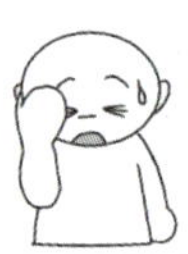	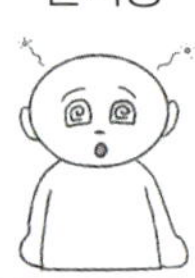	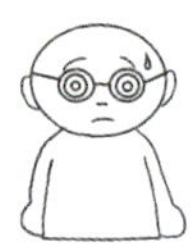

기타: 눈의 부종 · 충혈

해부

근육	피하에 눈둘레근 · 이마근 · 눈썹주름근이 있다.
신경	얼굴신경 근육가지(관자가지 · 관골가지), 눈신경 피부가지(삼차신경 제1지)이 분포한다.
혈관	피하에 도르래위동맥이 주행한다.

BL3 미충(眉衝)

머리, 이마뼈패임의 위쪽, 전발제에서 위쪽으로 0.5촌

취혈법

신정(神庭)을 지나는 수평선과 찬죽(攢竹)을 지나는 수직선이 만나는 곳. 신정과 곡차(曲差) 사이의 중간에서 취혈한다.

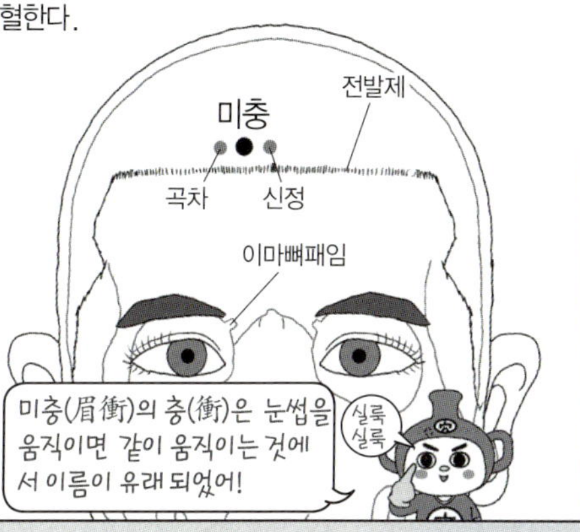

주치(主治)		
두통	현기증	간질
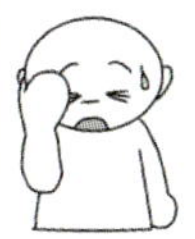	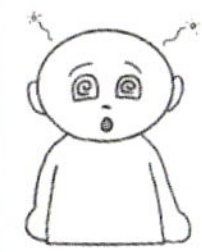	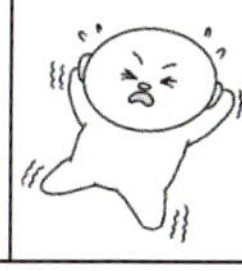
기타: 코 막힘, 시력저하		

해부	
근육	피하에 이마근이 있다.
신경	얼굴신경 근육가지(관자가지), 눈신경 피부가지(삼차신경 제1지)이 분포한다.
혈관	피하에 도르래위동맥 · 눈확위동맥이 주행한다.

COLUMN

정명(睛明)의 정(睛)은 무슨 의미일까요?

일상적으로 많이 사용하는 정(睛)은 눈(瞳)을 의미한다. 중국고사에 화룡정점(画竜点睛)이 있는데 이는 용의 그림에 "눈"을 마지막에 넣고 완성시켰다는 뜻으로 마지막 중요한 마무리를 한다는 의미로 사용된다. 즉, "정명(睛明)"은 "눈(瞳)"을 밝게하고, 눈 질환에 대한 치료 효과가 있는 경혈이다.

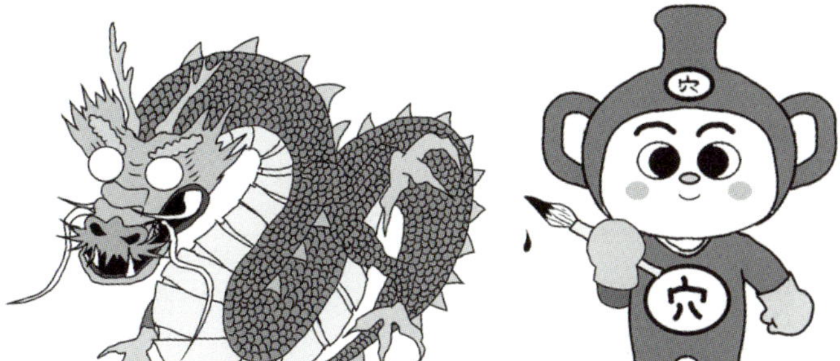

BL4 곡차(曲差)

머리, 전발제에서 위쪽으로 0.5촌, 앞정중선에서 가쪽으로 1.5촌

취혈법

신정(神庭)에서 가쪽으로 1.5촌 지점에서 취혈

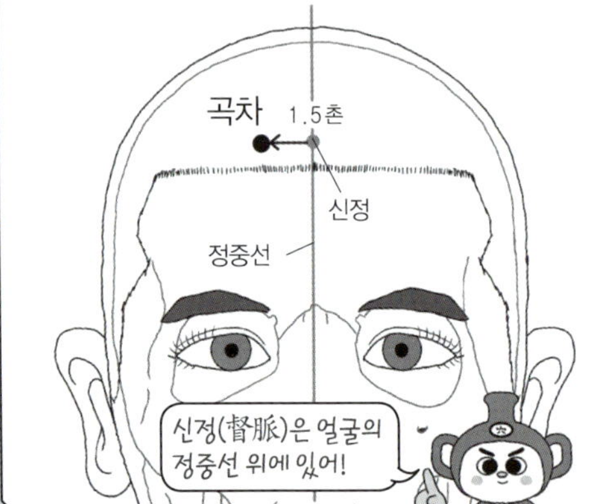

주치(主治)

두통	현기증	코 막힘

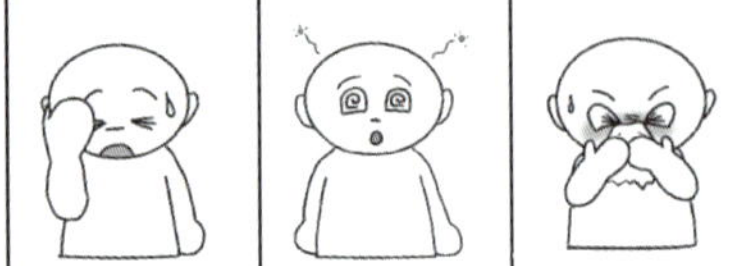

기타: 눈의 통증, 시력저하

해부

근육	피하에 이마근이 있다.
신경	얼굴신경 근육가지(관자가지), 눈신경 피부가지(삼차신경 제1지)이 분포한다.
혈관	피하에 도르래위동맥 · 눈확위동맥이 주행한다.

BL5 오처(五處)

곡차(曲差)에서 수직으로 0.5촌, 상성(上星)과 같은 높이에 위치

취혈법

곡차(曲差)의 위로 0.5촌, 상성(上星)에서 가쪽으로 1.5촌에서 취혈

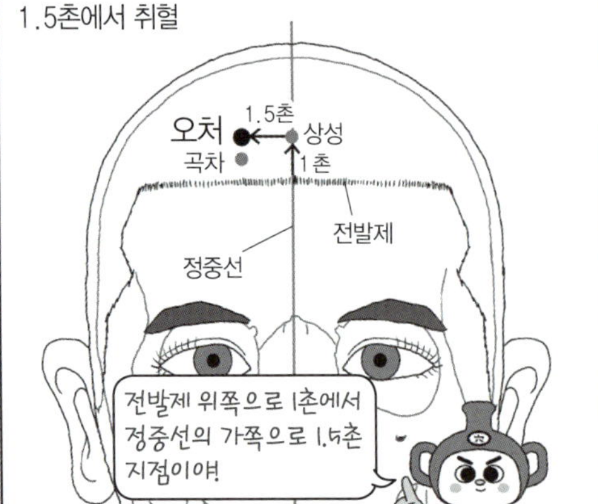

주치(主治)

두통	현기증	간질

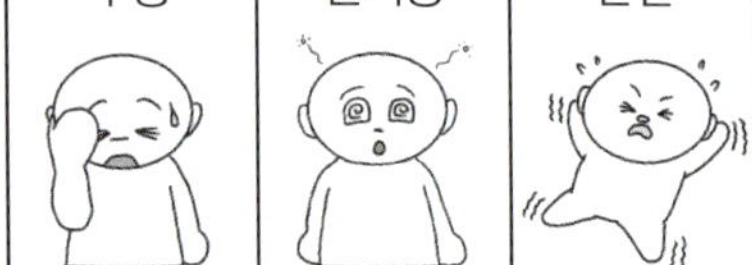

기타: 시력저하, 광선혐기증

해부

근육	피하에 머리덮개널힘줄 · 이마근이 있다.
신경	얼굴신경 근육가지(관자가지), 눈신경 피부가지(삼차신경 제1지)이 분포한다.
혈관	피하에 눈확위동맥이 주행한다.

BL6 승광(承光)

머리, 전발제에서 위로 2.5촌, 앞정중선에서 가쪽으로 1.5촌

취혈법

오처(五処) 위로 1.5촌, 앞정중선 가쪽 1.5촌 지점에서 취혈.

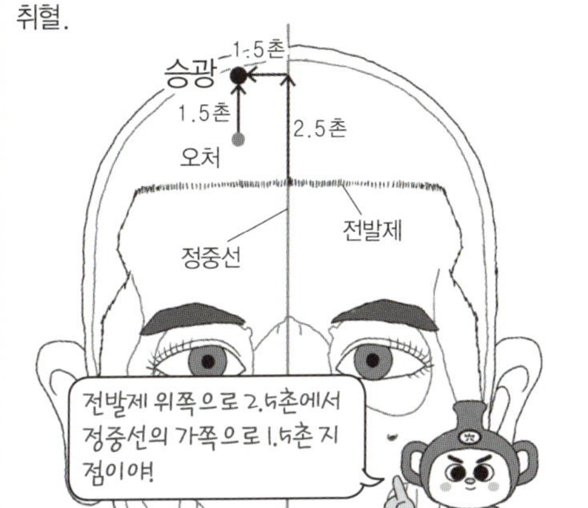

주치(主治)

두통	현기증	시력저하
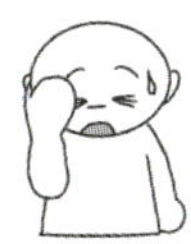	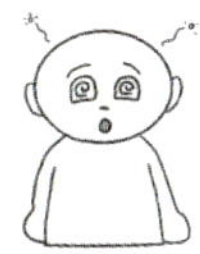	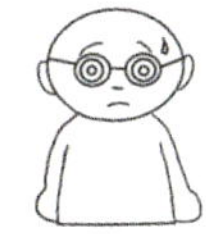

기타: 구토, 광선혐기증

해부

근육	피하에 머리덮개널힘줄이 있다.
신경	눈신경 피부가지(삼차신경 제 1 지)이 분포한다.
혈관	피하에 눈확위동맥 · 얕은관자동맥이 주행한다.

BL7 통천(通天)

머리, 전발제에서 위쪽으로 4촌, 앞정중선에서 가쪽으로 1.5촌

취혈법

오처(五処) 위로 3촌, 앞정중선 가쪽 1.5촌 지점에서 취혈.

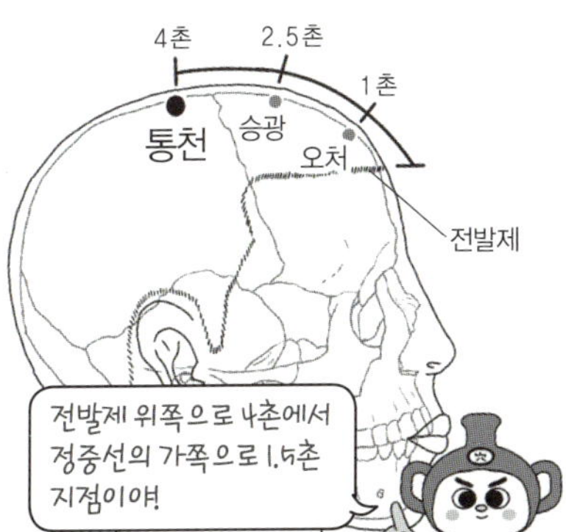

주치(主治)

두통	현기증	코 막힘
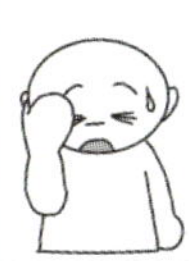	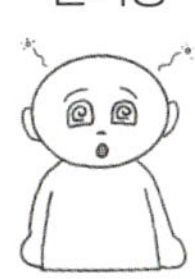	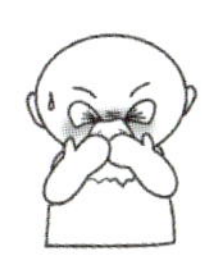

기타: 축농, 얼굴신경마비

해부

근육	피하에 머리덮개널힘줄이 있다.
신경	눈신경 피부가지(삼차신경 제 1 지)이 분포한다.
혈관	피하에 눈확위동맥 · 얕은관자동맥이 주행한다.

BL8 낙각(絡却)

머리, 전발제에서 위쪽으로 5.5촌, 앞정중선에서 가쪽으로 1.5촌

취혈법

백회(百會)에서 뒤쪽으로 0.5촌, 가쪽으로 1.5촌이 되는 지점에서 취혈

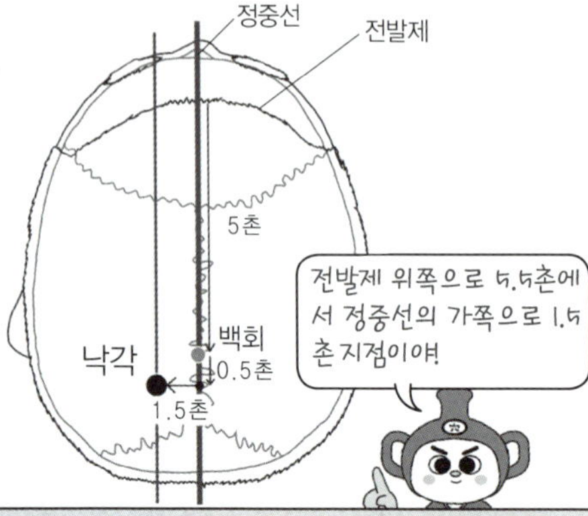

주치(主治)		
충혈	현기증	이명
기타: 두통, 코 막힘, 시력저하		

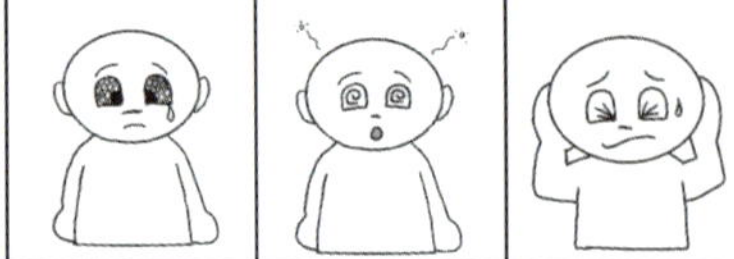

해부	
근육	피하에 머리덮개널힘줄이 있다.
신경	큰뒤통수신경 피부가지가 분포한다.
혈관	뒤통수신경 피부가지 · 얕은관자동맥이 주행한다.

BL9 옥침(玉枕)

머리, 바깥뒤통수뼈융기 위모서리와 같은 높이, 뒤정중선에서 가쪽으로 1.3촌

취혈법 뒤정중선을 아래로 만지며 내려가면서 바깥뒤통수뼈융기를 찾고 그 위쪽 오목한 곳에서 취혈한다.

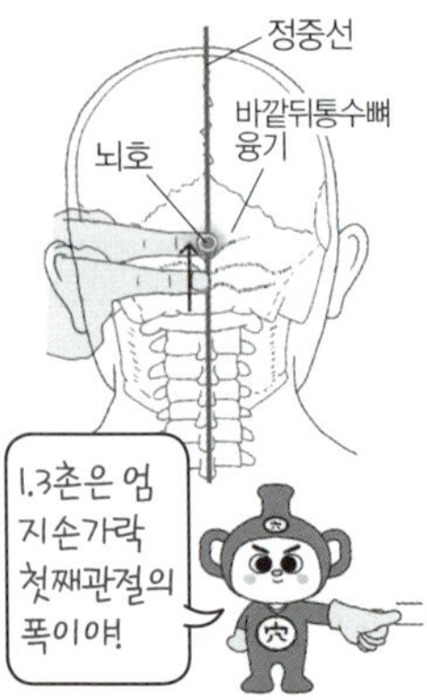

옥침(玉枕)과 뇌호(腦戶)는 뒤정중선에서 1.3촌

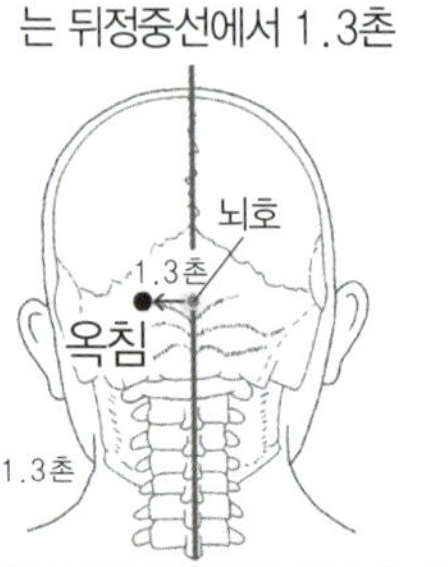

주치(主治)		
코 막힘	두통	눈의 통증
기타: 현기증, 구토, 시력저하		

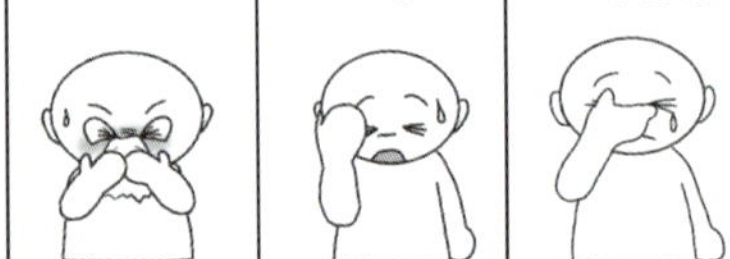

해부	
근육	피하에 뒤통수근이 있다.
신경	얼굴신경 근육가지, 큰뒤통수신경 피부가지가 분포한다.
혈관	피하에 뒤통수신경이 주행한다.

BL10 천주(天柱)

목 뒤부위, 둘째 목뼈가시돌기 위모서리와 같은 높이, 등세모근 가쪽모서리 오목한 곳

취혈법 바깥뒤통수뼈 융기를 확인하고 뒤정중선을 가볍게 손가락으로 누르면서 아래로 나아간다. 처음에 닿는 뼈의 융기가 둘째 목뼈가시돌기이다. 천주는 머리반가시근 가쪽 오목한 곳에서 취혈.

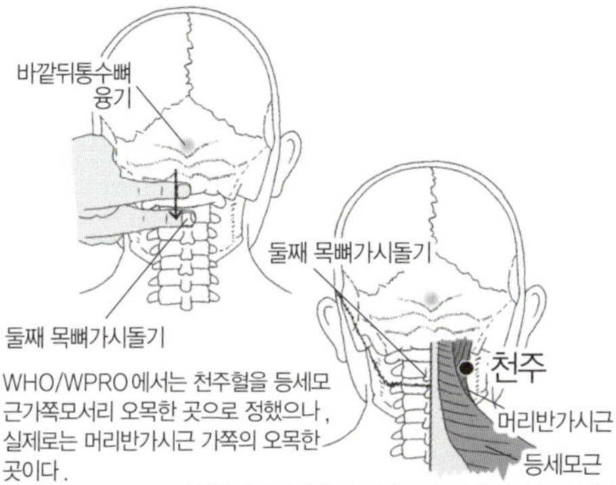

※ WHO/WPRO에서는 천주혈을 등세모근가쪽모서리 오목한 곳으로 정했으나, 실제로는 머리반가시근 가쪽의 오목한 곳이다.

주치(主治)

두통	어깨결림	코 막힘
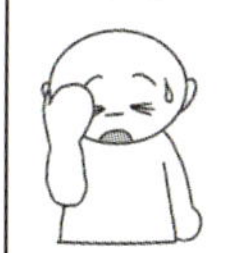	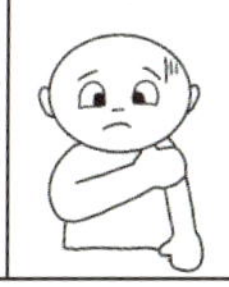	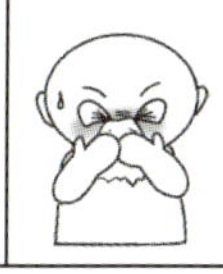

기타: 기관지통, 목통증

해부

근육	피하에 등세모근 · 머리널판근 · 머리반가시근이 있다.
신경	부신경 근육가지 · 목신경얼기 큰뒤통수신경 피부가지가 분포한다.
혈관	피하에 뒤통수신경이 주행한다.

BL11 대저(大杼)

팔회혈(골회), 족태양방광경 · 수태양소장경 · 족소양담경 · 족소양삼초경과의 교회혈

위쪽 등부위, 첫째 등뼈가시돌기 아래모서리와 같은 높이, 뒤정중선에서 가쪽으로 1.5촌

취혈법 첫째 등뼈가시돌기 아래모서리와 같은 높이, 뒤정중선에서 가쪽으로 1.5촌에서 취혈

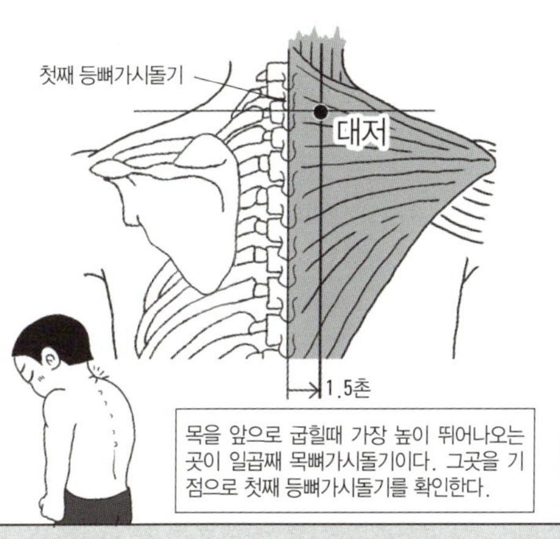

목을 앞으로 굽힐때 가장 높이 튀어나오는 곳이 일곱째 목뼈가시돌기이다. 그곳을 기점으로 첫째 등뼈가시돌기를 확인한다.

주치(主治)

두통	기침	어깨결림
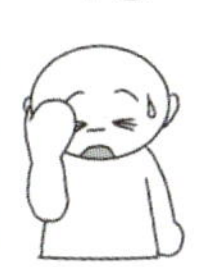	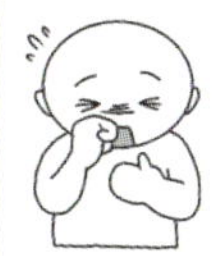	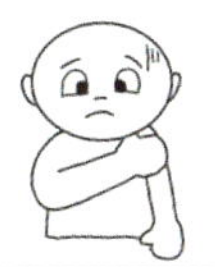

기타: 발열, 코 막힘

해부

근육	피하에 등세모근 · 능형근 · 척주세움근이 있다.
신경	부신경 근육가지 · 목신경얼기 · 등쪽어깨신경 · 척수신경 뒤가지, 가슴신경 피부가지가 분포한다.
혈관	피하에 가로목동맥 · 갈비사이동맥이 주행한다.

BL12 풍문(風門)

독맥 · 족태양방광경과의 교회혈(交會穴)

위쪽 등부위, 둘째 등뼈가시돌기 아래모서리와 같은 높이, 뒤정중선에서 가쪽으로 1.5촌

취혈법 둘째 등뼈가시돌기 아래모서리와 같은 높이, 뒤정중선에서 가쪽으로 1.5촌

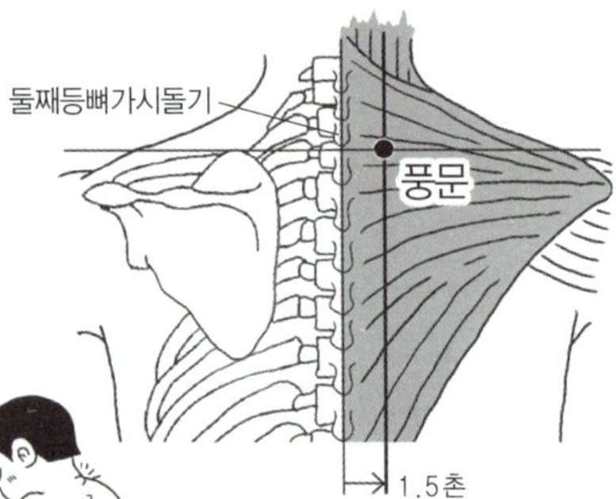

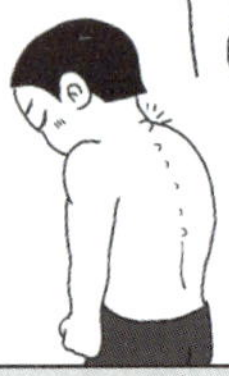

목을 앞으로 굽힐때 가장 높이 튀어나오는 곳이 일곱째 목뼈가시돌기이다. 그곳을 기점으로 둘째 등뼈가시돌기를 확인한다.

주치(主治)

발열	두통	기침
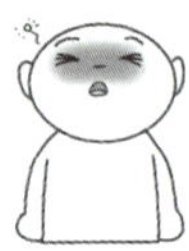	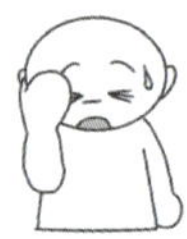	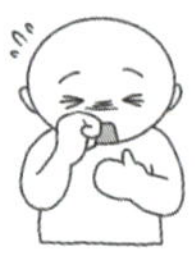

기타: 목통증, 어깨결림

해부

근육	피하에 등세모근 · 능형근 · 척주세움근이 있다.
신경	부신경 · 목신경얼기 · 등쪽어깨신경 · 척수신경, 가슴신경이 분포한다.
혈관	피하에 가로목동맥 · 갈비사이동맥이 주행한다.

COLUMN

풍문(風門; 膀胱經), 풍지(風池; 胆經), 풍부(督脈)의 사용?

풍문, 풍지, 풍부는 신체의 등 부위에 있으며 감기(風邪)가 칩입하기 쉽다는 점에서 풍(風)을 혈명에 사용한다. 그러나 각각의 치료 작용에는 차이가 있다.

풍문(風門)	독감이나 기관지염, 폐렴 등의 치료에 이용된다.
풍지(風池)	해열, 편두통이나 두통, 현기증의 치료에 이용된다.
풍부(風府)	가벼운 감기, 독감, 두통, 현기증 등의 치료에 이용된다.

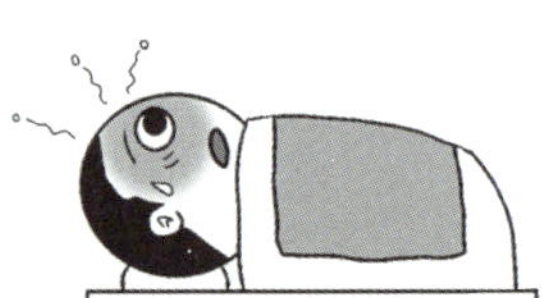

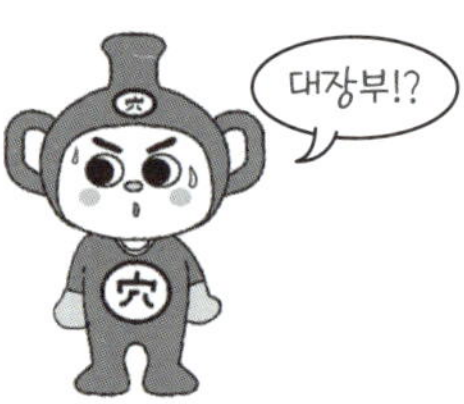

BL13 폐수(肺兪) 폐의 배수혈(背兪穴)

위쪽 등부위, 셋째 등뼈가시돌기 아래모서리와 같은 높이, 뒤정중선에서 가쪽으로 1.5촌

취혈법 셋째 등뼈가시돌기 아래모서리와 같은 높이, 뒤정중선에서 가쪽으로 1.5촌

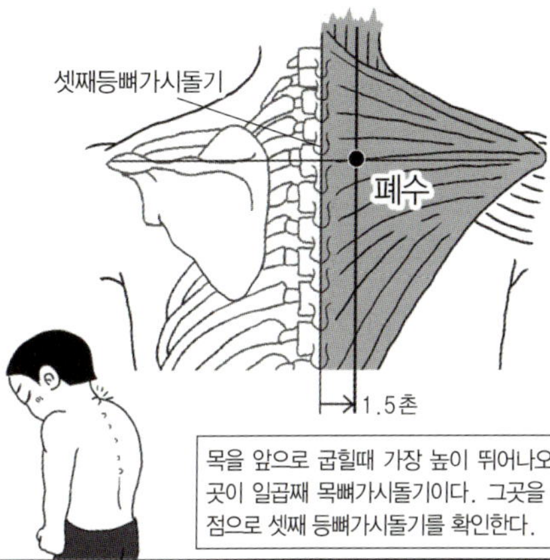

목을 앞으로 굽힐때 가장 높이 튀어나오는 곳이 일곱째 목뼈가시돌기이다. 그곳을 기점으로 셋째 등뼈가시돌기를 확인한다.

주치(主治)

기침	천식	비염

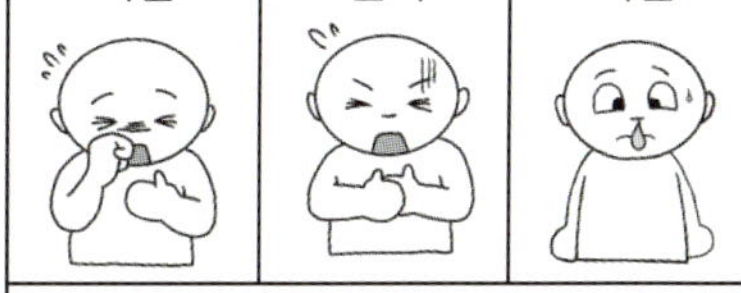

기타: 가슴의 통증, 인후통

해부

근육	피하에 등세모근 · 능형근 · 척주세움근이 있다.
신경	부신경 · 목신경얼기 · 등쪽어깨신경 · 척수신경, 가슴신경이 분포한다.
혈관	피하에 가로목동맥 가지 · 갈비사이동맥배지를 주행한다.

BL14 궐음수(厥陰兪) 심포의 배수혈(背兪穴)

위쪽 등부위, 넷째 등뼈가시돌기 아래모서리와 같은 높이, 뒤정중선에서 가쪽으로 1.5촌

취혈법 넷째 등뼈가시돌기 아래모서리와 같은 높이, 뒤정중선에서 가쪽으로 1.5촌

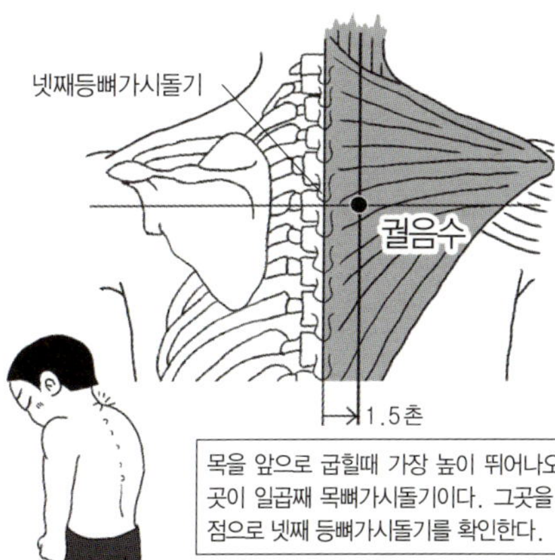

목을 앞으로 굽힐때 가장 높이 튀어나오는 곳이 일곱째 목뼈가시돌기이다. 그곳을 기점으로 넷째 등뼈가시돌기를 확인한다.

주치(主治)

심장통증	정신불안	흉민

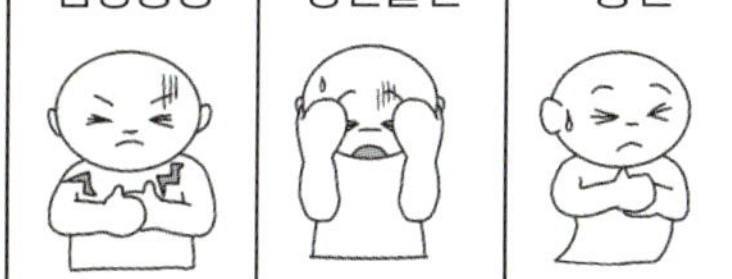

기타: 기침, 구토

해부

근육	피하에 등세모근 · 능형근 · 척주세움근이 있다.
신경	부신경 · 목신경얼기 · 등쪽어깨신경 · 척수신경, 가슴신경이 분포한다.
혈관	피하에 가로목동맥 · 갈비사이동맥이 주행한다.

BL15 심수(心兪)

심의 배수혈(背兪穴)

위쪽 등부위, 다섯째 등뼈가시돌기 아래모서리와 같은 높이, 뒤정중선에서 가쪽으로 1.5촌

취혈법 다섯째 등뼈가시돌기 아래모서리와 같은 높이, 뒤정중선에서 가쪽으로 1.5촌

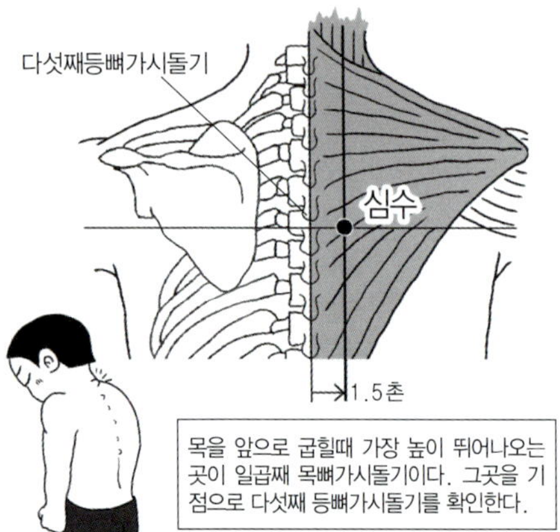

목을 앞으로 굽힐때 가장 높이 뛰어나오는 곳이 일곱째 목뼈가시돌기이다. 그곳을 기점으로 다섯째 등뼈가시돌기를 확인한다.

주치(主治)		
심장통증	정신불안	불면
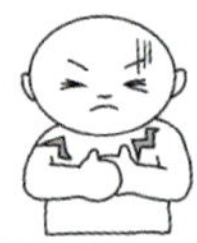	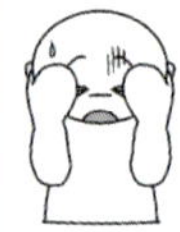	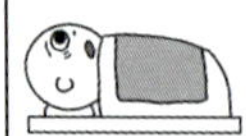

기타: 심계항진, 건망, 기침

해부	
근육	피하에 등세모근 · 능형근 · 척주세움근이 있다.
신경	부신경 · 목신경얼기 · 등쪽어깨신경 · 척수신경, 가슴신경이 분포한다.
혈관	피하에 가로목동맥 · 갈비사이동맥이 주행한다.

BL16 독수(督兪)

위쪽 등부위, 여섯째 등뼈가시돌기 아래모서리와 같은 높이, 뒤정중선에서 가쪽으로 1.5촌

취혈법 여섯째 등뼈가시돌기 아래모서리와 같은 높이, 뒤정중선에서 가쪽으로 1.5촌

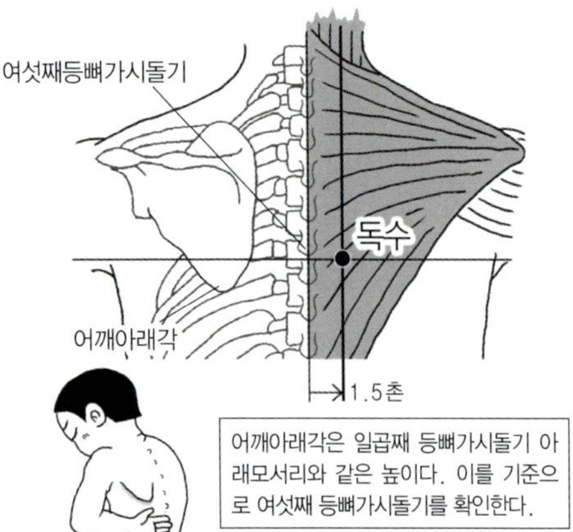

어깨아래각은 일곱째 등뼈가시돌기 아래모서리와 같은 높이다. 이를 기준으로 여섯째 등뼈가시돌기를 확인한다.

주치(主治)		
심장통증	위통	기침
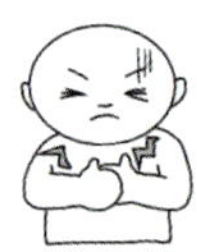	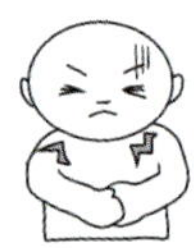	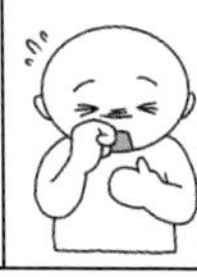

기타: 복통, 복부 팽만

해부	
근육	피하에 등세모근 · 능형근 · 척주세움근이 있다.
신경	부신경 · 목신경얼기 · 등쪽어깨신경 · 척수신경, 가슴신경이 분포한다.
혈관	피하에 가로목동맥 · 갈비사이동맥이 주행한다.

BL17 격수(膈兪) 팔회혈(八會穴; 혈회)

위쪽 등부위, 일곱째 등뼈가시돌기 아래모서리와 같은 높이, 뒤정중선에서 가쪽으로 1.5촌

취혈법 일곱째 등뼈가시돌기 아래모서리와 같은 높이, 뒤정중선에서 가쪽으로 1.5촌

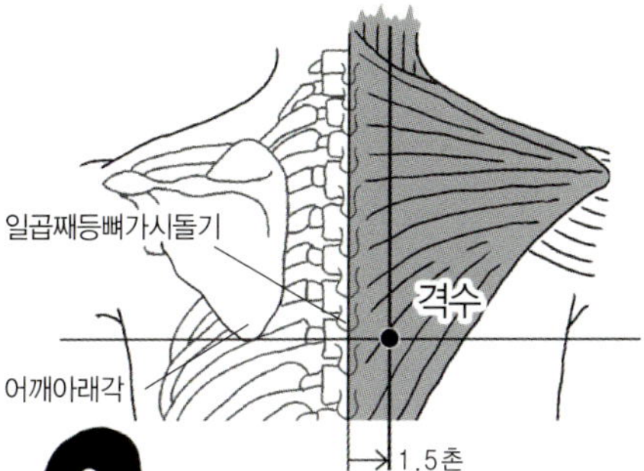

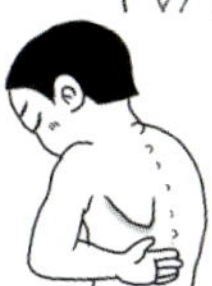

어깨아래각은 일곱째 등뼈가시돌기 아래모서리와 같은 높이다.

주치(主治)		
구토	딸꾹질	위통
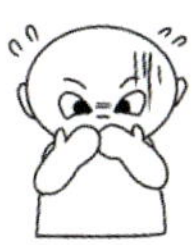	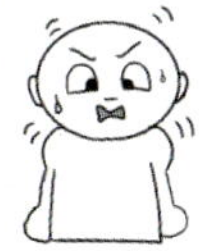	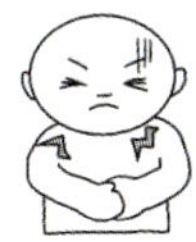

기타: 식욕부진, 천식, 기침

해부	
근육	피하에 등세모근 · 척주세움근이 있다.
신경	부신경 · 목신경얼기 · 등쪽어깨신경 · 척수신경, 가슴신경이 분포한다.
혈관	피하에 갈비사이동맥이 주행한다.

BL18 간수(肝兪) 간의 배수혈(背兪穴)

위쪽 등부위, 아홉째 등뼈가시돌기 아래모서리와 같은 높이, 뒤정중선에서 가쪽으로 1.5촌

취혈법 아홉째 등뼈가시돌기 아래모서리와 같은 높이, 뒤정중선에서 가쪽으로 1.5촌

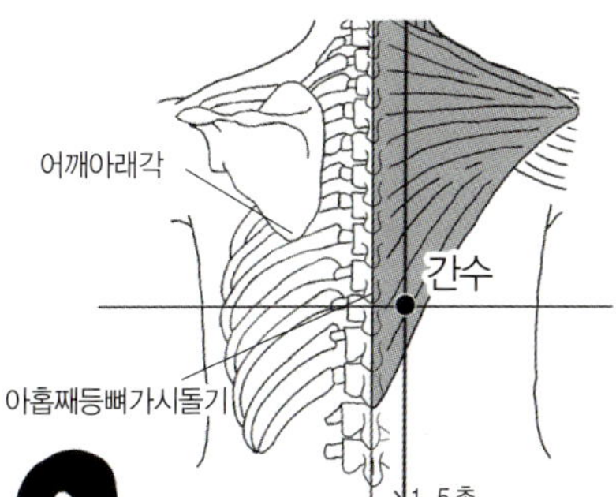

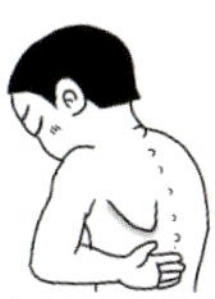

어깨아래각은 일곱째 등뼈가시돌기 아래모서리와 같은 높이다. 이를 기준으로 아홉째 등뼈가시돌기를 확인한다.

주치(主治)		
황달	흉협부장통	정신불안
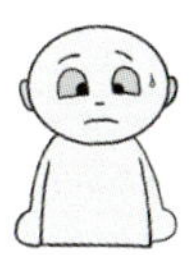	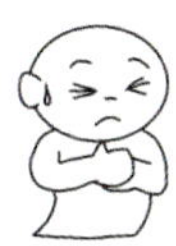	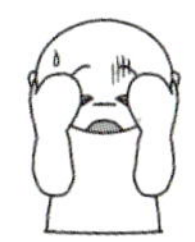

기타: 안질환, 현기증, 등의 통증

해부	
근육	피하에 등세모근 · 넓은등근 · 척주세움근이 있다.
신경	부신경 · 목신경얼기 · 등쪽어깨신경 · 척수신경, 가슴신경이 분포한다.
혈관	피하에 갈비사이동맥이 주행한다.

BL19 담수(膽兪)

담(膽)의 배수혈(背兪穴)

위쪽 등부위, 열째 등뼈가시돌기 아래모서리와 같은 높이, 뒤정중선에서 가쪽으로 1.5촌

취혈법 열째 등뼈가시돌기 아래모서리와 같은 높이, 뒤정중선에서 가쪽으로 1.5촌

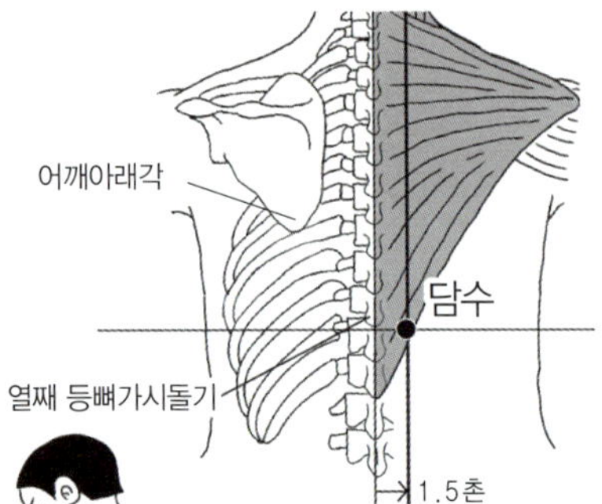

어깨아래각은 일곱째 등뼈가시돌기 아래모서리와 같은 높이다. 이를 기준으로 열째 등뼈가시돌기를 확인한다.

주치(主治)

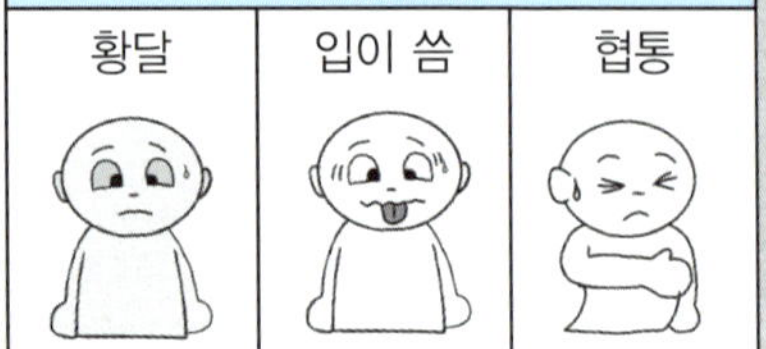

기타: 인후통, 구토

해부

근육	피하에 등허리근막 · 넓은등근 · 척주세움근이 있다.
신경	가슴등신경 근육가지 · 척수신경뒤가지, 가슴신경뒤가지가 분포한다.
혈관	피하에 갈비사이동맥 뒤가지가 주행한다.

BL20 비수(脾兪)

비(脾)의 배수혈(背兪穴)

위쪽 등부위, 열한째 등뼈가시돌기 아래모서리와 같은 높이, 뒤정중선에서 가쪽으로 1.5촌

취혈법 열한째 등뼈가시돌기 아래모서리와 같은 높이, 뒤정중선에서 가쪽으로 1.5촌

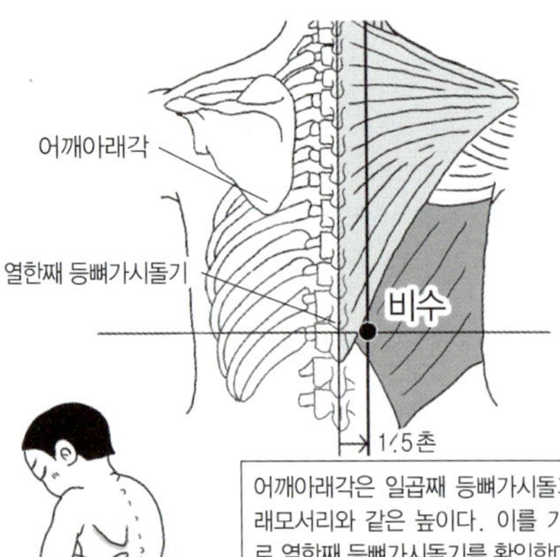

어깨아래각은 일곱째 등뼈가시돌기 아래모서리와 같은 높이다. 이를 기준으로 열한째 등뼈가시돌기를 확인한다.

주치(主治)

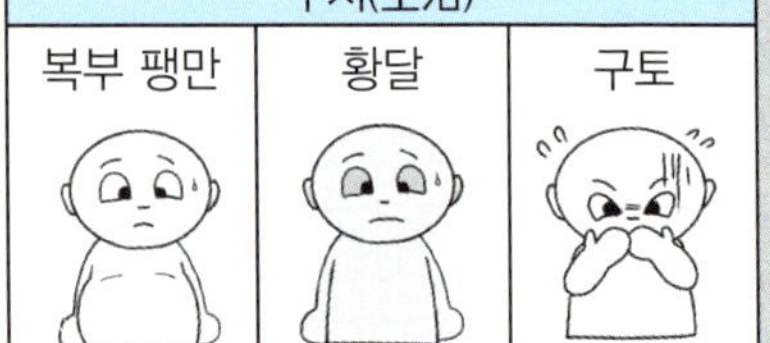

기타: 설사, 소화불량, 부종

해부

근육	피하에 등허리근막 · 넓은등근 · 척주세움근이 있다.
신경	가슴등신경 근육가지 · 척수신경 뒤가지, 가슴신경 뒤가지가 분포한다.
혈관	피하에 갈비사이동맥 뒤가지가 주행한다.

BL21 위수(胃兪) 위(胃)의 배수혈(背兪穴)

위창(胃倉)과 열두째 등뼈가시돌기 아래모서리 사이의 중점에서 취혈

취혈법 열두째 등뼈가시돌기 아래모서리와 같은 높이, 뒤정중선에서 가쪽으로 1.5촌

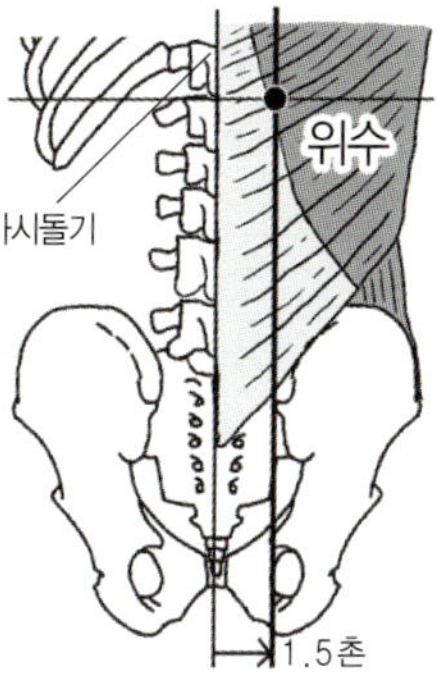

어깨아래각은 일곱째 등뼈가시돌기 아래모서리와 같은 높이다. 이를 기준으로 열두째 등뼈가시돌기를 확인

주치(主治)

위통	구토	복부 팽만
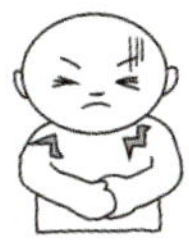	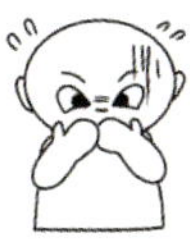	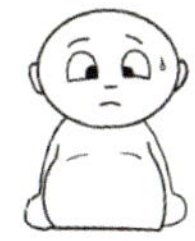

기타: 소화불량, 장명

해부

근육	피하에 등허리근막 · 넓은등근 · 척주세움근이 있다.
신경	가슴등신경 근육가지 · 척수신경뒤가지, 가슴신경 뒤가지가 분포한다.
혈관	피하에 갈비사이동맥 뒤가지가 주행한다.

BL22 삼초수(三焦兪) 삼초(三焦)의 배수혈(背兪穴)

허리부위, 첫째 허리뼈가시돌기 아래모서리와 같은 높이, 뒤정중선에서 가쪽으로 1.5촌

취혈법 첫째 허리뼈가시돌기 아래모서리와 같은 높이, 뒤정중선에서 가쪽으로 1.5촌

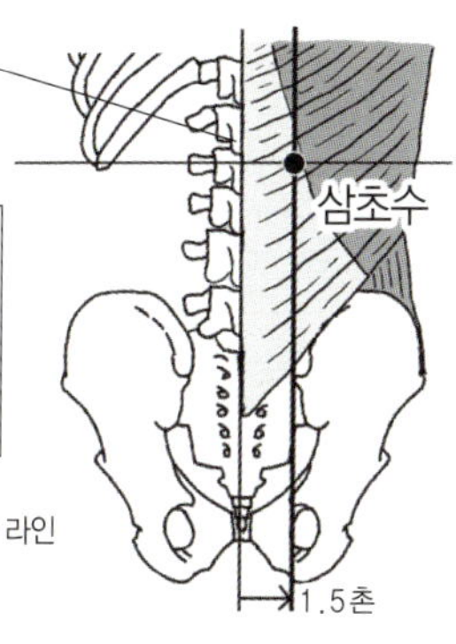

Jacoby 라인은 넷째허리뼈 가시돌기와 같은 높이이다. 이를 기준으로 첫째 허리뼈 가시돌기를 확인한다.

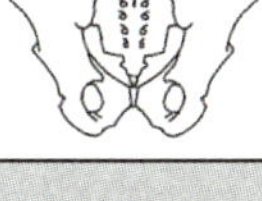

주치(主治)

복부 팽만	소화불량	구토
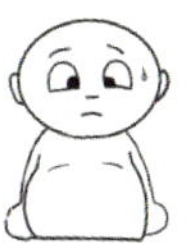	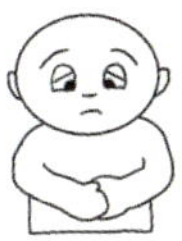	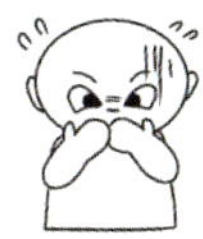

기타: 설사, 부종

해부

근육	피하에 등허리근막 · 척주세움근이 있다.
신경	척수신경 뒤가지, 허리신경 뒤가지가 분포한다.
혈관	피하에 허리동맥이 주행한다.

BL23 신수(腎兪)

신(腎)의 배수혈(背俞穴)

허리부위, 둘째 허리뼈 가시돌기 아래모서리와 같은 높이, 뒤정중선에서 가쪽으로 1.5촌

취혈법

둘째 허리뼈 가시돌기 아래모서리와 같은 높이, 뒤정중선에서 가쪽으로 1.5촌에서 취혈

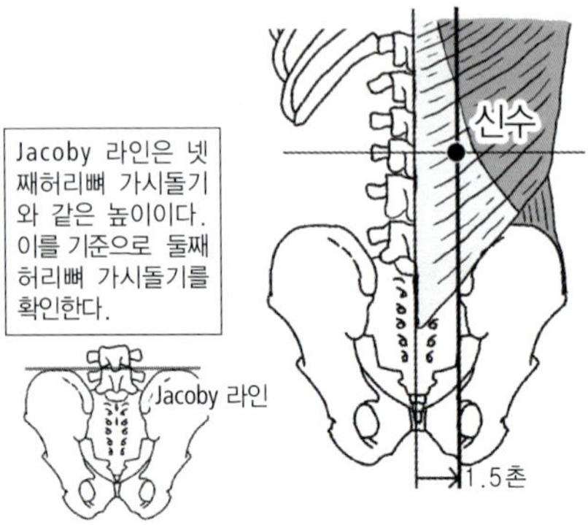

주치(主治)

몽정 · 유뇨	발기부전	월경부조
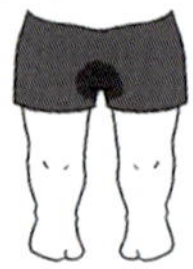	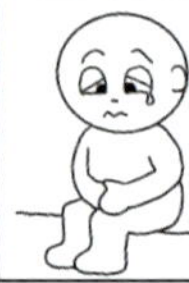	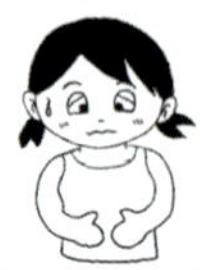

기타: 요통, 난청, 이명, 천식

해부

근육	피하에 등허리근막 · 척주세움근이 있다.
신경	척수신경 뒤가지, 허리신경 뒤가지가 분포한다.
혈관	피하에 허리동맥이 주행한다.

BL24 기해수(氣海兪)

허리부위, 셋째 허리뼈 가시돌기 아래모서리와 같은 높이, 뒤정중선에서 가쪽으로 1.5촌

취혈법

셋째 허리뼈 가시돌기 아래모서리와 같은 높이, 뒤정중선에서 가쪽으로 1.5촌에서 취혈

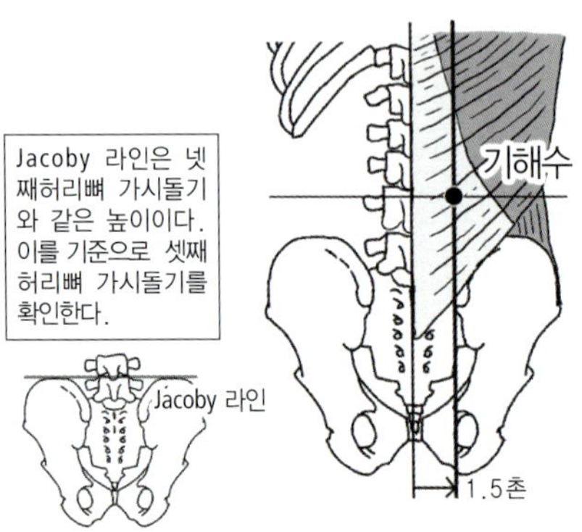

주치(主治)

월경통	요통	천식
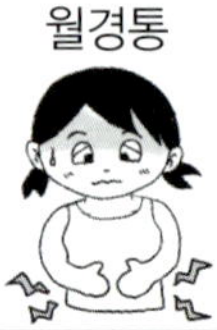	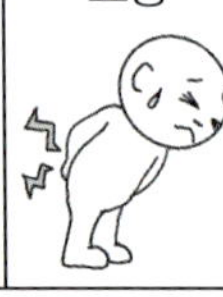	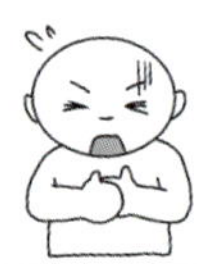

기타: 설사, 소화불량

해부

근육	피하에 등허리근막 · 척주세움근이 있다.
신경	척수신경 뒤가지, 허리신경 뒤가지가 분포한다.
혈관	피하에 허리동맥이 주행한다.

BL25 대장수(大腸兪) 대장(大腸)의 배수혈(背兪穴)

허리부위, 넷째 허리뼈 가시돌기 아래모서리와 같은 높이, 뒤정중선에서 가쪽으로 1.5촌

취혈법

넷째 허리뼈 가시돌기 아래모서리와 같은 높이, 뒤정중선에서 가쪽으로 1.5촌에서 취혈

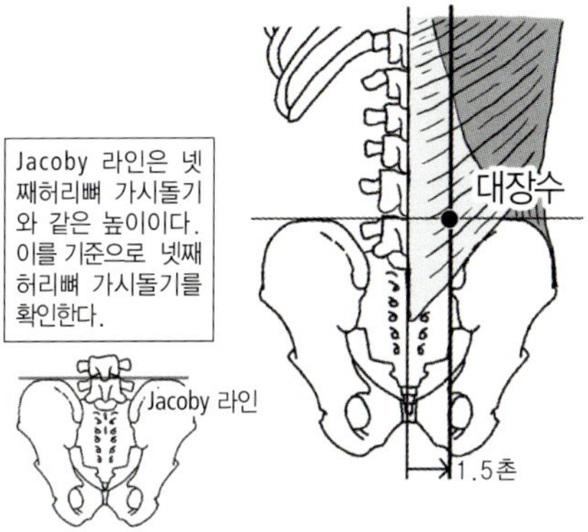

주치(主治)

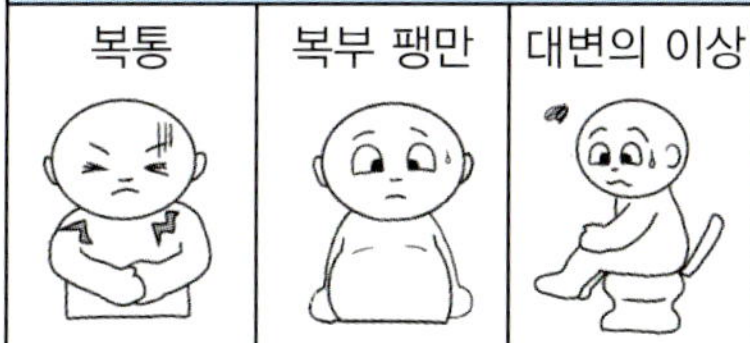

기타: 요통, 좌골신경통

해부

근육	피하에 등허리근막 · 척주세움근이 있다.
신경	척수신경 뒤가지, 허리신경 뒤가지가 분포한다.
혈관	피하에 허리동맥이 주행한다.

COLUMN

기해수(気海兪)의 기해(気海), 관원수(關元兪)의 관원(關元)의 관계

기해수(気海兪; 膀胱經)의 기해(気海; 任脈), 관원수(關元兪; 膀胱經)의 관원(關元; 任脈)은 몸통을 사이에 두고 앞뒤에 존재하고 각각 상대적인 관계가 있다.

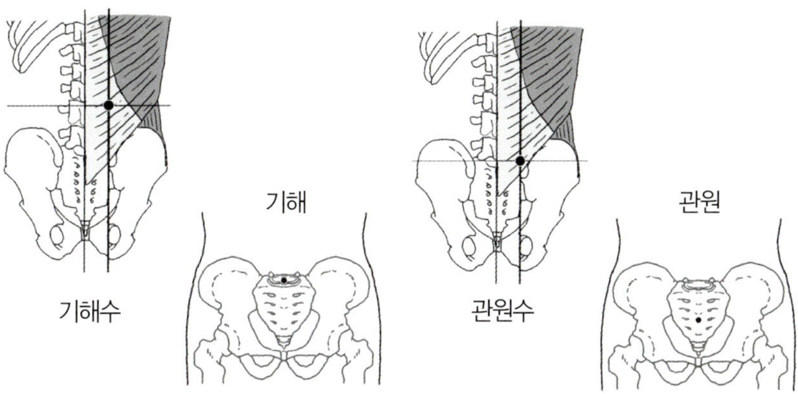

BL26 관원수(關元兪)

허리부위, 다섯째 허리뼈 가시돌기 아래모서리와 같은 높이, 뒤정중선에서 가쪽으로 1.5촌

취혈법

다섯째 허리뼈 가시돌기 아래모서리와 같은 높이, 뒤정중선에서 가쪽으로 1.5촌에서 취혈

Jacoby 라인은 넷째허리뼈 가시돌기와 같은 높이이다. 이를 기준으로 다섯째 허리뼈 가시돌기를 확인한다.

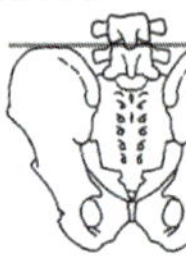

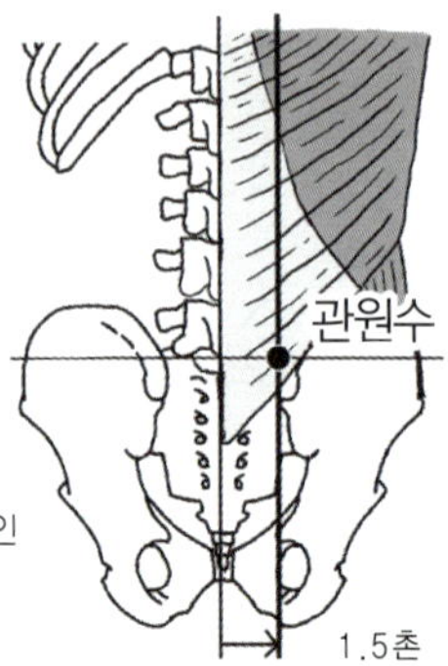

주치(主治)		
대소변불리※	복부 팽만	이질
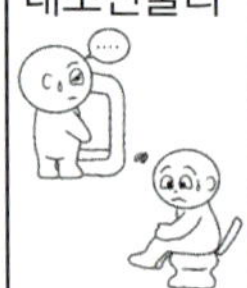	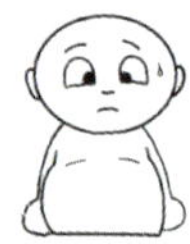	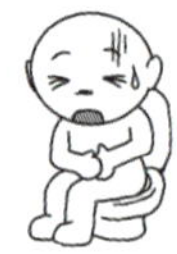

기타: 유뇨, 요통, 당뇨병

해부	
근육	피하에 등허리근막 · 척주세움근이 있다.
신경	척수신경 뒤가지, 허리신경 뒤가지가 분포한다.
혈관	피하에 허리동맥이 주행한다.

BL27 소장수(小腸兪) 소장의 배수혈(背兪穴)

엉치부위, 첫째 뒤엉치뼈구멍과 같은 높이, 정중엉치뼈능선에서 가쪽으로 1.5촌

취혈법 좌우 위뒤엉덩뼈가시를 잇는 라인에서 둘째 엉치뼈구멍을 확인한다.

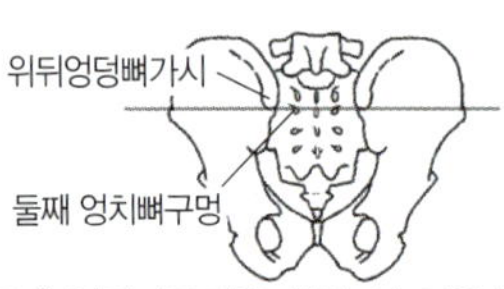

둘째 엉치뼈구멍을 확인 시 처음에 닿는 함몰 부위가 첫째 엉치뼈구멍이다. 소장수(小腸兪)는 첫째 엉치뼈구멍 높이, 정중엉치뼈능선에서 가쪽으로 1.5촌에서 취혈

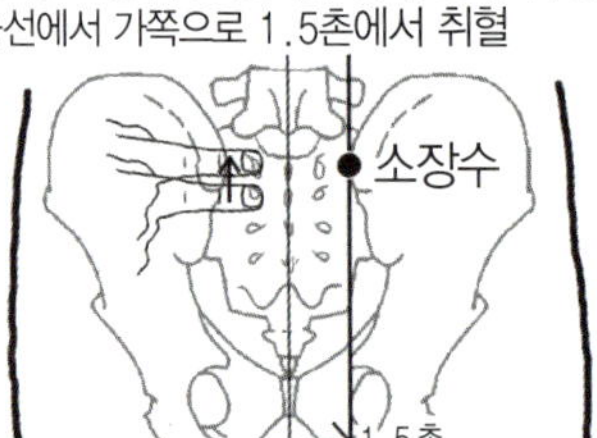

주치(主治)		
몽정 · 유뇨	혈뇨	월경부조
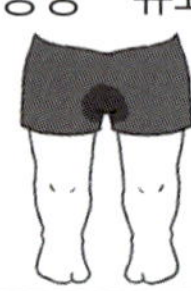	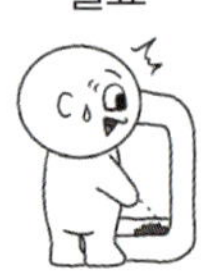	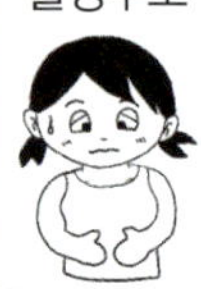

기타: 복통, 요통, 설사

해부	
근육	피하에 등허리근막 · 척주세움근이 있다.
신경	척수신경 뒤가지, 중간볼기피부신경 피부가지가 분포한다.
혈관	피하에 가쪽엉치동맥이 주행한다.

BL28 방광수(膀胱兪) 방광(膀胱)의 배수혈(背兪穴)

엉치부위, 둘째 뒤엉치뼈구멍과 같은 높이, 정중엉치뼈능선에서 가쪽으로 1.5촌

취혈법 좌우 위뒤엉덩뼈가시를 잇는 라인에서 둘째 엉치뼈구멍을 확인한다.

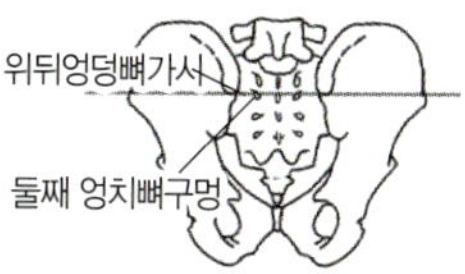

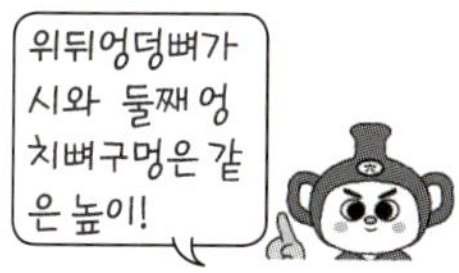

방광수(膀胱兪)는 둘째 엉치뼈구멍 높이, 정중엉치뼈능선에서 가쪽으로 1.5촌에서 취혈

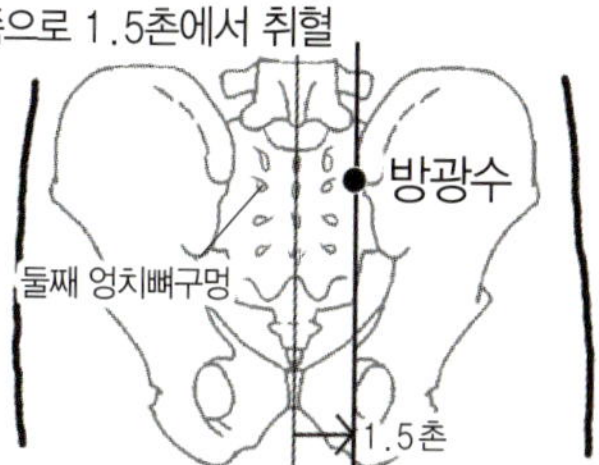

주치(主治)

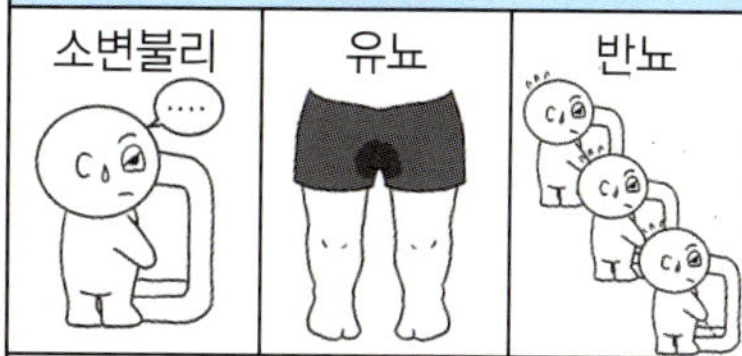

기타: 방광염, 천장관절염

해부

근육	피하에 등허리근막 · 큰볼기근 · 척주세움근이 있다.
신경	아래볼기신경 · 척수신경뒤가지, 중간볼기피부신경이 분포한다.
혈관	가쪽엉치동맥이 주행한다.

BL29 중려수(中膂兪)

엉치부위, 셋째 뒤엉치뼈구멍과 같은 높이, 정중엉치뼈능선에서 가쪽으로 1.5촌

취혈법 좌우 위뒤엉덩뼈가시를 잇는 라인에서 둘째 엉치뼈구멍을 확인한다.

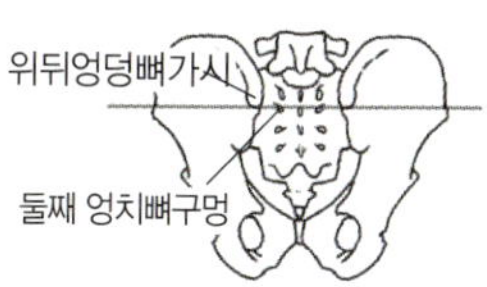

중려수(中膂兪)는 둘째 엉치뼈구멍 높이, 정중엉치뼈능선에서 가쪽으로 1.5촌에서 취혈

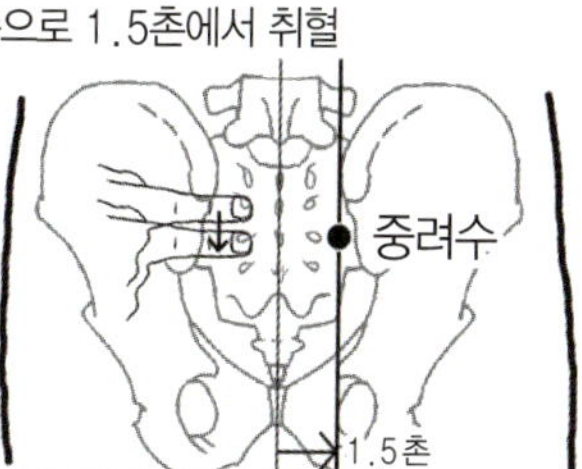

주치(主治)

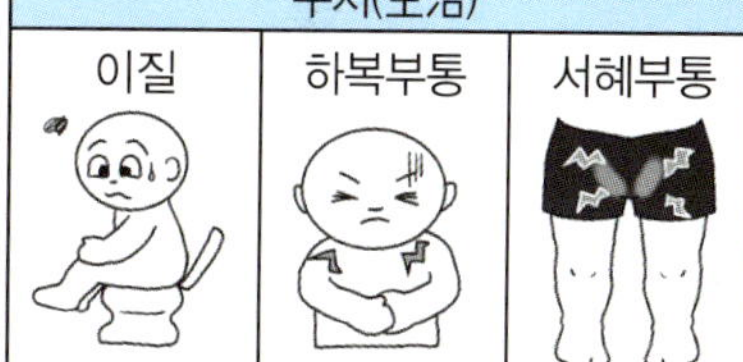

기타: 요통, 좌골신경통

해부

근육	피하에 큰볼기근이 있다.
신경	아래볼기신경 · 척수신경뒤가지, 중간볼기피부신경이 분포한다.
혈관	피하에 가쪽엉치동맥이 주행한다.

※감염성 질환인 이질

BL30 백환수(白環兪)

엉치부위, 넷째 뒤엉치뼈구멍과 같은 높이, 정중엉치뼈능선에서 가쪽으로 1.5촌

취혈법 좌우 위뒤엉덩뼈가시를 잇는 라인에서 둘째 엉치뼈구멍을 확인한다.

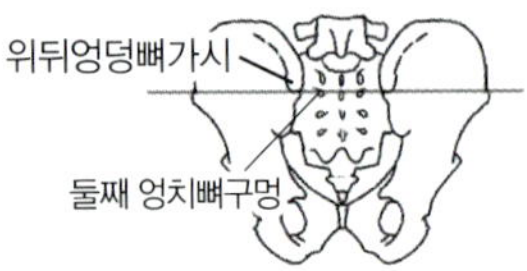

백환수(白環兪)는 넷째 엉치뼈구멍 높이, 정중엉치뼈능선에서 가쪽으로 1.5촌

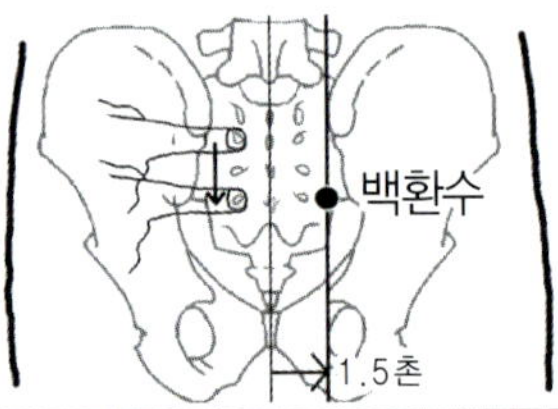

주치(主治)

몽정 · 유뇨	치질	월경부조
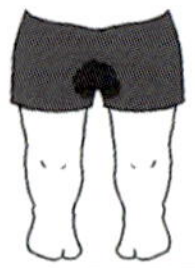	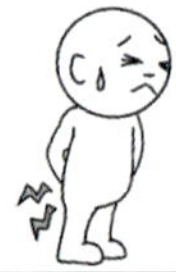	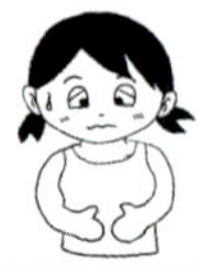

기타: 하복부통, 허리 통증

해부

근육	피하에 큰볼기근이 있다.
신경	아래볼기신경, 중간볼기피부신경이 분포한다.
혈관	피하에 가쪽엉치동맥이 주행한다.

BL31 상료(上髎)

족태양방광경 · 족소양담경과의 교회혈(交會穴)

엉치부위, 첫째 뒤엉치뼈구멍

취혈법 좌우 위뒤엉덩뼈가시를 잇는 라인에서 둘째 엉치뼈구멍을 확인한다.

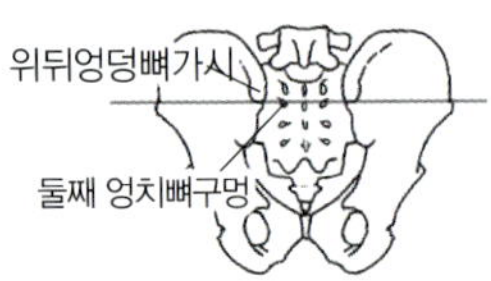

둘째 엉치뼈구멍을 확인 시 처음에 닿는 함몰 부위가 첫째 엉치뼈구멍이다. 상료(上髎)는 첫째 엉치뼈구멍에서 취혈

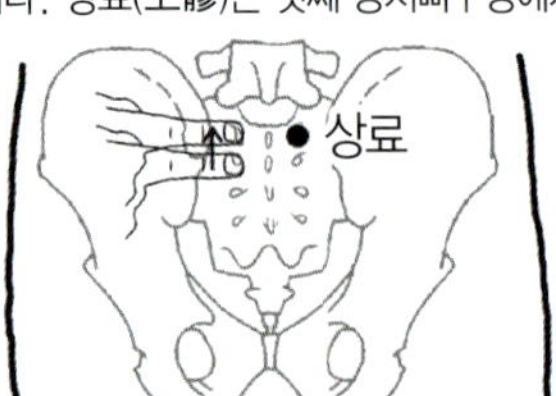

주치(主治)

월경부조	발기부전	치질
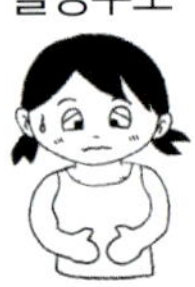	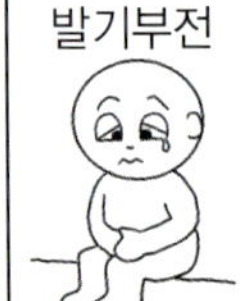	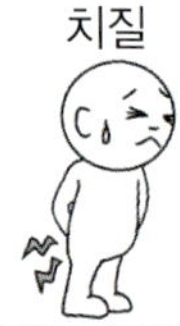

기타: 좌골신경통, 자궁탈출

해부

근육	피하에 등허리근막 · 척주세움근이 있다.
신경	아래볼기신경, 중간볼기피부신경이 분포한다.
혈관	피하에 가쪽엉치동맥이 주행한다.

BL32 차료(次髎)

엉치부위, 둘째 뒤엉치뼈구멍

취혈법 좌우 위뒤엉덩뼈가시를 잇는 라인에서 둘째 엉치뼈구멍을 확인한다.

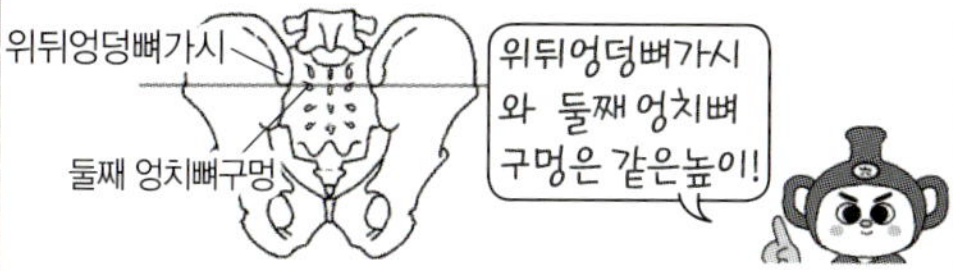

위뒤엉덩뼈가시
둘째 엉치뼈구멍
위뒤엉덩뼈가시와 둘째 엉치뼈구멍은 같은높이!

차료(次髎)는 첫째 엉치뼈구멍에서 취혈

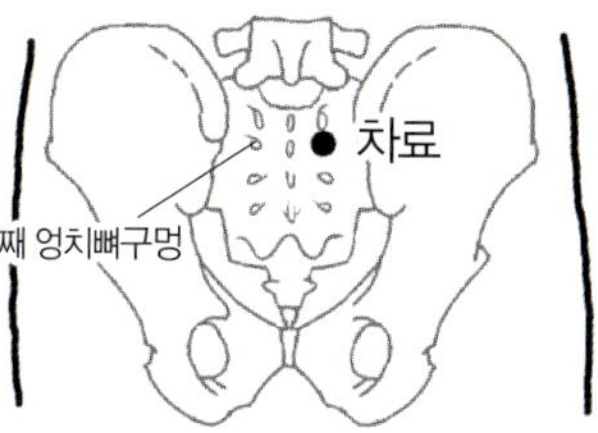

주치(主治)		
월경부조	월경통	치질
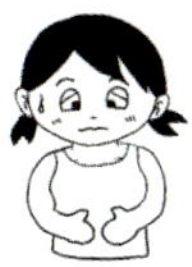	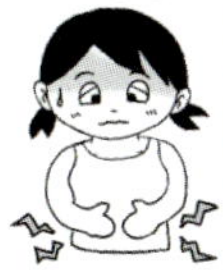	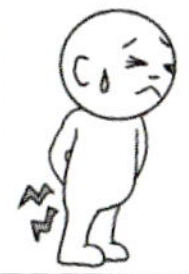

기타: 요통, 좌골신경통

해부	
근육	피하에 등허리근막 · 척주세움근이 있다.
신경	아래볼기신경, 중간볼기피부신경이 분포한다.
혈관	피하에 가쪽엉치동맥이 주행한다.

BL33 중료(中髎)

족태양방광경 · 족궐음간경 · 족소양담경의 교회혈(交會穴)

엉치부위, 셋째 뒤엉치뼈구멍

취혈법 좌우 위뒤엉덩뼈가시를 잇는 라인에서 둘째 엉치뼈구멍을 확인한다.

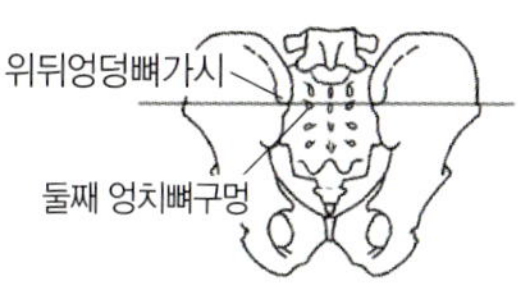

둘째 엉치뼈구멍을 확인 시 처음에 닿는 함몰 부위가 첫째 엉치뼈구멍이다. 중료(中髎)는 셋째 엉치뼈구멍에서 취혈

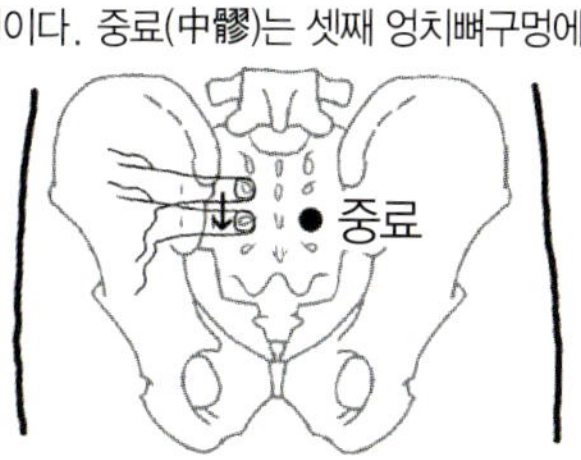

주치(主治)		
월경부조	소변불리	치질
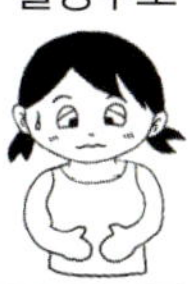	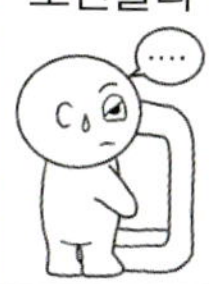	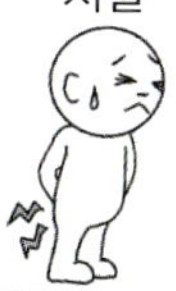

기타: 변비, 요통

해부	
근육	피하에 등허리근막 · 척주세움근이 있다.
신경	아래볼기신경, 중간볼기피부신경이 분포한다.
혈관	피하에 가쪽엉치동맥이 주행한다.

BL34 하료(下髎)

족태양방광경 · 족궐음간경 · 족소양담경과의 교회혈(交會穴)

엉치부위, 넷째 뒤엉치뼈구멍

취혈법 좌우 위뒤엉덩뼈가시를 잇는 라인에서 넷째 엉치뼈구멍을 확인한다.

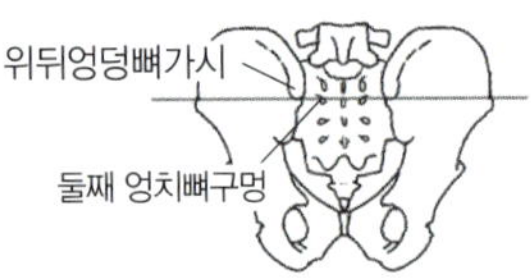

둘째 엉치뼈구멍을 확인 시 처음에 닿는 함몰 부위가 첫째 엉치뼈구멍이다. 하료(下髎)는 넷째 엉치뼈구멍에서 취혈

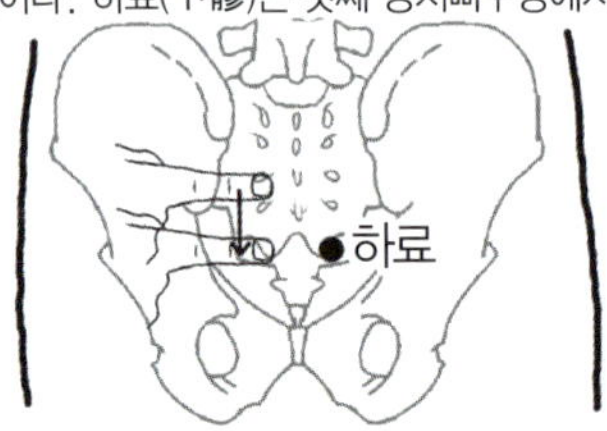

주치(主治)

대변의 이상	소변불리	치질
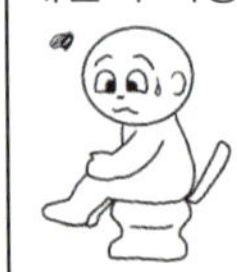	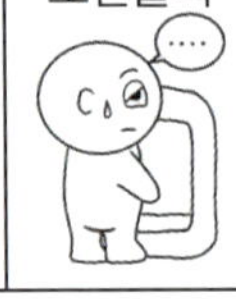	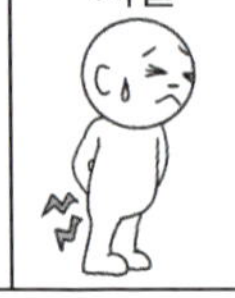

기타: 음부소양, 요통

해부

근육	피하에 등허리근막 · 척주세움근이 있다.
신경	척수신경 뒤가지, 중간볼기피부신경 피부가지가 분포한다.
혈관	피하에 가쪽엉치동맥이 주행한다.

BL35 회양(會陽)

엉덩이부위, 꼬리뼈 끝에서 가쪽으로 0.5촌

취혈법 꼬리뼈 끝을 확인한다.

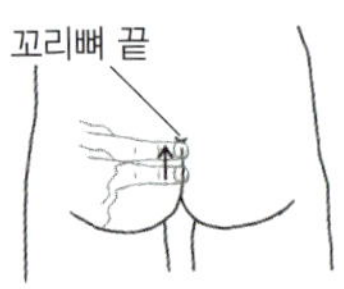

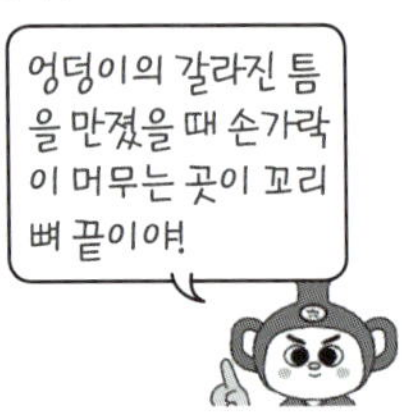

회양(會陽)은 꼬리뼈 끝에서 가쪽으로 0.5촌에서 취혈

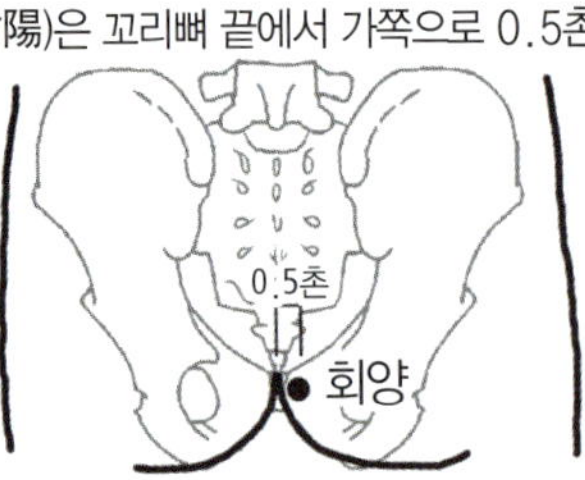

주치(主治)

치질	이질	발기부전
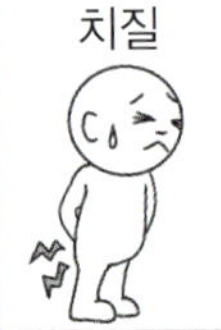	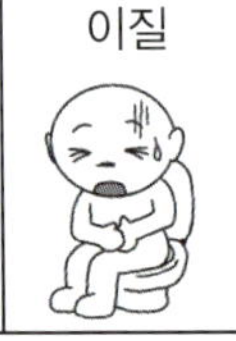	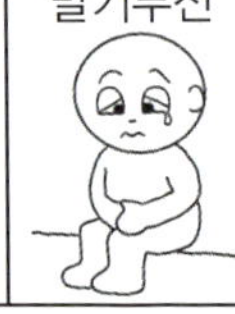

기타: 혈변, 요통

해부

근육	피하에 큰볼기근이 있다.
신경	아래볼기신경, 음부신경 피부가지가 분포한다.
혈관	피하에 가쪽엉치동맥이 주행한다.

BL36 승부(承扶)

엉덩이부위, 엉덩이주름의 중점

취혈법 엉덩주름과 엉덩이 뒤쪽 넓적다리의 중심에서 취혈한다.

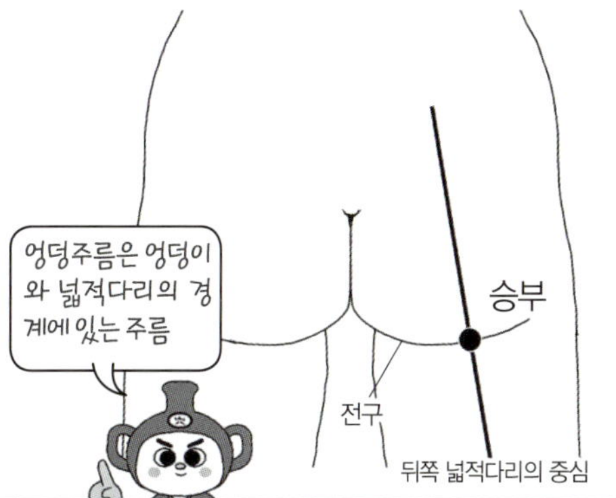

주치(主治)

좌골신경통

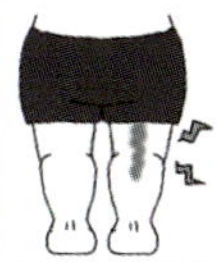

치질

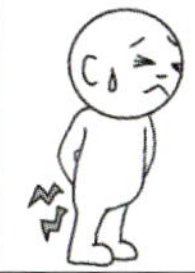

변비

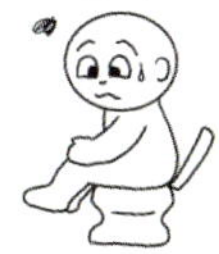

기타: 요통, 하지 마비

해부

근육	피하에 큰볼기근 · 넙다리두갈래근 긴갈래가 있다.
신경	아래볼기신경 · 정강뼈신경, 뒤넙다리피부신경이 분포한다.
혈관	피하에 아래볼기동맥이 주행한다.

BL37 은문(殷門)

넓적다리 뒤쪽면, 넙다리두갈래근과 반힘줄근의 사이, 엉덩이주름에서 아래쪽으로 6촌

취혈법

승부(承扶)와 위중(委中)을 연결하는 선의 중점에서 위쪽으로 1촌 지점에서 취혈

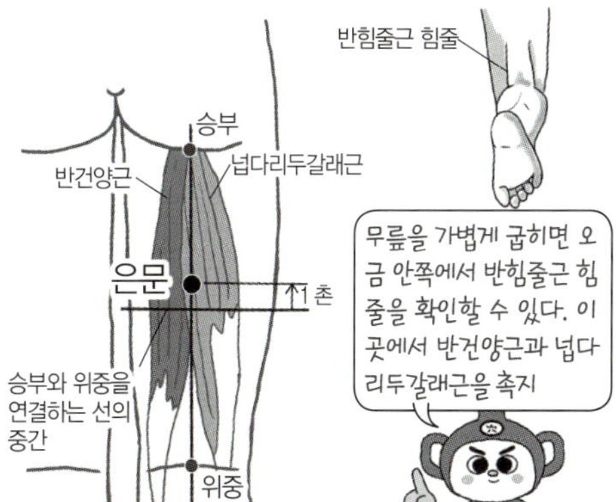

주치(主治)

좌골신경통

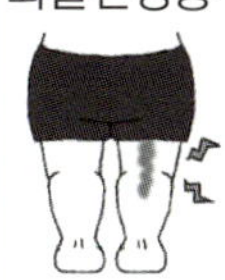

요통

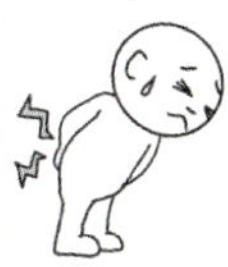

대퇴부통

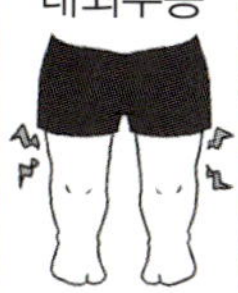

기타: 하지마비

해부

근육	피하에 반건양근 · 넙다리두갈래근 긴갈래가 있다.
신경	정강뼈신경의 근육가지, 뒤넙다리피부신경의 피부가지가 분포한다.
혈관	피하에 관통동맥이 주행한다.

BL38 부극(浮郄)

무릎 뒤쪽면, 넙다리두갈래근힘줄 안쪽모서리 바로 안쪽, 오금주름에서 위쪽으로 1촌

취혈법

넙다리두갈래근힘줄의 안쪽, 오금주름에서 위로 1촌

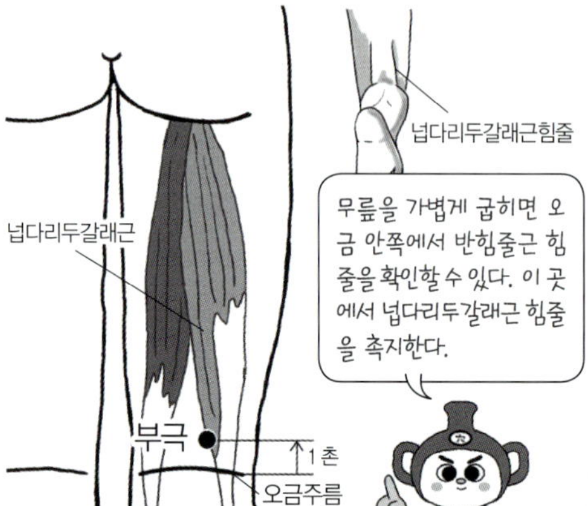

주치(主治)		
불면	둔부 저림	변비
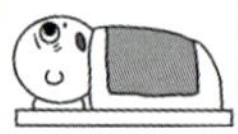	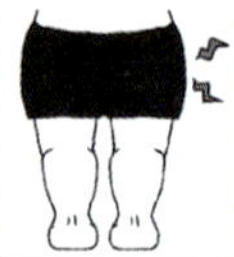	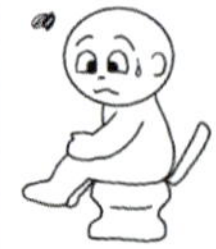
기타: 슬관절통		

해부	
근육	피하에 넙다리두갈래근 긴갈래 · 넙다리두갈래근 단두가 있다.
신경	정강뼈신경 · 온종아리신경, 뒤넙다리피부신경이 분포한다.
혈관	피하에 관통동맥이 주행한다.

BL39 위양(委陽) 육부하합혈(六腑下合穴, 삼초)

무릎 뒤가쪽면, 오금주름에서 넙다리두갈래근힘줄의 바로 안쪽

취혈법

넙다리두갈래근힘줄의 안쪽, 오금주름 위

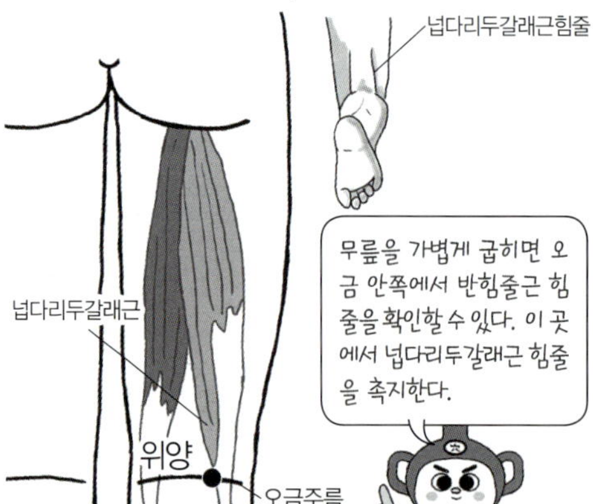

주치(主治)		
소변불리	비복근 경련	요통
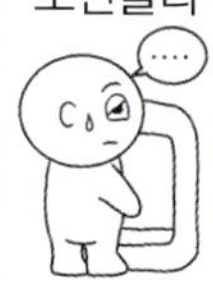	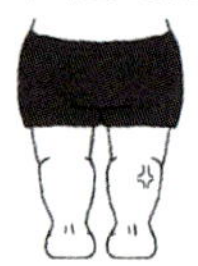	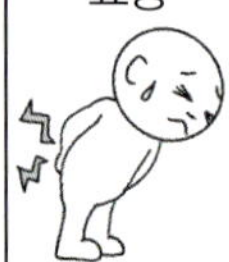
기타: 슬관절통		

해부	
근육	피하에 넙다리두갈래근 · 장딴지근이 있다.
신경	정강뼈신경 · 온종아리신경, 뒤넙다리피부신경이 분포한다.
혈관	피하에 위가쪽무릎동맥이 주행한다.

BL40 위중(委中)

합토혈(合土穴), 사총혈(四總穴), 육부하합혈(六腑下合穴), 사만혈(四彎穴)

무릎 뒤쪽면, 오금주름의 가운데

취혈법

오금주름의 중점, 오금동맥박이 뛰는 곳에서 취혈

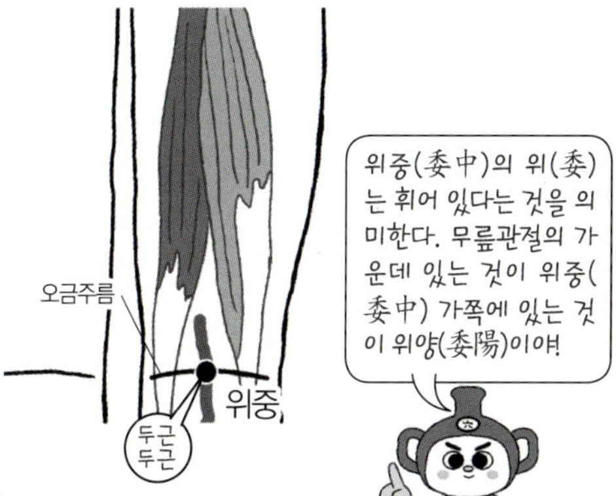

오금주름
위중
두근
두근
위중(委中)의 위(委)는 휘어 있다는 것을 의미한다. 무릎관절의 가운데 있는 것이 위중(委中) 가쪽에 있는 것이 위양(委陽)이야!

주치(主治)

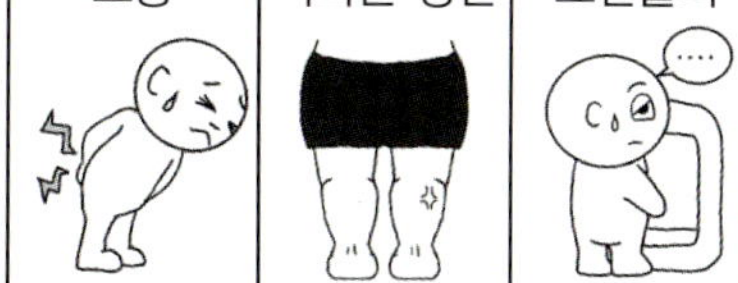

기타: 좌골신경통, 슬관절통

해부

근육	
신경	뒤넙다리피부신경의 피부가지가 분포한다.
혈관	피하에 오금동맥이 주행한다.

COLUMN

부분(附分)과 합양(合陽)의 유래는?

족태양방광경은 목 부위에서 본경과 지맥으로 나뉜다. 지맥으로 나뉘는 곳의 경혈을 부분(附分), 본경과 합류하는 곳에 있는 경혈을 합양(合陽)이라 칭한다.

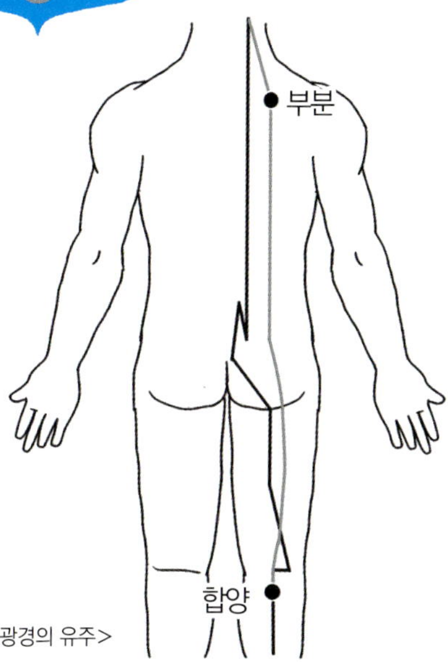

<방광경의 유주>

BL41 부분(附分)

수태양소장경 · 족태양방광경과의 교회혈(交會穴)

위쪽 등부위, 둘째 등뼈가시돌기 아래모서리와 같은 높이, 뒤정중선에서 가쪽으로 3촌

취혈법

둘째등뼈가시돌기 아래모서리와 같은 높이(풍문(風門)), 뒤정중선에서 가쪽으로 3촌에서 취혈.

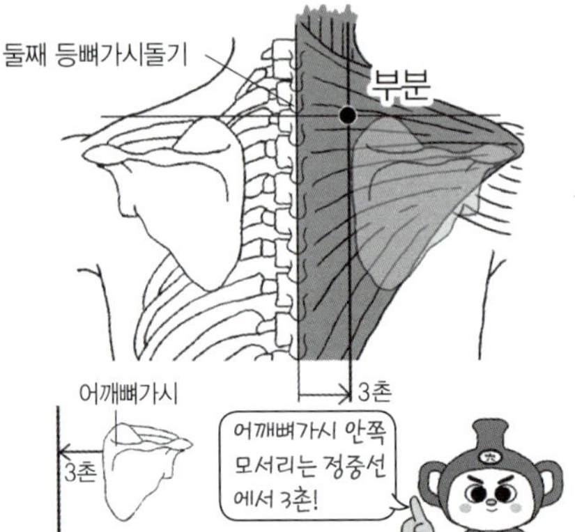

주치(主治)		
목 · 등 통증	상지 저림	감기
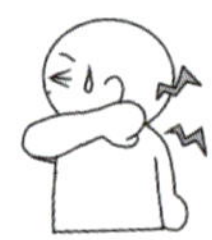	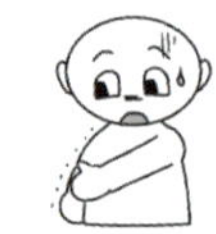	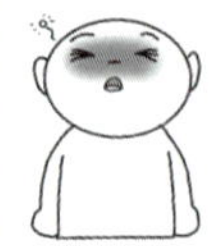
기타: 목부위 통증		

해부	
근육	피하에 등세모근 · 능형근 · 엉덩갈비근(힘줄)이 있다.
신경	부신경 · 목신경얼기 · 등쪽어깨신경 · 척수신경 뒤가지, 가슴신경뒤가지가 분포한다.
혈관	피하에 가로목동맥이 주행한다.

BL42 백호(魄戶)

위쪽 등부위, 셋째 등뼈가시돌기 아래모서리와 같은 높이, 뒤정중선에서 가쪽으로 3촌

취혈법

셋째 등뼈가시돌기 아래모서리와 같은 높이, 폐수(肺兪)와 같은 높이에서 취혈.

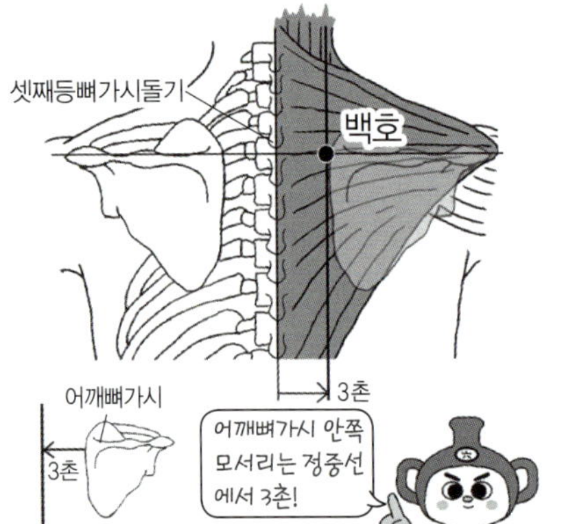

주치(主治)		
기침	천식	목 · 등 통증
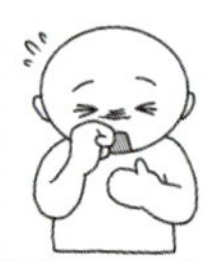	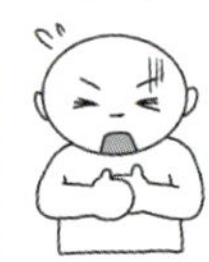	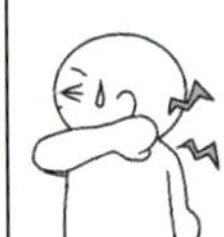
기타: 어깨결림, 객혈		

해부	
근육	피하에 등세모근 · 능형근 · 엉덩갈비근(힘줄)이 있다.
신경	부신경 · 목신경얼기 · 등쪽어깨신경 · 척수신경 뒤가지, 가슴신경뒤가지가 분포한다.
혈관	피하에 가로목동맥이 주행한다.

BL43 고황(膏肓)

위쪽 등부위, 넷째 등뼈가시돌기 아래모서리와 같은 높이, 뒤정중선에서 가쪽으로 3촌

취혈법

넷째 등뼈가시돌기 아래모서리와 같은 높이, 궐음수(厥陰兪)와 같은 높이에서 취혈.

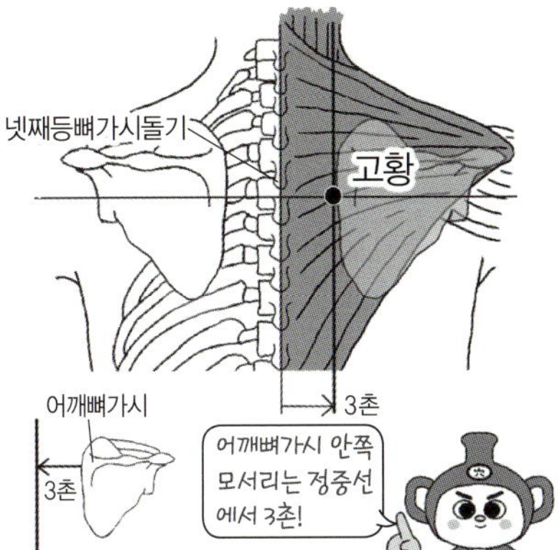

주치(主治)		
기침	천식	식은땀

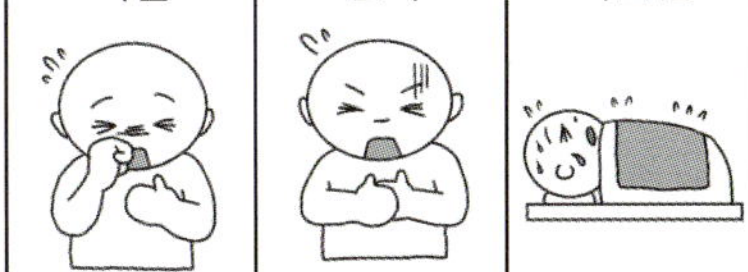

기타: 폐결핵, 몽정, 어깨결림, 건망

해부	
근육	피하에 등세모근 · 능형근 · 엉덩갈비근(힘줄)이 있다.
신경	부신경 · 목신경얼기 · 등쪽어깨신경 · 척수신경 뒤가지, 가슴신경뒤가지가 분포한다.
혈관	피하에 가로목동맥이 주행한다.

COLUMN

고황(膏肓)의 치료 효과의 과학적 근거는?

예부터 "膏肓"은 각종 질환의 치료혈로서 이용되어 왔다. 동양 의학적으로는 "膏肓"에 뜸 치료를 하면 환자의 양기를 왕성하게 하여 병을 고친다고 알려 졌다. "膏肓"에 뜸을 뜨면 면역 세포와 부신 피질의 기능을 높이는 것이 과학적 실험에 의해서도 증명되었다.

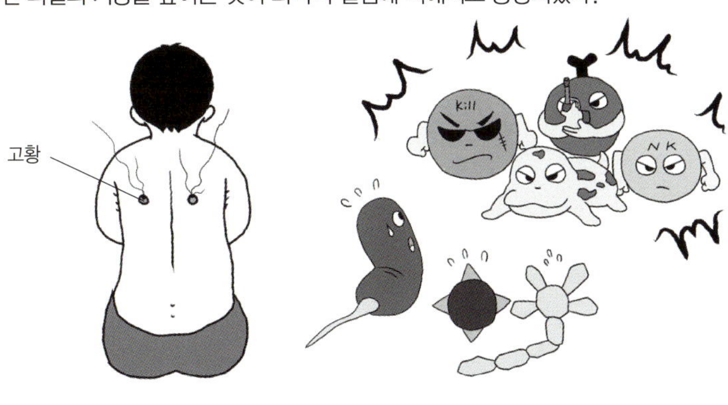

BL44 신당(神堂)

위쪽 등부위, 다섯째 등뼈가시돌기 아래모서리와 같은 높이, 뒤정중선에서 가쪽으로 3촌

취혈법

다섯째 등뼈가시돌기 아래모서리와 같은 높이, 심수(心兪)와 같은 높이에서 취혈.

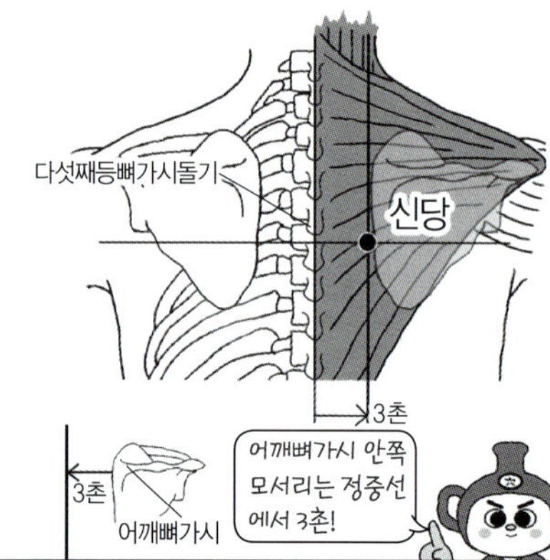

주치(主治)		
기침	천식	등의 통증
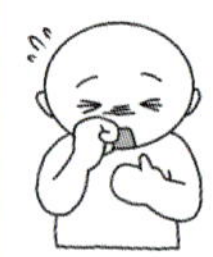	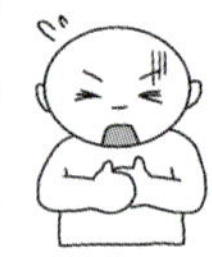	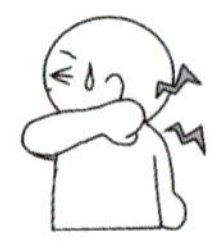
기타: 심장통증		

해부	
근육	피하에 등세모근 · 마름근 · 엉덩갈비근(힘줄)이 있다.
신경	부신경 · 목신경얼기 · 등쪽어깨신경 · 척수신경 뒤가지, 가슴신경뒤가지가 분포한다.
혈관	피하에 가로목동맥이 주행한다.

BL45 의회(譩譆)

위쪽 등부위, 여섯째 등뼈가시돌기 아래모서리와 같은 높이, 뒤정중선에서 가쪽으로 3촌

취혈법

여섯째 등뼈가시돌기 아래모서리와 같은 높이, 독수(督兪)와 같은 높이에서 취혈.

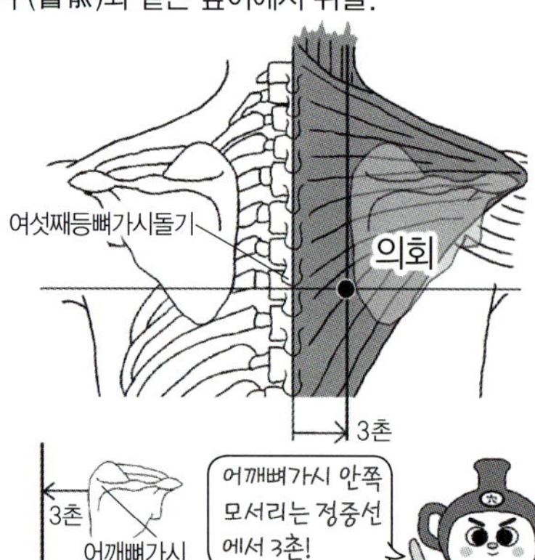

주치(主治)		
기침	천식	등의 통증
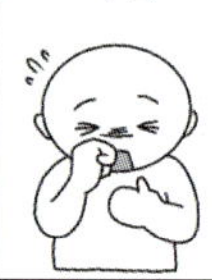	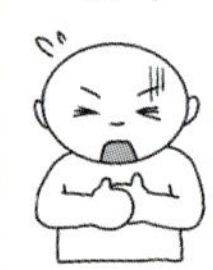	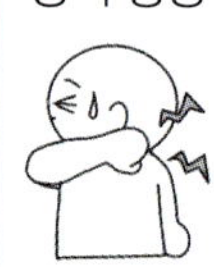
기타: 현기증, 늑간신경통		

해부	
근육	피하에 마름근 · 엉덩갈비근(힘줄)이 있다.
신경	등쪽어깨신경 · 척수신경뒤가지, 가슴신경뒤가지가 분포한다.
혈관	피하에 가로목동맥이 주행한다.

BL46 격관(膈關)

위쪽 등부위, 일곱째 등뼈가시돌기 아래모서리와 같은 높이, 뒤정중선에서 가쪽으로 3촌

취혈법

일곱째 등뼈가시돌기 아래모서리와 같은 높이,
격수(膈俞)와 같은 높이에서 취혈.

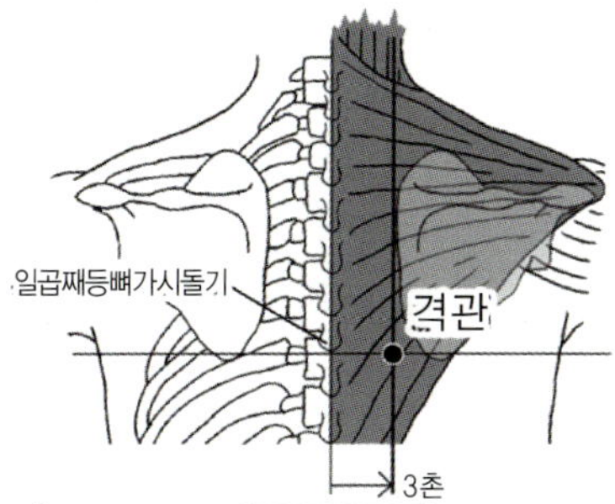

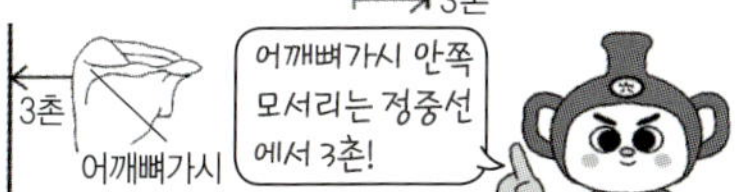

주치(主治)		
등의 통증	딸꾹질	흉협부통
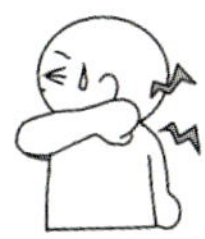	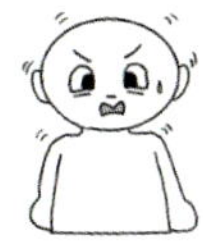	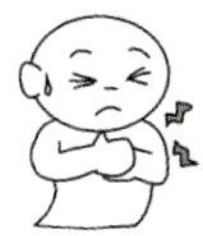

기타: 늑간신경통

해부	
근육	피하에 넓은등근 · 엉덩갈비근(힘줄)이 있다.
신경	가슴등신경 근육가지 · 척수신경, 가슴신경뒤가지가 분포한다.
혈관	피하에 갈비사이동맥이 주행한다.

BL47 혼문(魂門)

위쪽 등부위, 아홉째 등뼈가시돌기 아래모서리와 같은 높이, 뒤정중선에서 가쪽으로 3촌

취혈법

아홉째 등뼈가시돌기 아래모서리와 같은 높이,
간수(肝俞)와 같은 높이에서 취혈.

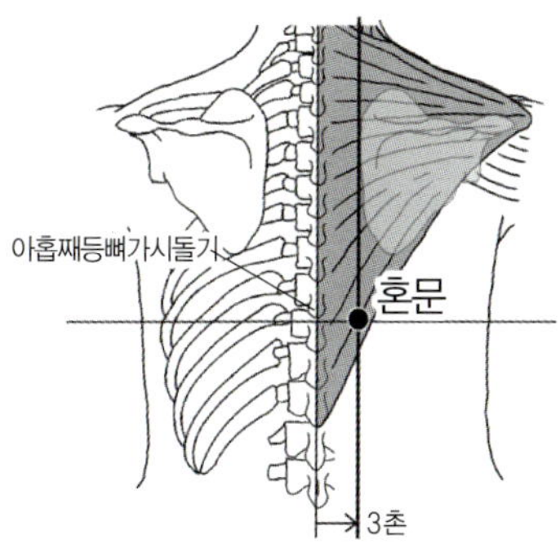

주치(主治)		
구토	이질	등의 통증
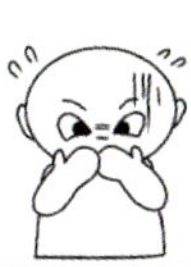	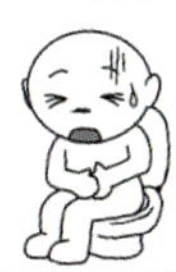	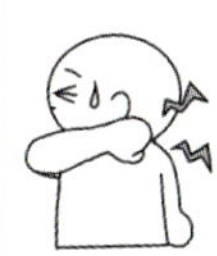

기타: 흉협고만, 늑간신경통

해부	
근육	피하에 넓은등근 · 엉덩갈비근(힘줄)이 있다.
신경	가슴등신경 근육가지 · 척수신경, 가슴신경뒤가지가 분포한다.
혈관	피하에 갈비사이동맥이 주행한다.

BL48 양강(陽綱)

위쪽 등부위, 열째 등뼈가시돌기 아래모서리와 같은 높이, 뒤정중선에서 가쪽으로 3촌

취혈법

열째 등뼈가시돌기 아래모서리와 같은 높이, 담수(膽兪)와 같은 높이에서 취혈.

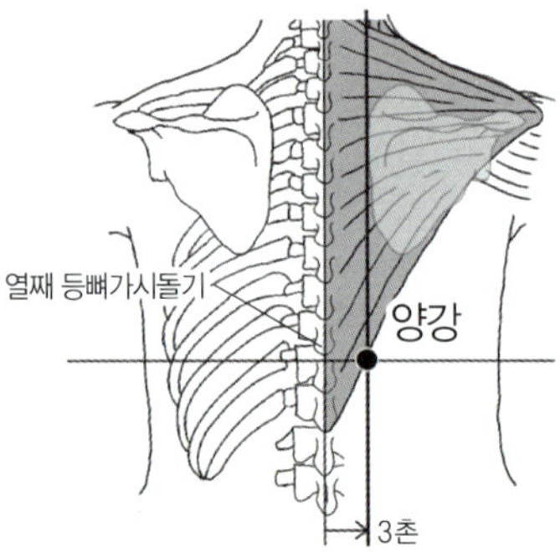

주치(主治)		
요통	이질	황달
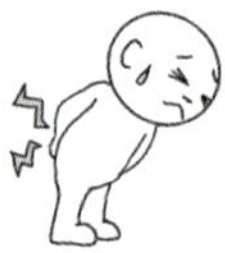	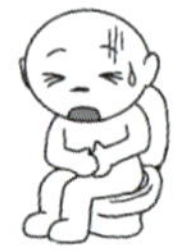	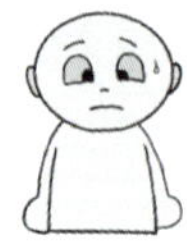
기타: 늑간신경통		

해부	
근육	피하에 넓은등근 · 엉덩갈비근(힘줄)이 있다.
신경	가슴등신경 근육가지 · 척수신경, 가슴신경뒤가지가 분포한다.
혈관	피하에 갈비사이동맥이 주행한다.

BL49 의사(意舍)

등부위, 열한째 등뼈가시돌기 아래모서리와 같은 높이, 뒤정중선에서 가쪽으로 3촌

취혈법

열한째 등뼈가시돌기 아래모서리와 같은 높이, 비수(脾兪)와 같은 높이에서 취혈.

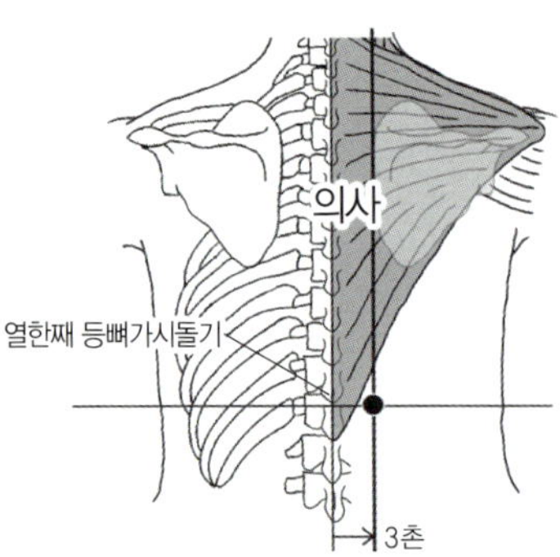

주치(主治)		
복부 팽만	이질	구토
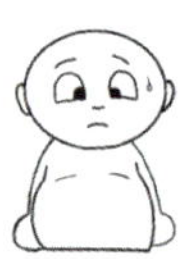	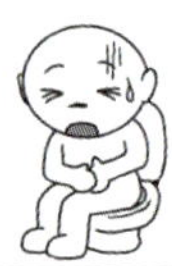	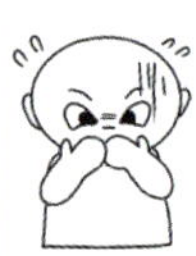
기타: 위통, 연하곤란		

해부	
근육	피하에 넓은등근 · 엉덩갈비근(힘줄)이 있다.
신경	가슴등신경 근육가지 · 척수신경, 가슴신경뒤가지가 분포한다.
혈관	피하에 갈비사이동맥이 주행한다.

BL50 위창(胃倉)

등부위, 열두째 등뼈가시돌기아래모서리와 같은 높이, 뒤정중선에서 가쪽으로 3촌

취혈법

열두째 등뼈가시돌기 아래모서리와 같은 높이,
위수(胃兪)와 같은 높이에서 취혈.

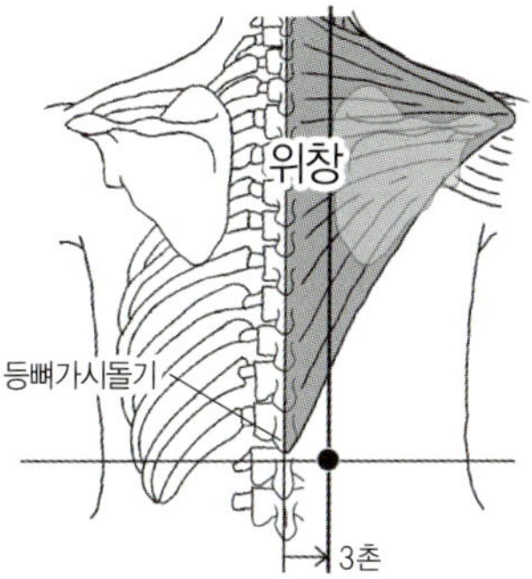

주치(主治)		
복부 팽만	위통	식욕부진

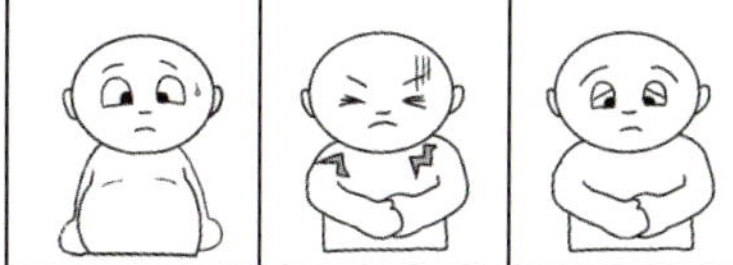

기타: 등의 통증, 소아의 소화불량

해부	
근육	피하에 넓은등근 · 엉덩갈비근(힘줄)이 있다.
신경	가슴등신경 근육가지 · 척수신경, 가슴신경뒤가지가 분포한다.
혈관	피하에 갈비사이동맥이 주행한다.

BL51 황문(肓門)

허리부위, 첫째 허리뼈 가시돌기 아래모서리와 같은 높이, 뒤정중선에서 가쪽으로 3촌

취혈법

첫째 허리뼈 가시돌기 아래모서리와 같은 높이,
삼초수(三焦兪)와 같은 높이에서 취혈.

좌우 장골능을 이은선을 Jacoby선이라한다. Jacoby선은 넷째 허리뼈 가시돌기의 높이에 해당한다. 그곳을 기점으로 첫째 허리뼈 가시돌기를 찾는다.

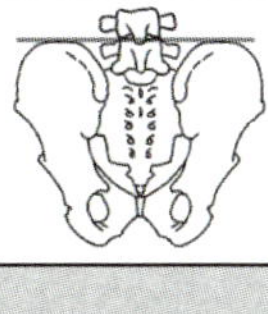

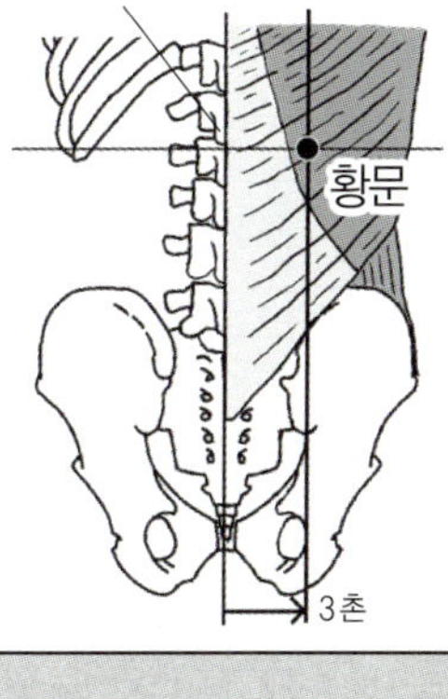

주치(主治)		
복통	변비	위통

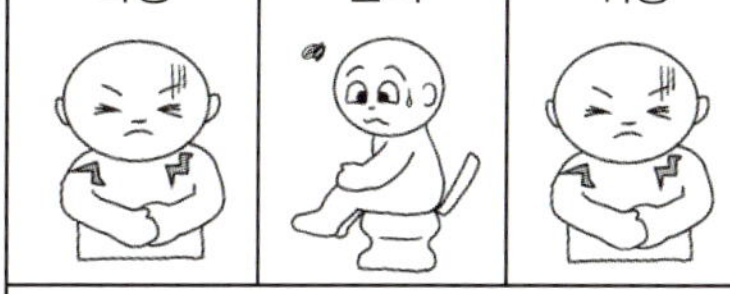

기타: 비괴(痞塊)

해부	
근육	피하에 넓은등근 · 척주세움근이 있다.
신경	가슴등신경 근육가지 · 척수신경, 가슴신경뒤가지가 분포한다.
혈관	피하에 허리동맥이 주행한다.

BL52 지실(志室)

허리부위, 둘째 허리뼈 가시돌기 아래모서리와 같은 높이, 뒤정중선에서 가쪽으로 3촌

취혈법

둘째 허리뼈 가시돌기 아래모서리와 같은 높이, 신수(腎兪)와 같은 높이에서 취혈.

좌우 장골능을 이은 선을 Jacoby선 이라 한다. Jacoby선은 넷째 허리뼈 가시돌기의 높이에 해당한다. 그곳을 기점으로 둘째 허리뼈 가시돌기를 찾는다.

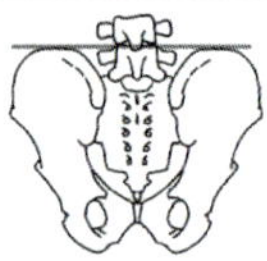

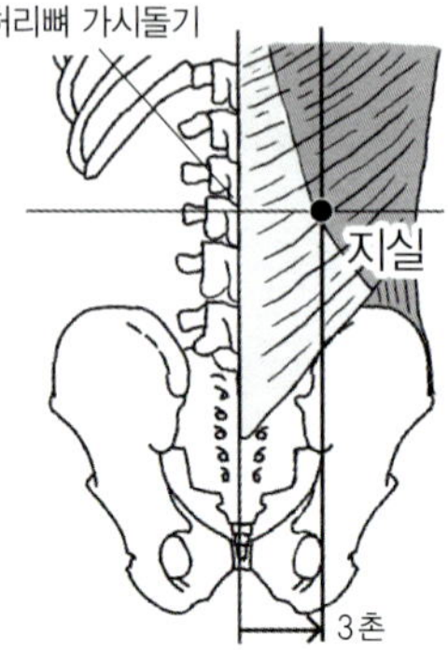

주치(主治)

유정	발기부전	월경불순
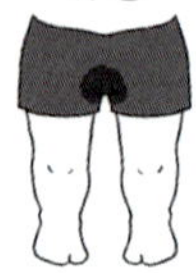	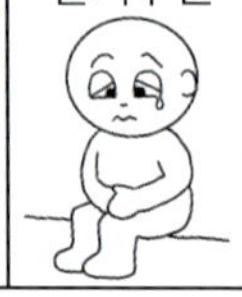	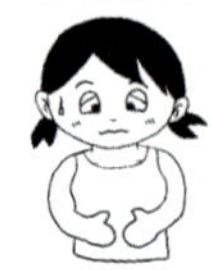

기타: 건망, 요통

해부

근육	피하에 넓은등근 · 척주세움근이 있다.
신경	가슴등신경 근육가지 · 척수신경, 가슴신경뒤가지가 분포한다.
혈관	피하에 허리동맥배지를 주행한다.

BL53 포황(胞肓)

엉덩이부위, 둘째 뒤엉치뼈구멍과 같은 높이, 정중엉치뼈능선에서 가쪽으로 3촌

취혈법 좌우 위뒤엉덩뼈가시를 잇는 선에서 둘째 뒤엉치뼈구멍을 확인한다.

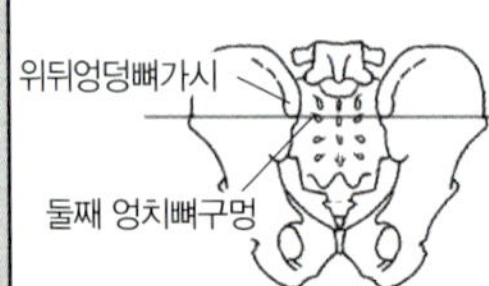

위뒤엉덩뼈가시는 둘째 뒤엉치뼈구멍과 같은 높이!

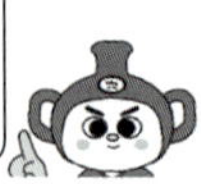

포황(胞肓)은 둘째엉치뼈구멍과 같은 높이, 정중엉치뼈능선에서 가쪽으로 3촌 에서 취혈.

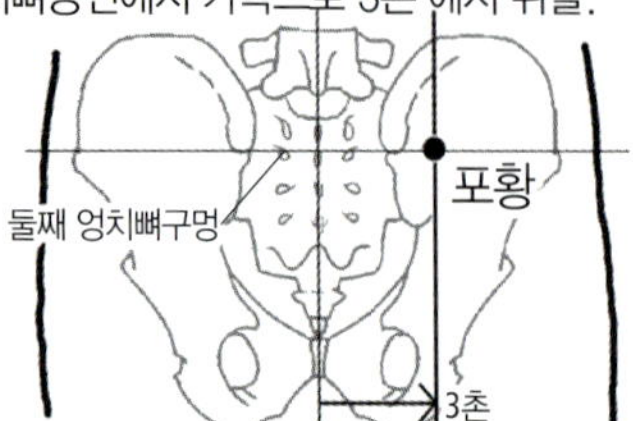

주치(主治)

복부 팽만	배뇨곤란	월경불순
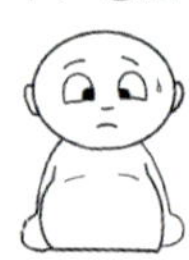	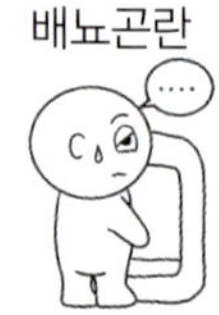	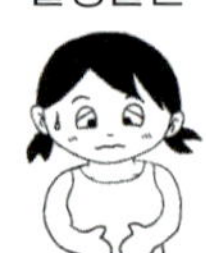

기타: 불임, 요통, 좌골신경통

해부

근육	피하에 큰볼기근 · 중간볼기근이 있다.
신경	아래볼기신경 근육가지 · 위볼기신경, 중간볼기피부신경 피부가지 · 위볼기피부신경이 분포한다.
혈관	피하에 위볼기동맥 · 아래볼기동맥이 주행한다.

BL54 질변(秩邊)

엉덩이부위, 넷째 뒤엉치뼈구멍과 같은 높이, 뒤정중선에서 가쪽으로 3촌

취혈법 좌우 위뒤엉덩뼈가시를 잇는 선에서 둘째 뒤엉치뼈구멍을 확인한다.

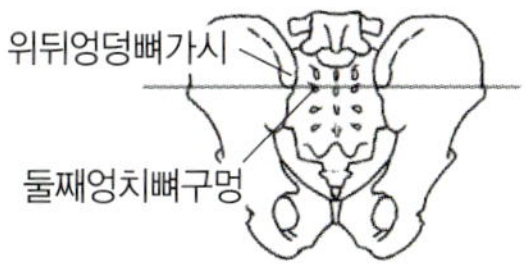

질변(秩邊)은 넷째 엉치뼈구멍과 같은 높이, 정중엉치뼈능선에서 가쪽으로 3촌 에서 취혈.

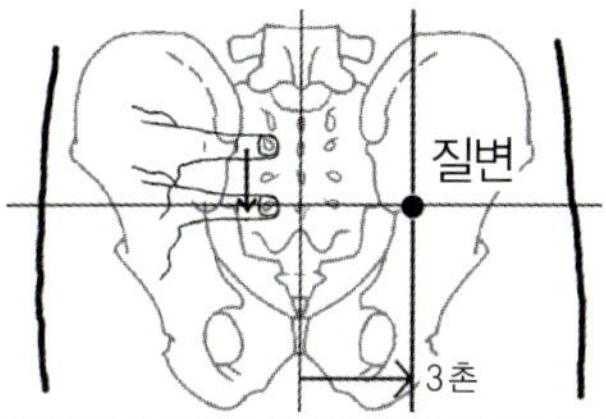

주치(主治)

치질	소변불리	변비

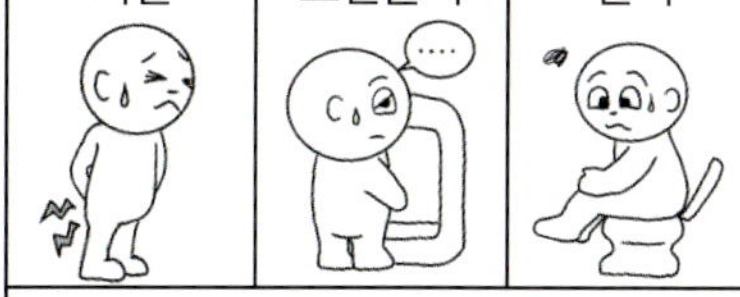

기타: 요통, 좌골신경통, 고관절통

해부

근육	피하에 큰볼기근 · 중간볼기근이 있다.
신경	아래볼기신경 근육가지 · 위볼기신경, 중간볼기피부신경 피부가지 · 위볼기피부신경이 분포한다.
혈관	피하에 위볼기동맥 · 아래볼기동맥이 주행한다.

BL55 합양(合陽)

종아리 뒤쪽면, 장딴지근 가쪽갈래와 안쪽갈래의 사이, 오금주름에서 먼쪽으로 2촌

취혈법
아킬레스건 후면을 문지르면 손가락이 머무는 곳이 승산(承山)이다.

오금주름 중점(委中)과 승산(承山)을 연결하는 선을 4등분 했을때 위중에서 1/4 아래에서 취혈한다.

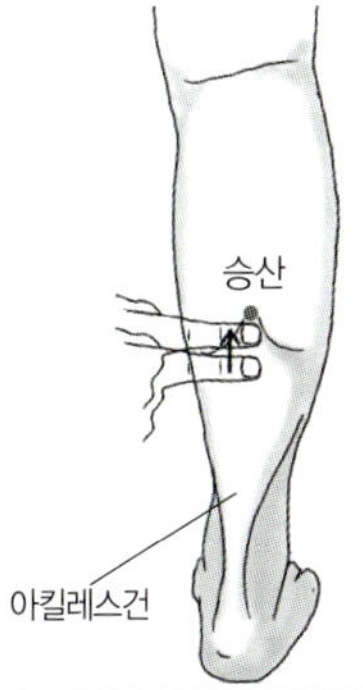

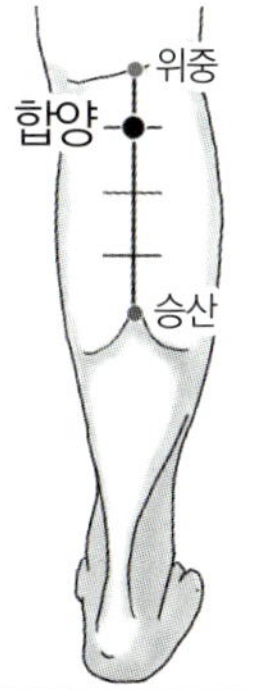

주치(主治)

요통	장딴지근경련	좌골신경통

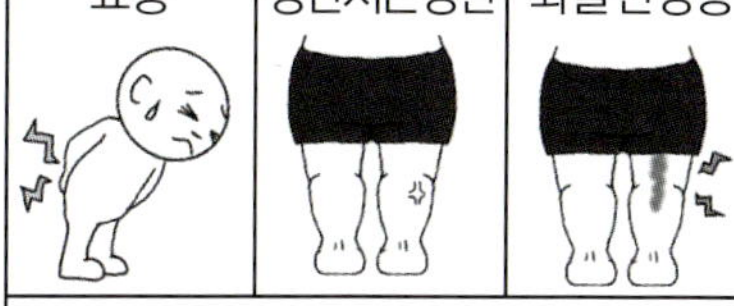

기타: 부정성기출혈, 하지통

해부

근육	피하에 장딴지근이 있다.
신경	정강뼈신경의 근육가지, 안쪽장딴지피부신경이 분포한다.
혈관	피하에 뒤정강뼈동맥이 주행한다.

BL56 승근(承筋)

종아리 뒤쪽면, 장딴지근의 두 힘살들 사이, 오금주름에서 먼쪽으로 5촌

취혈법

아킬레스건 후면을 문지르면 손가락이 머무는 곳이 승산(承山)이다.

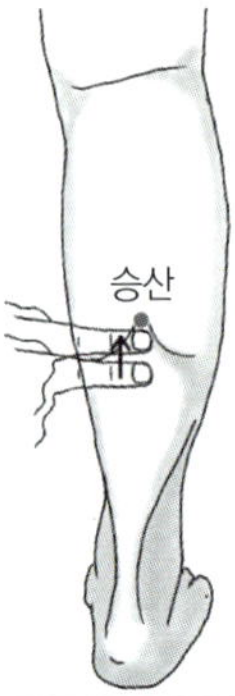

오금주름 중점(委中)과 승산(承山)을 연결하는 선의 중점에서 아래로 1촌

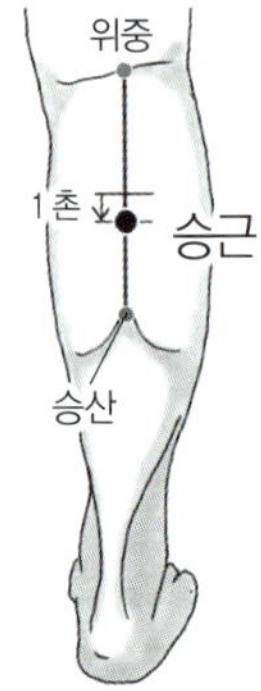

주치(主治)

치질	요통	비복근경련
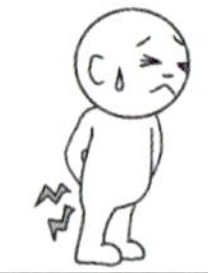	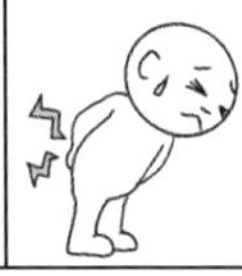	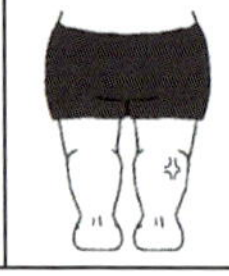

기타: 변비, 좌골신경통

해부

근육	피하에 장딴지근이 있다.
신경	정강뼈신경 근육가지, 안쪽장딴지 피부신경 피부가지가 분포한다.
혈관	피하에 뒤정강뼈동맥이 주행한다.

BL57 승산(承山)

종아리 뒤쪽면, 장딴지근의 두 힘살들과 발꿈치힘줄이 연결되는 오목한 곳

취혈법 종아리를 쭉 펴거나 발꿈치를 위로 들 때, 장딴지근의 힘살 아래에 나타나는 예리한 각도의 오목한 곳, 즉 장딴지근의 안쪽 갈래와 가쪽 갈래가 "ㅅ"자 모양으로 갈라지는 곳에서 취혈

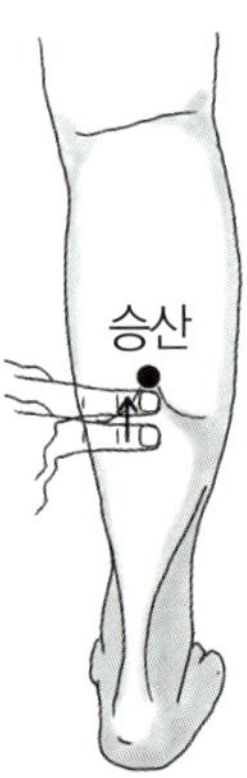

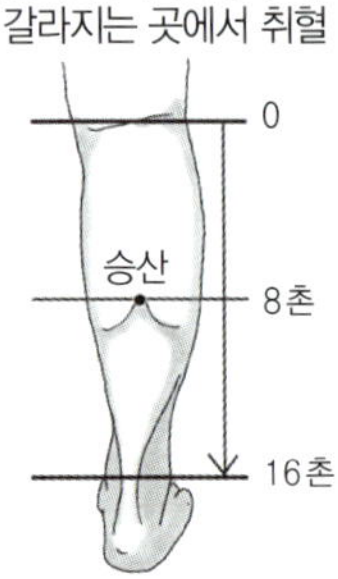

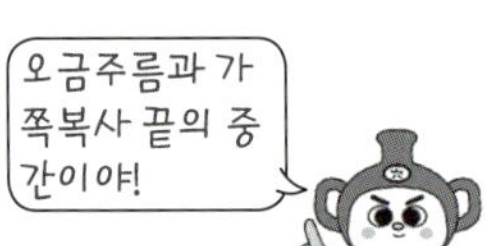

주치(主治)

치질	변비	요통
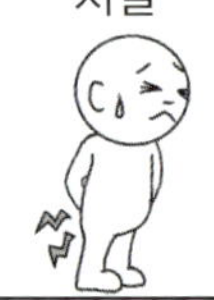	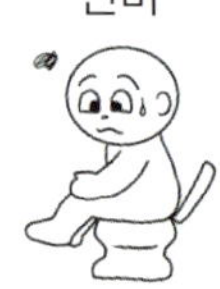	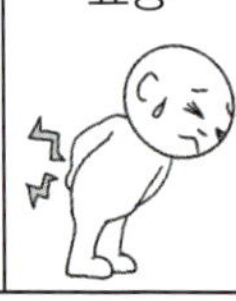

기타: 비복근경련, 좌골신경통

해부

근육	피하에 장딴지근 · 아킬레스건이 있다.
신경	정강뼈신경 근육가지, 안쪽장딴지 피부신경 피부가지가 분포한다.
혈관	피하에 뒤정강뼈동맥이 주행한다.

BL58 비양(飛揚)

족태양방광경의 락혈(絡穴)

종아리 뒤가쪽면, 장딴지근 가쪽갈래의 아래모서리와 발꿈치힘줄의 사이

취혈법

승산(承山)에서 가쪽 먼쪽 1촌에서 취혈, 곤륜(崑崙)의 몸쪽에서 취혈

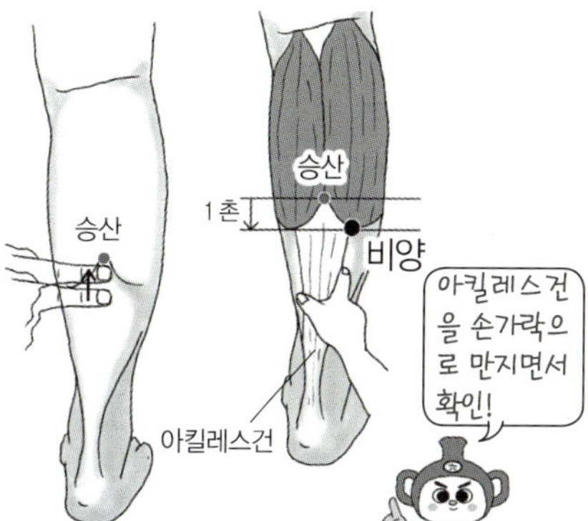

주치(主治)

두통	치질	현기증
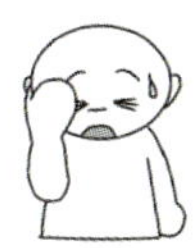	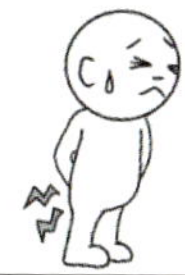	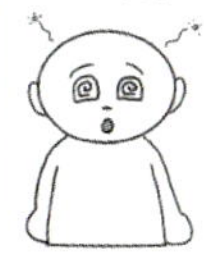

기타: 요배통, 하지통

해부

근육	피하에 장딴지근 · 가지미근 · 아킬레스건이 있다.
신경	정강뼈신경 근육가지, 안쪽장딴지 피부신경 피부가지가 분포한다.
혈관	피하에 종아리동맥이 주행한다.

BL59 부양(跗陽)

양교맥의 극혈(郄穴)

종아리 뒤가쪽면, 종아리뼈와 발꿈치힘줄의 사이, 곤륜(崑崙)에서 몸쪽으로 3촌

취혈법

가쪽 복사융기와 아킬레스건 사이에서 곤륜(崑崙)을 찾는다. 부양(跗陽)은 곤륜(崑崙)에서 위로 3촌에서 취혈

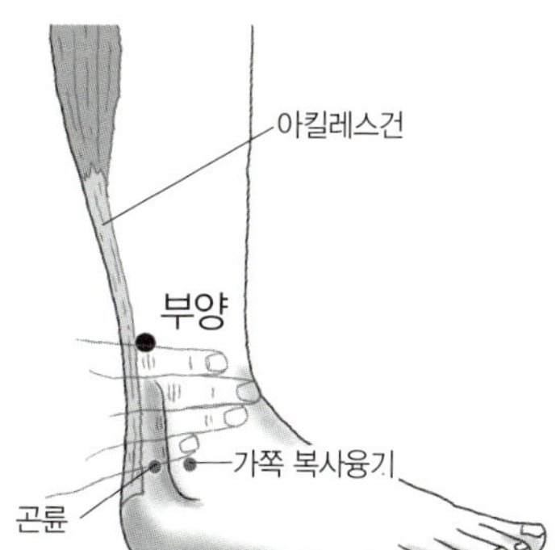

주치(主治)

두통	편두통	허리 통증
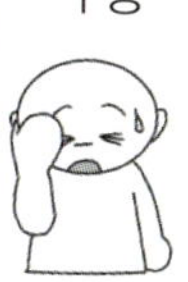	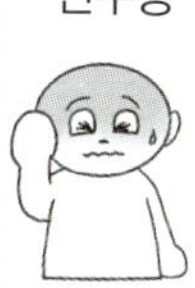	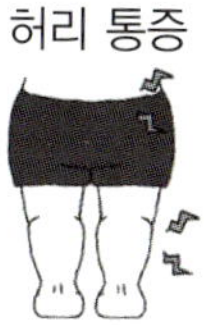

기타: 하지마비, 족관절통

해부

근육	피하에 짧은종아리근 · 가지미근 · 아킬레스건이 있다.
신경	얕은종아리신경 · 정강뼈신경, 장딴지신경이 분포한다.
혈관	피하에 종아리동맥이 주행한다.

BL60 곤륜(崑崙)

경화혈(經火穴)

발목 뒤가쪽면, 가쪽 복사 융기와 발꿈치힘줄 사이의 오목한 곳

취혈법

발의 가쪽 복사 융기에서 아킬레스건까지 수평하게 그은 연결선 중점에서 취혈

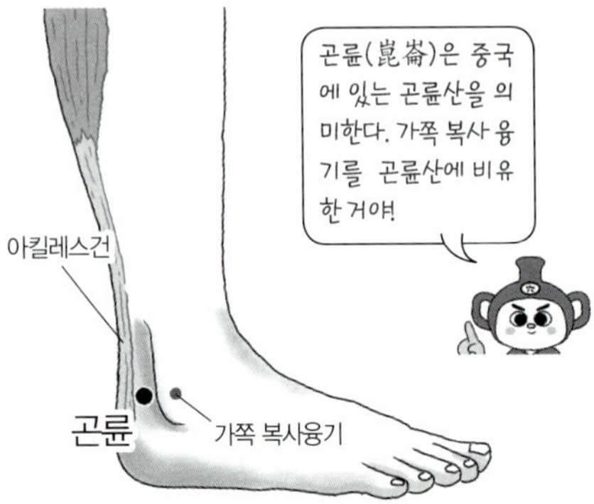

주치(主治)

두통	요통	현기증
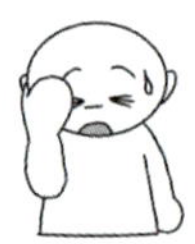	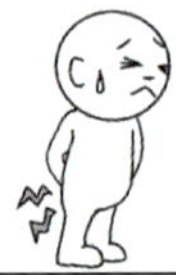	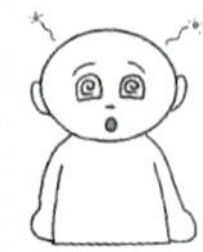

기타: 좌골신경통, 난산

해부

근육	피하에 아킬레스건이 있다.
신경	장딴지신경 피부가지가 분포한다.
혈관	피하에 종아리동맥이 주행한다.

BL61 복삼(僕參)

족태양방광경 · 양교맥과의 교회혈(交會穴)

발 가쪽면, 발꿈치뼈의 가쪽, 곤륜(崑崙)에서 먼쪽, 적백육제

취혈법

가쪽 복사융기 뒤아래, 발꿈치뼈융기의 앞 아래의 오목한 곳에서 취혈

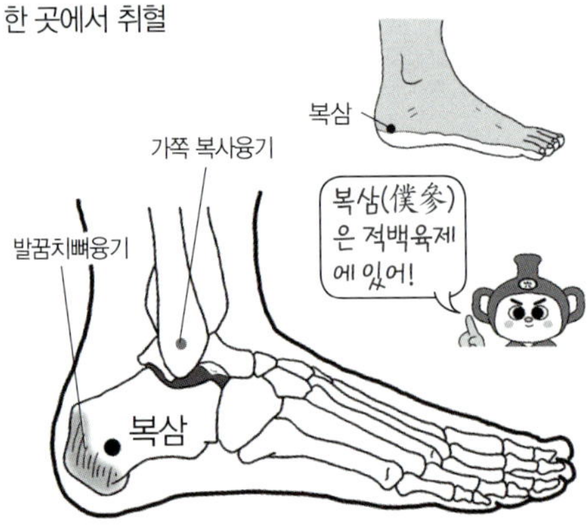

주치(主治)

비복근경련	뒤꿈치통증	요통
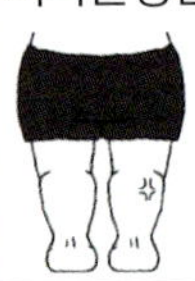	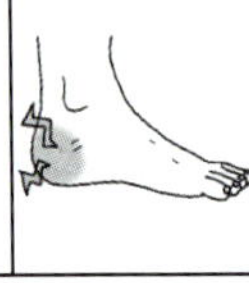	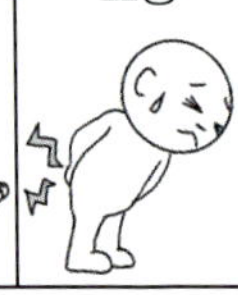

기타: 아킬레스건 통증, 무릎 부종

해부

근육	
신경	외측발꿈치뼈 가지(장딴지신경 가지)가 분포한다.
혈관	피하에 발꿈치뼈 가지(종아리동맥 가지)이 주행한다.

BL62 신맥(申脈)

팔맥교회혈(八脈交會穴; 양교맥), 십삼귀혈(十三鬼穴; 귀로)

발 가쪽면, 가쪽복사 융기에서 수직으로 아래, 가쪽복사 아래모서리와 발꿈치뼈 사이의 오목한 곳

취혈법

가쪽복사 아래모서리의 먼쪽 오목한 곳에서 취혈

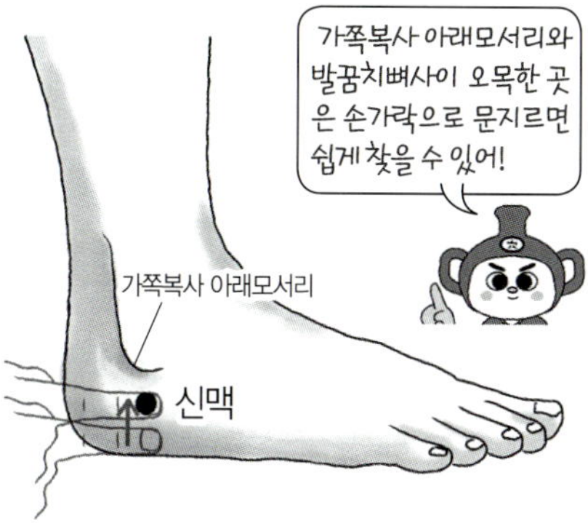

주치(主治)		
정신불안	불면	두통

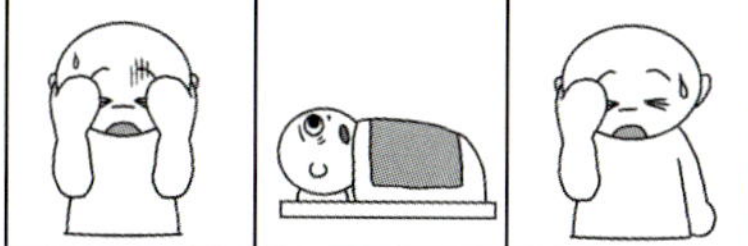

기타: 현기증, 요통

해부	
근육	피하에 긴종아리근(힘줄) · 짧은종아리근(힘줄)이 있다.
신경	얕은종아리신경, 가쪽발등피부신경이 분포한다.
혈관	피하에 가쪽복사동맥그물(종아리동맥 가지)이 주행한다.

BL63 금문(金門)

극혈(郄穴), 양유맥이 생(生) 하는곳

발등, 가쪽복사 앞모서리에서 먼쪽, 다섯째 발허리뼈 거친면 뒤쪽, 입방뼈 아래쪽의 오목한 곳

취혈법

다섯째 발허리뼈 거친면은 대개 발꿈치와 다섯째 발허리발가락관절을 연결하는 선 중간에 위치

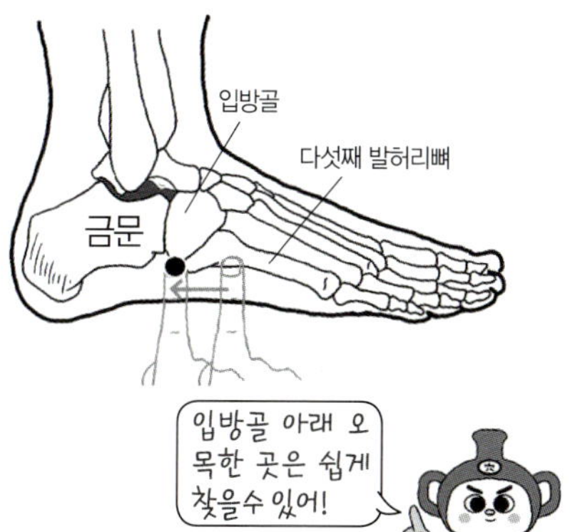

주치(主治)		
간질	요통	하지통

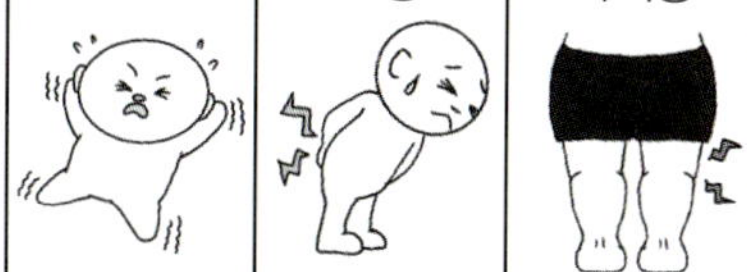

기타: 족관절통

해부	
근육	피하에 긴종아리근(힘줄) · 짧은종아리근(힘줄)이 있다.
신경	얕은종아리신경, 가쪽발등피부신경이 분포한다.
혈관	피하에 가쪽복사동맥그물(가쪽발목동맥 가지)이 주행한다.

BL64 경골(京骨) 원혈(原穴)

발 가쪽면, 다섯째 발허리뼈 거친면 먼쪽, 적백육제

취혈법

다섯째 발허리뼈거친면은 대개 발꿈치와 다섯째 발허리 발가락관절을 연결하는 선 중간에 위치

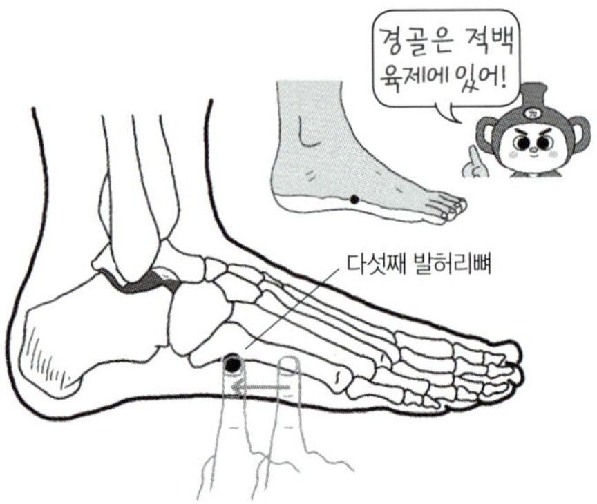

주치(主治)

간질	두통	요통
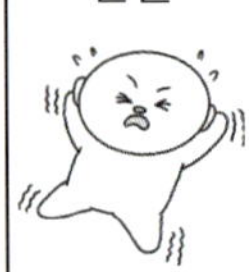	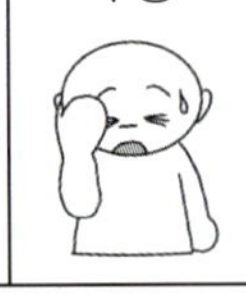	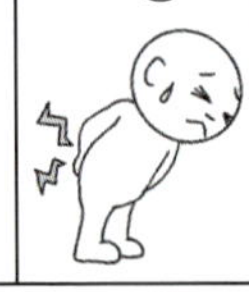

기타: 좌골신경통, 대퇴부통

해부

근육	피하에 새끼벌림근이 있다.
신경	가쪽발바닥신경, 가쪽발등피부신경이 분포한다.
혈관	피하에 가쪽발목동맥이 주행한다.

BL65 속골(束骨) 수목혈(俞木穴), 자경사혈(自經瀉穴)

발 가쪽면, 다섯째 발허리발가락관절 몸쪽 오목한 곳, 적백육제

취혈법

다섯째 발허리뼈를 발 끝쪽으로 문지르며 가면서 손가락이 머무는 곳에서 취혈한다.

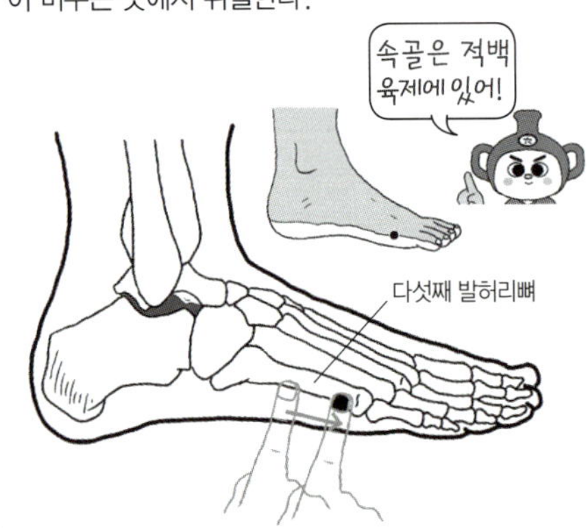

주치(主治)

두통	현기증	구토
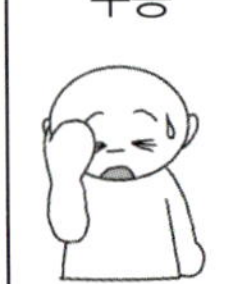	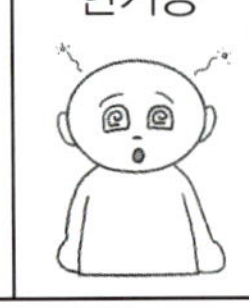	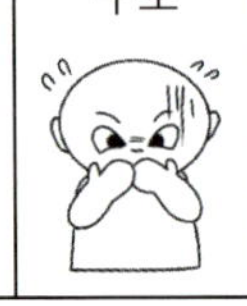

기타: 천장관절염, 하지통

해부

근육	피하에 새끼벌림근이 있다.
신경	가쪽발바닥신경,(정강뼈신경), 가쪽발등피부신경(장딴지신경 가지)이 분포한다.
혈관	피하에 등쪽발가락동맥이 주행한다.

BL66 종통곡(足通谷) 형수혈(滎水穴)

새끼발가락, 다섯째 발허리발가락관절의 먼쪽 오목한 곳, 적백육제

취혈법

다섯째 발허리발가락관절의 먼쪽 오목한 곳(다섯째 발가락 바깥부분을 손가락으로 문지를 때 손가락이 머무는 곳)

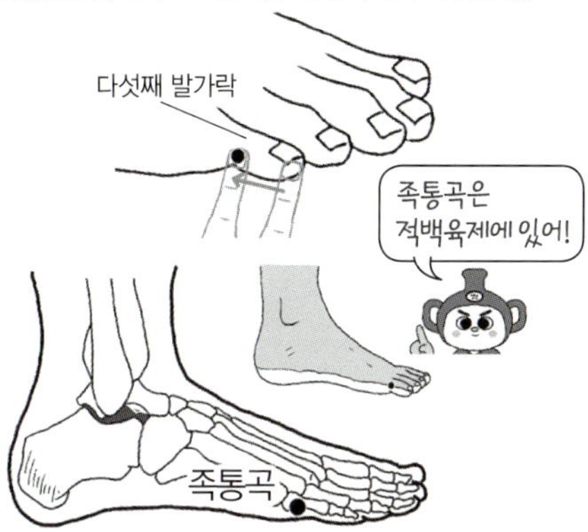

주치(主治)

두통	현기증	정신불안
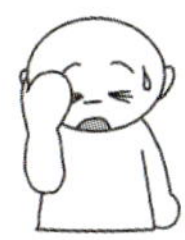	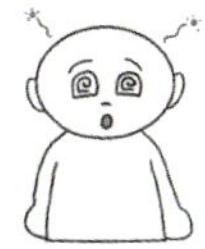	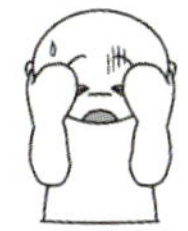

기타: 코피

해부

근육	
신경	가쪽발등피부신경(장딴지신경 가지) 피부가지가 분포한다.
혈관	피하에 등쪽발가락동맥이 주행한다.

BL67 지음(至陰) 정금혈(井金穴), 종지혈(終止穴), 자경보혈(自經補穴)

새끼발가락, 끝마디뼈의 가쪽, 새끼발톱 가쪽 뿌리각에서 몸쪽으로 0.1촌

취혈법

새끼발톱의 가쪽모서리를 지나는 수직선과 발톱뿌리를 지나는 수평선이 만나는 지점에서 취혈

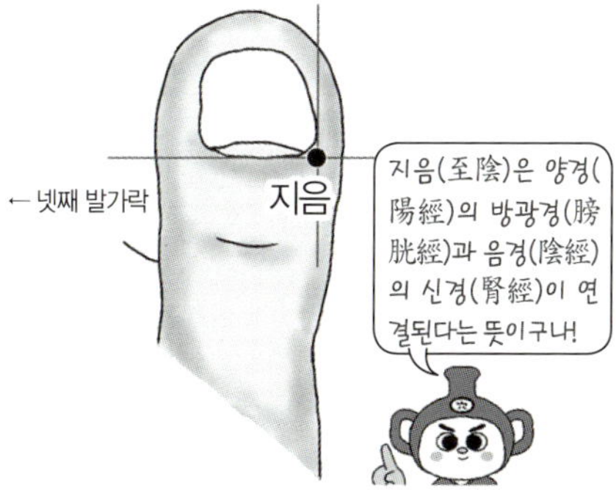

주치(主治)

역태아	두통	눈의 통증
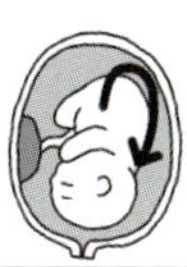	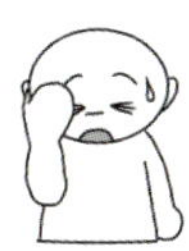	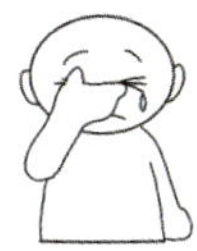

기타: 코 막힘, 비복근경련

해부

근육	
신경	가쪽발등피부신경(장딴지신경 가지) 피부가지가 분포한다.
혈관	피하에 등쪽발가락동맥이 주행한다.

COLUMN

지음(至陰)에 뜸을 뜨면 역위가 바로 잡힌다.

지음(至陰)에 뜸 자극이 역아의 교정에 효과적인 것으로 알려져 있다. "지음"에 뜸 자극을 하면 모체의 자궁을 활성화하고, 태아의 심박동 수가 늘어남으로써 태아 자체의 운동도 활발해지는 것으로 확인되고 있다. 이들이 태아의 자궁 내 이동을 유도하고 있는 것이 아닐까 생각된다.

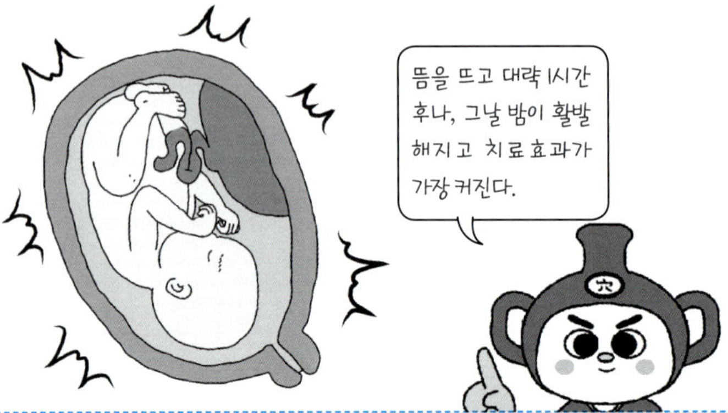

제8장

CHAPTER 08

족소음신경(足少陰腎經)

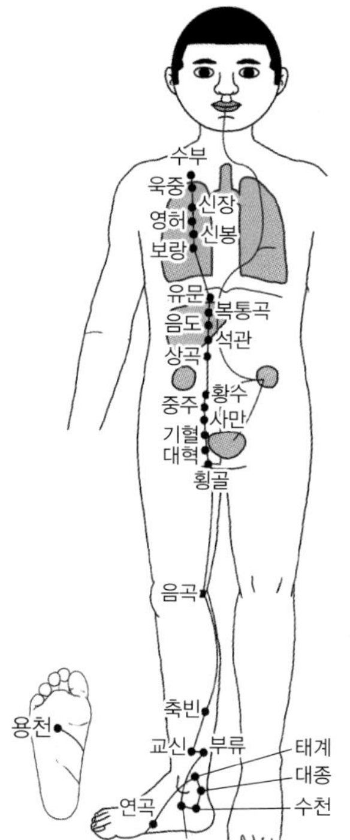

KI1 용천(湧泉)

정목혈(井木穴), 기시혈(起始穴), 자경사혈(自經瀉穴), 삼재혈(三才穴)

발바닥, 발가락을 굽혔을 때, 발바닥의 가장 오목한 곳

취혈법

발가락을 굽혔을 때, 발바닥의 가장 오목한 곳에서 취혈

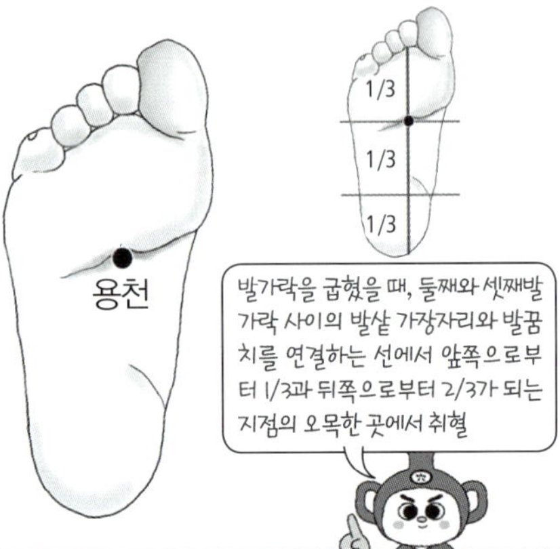

주치(主治)

현기증	두통	실어

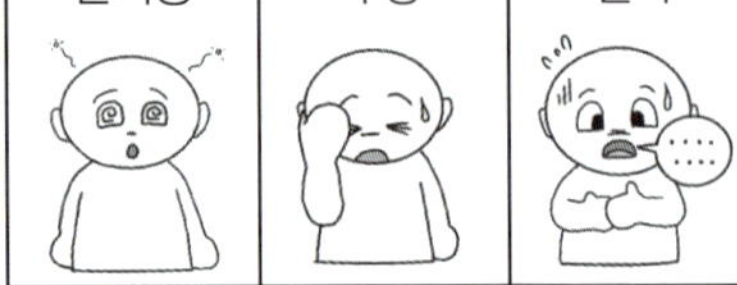

기타: 히스테리, 열사병, 고혈압

해부

근육	피하에 발바닥널힘줄 · 짧은발가락굽힘근이 있다.
신경	안쪽발바닥신경 근육가지, 피부가지가이 분포한다.
혈관	피하에 바닥쪽발허리동맥이 주행한다.

KI2 연곡(然谷)

형화혈(滎火穴), 음교맥의 기시혈(起始穴)

발 안쪽면, 발배뼈 거친면 아래쪽, 적백육제

취혈법

발배뼈 거친면을 먼저 찾는다.

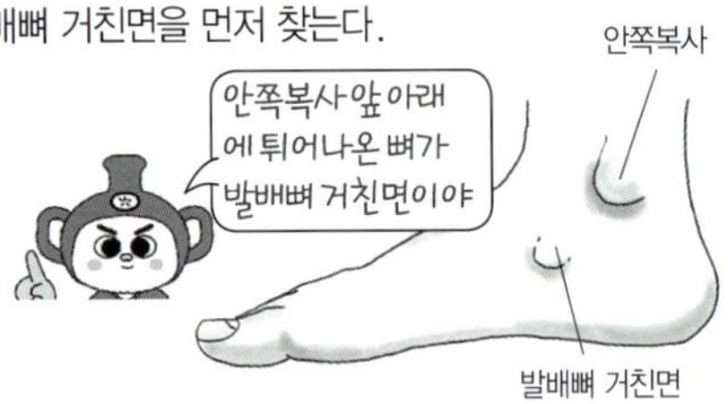

안쪽복사
안쪽복사 앞 아래에 튀어나온 뼈가 발배뼈 거친면이야
발배뼈 거친면

연곡은 발배뼈 거친면 바로 아래, 적백육제에서 취혈

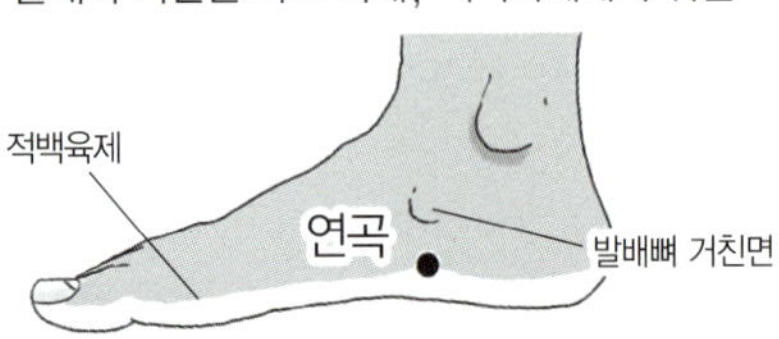

주치(主治)

월경부조	발기부전	배뇨장애

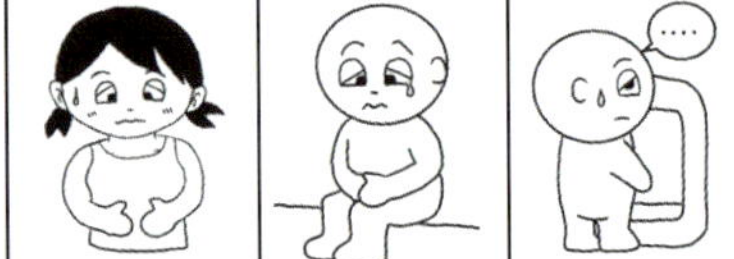

기타: 유정, 고혈압

해부

근육	피하에 뒤정강근(힘줄) · 긴엄지벌림근이 있다.
신경	정강뼈신경 근육가지 · 안쪽발바닥신경이 분포한다.
혈관	피하에 안쪽발바닥동맥이 주행한다.

KI3 태계(太谿)

수토혈(兪土穴), 원혈(原穴), 회양구침혈(回陽九鍼穴)

발목 뒤 안쪽면, 안쪽복사 융기와 발꿈치힘줄 사이의 오목한 곳

취혈법

안쪽복사융기와 아킬레스건 사이 오목한 곳으로, 뒤정강뼈동맥이 뛰는곳에서 취혈한다.

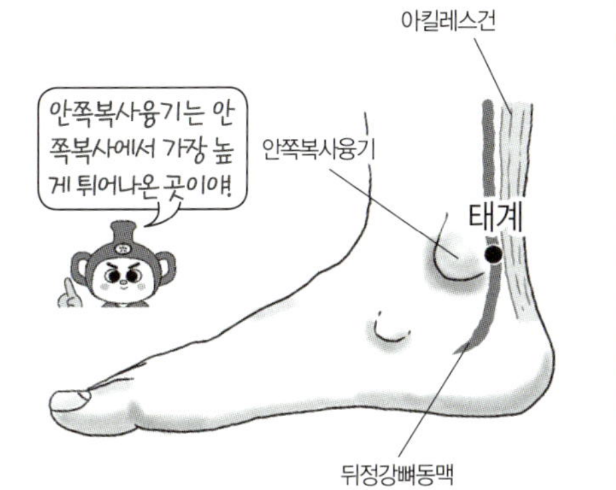

주치(主治)

난청	치통	현기증
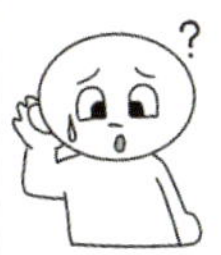	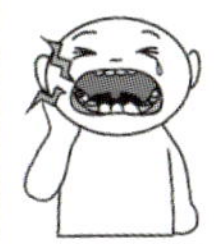	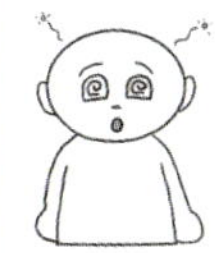

기타: 천식, 기침, 생리불순, 불면

해부

근육	피하에 긴발가락굽힘근(힘줄) · 아킬레스건이 있다.
신경	정강뼈신경의 근육가지, 두렁신경의 피부가지가 분포한다.
혈관	피하에 뒤정강뼈동맥이 주행한다.

COLUMN

정혈(井穴)에서 유일하게 손 끝에 존재하지 않는 용천(湧泉)혈

용천(湧泉)은 정혈(井穴)중 유일하게 손가락이나 발가락에 존재하지 않는 혈이다.
足太陽膀胱經, **足少陰腎經**, 음양의 기(陰陽 氣)는 다섯째 발가락 끝에서 전환된다.

수태음폐경(手太陰肺經)	소상(少商)	손의 첫째손가락
수양명대장경(手陽明大腸經)	상양(商陽)	손의 둘째손가락
족양명위경(足陽明胃經)	여태(厲兌)	발의 둘째발가락
족태음비경(足太陰脾經)	은백(隱白)	발의 첫째발가락
수소음심경(手少陰心經)	소충(少衝)	손의 다섯째손가락
수태양소장경(手太陽小腸經)	소택(少澤)	손의 다섯째손가락
족태양방광경(足太陽膀胱經)	지음(至陰)	발의 다섯째발가락
족소음신경(足少陰腎經)	용천(湧泉)	발바닥
수궐음심포경(手厥陰心包經)	중충(中衝)	손의 셋째손가락
수소양삼초경(手少陽三焦經)	관충(關衝)	손의 넷째손가락
족소양담경(足少陽胆径	족규음(足竅陰)	발의 넷째발가락
족궐음간경(足厥陰肝經)	대돈(大敦)	발의 첫째발가락

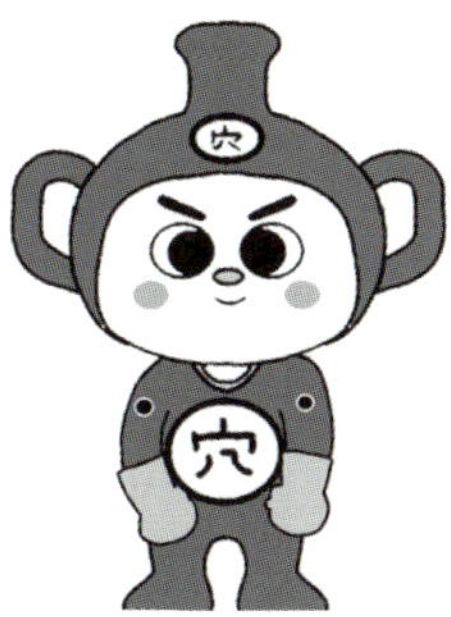

KI4 대종(大鍾) 락혈(絡穴)

발 안쪽면, 안쪽 복사 뒤쪽 아래, 발꿈치뼈 위쪽, 발꿈치힘줄 안쪽 부착부의 앞쪽 오목한 곳

취혈법

안쪽복사융기와 아킬레스건 사이 오목한 곳에서 태계를 찾는다.

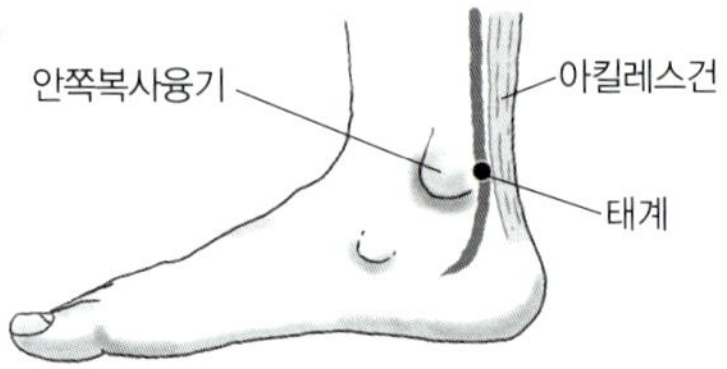

대종(大鍾)은 태계(太谿)에서 발꿈치뼈 쪽으로 손가락으로 쓸어내리면 손가락이 머무는 오목한 곳이다.

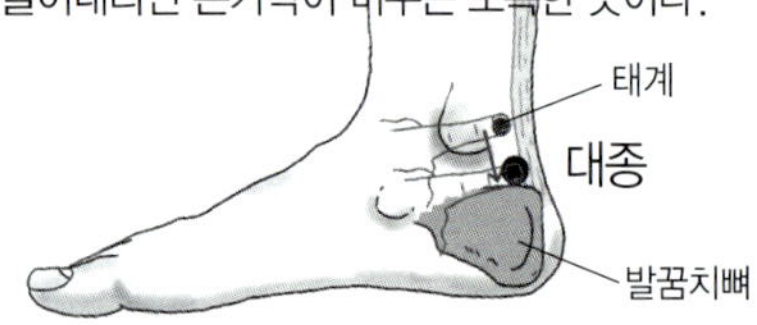

주치(主治)

객혈	천식	치매

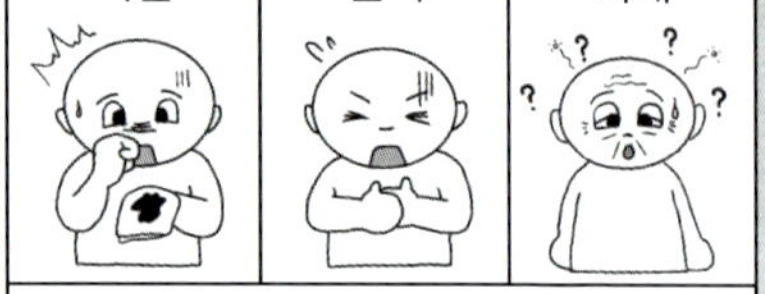

기타: 천장관절염, 발꿈치통, 아킬레스건염

해부

근육	피하에 아킬레스건이 있다.
신경	두렁신경의 피부가지가 분포한다.
혈관	피하에 뒤정강뼈동맥이 주행한다.

KI5 수천(水泉) 극혈(郄穴)

발 안쪽면, 태계에서 아래쪽 1촌, 발꿈치뼈융기 앞쪽 오목한 곳

취혈법

안쪽복사융기와 아킬레스건 사이 오목한 곳에서 태계를 찾는다.

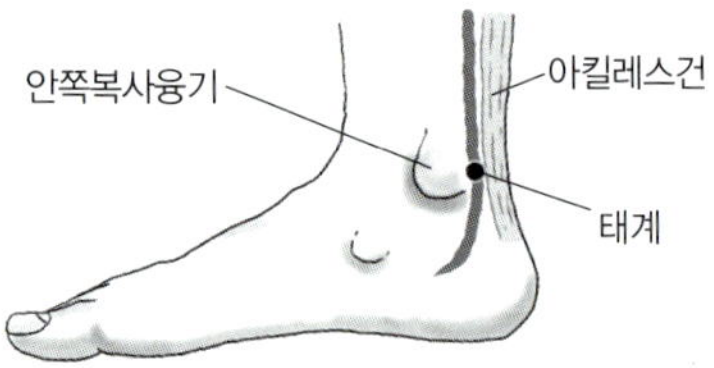

수천(水泉)은 태계(太谿) 아래 1촌, 발꿈치뼈 위 오목한 곳에서 취혈한다.

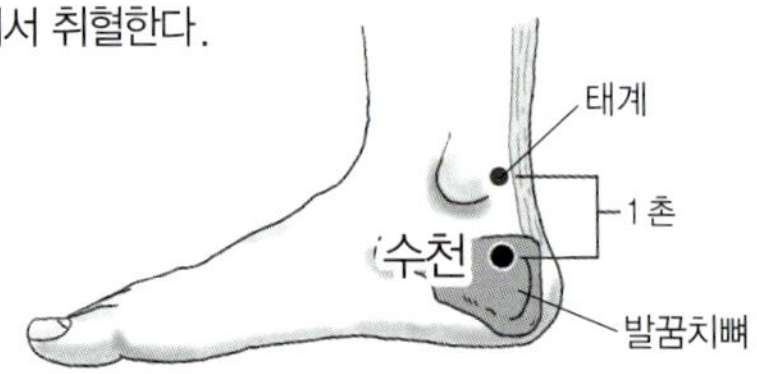

주치(主治)

월경부조	소변불리	시력저하

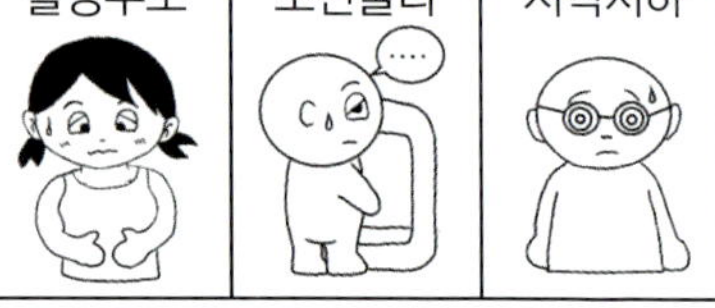

기타: 아킬레스건 통증, 발꿈치뼈 통증

해부

근육	
신경	두렁신경 피부가지 · 내측발꿈치뼈지(정강뼈신경 가지)이 분포한다.
혈관	피하에 뒤정강동맥이 주행한다.

KI6 조해(照海)

팔맥교회혈(八脈交會穴; 음교맥)

발 안쪽면, 안쪽복사 융기에서 아래쪽으로 1촌, 안쪽복사 아래쪽 오목한 곳

취혈법

안쪽복사융기의 아래 1촌 오목한 곳에서 취혈

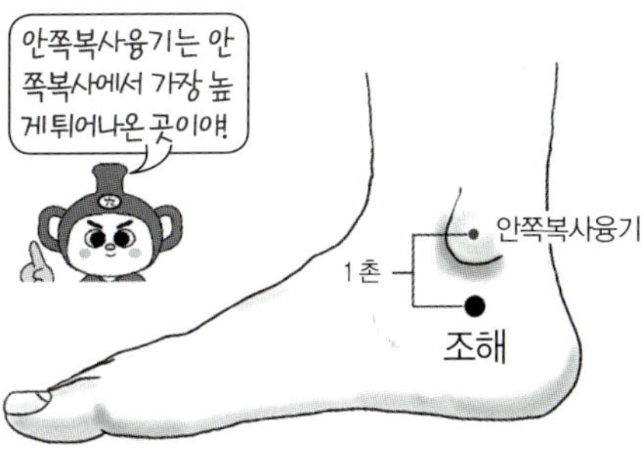

주치(主治)

정신불안	월경불순	두통
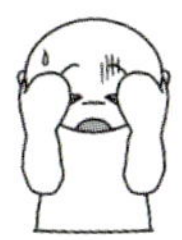	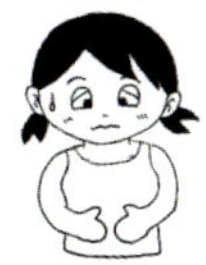	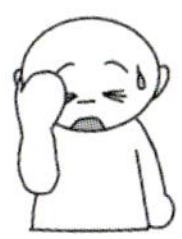

기타: 현기증, 이명, 주관절통

해부

근육	피하에 뒤정강근(힘줄) · 긴발가락굽힘근(힘줄)이 있다.
신경	정강뼈신경의 근육가지, 두렁신경의 피부가지가 분포한다.
혈관	피하에 뒤정강뼈동맥이 주행한다.

KI7 부류(復溜)

경금혈(經金穴),
자경보혈(自經補穴)

종아리 뒤안쪽면, 발꿈치힘줄 앞쪽, 안쪽복사 융기에서 위쪽으로 2촌

취혈법

안쪽복사융기와 아킬레스건 사이 오목한 곳에서 태계를 찾는다.

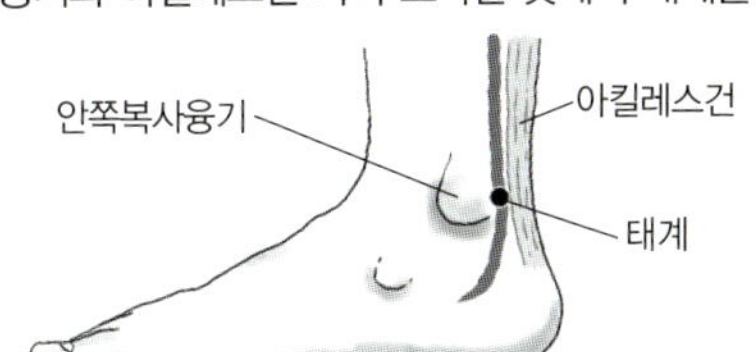

부류(復溜)는 태계(太谿) 위 2촌 높이로, 아킬레스건에서 취혈

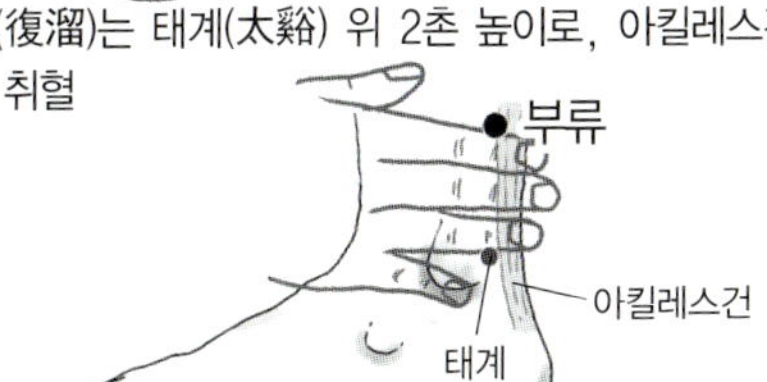

주치(主治)

발의 부종	이질	식은땀
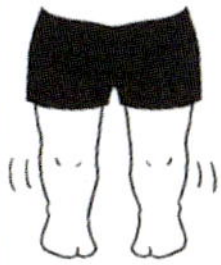	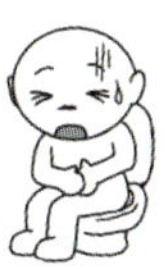	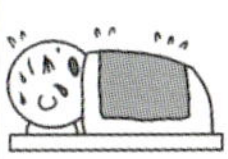

기타: 요통, 아킬레스건 통증

해부

근육	피하에 긴엄지굽힘근 · 긴발가락굽힘근 · 가지미근 · 아킬레스건
신경	정강뼈신경의 근육가지, 두렁신경의 피부가지가 분포한다.
혈관	피하에 뒤정강뼈동맥이 주행한다.

KI8 교신(交信) 음교맥의 극혈(郄穴)

종아리 안쪽면, 정강뼈 안쪽모서리의 뒤쪽, 안쪽복사 융기에서 위쪽으로 2촌 오목한 곳

취혈법

안쪽복사 융기에서 위쪽으로 2촌에서 정강뼈 안쪽모서리의 뒤쪽과 아킬레스건 사이 오목한 곳에서 취혈

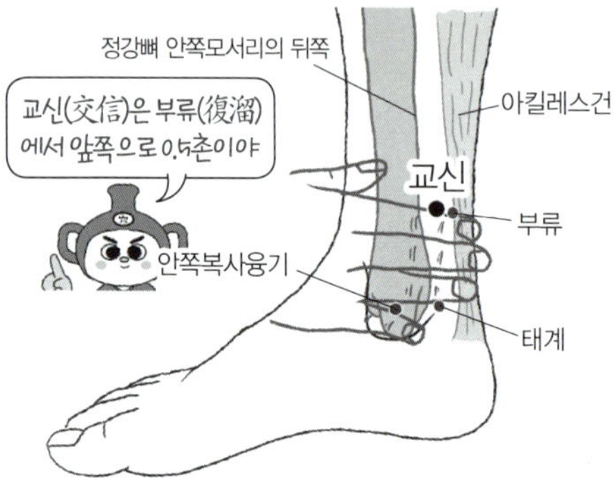

주치(主治)

월경부조	이질	냉병
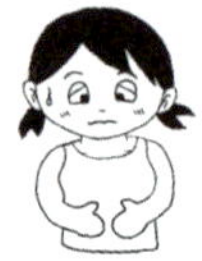	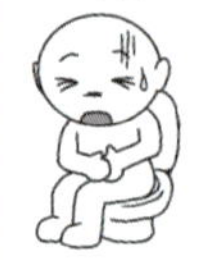	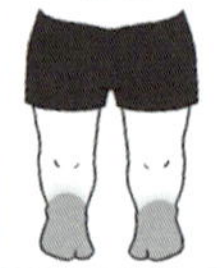

기타: 부정성기출혈, 고환통

해부

근육	피하에 뒤정강근 · 긴발가락굽힘근이 있다.
신경	정강뼈신경의 근육가지, 두렁신경의 피부가지가 분포한다.
혈관	피하에 뒤정강뼈동맥이 주행한다.

KI9 축빈(築賓) 음유맥의 극혈(郄穴), 음유맥의 기시혈(起始穴)

종아리 뒤안쪽면, 가자미근과 발꿈치힘줄 사이, 안쪽복사 융기에서 위쪽으로 5촌

취혈법

안쪽복사융기(太谿)와 오금주름(陰谷)을 연결한 선이 15촌이다.

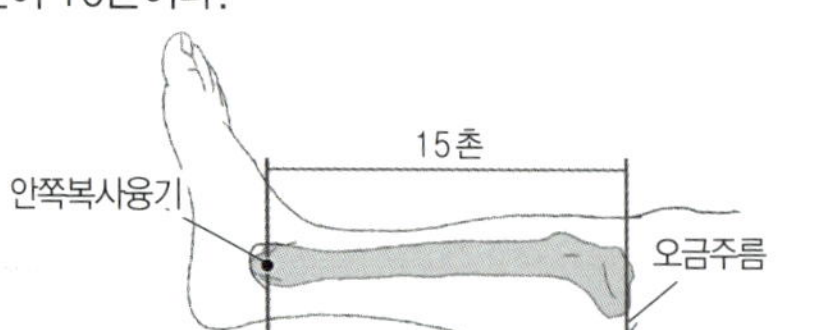

축빈(築賓)은 태계(太谿)에서 위로 5촌으로 아킬레스건 앞에서 취혈한다.

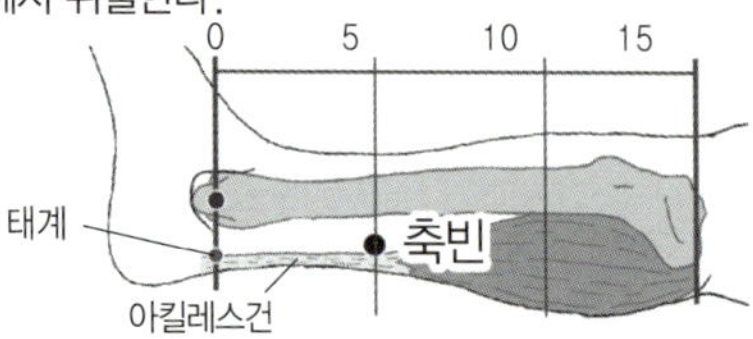

주치(主治)

식중독	정신불안	치질
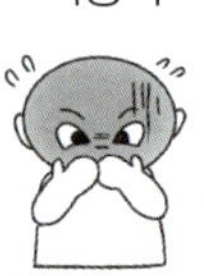	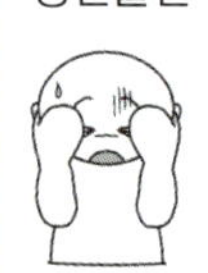	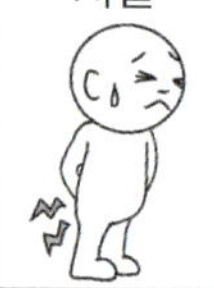

기타: 서혜부 통증, 정강뼈 통증

해부

근육	피하에 가지미근 · 아킬레스건이 있다.
신경	정강뼈신경의 근육가지, 두렁신경의 피부가지가 분포한다.
혈관	피하에 뒤정강뼈동맥이 주행한다.

KI10 음곡(陰谷)

합수혈(合水穴), 충맥(衝脈) · 음유맥의 교회혈(交會穴), 자성혈(自性穴)

무릎 뒤안쪽면, 반힘줄근힘줄의 바로 가쪽, 오금주름 위

취혈법

무릎을 가볍게 구부려 반힘줄근 힘줄을 확인한다.

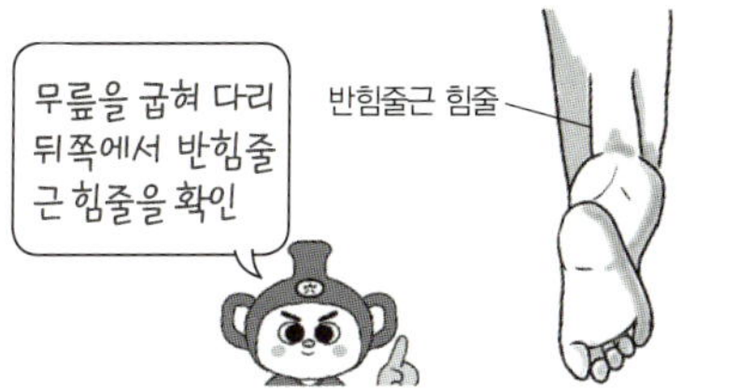
무릎을 굽혀 다리 뒤쪽에서 반힘줄근 힘줄을 확인
반힘줄근 힘줄

음곡(陰谷)은 오금주름위, 반힘줄근힘줄의 바로 가쪽에서 취혈

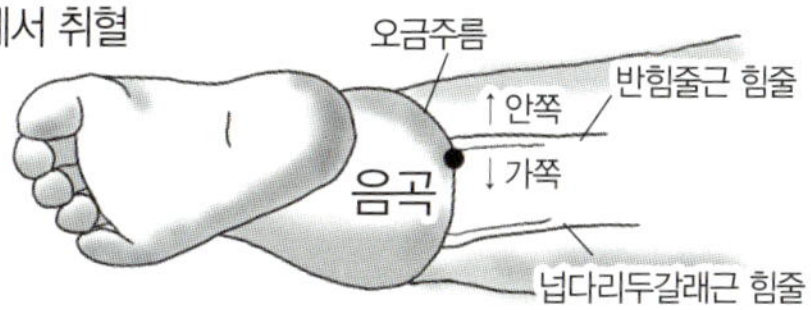

주치(主治)

발기부전	월경부조	소변불리

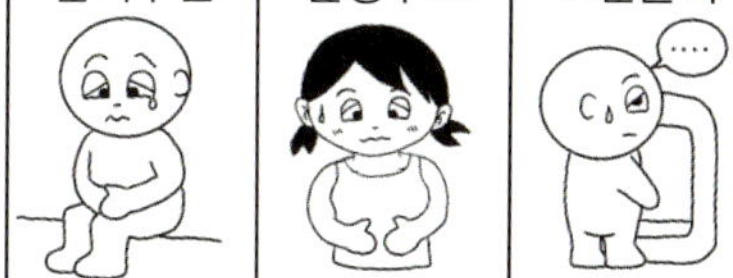

기타: 부정성기출혈, 무릎통증, 정신불안

해부

근육	피하에 반힘줄근(힘줄) · 장딴지근(내측두)가 있다.
신경	정강뼈신경의 근육가지, 두렁신경의 피부가지가 분포한다.
혈관	피하에 아래안쪽무릎동맥이 주행한다.

KI11 횡골(橫骨)

충맥의 교회혈(交會穴)

아랫배, 배꼽 중심에서 아래쪽으로 5촌, 앞정중선에서 가쪽으로 0.5촌

취혈법

곡골(曲骨)에서 가쪽(양방)으로 0.5촌에서 취혈

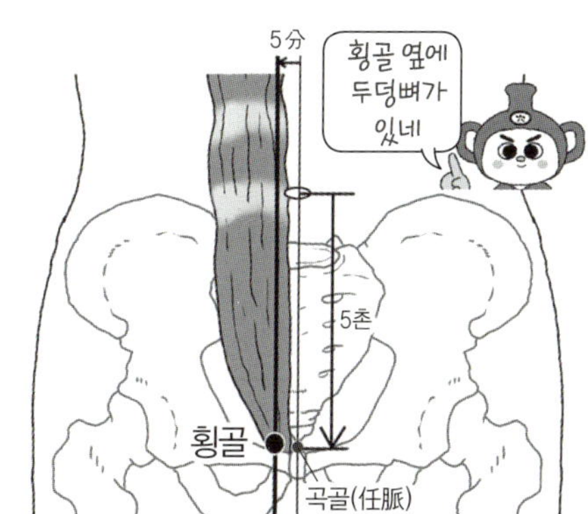

주치(主治)

음부통	소변불리	발기부전

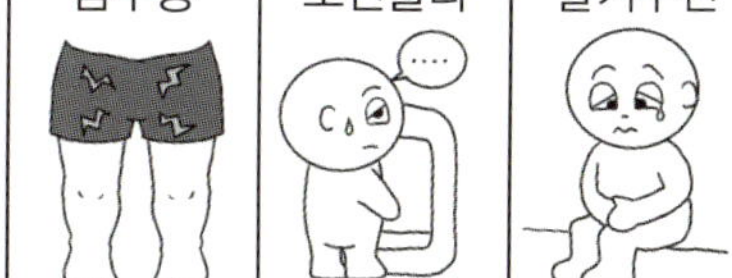

기타: 월경부조, 몽정, 배뇨장애

해부

근육	피하에 배세모근 · 배곧은근이 있다.
신경	갈비사이신경의 근육가지, 피부가지와 엉덩아랫배신경(앞피부가지) · 엉덩샅굴신경이 분포한다.
혈관	피하에 얕은배벽동맥 · 아래배벽동맥이 주행한다.

KI12 대혁(大赫)

충맥의 교회혈(交會穴)

아랫배, 배꼽중심에서 아래쪽으로 4촌, 앞정중선에서 가쪽으로 0.5촌

취혈법

배꼽중심에서 아래쪽으로 4촌, 앞정중선에서 가쪽으로 0.5촌(중극(中極)에서 0.5촌 가쪽))에서 취혈.

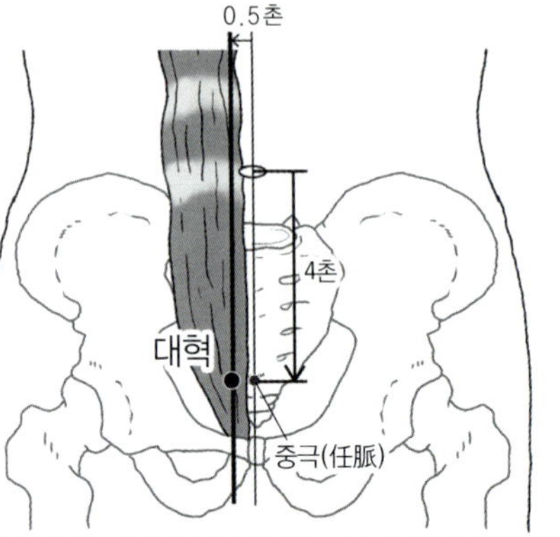

주치(主治)

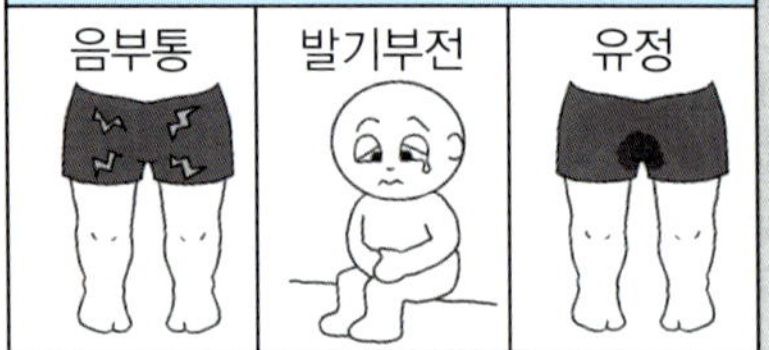

기타: 하복부 통증

해부

근육	피하에 배곧은근이 있다.
신경	갈비사이신경의 근육가지, 피부가지, 엉덩아랫배신경(앞피부가지)
혈관	피하에 얕은배벽동맥 · 아래배벽동맥이 주행한다.

KI13 기혈(氣穴)

충맥의 교회혈(交會穴)

아랫배, 배꼽중심에서 아래쪽으로 3촌, 앞정중선에서 가쪽으로 0.5촌

취혈법

배꼽중심에서 아래쪽으로 4촌, 앞정중선에서 가쪽으로 0.5촌(관원(關元)에서 0.5촌 가쪽))에서 취혈.

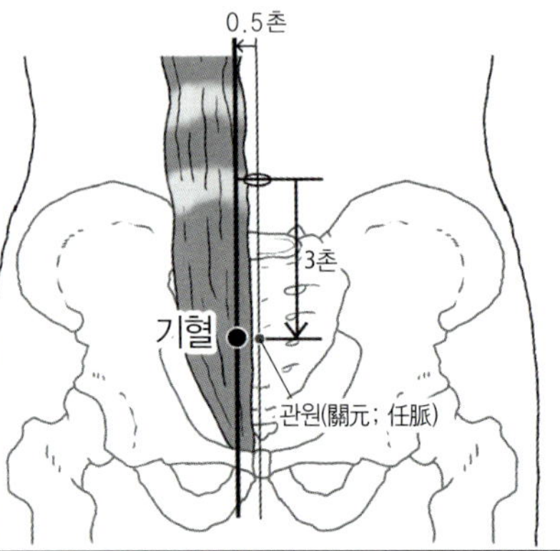

주치(主治)

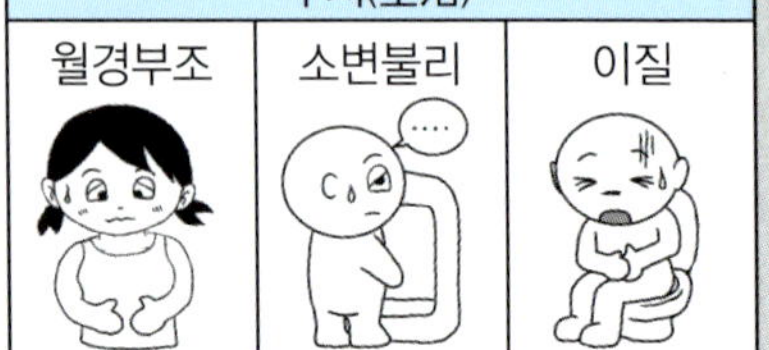

기타: 복통, 요통

해부

근육	피하에 배곧은근이 있다.
신경	갈비사이신경의 근육가지, 피부가지, 갈비사이신경(앞피부가지) · 엉덩아랫배신경(앞피부가지)
혈관	피하에 얕은배벽동맥 · 아래배벽동맥이 주행한다.

KI14 사만(四滿)

충맥의 교회혈(交會穴)

아랫배, 배꼽(umbilicus)의 중심에서 아래쪽으로 2촌, 앞정중선에서 가쪽으로 0.5촌

취혈법

배꼽중심에서 아래쪽으로 4촌, 앞정중선에서 가쪽으로 0.5촌(석문(石門)에서 0.5촌 가쪽))에서 취혈.

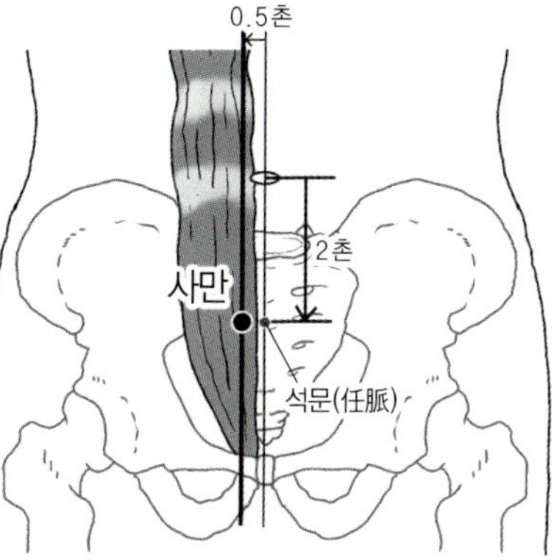

주치(主治)

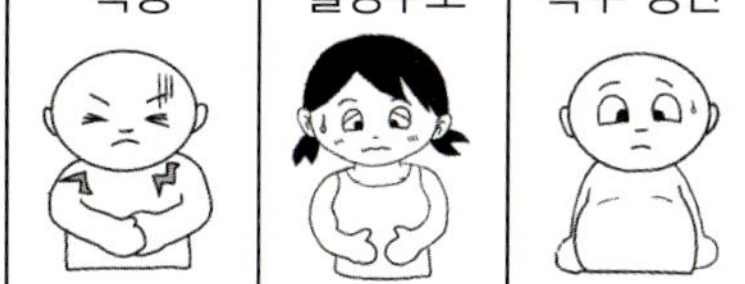

기타: 부정성기출혈, 불임, 유정

해부

근육	피하에 배곧은근이 있다.
신경	갈비사이신경의 근육가지, 갈비사이신경(앞피부가지)의 피부가지
혈관	피하에 얕은배벽동맥 · 아래배벽동맥이 주행한다.

KI15 중주(中注)

아랫배, 배꼽중심에서 아래쪽으로 1촌, 앞정중선에서 가쪽으로 0.5촌

취혈법

음교(陰交)에서 가쪽(양방)으로 0.5촌에서 취혈한다.

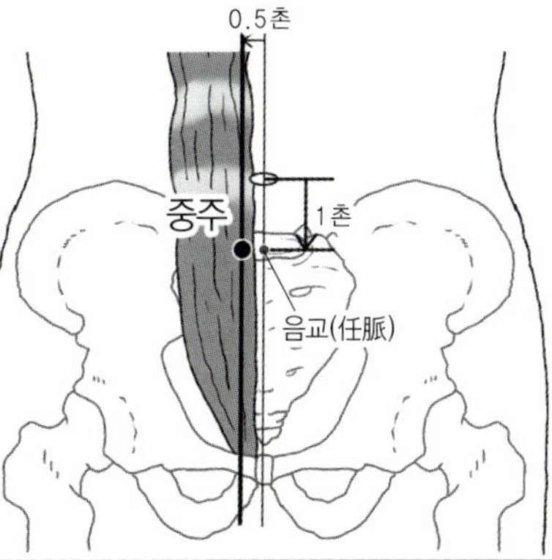

주치(主治)

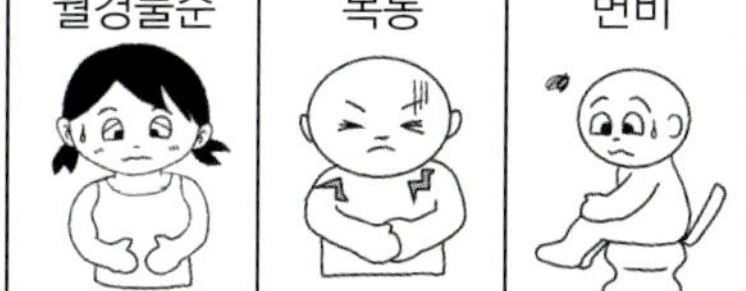

기타: 요통, 설사

해부

근육	피하에 배곧은근이 있다.
신경	갈비사이신경의 근육가지, 갈비사이신경(앞피부가지)의 피부가지
혈관	피하에 얕은배벽동맥 · 아래배벽동맥이 주행한다.

KI16 황수(肓兪)

충맥의 교회혈(交會穴)

윗배, 배꼽의 중심에서 가쪽으로 0.5촌

취혈법

신궐(神闕) 가쪽(양방) 0.5촌에서 취혈

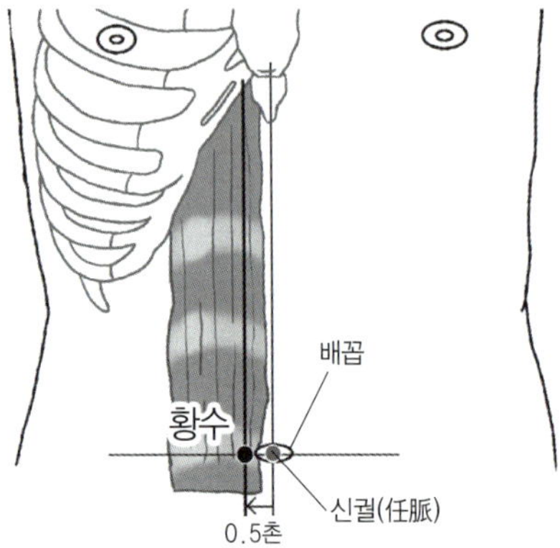

주치(主治)		
복통	대변의 이상	월경부조
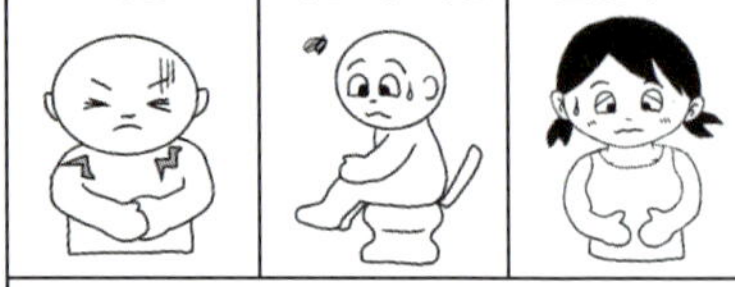		
기타: 복부 팽만, 서혜부통증		

해부	
근육	피하에 배곧은근이 있다.
신경	갈비사이신경의 근육가지, 갈비사이신경(앞피부가지)의 피부가지
혈관	피하에 얕은배벽동맥 · 아래배벽동맥 · 위배벽동맥이 주행한다.

KI17 상곡(商曲)

충맥의 교회혈(交會穴)

윗배, 배꼽(umbilicus)의 중심에서 위로 2촌, 앞정중선에서 가쪽으로 0.5촌

취혈법

하완(下脘) 가쪽(양방) 0.5촌에서 취혈

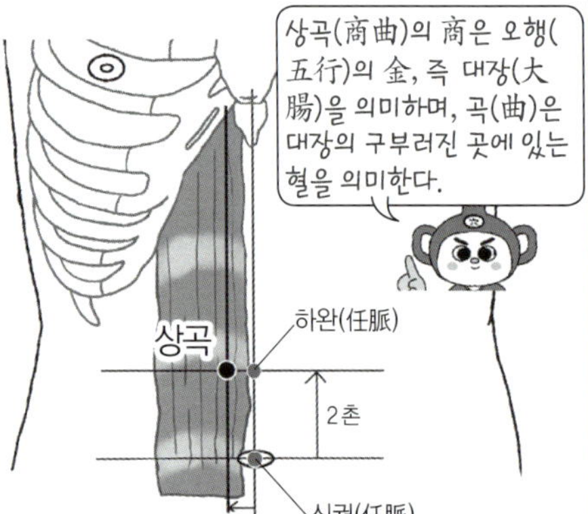

주치(主治)		
복통	대변의 이상	식욕부진
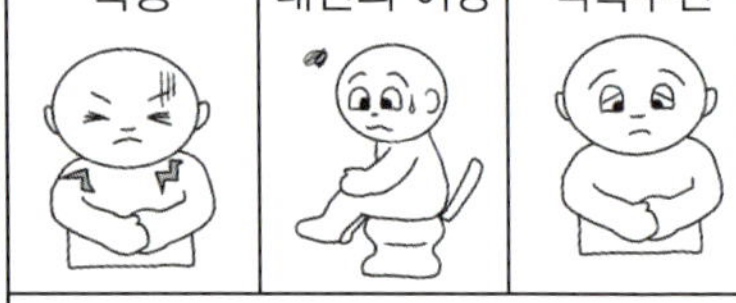		
기타: 배꼽 주위 통증		

해부	
근육	피하에 배곧은근이 있다.
신경	갈비사이신경의 근육가지, 갈비사이신경(앞피부가지)의 피부가지
혈관	피하에 갈비사이동맥 · 위배벽동맥이 주행한다.

KI18 석관(石關)

충맥의 교회혈(交會穴)

윗배, 배꼽의 중심에서 위쪽으로 3촌, 앞정중선에서 가쪽으로 0.5촌

취혈법

건리(建里) 가쪽(양방) 0.5촌에서 취혈

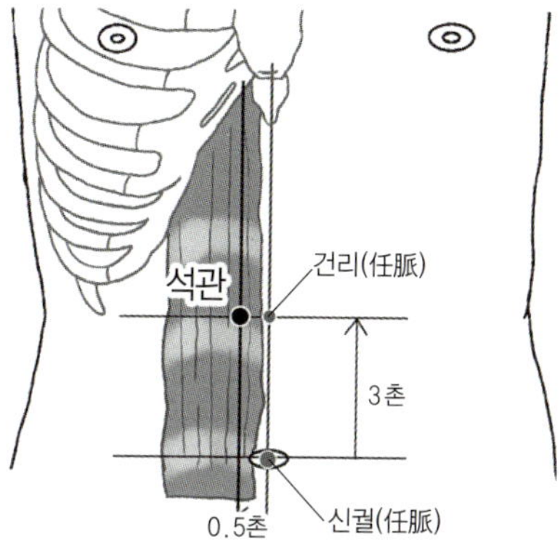

주치(主治)		
복통	구토	변비
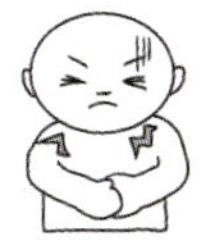	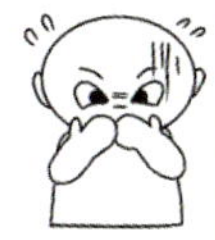	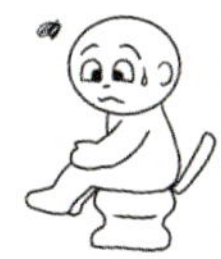

기타: 불임, 산후복통, 딸꾹질

해부	
근육	피하에 배곧은근이 있다.
신경	갈비사이신경의 근육가지, 갈비사이신경(앞피부가지)의 피부가지
혈관	피하에 갈비사이동맥 · 위배벽동맥이 주행한다.

KI19 음도(陰都)

충맥의 교회혈(交會穴)

윗배, 배꼽중심에서 위쪽으로 4촌, 앞정중선에서 가쪽으로 0.5촌

취혈법

중완(中脘) 가쪽(양방) 0.5촌에서 취혈

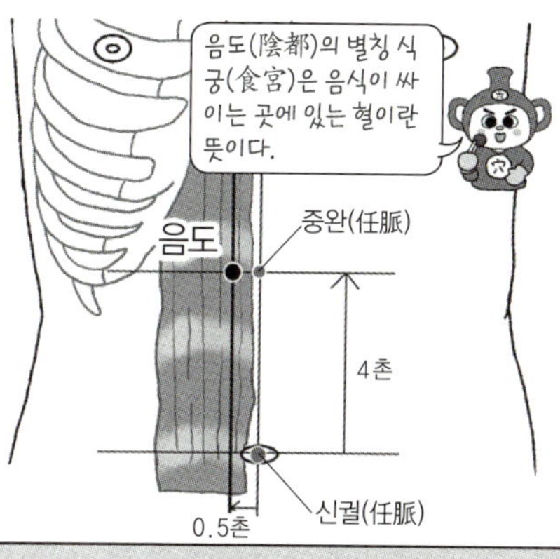

주치(主治)		
복통	구토	이질
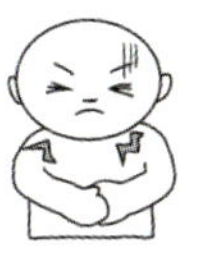	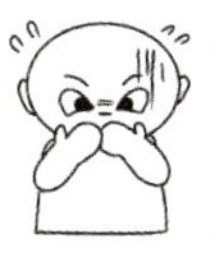	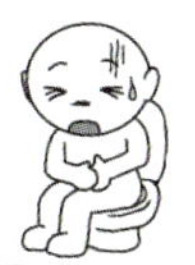

기타: 딸꾹질

해부	
근육	피하에 배곧은근이 있다.
신경	갈비사이신경의 근육가지, 갈비사이신경(앞피부가지)의 피부가지
혈관	피하에 갈비사이동맥 · 위배벽동맥이 주행한다.

KI20 복통곡(腹通谷) 충맥의 교회혈(交會穴)

윗배, 배꼽중심에서 위쪽으로 5촌, 앞정중선에서 가쪽으로 0.5촌

취혈법

상완(上脘) 가쪽(양방) 0.5촌에서 취혈

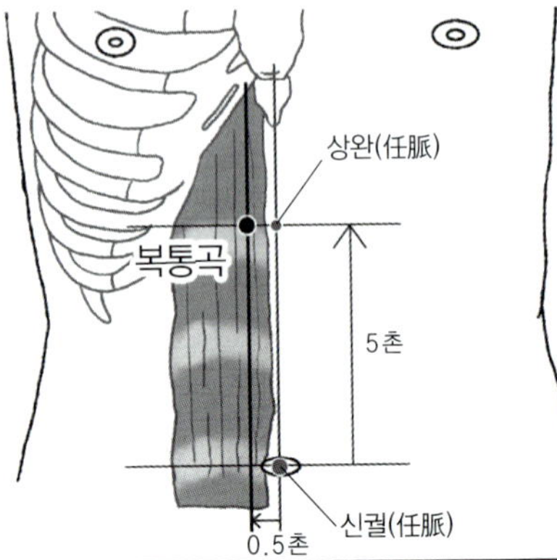

주치(主治)		
복통	복부 팽만	구토
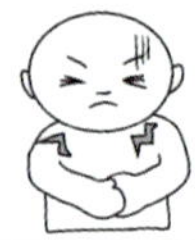	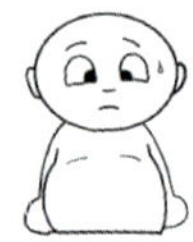	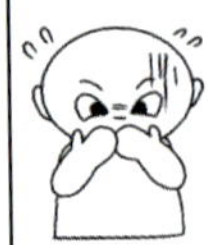

기타: 심장통증, 기침, 얼굴신경마비

해부	
근육	피하에 배곧은근이 있다.
신경	갈비사이신경의 근육가지, 갈비사이신경(앞피부가지)의 피부가지
혈관	피하에 갈비사이동맥 · 위배벽동맥이 주행한다.

KI21 유문(幽門) 충맥의 교회혈(交會穴), 충맥의 종지혈(終止穴)

윗배, 배꼽중심에서 위쪽으로 6촌, 앞정중선에서 가쪽으로 0.5촌

취혈법

배꼽의 가쪽 0.5촌의 수직선상, 신궐(神闕)에서 위로 6촌, 거궐(巨闕) 가쪽 0.5촌으로 배곧은근 위에서 취혈

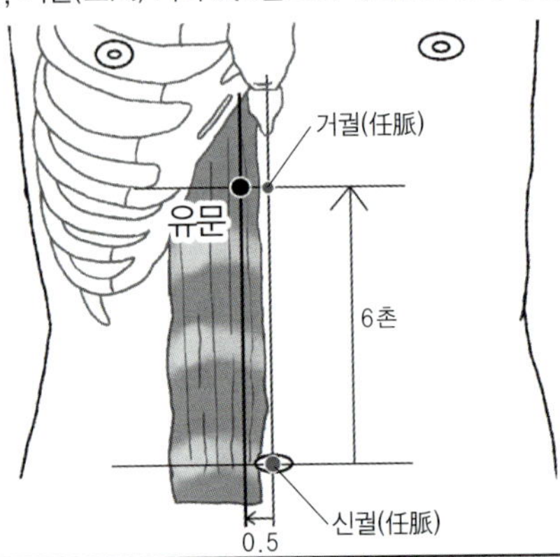

주치(主治)		
복통	복부 팽만	이질
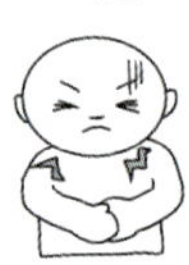	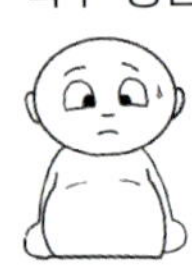	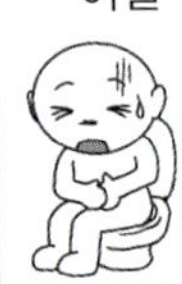

기타: 소화불량, 구토, 입덧

해부	
근육	피하에 배곧은근이 있다.
신경	갈비사이신경의 근육가지, 갈비사이신경(앞피부가지)의 피부가지
혈관	피하에 갈비사이동맥 · 위배벽동맥이 주행한다.

COLUMN

경혈의 유문(幽門)과 해부학적 유문(幽門)의 위치 관계는?

"幽門"은 해부학에서 말하는"유문" 근처가 아니라 위의 상단에있는"분문(噴門)" 부근에 존재한다

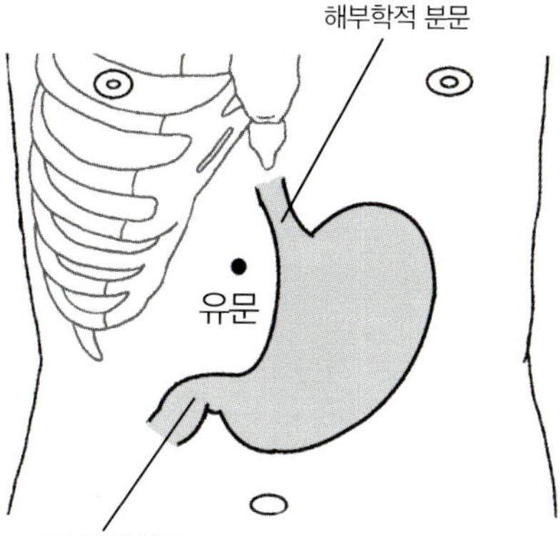

KI22 보랑(步廊)

충맥의 교회혈(交會穴)

앞가슴부위, 다섯째 갈비사이공간, 앞정중선에서 가쪽으로 2촌

취혈법

중정(중정, CV16) 양방 2촌처로 다섯째~여섯째 갈비사이공간에서 취혈

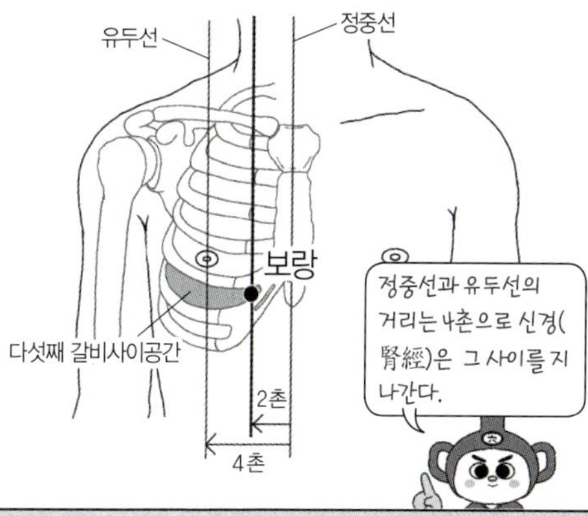

주치(主治)		
기침	천식	가슴의 통증

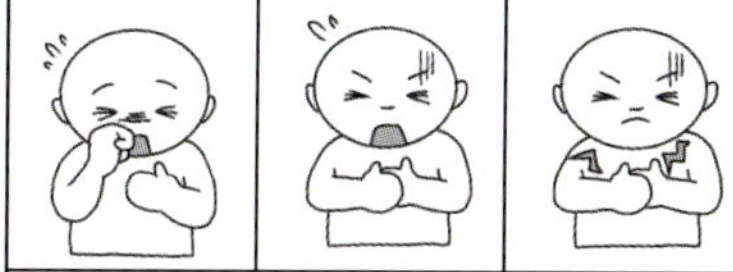

기타: 구토, 늑간신경통

해부	
근육	피하에 큰가슴근 · 갈비사이근이 있다.
신경	안쪽 · 가쪽가슴근신경의 근육가지 · 갈비사이신경, 갈비사이신경(앞피부가지)의 피부가지가 분포
혈관	피하에 가슴봉우리동맥 · 속가슴동맥이 주행한다.

KI23 신봉(神封)

앞가슴부위, 넷째 갈비사이공간, 앞정중선에서 가쪽으로 2촌

취혈법

앞정중선에서 가쪽으로 2촌, 넷째 갈비사이공간(단중(膻中))에서 가쪽으로 2촌)에서 취혈.

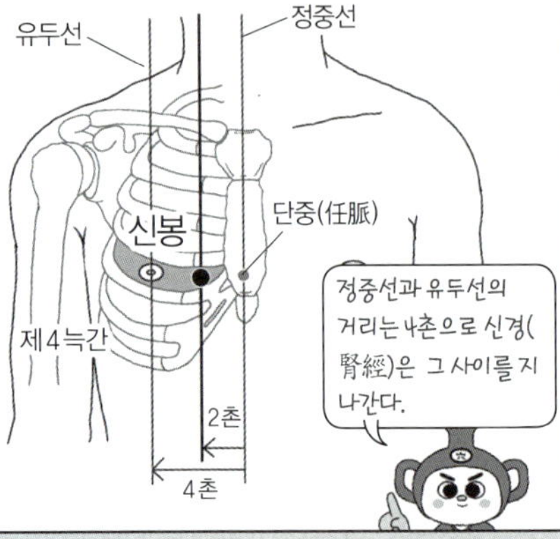

주치(主治)		
심장통증	기침	천식

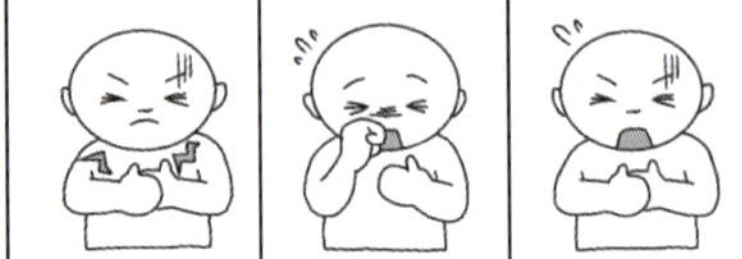

기타: 구토, 늑간신경통

해부	
근육	피하에 큰가슴근 · 갈비사이근이 있다.
신경	안쪽 · 가쪽가슴근신경의 근육가지 · 갈비사이신경, 갈비사이신경(앞피부가지)의 피부가지가 분포
혈관	피하에 가슴봉우리동맥 · 속가슴동맥이 주행한다.

KI24 영허(靈墟)

앞가슴부위, 셋째 갈비사이공간, 앞정중선에서 가쪽으로 2촌

취혈법

옥당(玉堂) 양방 2촌처로 셋째~넷째갈비사이공간에서 취혈

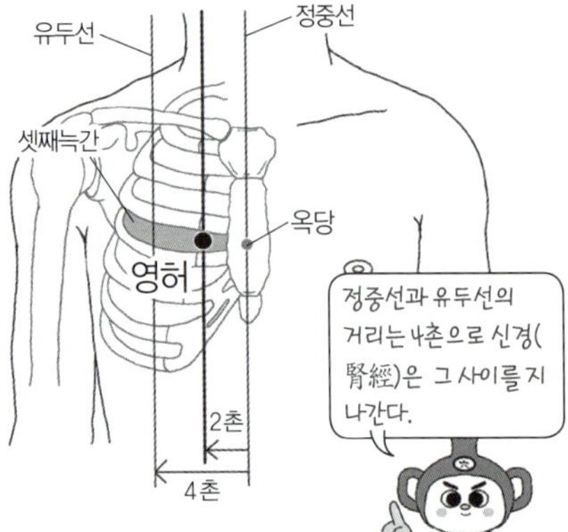

주치(主治)		
기침	천식	가슴 통증

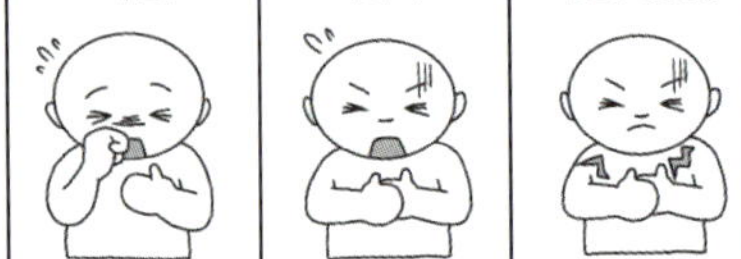

기타: 구토, 늑간신경통

해부	
근육	피하에 큰가슴근 · 갈비사이근이 있다.
신경	안쪽 · 가쪽가슴근신경의 근육가지 · 갈비사이신경, 갈비사이신경(앞피부가지)의 피부가지가 분포
혈관	피하에 가슴봉우리동맥 · 속가슴동맥이 주행한다.

KI25 신장(神藏)

앞가슴부위, 둘째 갈비사이공간, 앞정중선에서 가쪽으로 2촌

취혈법

자궁(紫宮) 양방 2촌처로 둘째~셋째갈비사이공간에서 취혈

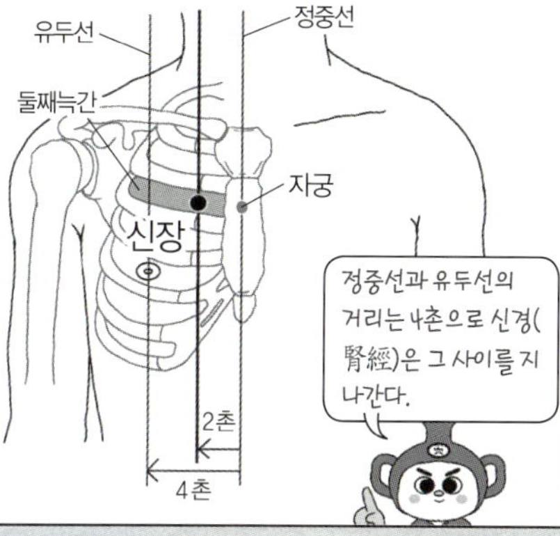

주치(主治)

기침	천식	가슴의 통증

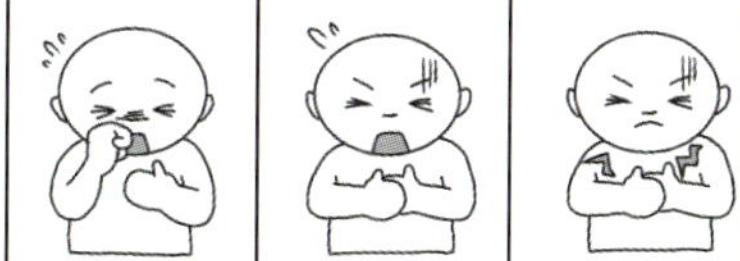

기타: 구토, 식욕부진

해부

근육	피하에 큰가슴근 · 갈비사이근이 있다.
신경	안쪽 · 가쪽가슴근신경의 근육가지 · 갈비사이신경, 갈비사이신경(앞피부가지)의 피부가지가 분포
혈관	피하에 가슴봉우리동맥 · 속가슴동맥이 주행한다.

KI26 욱중(彧中)

앞가슴부위, 첫째 갈비사이공간, 앞정중선에서 가쪽으로 2촌

취혈법

화개(華蓋) 양방 2촌처로 첫째~둘째갈비사이공간에서 취혈

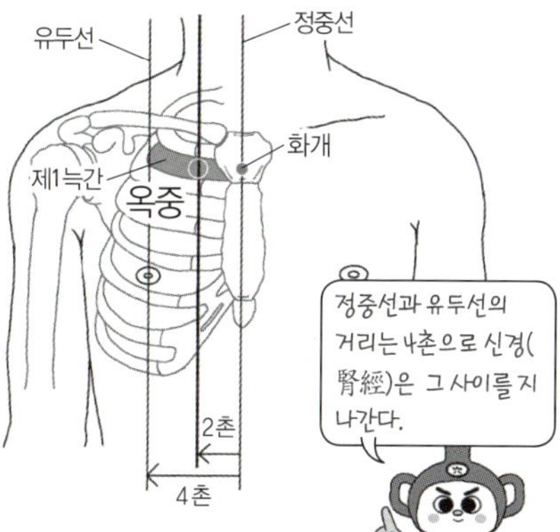

주치(主治)

기침	천식	가슴통증

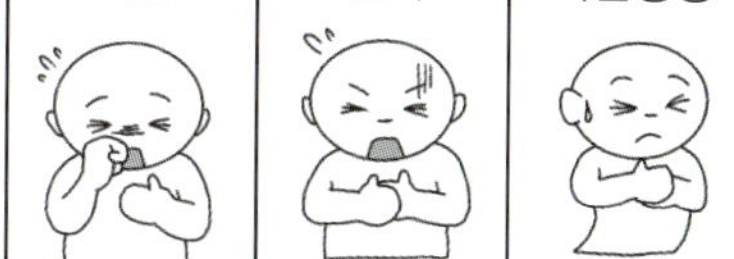

기타: 가래, 식욕부진

해부

근육	피하에 넓은목근 · 큰가슴근 · 갈비사이근이 있다.
신경	안쪽 · 가쪽가슴근신경의 근육가지 · 갈비사이신경, 갈비사이신경(앞피부가지)의 피부가지가 분포
혈관	피하에 가슴봉우리동맥 · 속가슴동맥이 주행한다.

KI27 수부(兪府)

종지혈(終止穴)

앞가슴부위, 빗장뼈 바로 아래쪽, 앞정중선에서 가쪽으로 2촌

취혈법 선기(璇璣, CV21) 양방 2촌처로 빗장뼈 아래쪽에서 취혈

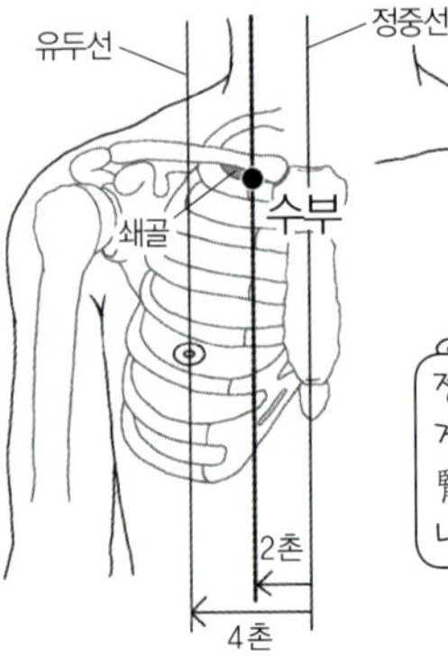

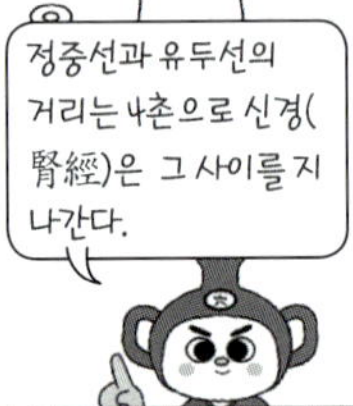

주치(主治)

기침	천식	가슴의 통증
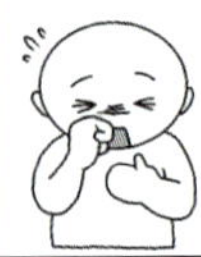	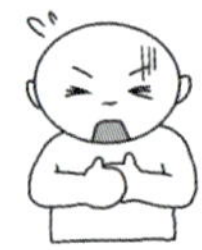	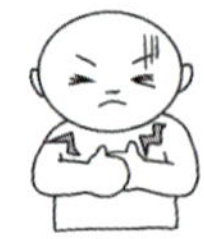

기타: 식욕부진, 구토

해부

근육	피하에 넓은목근 · 큰가슴근 · 빗장밑근이 있다.
신경	얼굴신경 근육가지(목가지) · 안쪽 · 가쪽가슴근신경 · 빗장밑근신경, 빗장위신경 피부가지
혈관	피하에 가슴봉우리동맥 · 속가슴동맥이 주행한다.

제9장

CHAPTER 09

수궐음심포경(手厥陰心包經)

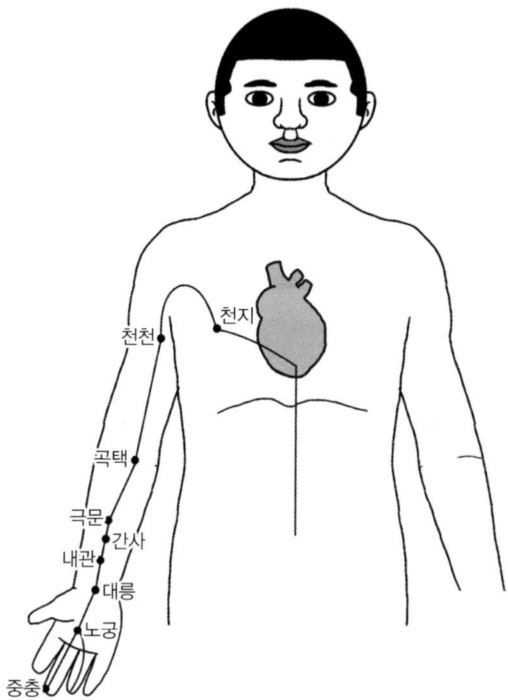

PC1 천지(天池)

기시혈(起始穴), 수소음심경 · 족궐음간경 · 수소양삼초경 · 족소양담경의 교회(交會穴)

앞가슴부위, 넷째 갈비사이공간, 앞정중선에서 가쪽으로 5촌

취혈법

남성은 유두 가쪽 1촌 부위에서 취혈

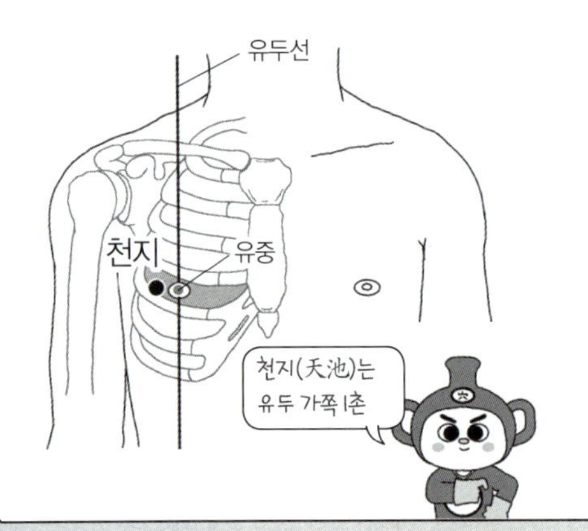

주치(主治)		
심장통증	가슴의 통증	기침

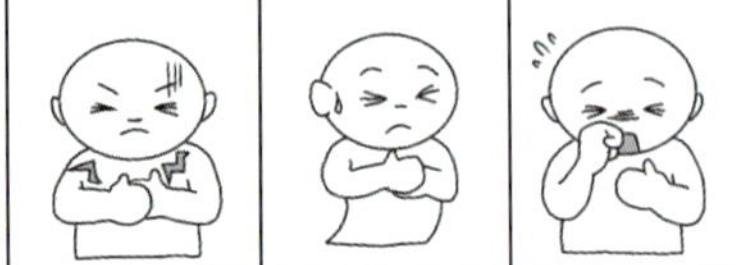

기타: 흉민, 천식, 늑간신경통

해부	
근육	피하에 큰가슴근 · 작은가슴근 · 갈비사이근이 있다.
신경	안쪽 · 가쪽가슴근신경 · 갈비사이신경 근육가지, 갈비사이신경 피부가지가 분포한다.
혈관	피하에 가슴봉우리동맥 · 가쪽가슴동맥 · 갈비사이동맥이 주행한다.

PC2 천천(天泉)

위팔 앞쪽면, 위팔두갈래근의 긴갈래와 짧은갈래 사이, 앞겨드랑주름에서 먼쪽으로 2촌

취혈법 위팔두갈래근의 긴갈래와 짧은갈래를 확인 한다. 천지(天泉)는 위팔두갈래근의 긴갈래와 짧은갈래 사이, 앞겨드랑주름에서 아래로 2촌에서 취혈

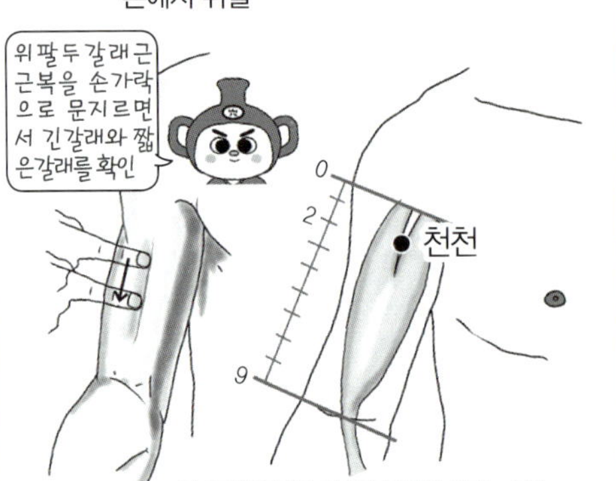

※앞겨드랑주름과 팔오금 주름의 거리는 9촌.

주치(主治)		
심장통증	기침	상완내측통

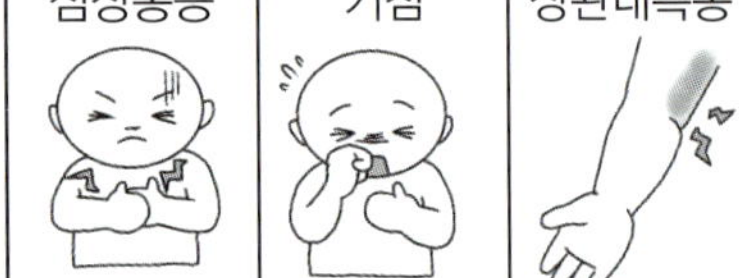

기타: 흉협부통

해부	
근육	피하에 위팔두갈래근이 있다.
신경	근육피부신경의 근육가지, 안쪽 · 가쪽상완피신경의 피부가지가 분포
혈관	피하에 위팔동맥이 주행한다.

PC3 곡택(曲澤) 합수혈(合水穴), 사만혈(四彎穴)

팔꿈치 앞쪽면, 팔오금주름(cubital crease) 위, 위팔두갈래근힘줄의 안쪽 오목한곳

취혈법

팔꿈치를 45°로 굽혔을 때, 위팔두갈래근힘줄의 안쪽에서 취혈

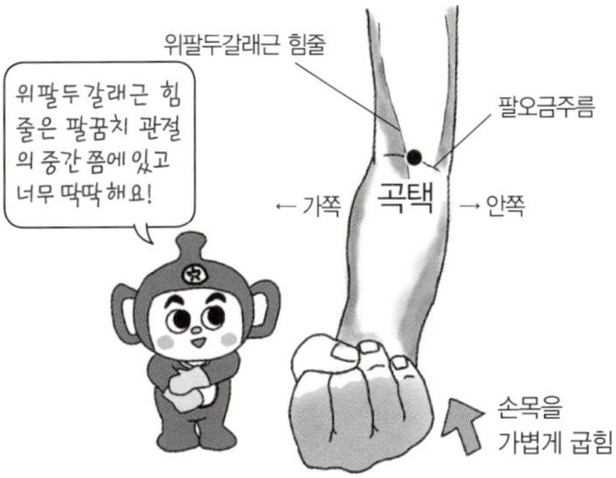

주치(主治)

심장통증	위통	구토
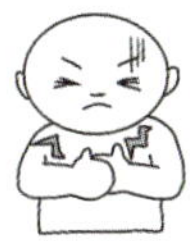	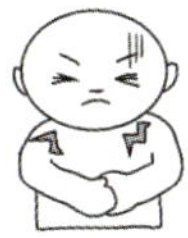	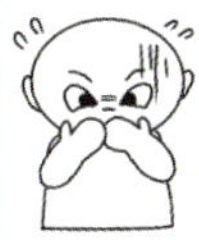

기타: 주관절통, 심계, 열병

해부

근육	피하에 위팔두갈래근(힘줄) · 위팔근이 있다.
신경	근육피부신경의 근육가지, 안쪽아래팔피부신경의 피부가지가 분포
혈관	피하에 위팔동맥이 주행한다.

PC4 극문(郄門) 극혈(郄穴)

아래팔 앞쪽, 긴손바닥근힘줄과 노쪽 손목굽힘근힘줄의 사이, 손바닥쪽 손목주름에서 몸쪽으로 5촌

취혈법

주먹을 움켜쥐고, 손바닥이 위로 향하도록 손목을 돌린 채, 팔꿈치를 약간 굽혀 이 두 힘줄을 확인한다.

팔오금주름과 손목주름을 연결하는 선의 중점에서 1촌 아래 긴손바닥근힘줄과 노쪽 손목굽힘근힘줄의 사이에서 취혈

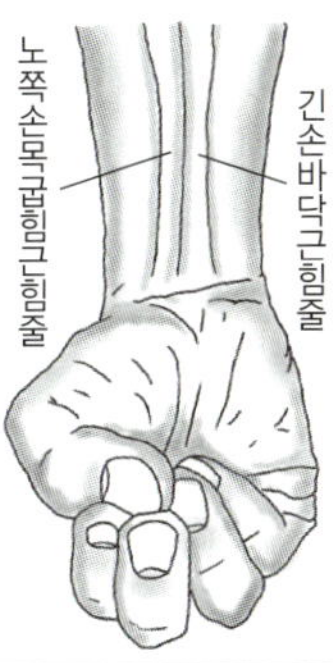

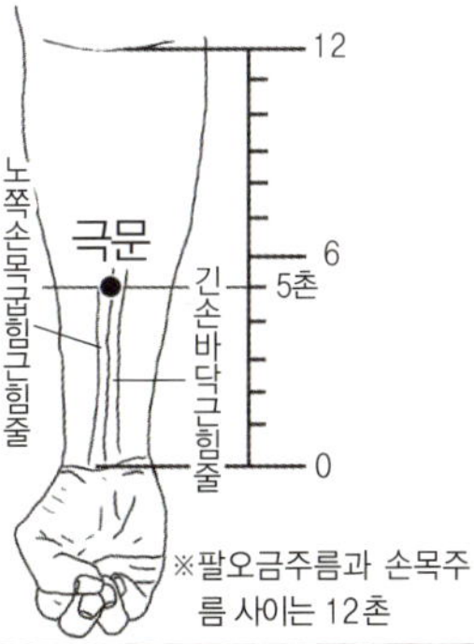

※팔오금주름과 손목주름 사이는 12촌

주치(主治)

심장통증	심계	토혈
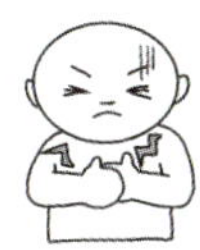	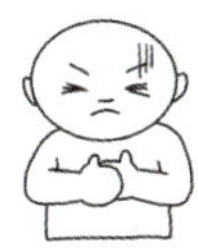	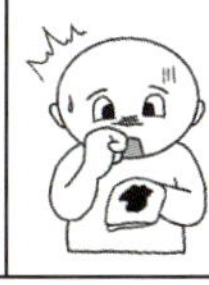

기타: 객혈, 위팔의 통증

해부

근육	피하에 노쪽손목굽힘근 · 긴손바닥근 · 얕은손가락굽힘근이 있다.
신경	정중신경 근육가지, 안쪽 · 가쪽아래팔피부신경 피부가지가 분포한다.
혈관	피하에 앞뼈사이동맥이 주행한다.

PC5 간사(間使) 경금혈(經金穴)

아래팔 앞쪽면, 긴손바닥근힘줄과 노쪽 손목굽힘근힘줄의 사이, 손바닥쪽 손목주름에서 몸쪽으로 3촌

취혈법

주먹을 움켜쥐고, 손바닥이 위로 향하도록 손목을 돌린 채, 팔꿈치를 약간 굽혀 이 두 힘줄을 확인한다.

손바닥쪽 손목주름에서 위로 3촌 높이. 긴손바닥근힘줄과 노쪽 손목굽힘근힘줄의 사이에서 취혈

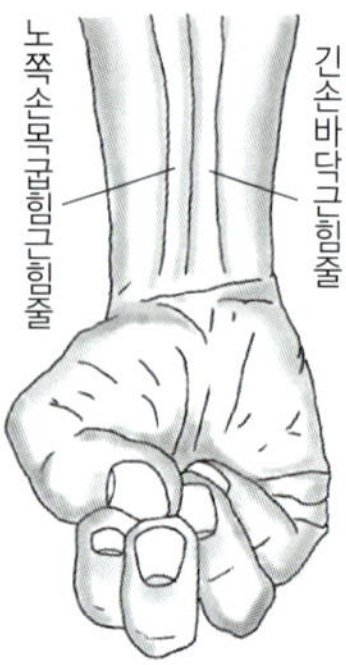

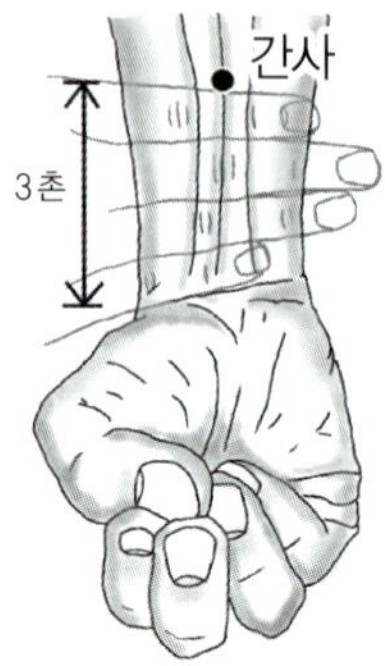

주치(主治)		
심장통증	심계	정신불안
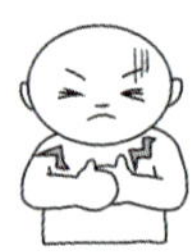	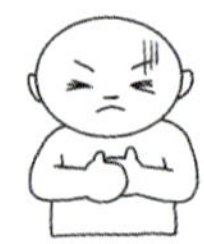	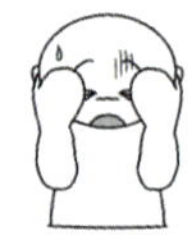

기타: 실어, 구역질

해부	
근육	피하에 노쪽손목굽힘근 · 긴손바닥근(힘줄) · 얕은손가락굽힘근이 있다.
신경	정중신경 근육가지, 안쪽 · 가쪽아래팔피부신경 피부가지가 분포한다.
혈관	피하에 앞뼈사이동맥이 주행한다.

PC6 내관(內關) 락혈(絡穴), 팔맥교회혈(八脈交會穴; 음유맥), 육총혈(六總穴; 심흉)

아래팔 앞쪽면, 긴손바닥근힘줄과 노쪽 손목굽힘근힘줄의 사이, 손바닥쪽 손목주름에서 몸쪽으로 2촌

취혈법

주먹을 움켜쥐고, 손바닥이 위로 향하도록 손목을 돌린 채, 팔꿈치를 약간 굽혀 이 두 힘줄을 확인한다.

손바닥쪽 손목주름에서 위로 2촌높이. 긴손바닥근힘줄과 노쪽 손목굽힘근힘줄의 사이에서 취혈

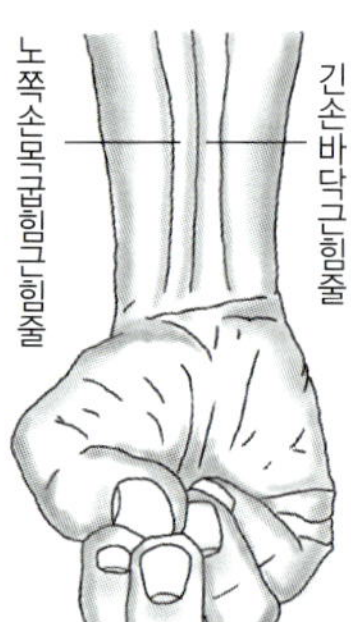

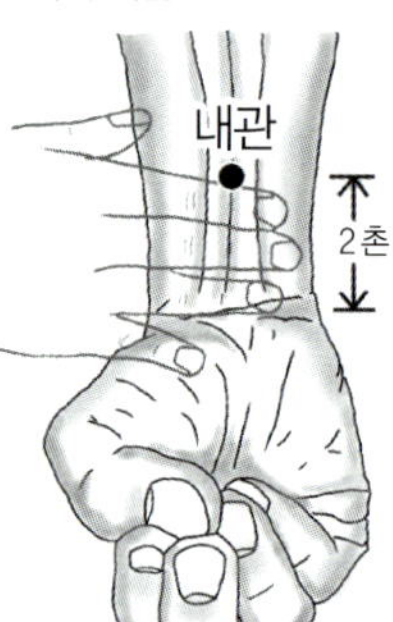

주치(主治)		
심장통증	심계	정신불안
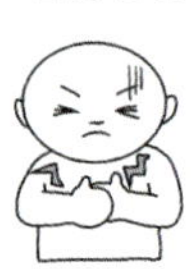	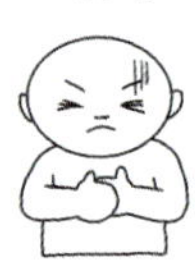	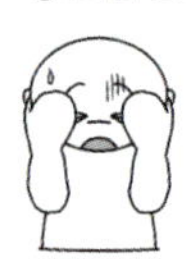

기타: 구역질, 구토, 위통

해부	
근육	피하에 노쪽손목굽힘근 · 긴손바닥근(힘줄) · 얕은손가락굽힘근이 있다.
신경	정중신경 근육가지, 안쪽 · 가쪽아래팔피부신경 피부가지가 분포한다.
혈관	피하에 앞뼈사이동맥이 주행한다.

COLUMN

내관(內關)혈의 심혈관 치료효과는?

내관(內關)혈은 심혈관 계통에 작용하여 혈압을 조절하고 심장 박동의 조절, 심장의 수축력을 강화한다. 동물 실험에서는 심장 박동을 정상화하고 혈압을 안정시키는 것으로 밝혀지고있다. 따라서 임상에서 부정맥이나 고혈압 등에 대해 사용된다.

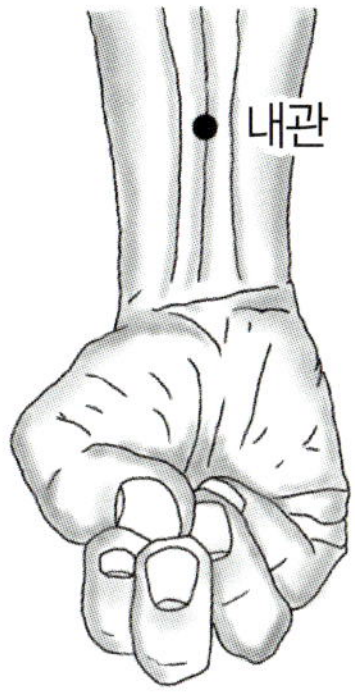

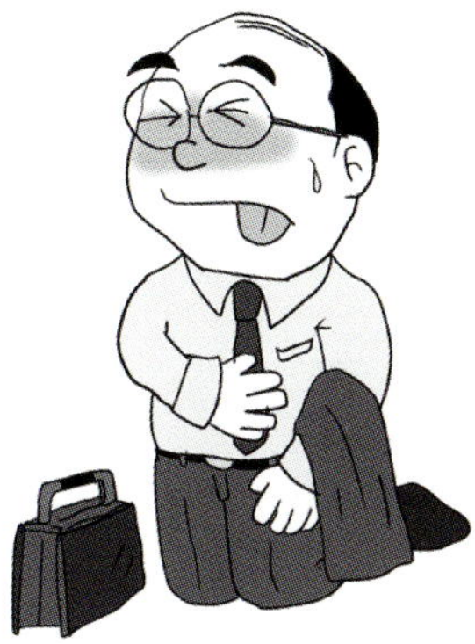

PC7 대릉(大陵)

수토혈(兪土穴), 원혈(原穴), 자경사혈(自經瀉穴), 십삼귀혈(十三鬼穴)

손목 앞쪽면, 긴손바닥근힘줄과 노쪽 손목굽힘근힘줄의 사이, 손바닥쪽 손목주름 위

취혈법

주먹을 움켜쥐고, 손바닥이 위로 향하도록 손목을 돌린 채, 팔꿈치를 약간 굽혀 이 두 힘줄을 확인한다.

손바닥쪽 손목주름. 긴손바닥근힘줄과 노쪽 손목굽힘근힘줄의 사이에서 취혈

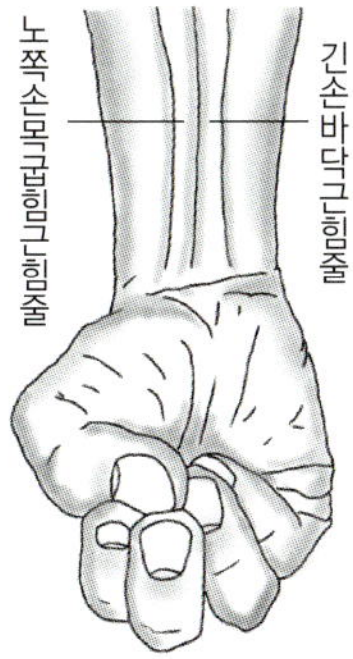

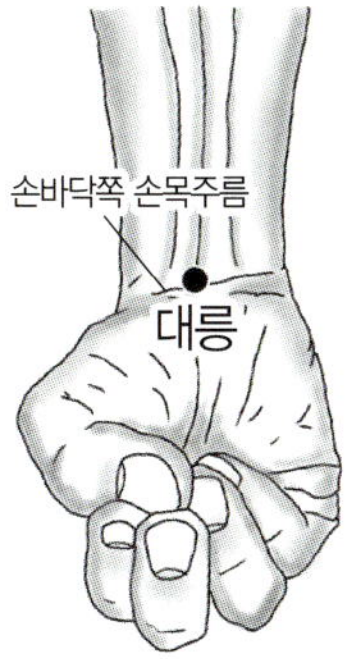

주치(主治)		
심장통증	정신불안	위통
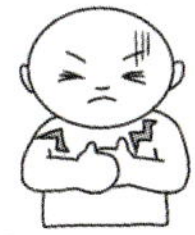	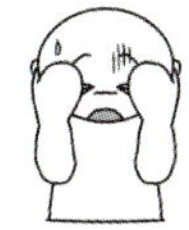	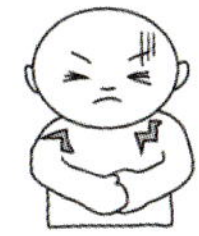

기타: 방아쇠 수지, 손 관절통, 심계, 구토

해부	
근육	피하에 노쪽손목굽힘근 · 긴손바닥근 · 얕은손가락굽힘근이 있다.
신경	정중신경 근육가지, 안쪽 · 가쪽아래팔피부신경 피부가지가 분포
혈관	피하에 손바닥쪽손목동맥그물이 주행한다.

PC8 노궁(勞宮)

형화혈(滎火穴), 십삼귀혈(十三鬼穴), 회양구침혈(回陽九鍼穴)

손바닥, 둘째 · 셋째 손허리뼈의 사이의 오목한 곳, 손허리손가락관절의 몸쪽

취혈법 가볍게 주먹을 쥐었을 때 손바닥에 가운데 손가락의 끝이 닿는 곳으로 둘째 · 셋째 손허리뼈의 사이

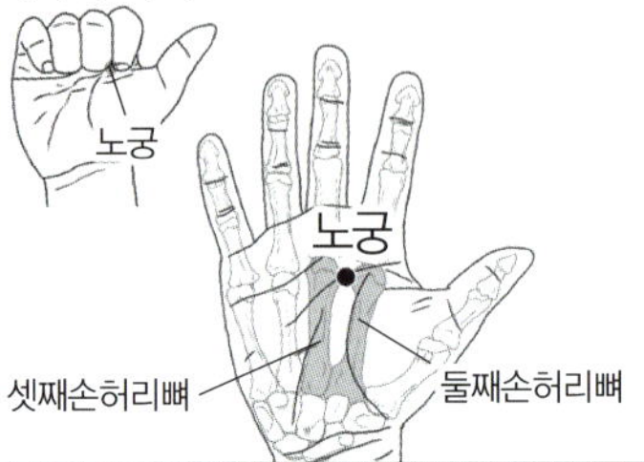

별설

손바닥, 셋째 · 넷째손허리뼈사이의 오목한 곳.

넷째손가락을 구부릴 때 그 끝이 닿는 곳에서 취혈한다.

주치(主治)

심장통증	정신불안	구내염
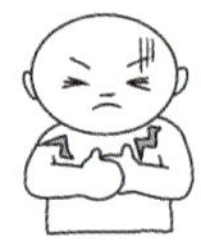	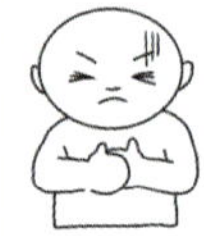	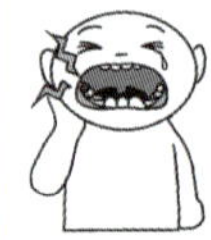

기타: 방아쇠 수지, 구창(口瘡)

해부

근육	피하에 얕은손가락굽힘근(힘줄) · 벌레근(둘째)가 있다.
신경	정중신경(온바닥쪽손가락신경)의 근육가지, 피부가지가 분포한다.
혈관	온바닥쪽손가락동맥이 주행한다.

PC9 중충(中衝)

정목혈(井木穴), 종지혈(終止穴), 자경보혈(自經補穴)

가운뎃손가락, 가운뎃손가락 끝의 중심

취혈법

가운뎃 손가락 끝

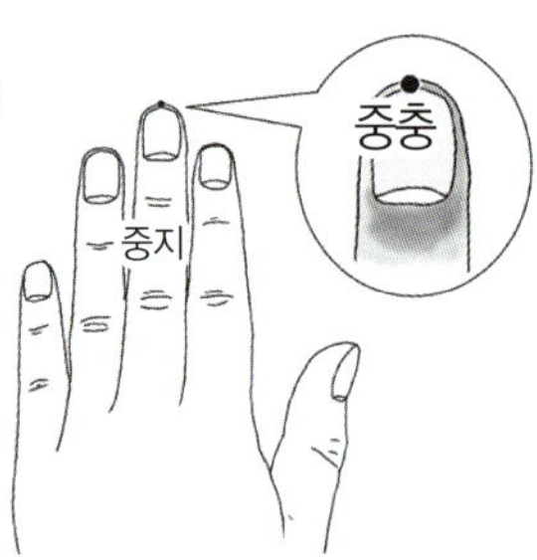

별설

가운뎃 손톱 노쪽뿌리각에서 몸쪽으로 0.1촌. 손톱 노쪽모서리를 지나는 수직선과 손톱뿌리를 지나는 수평선이 만나는 지점이라는 의견도 있음

주치(主治)

심장통증	열사병	졸음
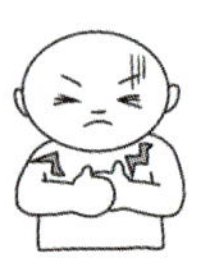	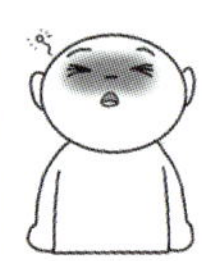	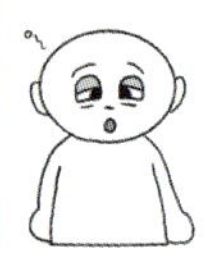

기타: 혀의 경직, 레이노 현상

해부

근육	
신경	정중신경(고유바닥쪽손가락신경) 피부가 분포한다.
혈관	피하에 등쪽손가락동맥이 주행한다.

제10장

CHAPTER 10

수소양삼초경(手少陽三焦經)

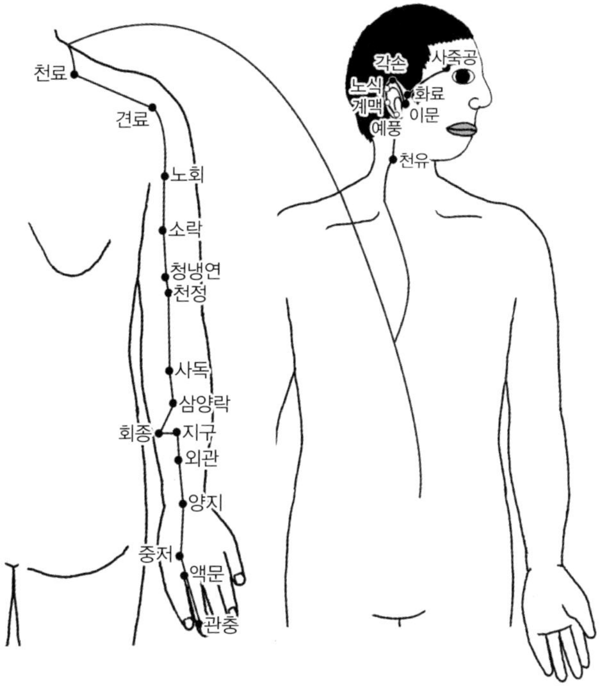

TE1 관충(關衝)

정금혈(井金穴), 기시혈(起始穴)

약손가락, 끝마디뼈의 자쪽, 넷째손톱 자쪽 뿌리각에서 몸쪽으로 0.1촌

취혈법

넷째손톱의 자쪽모서리를 지나는 수직선과 손톱뿌리를 지나는 수평선이 만나는 지점에서 취혈

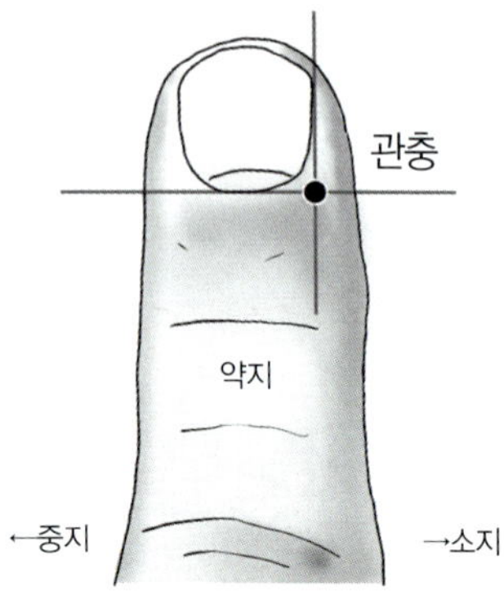

주치(主治)		
두통	충혈	난청
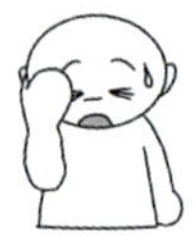	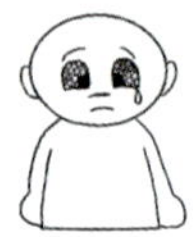	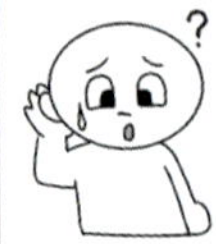
기타: 인후통, 열병, 현기증		

해부	
근육	
신경	자신경(등쪽손가락신경) 피부가지가 분포한다.
혈관	피하에 등쪽손가락동맥이 주행한다.

TE2 액문(液門)

형수혈(滎水穴)

손등, 약손가락과 새끼손가락 사이, 손샅 가장자리(web margin) 위쪽 오목한 곳, 적백육제

취혈법

주먹을 가볍게 쥐고, 손바닥을 아래로 향한 자세에서, 약손가락과 새끼손가락이 만나는 지점의 위쪽 오목한 곳으로 적백육제에서 취혈

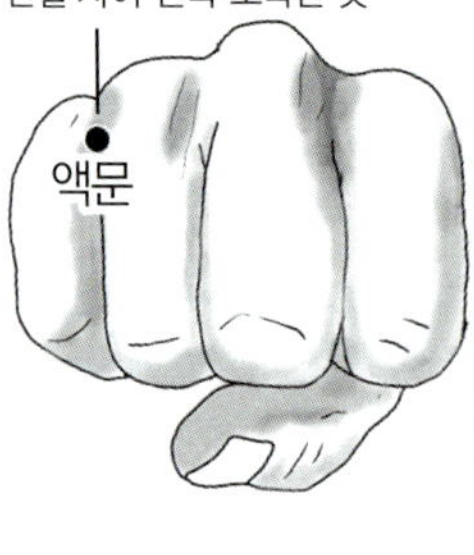

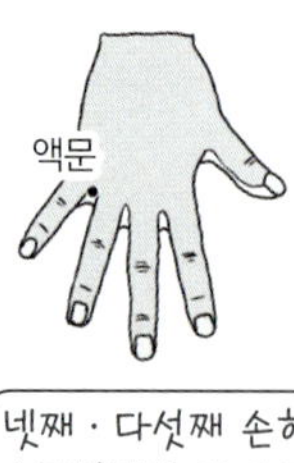

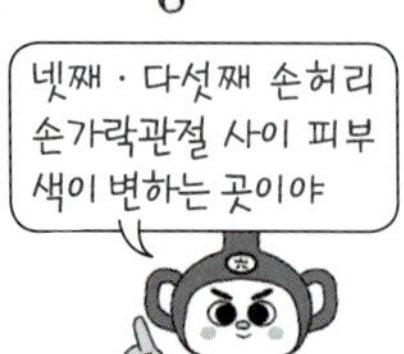

주치(主治)		
두통	기관지통	충혈
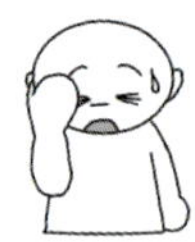	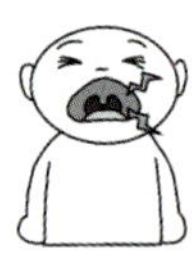	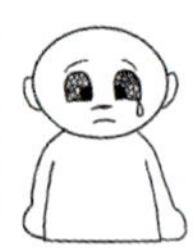
기타: 난청, 열병, 위팔 통증		

해부	
근육	피하에 넷째등쪽뼈사이근이 있다.
신경	자신경 근육가지, 자신경(등쪽손가락신경) 피부가지가 분포한다.
혈관	피하에 등쪽손가락동맥이 주행한다.

TE3 중저(中渚)

수목혈(兪木穴),
자경보혈(自經補穴)

손등, 넷째와 다섯째 손허리뼈 사이, 넷째손허리손가락관절 몸쪽 오목한 곳

취혈법

가볍게 주먹을 쥐고 취혈

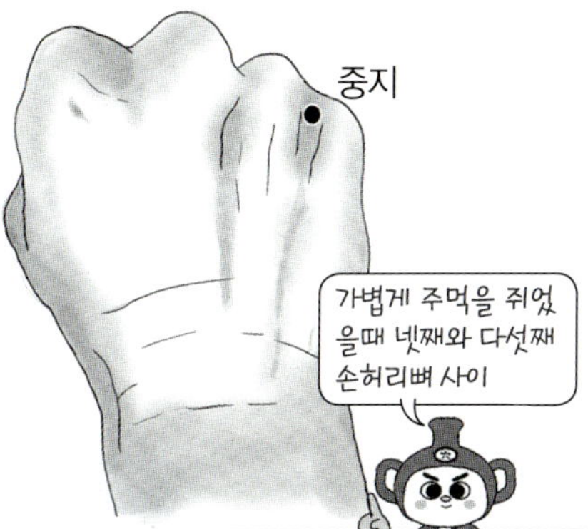

주치(主治)

두통	충혈	기관지통
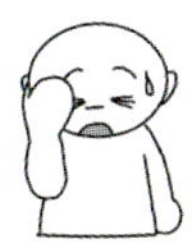	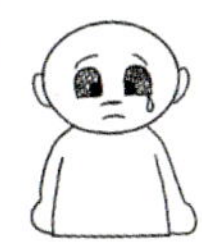	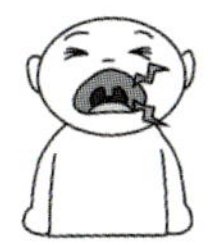

기타: 현기증, 난청, 자신경마비

해부

근육	피하에 넷째등쪽뼈사이근이 있다.
신경	자신경 근육가지, 자신경(등쪽손가락신경) 피부가지가 분포한다.
혈관	피하에 등쪽손가락동맥이 주행한다.

TE4 양지(陽池)

원혈(原穴)

손목 뒤쪽면, 손등쪽 손목주름 위, 손가락폄근힘줄 자쪽 오목한 곳.

취혈법

손바닥을 아래로 하고, 저항을 주면서 손목을 손등쪽으로 굽히면 손가락폄근힘줄을 더욱 쉽게 촉지할 수 있다.

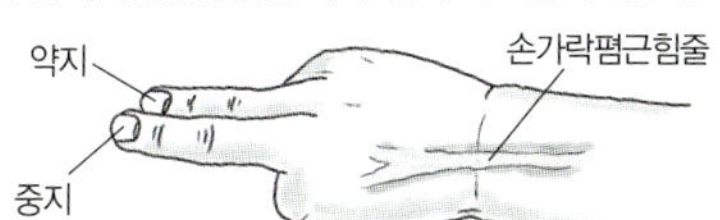

손가락을 넷째와 다섯째 손허리뼈 사이를 따라서 몸쪽으로 움직이다가 손등쪽 손목주름과 만나는 오목한 곳에서 취혈.

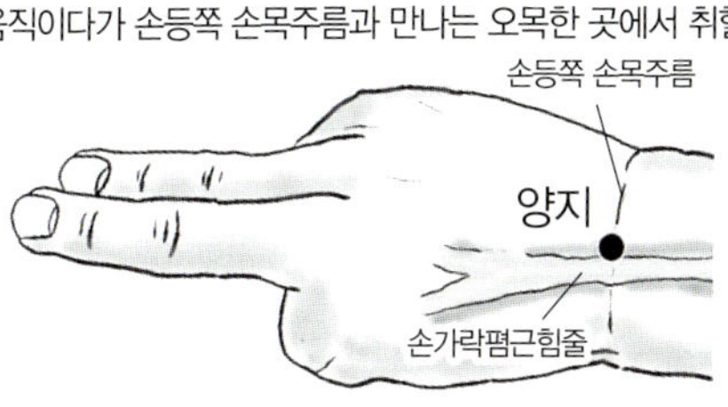

주치(主治)

난청	어깨통증	기관지통
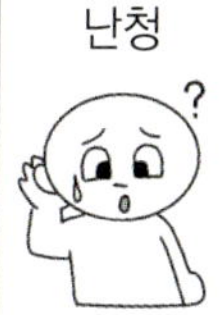	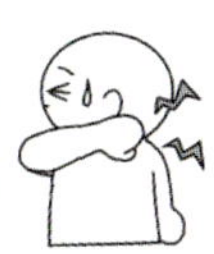	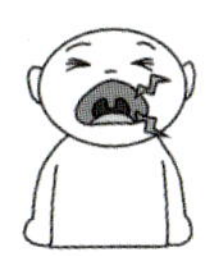

기타: 아래팔 통증, 당뇨병

해부

근육	피하에 손가락폄근(힘줄) · 새끼폄근(힘줄)이 있다.
신경	노신경 근육가지, 뒤아래팔피부신경 피부가지 · 노신경 얕은가지가 분포한다.
혈관	피하에 배측수근동맥이 주행한다.

TE5 외관(外關)

팔맥교회혈(八脈交會穴)
락혈(絡穴)

아래팔 뒤쪽면, 자뼈와 노뼈 뼈사이공간의 중점, 손등쪽 손목주름에서 몸쪽으로 2촌

취혈법 팔목의 뒷쪽을 문질러 자뼈(ulna)와 노뼈(radius)를 확인한다.

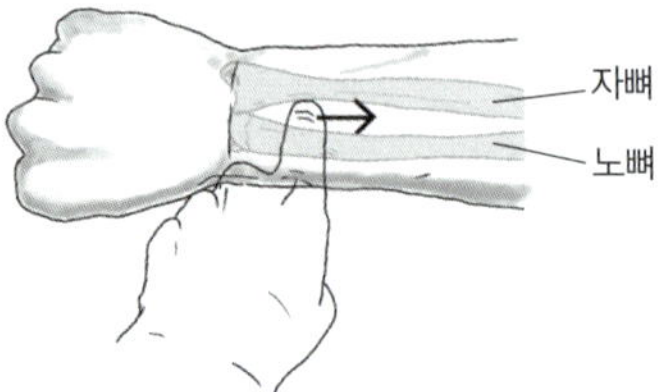

자뼈와 노뼈 사이의 가운데. 손바닥쪽 손목주름에서 몸쪽으로 2촌에서 취혈

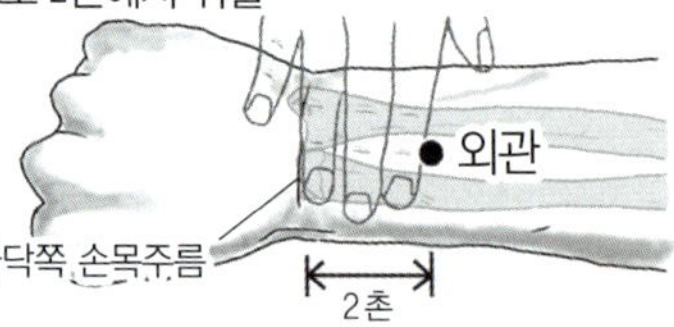

주치(主治)		
열병	두통	난청
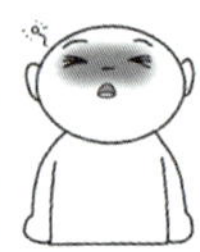	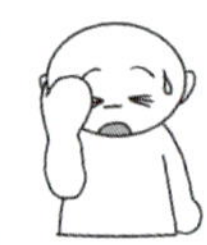	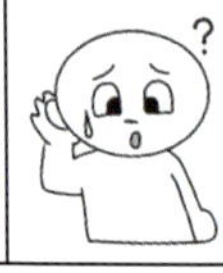

기타: 어깨통증, 충혈

해부	
근육	피하에 손가락폄근(힘줄) · 새끼폄근(힘줄)이 있다.
신경	노신경 근육가지, 뒤아래팔피부신경 피부가지가 분포한다.
혈관	피하에 뒤뼈사이동맥이 주행한다.

TE6 지구(支溝)

경화혈(經火穴), 자성혈(自性穴),
육총혈(六總穴)

아래팔 뒤쪽면, 자뼈와 노뼈 뼈사이공간 중점, 손등쪽 손목주름에서 몸쪽으로 3촌

취혈법
팔목의 뒷쪽을 문질러 자뼈와 노뼈를 확인한다.

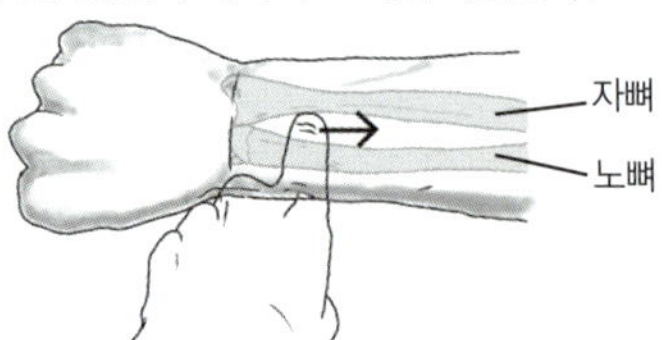

자뼈와 노뼈 사이의 가운데. 손바닥쪽 손목주름에서 몸쪽으로 3촌에서 취혈

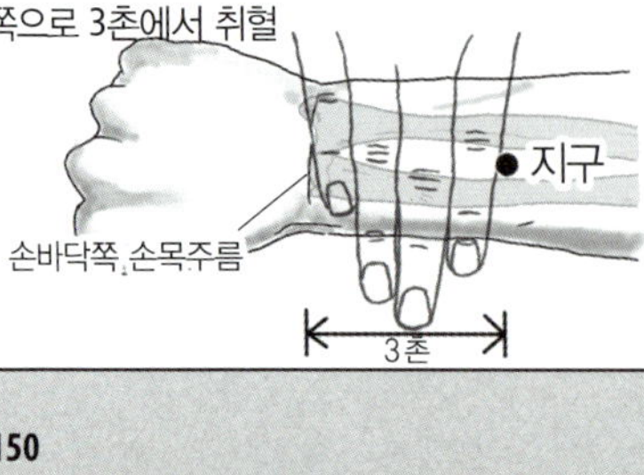

주치(主治)		
난청	이명	열병
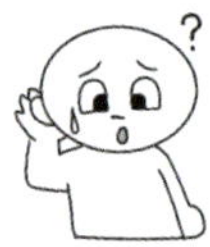	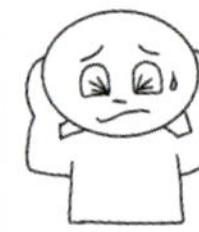	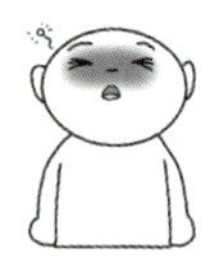

기타: 구토, 변비, 실어증

해부	
근육	피하에 손가락폄근(힘줄) · 새끼폄근(힘줄)이 있다.
신경	노신경 근육가지, 뒤아래팔피부신경 피부가지가 분포한다.
혈관	피하에 뒤뼈사이동맥이 주행한다.

TE7 회종(會宗) 극혈(郄穴)

아래팔 뒤쪽면, 자뼈의 바로 노쪽, 손등쪽 손목주름에서 몸쪽으로 3촌

취혈법

팔목의 뒷쪽을 문질러 자뼈를 확인한다.

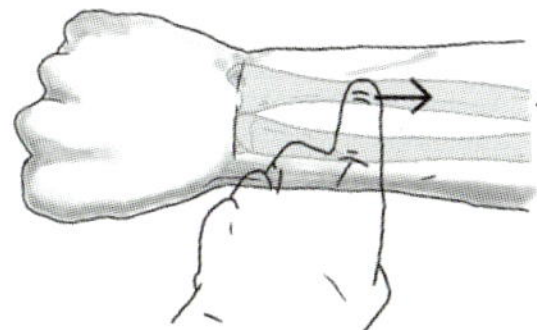

자뼈의 노쪽면, 손바닥쪽 손목주름에서 몸쪽으로 3촌에서 취혈

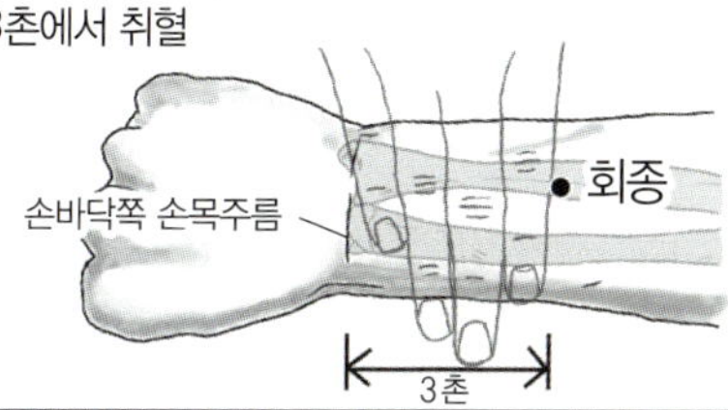

주치(主治)		
난청	상지마비	간질
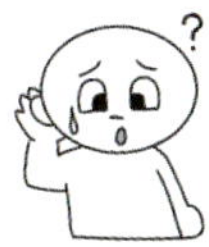	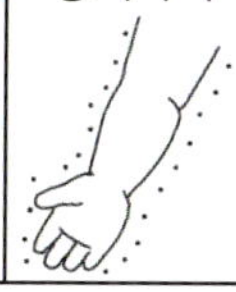	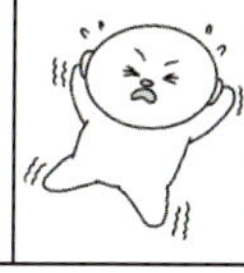

기타: 이통, 건초염

해부	
근육	피하에 새끼폄근(힘줄)·자쪽손목폄근(힘줄)이 있다.
신경	노신경 근육가지, 뒤아래팔피부신경 피부가지가 분포한다.
혈관	피하에 뒤뼈사이동맥이 주행한다.

TE8 삼양락(三陽絡)

아래팔 뒤쪽면, 자뼈와 노뼈 뼈사이공간 중점, 손등쪽 손목주름에서 몸쪽으로 4촌

취혈법

팔목의 뒷쪽을 문질러 자뼈와 노뼈를 확인한다.

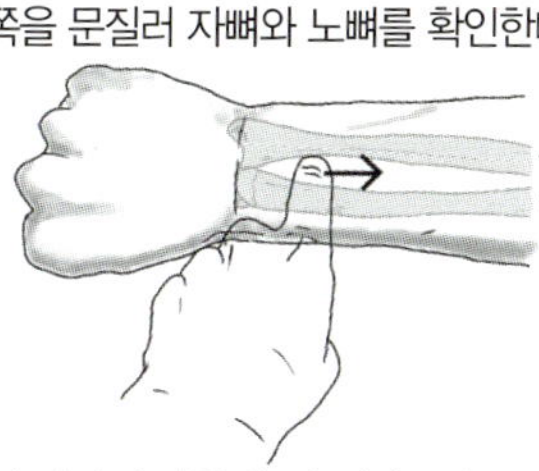

자뼈와 노뼈 사이의 가운데. 손바닥쪽 손목주름에서 몸쪽으로 4촌에서 취혈

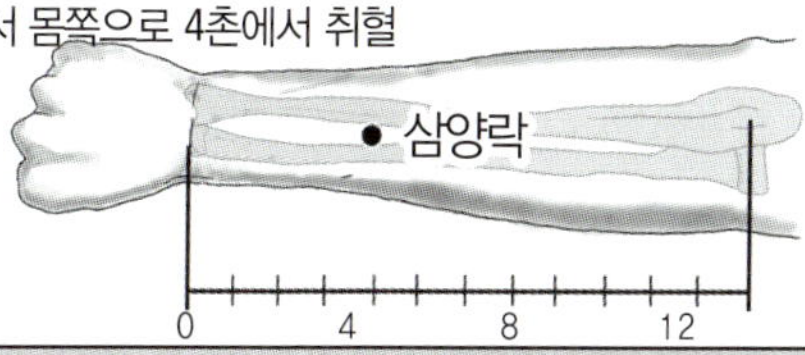

주치(主治)		
난청	흉협부통	두통
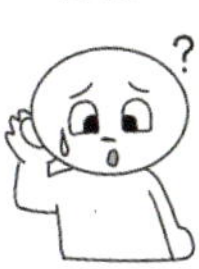	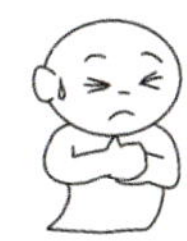	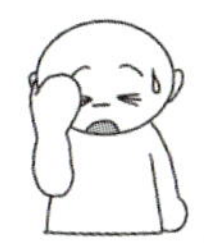

기타: 구토, 변비, 열병

해부	
근육	피하에 손가락폄근(힘줄)·새끼폄근(힘줄)이 있다.
신경	노신경 근육가지, 뒤아래팔피부신경 피부가지가 분포한다.
혈관	피하에 뒤뼈사이동맥이 주행한다.

TE9 사독(四瀆)

아래팔 뒤쪽면, 자뼈와 노뼈 뼈사이공간의 중점, 팔꿈치머리 융기에서 먼쪽으로 5촌

취혈법

팔목의 뒷쪽을 문질러 자뼈와 노뼈를 확인한다.

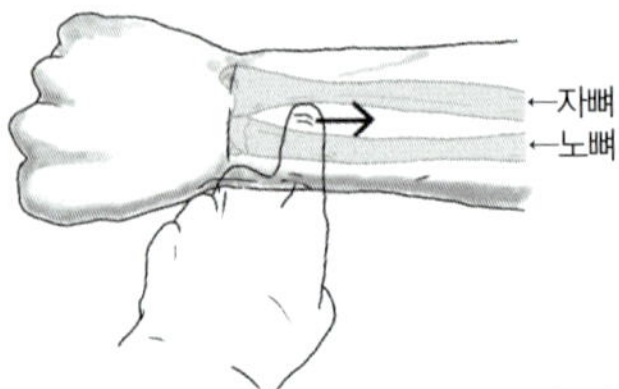

자뼈와 노뼈 사이의 가운데. 팔꿈치머리 융기에서 먼쪽으로 5촌에서 취혈

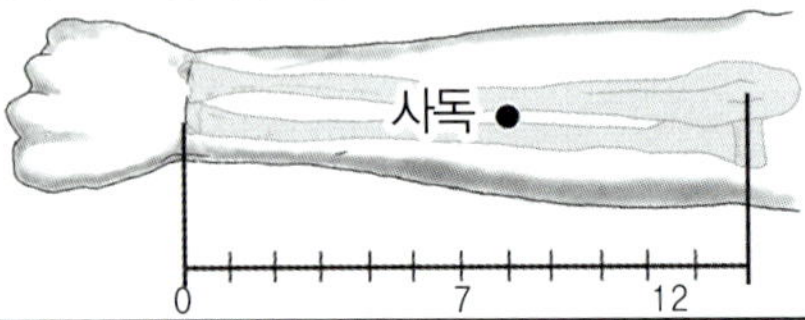

주치(主治)

난청	이명	두통

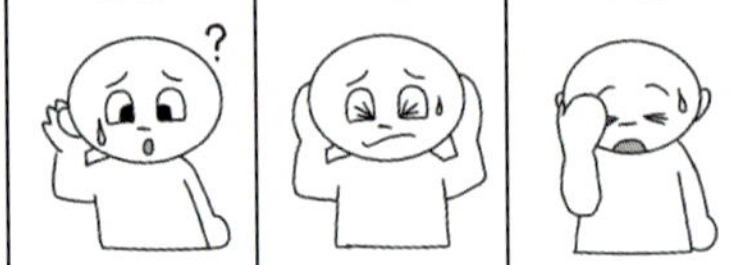

기타: 흉협부통, 치통, 구토, 어깨결림

해부

근육	피하에 손가락폄근(힘줄)·새끼폄근(힘줄)이 있다.
신경	노신경 근육가지, 뒤아래팔피부신경 피부가지가 분포한다.
혈관	피하에 뒤뼈사이동맥이 주행한다.

COLUMN

사독(四瀆)의 "四"는 무엇을 의미하나?

사독(四瀆)의 "四"는 4개, "瀆"은 도랑이나 개울을 의미하며, 역사적으로는 중국의 4대강[양자강(揚子江), 황하(黃河), 회하(淮河), 제수(濟水)]을 가르키던 말이다.

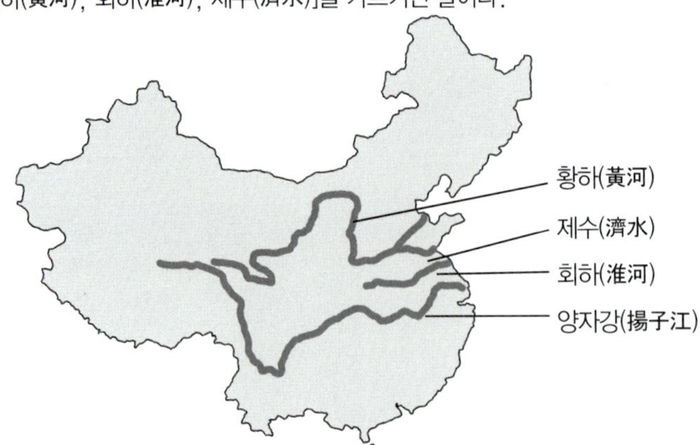

TE10 천정(天井)

합토혈(合土穴),
자경사혈(自經瀉穴)

팔꿈치 뒤쪽면, 팔꿈치머리 융기에서 몸쪽으로 1촌이 되는 오목한 곳

취혈법

팔꿈치를 가볍게 굽혔을 때, 팔꿈치머리 융기에서 취혈

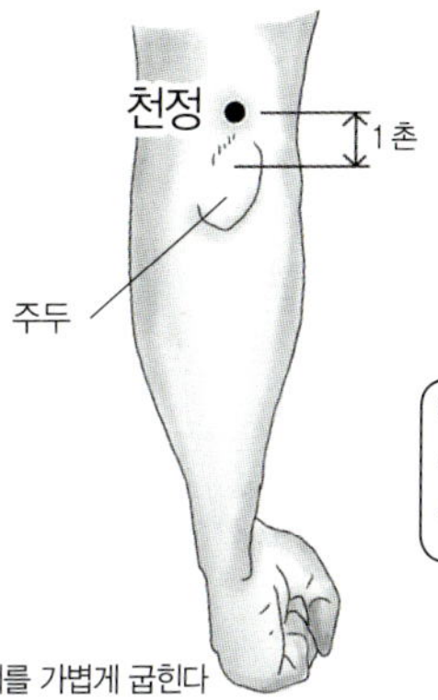

※팔꿈치를 가볍게 굽힌다

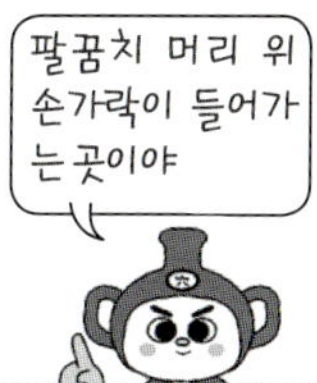

주치(主治)		
편두통	간질	난청
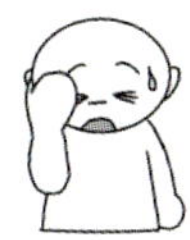	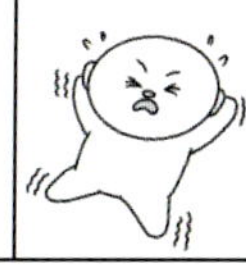	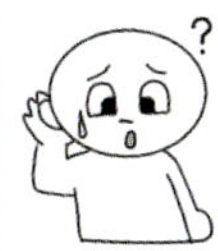

기타: 주관절통, 목통증

해부	
근육	피하에 위팔세갈래근과 공통힘줄이 있다.
신경	노신경 근육가지, 뒤위팔피부신경피부가지가 분포한다.
혈관	피하에 중간곁동맥(깊은위팔동맥가지)이 주행한다.

TE11 청랭연(淸冷淵)

위팔 뒤쪽면, 팔꿈치머리 융기와 봉우리각을 연결하는 선 위, 팔꿈치머리 융기에서 몸쪽으로 2촌

취혈법 팔꿈치를 펴고, 팔꿈치머리 융기로부터 위쪽으로 2촌에서 취혈

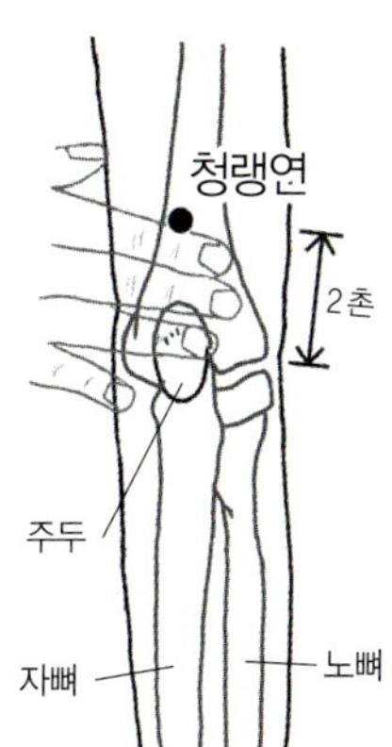

<왼손 후면>

주치(主治)		
편두통	견관절통	상완통
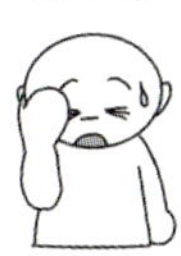	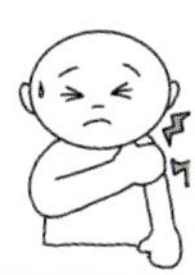	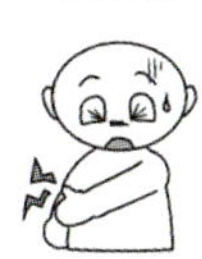

기타: 한기

해부	
근육	피하에 위팔세갈래근과 공통힘줄이 있다.
신경	노신경 근육가지, 뒤위팔피부신경피부가지가 분포한다.
혈관	피하에 중간곁동맥(깊은위팔동맥가지)이 주행한다.

COLUMN

청냉연(清冷淵; 三焦經)과 청령(青靈; 心經)의 관계는?

청냉연(清冷淵)과 청령(青靈)은 이름도 경혈의 위치도 가깝다. 일설에는 원래 존재 한 청냉연(三焦經)이 분화하여 청령(青靈)이 된 것으로 알려져있다.

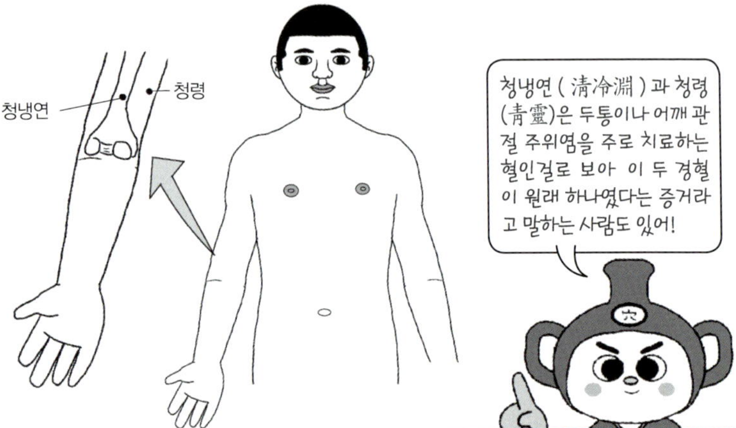

TE12 소락(消濼)

위팔 뒤쪽면, 팔꿈치머리 융기와 봉우리각을 연결하는 선 위, 팔꿈치머리 융기에서 몸쪽으로 5촌

취혈법 어깨뼈가시를 기준으로 어깨봉우리를 확인하고 어깨봉우리각과 팔꿈치머리 융기를 선으로 연결하고 그 중점에서 취혈한다.

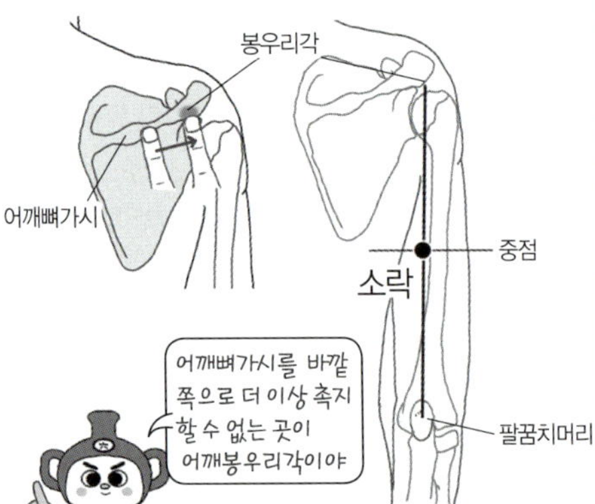

주치(主治)

두통	항경부통	간질

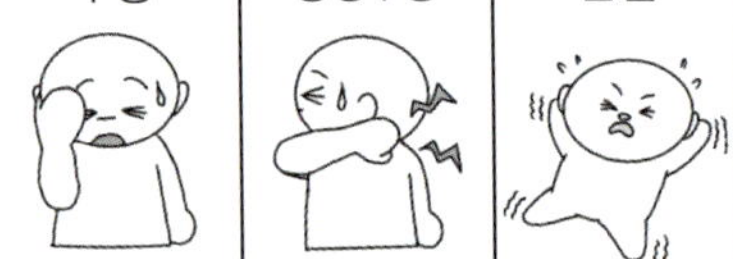

기타: 상완신경통, 사각근증후군

해부

근육	피하에 위팔세갈래근이 있다.
신경	노신경 근육가지, 뒤위팔피부신경 피부가지가 분포한다.
혈관	피하에 중간곁동맥(깊은위팔동맥가지)이 주행한다.

TE13 노회(臑會)

수소양삼초경 · 양유맥의 교회혈(交會穴)

위팔 뒤쪽면, 어깨세모근의 뒤모서리 아래뒤쪽, 봉우리각에서 아래쪽으로 3촌

취혈법

어깨를 가볍게 펴며 어께세모근을 확인한다.

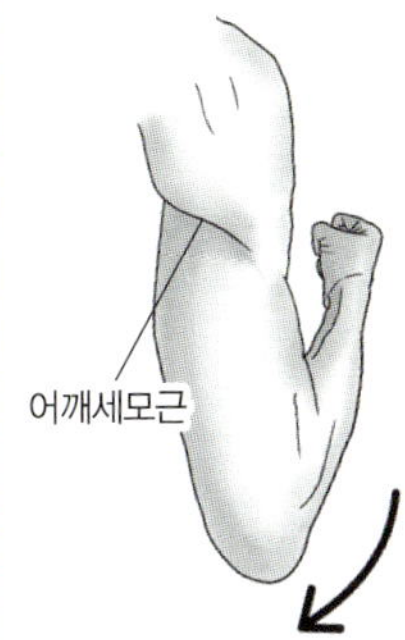

어깨봉우리각에서 아래쪽으로 3촌에서 취혈

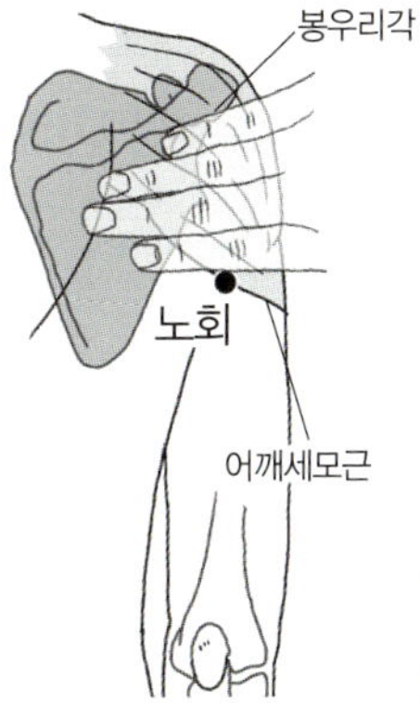

주치(主治)

견관절주위염	상완신경통	항경부

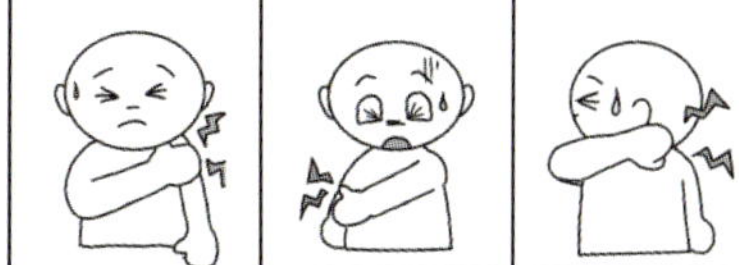

기타: 팔꿈치통증

해부

근육	피하에 어깨세모근 · 위팔세갈래근이 있다.
신경	겨드랑신경 근육가지 · 노신경, 위가쪽위팔피부신경 피부가지 · 뒤위팔피부신경이 분포한다.
혈관	피하에 뒤위팔휘돌이동맥이 주행한다.

TE14 견료(肩髎)

팔이음뼈, 봉우리각과 위팔뼈 큰결절 사이의 오목한 곳

취혈법

팔꿈치를 굽히고 위팔을 외전시키면, 어깨뼈봉우리 앞뒤로 각각 두 개의 오목한 곳이 나타나는데 견료(肩髎)는 뒤쪽에 있다.

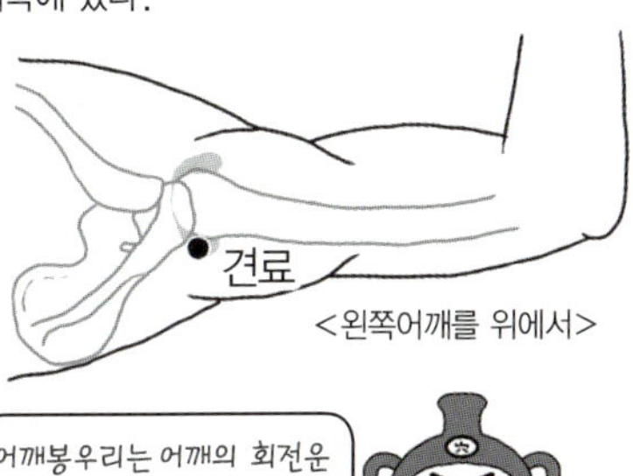

<왼쪽어깨를 위에서>

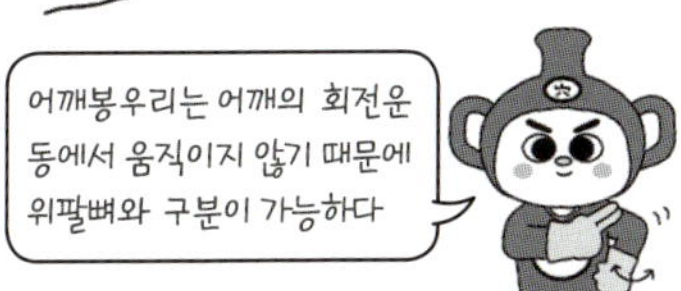

주치(主治)

견관절주위염	상완신경통	상지 저림

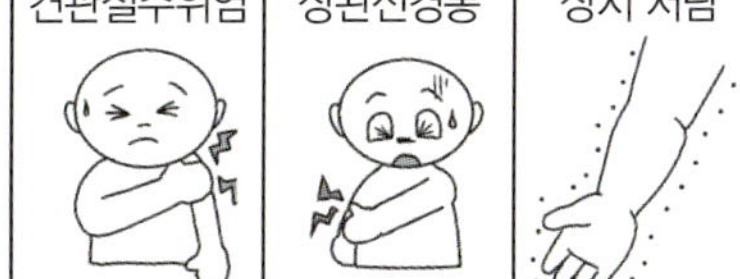

기타: 견관절 및 운동장애

해부

근육	피하에 어깨세모근이 있다.
신경	겨드랑신경 근육가지, 빗장위신경 피부가지가 분포한다.
혈관	피하에 뒤위팔휘돌이동맥이 주행한다.

TE15 천료(天髎)

수소양삼초경 · 족소양담경 · 양유맥의 교회혈(交會穴)

어깨뼈 부위, 어깨뼈 위각에서 위쪽 오목한 곳

취혈법

어깨뼈 아래각을 잡고 좌우로 움직이면 같이 움직이는 어깨뼈 위각를 확인 할 수 있다.

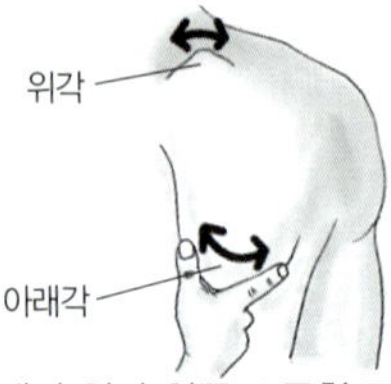

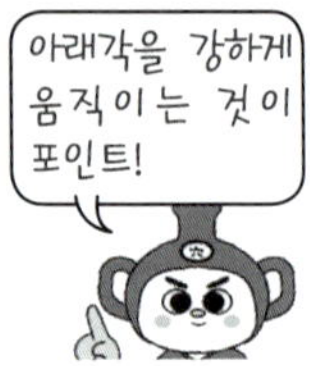

어깨뼈 위각 위쪽 오목한 곳에서 취혈한다.

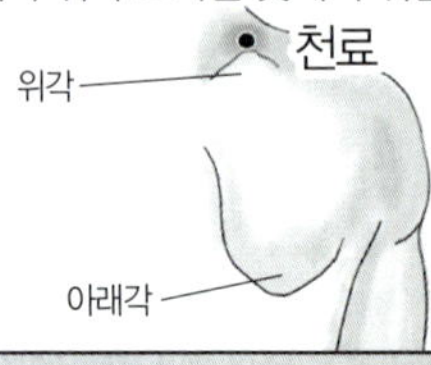

주치(主治)

목통증	안면홍조	어깨결림
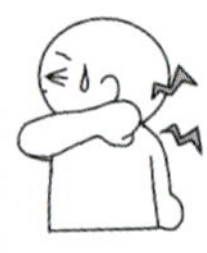	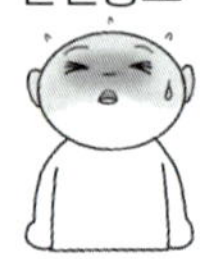	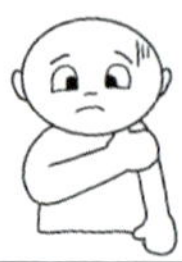

기타: 위팔의 통증, 고혈압

해부

근육	피하에 등세모근이 있다.
신경	부신경 근육가지 · 목신경얼기 가지, 빗장위신경 피부가지가 분포한다.
혈관	피하에 가로목동맥 얕은가지가 주행한다.

TE16 천유(天牖)

목앞 부위, 턱뼈각과 같은 높이, 목빗근의 뒤쪽 오목한 곳

취혈법

머리를 돌려 목빗근이 뚜렷하게 나타나게 한다.

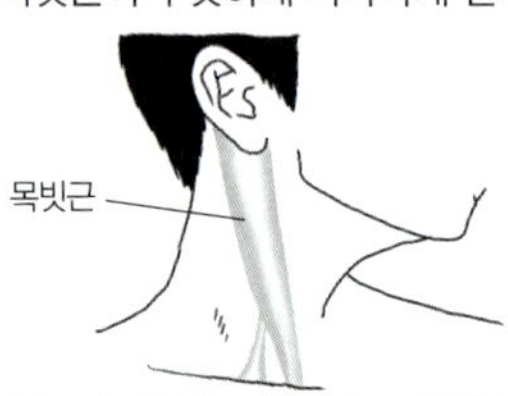

턱뼈각과 같은 높이, 목빗근의 뒤쪽 오목한 곳에서 취혈

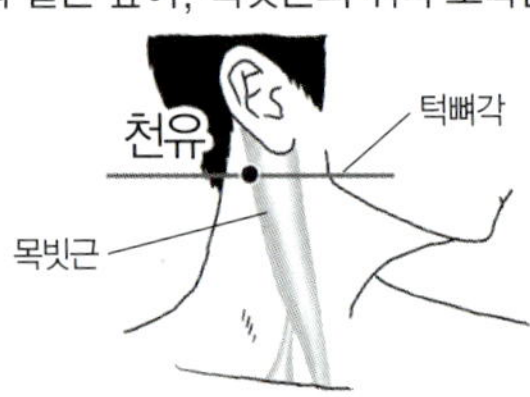

주치(主治)

난청	두통	시력저하
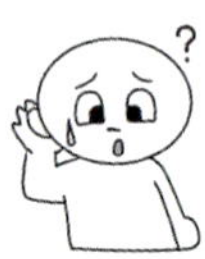	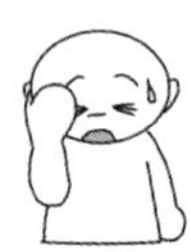	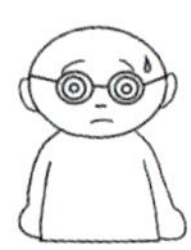

기타: 현기증, 후두신경통

해부

근육	피하에 목빗근 · 머리널판근이 있다.
신경	부신경 근육가지 · 목신경얼기 가지 · 척수신경 뒷가지, 작은뒤통수신경피부가지가 분포한다.
혈관	피하에 얕은목동맥이 주행한다.

TE17 예풍(翳風)

수소양삼초경 · 족소양담경과의 교회혈(交會穴)

목앞 부위, 귓불의 뒤쪽, 꼭지돌기 아래끝의 앞쪽 오목한 곳

취혈법

관자뼈 꼭지돌기와 아래턱뼈의 턱뼈가지 사이 오목한 곳에서 취혈한다.

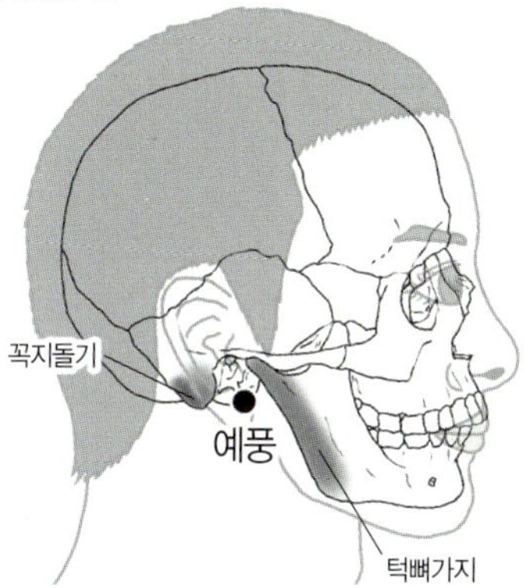

주치(主治)

이명	난청	얼굴신경마비

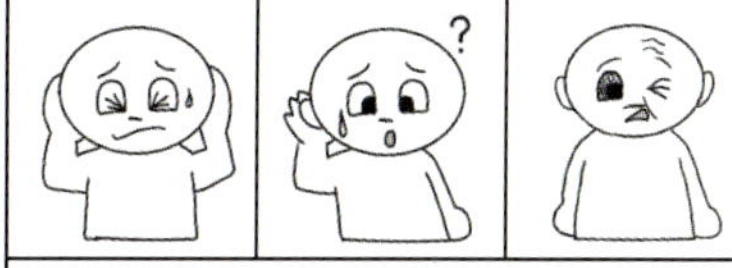

기타: 치통, 삼차신경통, 턱관절통

해부

근육	피하에 두힘살근뒤힘살이 있다.
신경	얼굴신경 근육가지, 큰귓바퀴신경 피부가지가 분포한다.
혈관	피하에 뒤귓바퀴동맥이 주행한다.

TE18 계맥(瘈脈)

머리, 꼭지돌기 중심, 예풍(翳風)에서 각손(角孫)을 연결하는 선에서 아래쪽으로부터 1/3이 되는 지점

취혈법

귓바퀴를 접고, 예풍과 귓바퀴 꼭대기가 머리에 닿는 곳(角孫)을 곡선으로 연결한다. 그 곡선을 3등분하고 예풍에서 1/3 되는 곳에서 취혈한다.

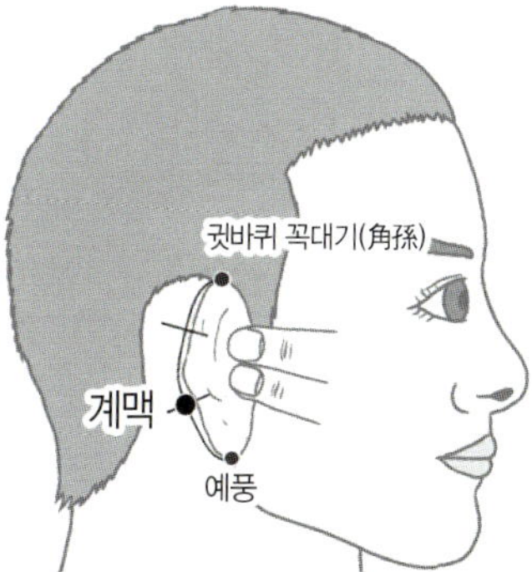

주치(主治)

두통	난청	이명

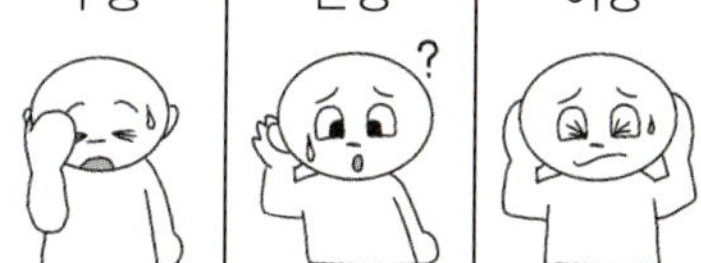

기타: 구토, 설사

해부

근육	피하에 뒤귓바퀴근이 있다.
신경	얼굴신경 근육가지(뒤귓바퀴신경), 큰귓바퀴신경 피부가지가 분포
혈관	피하에 뒤귓바퀴동맥이 주행한다.

TE19 노식(顱息)

머리, 예풍(翳風)에서 각손(角孫)을 연결하는 선에서 아래쪽으로부터 2/3가 되는 지점

취혈법 귓바퀴를 접고, 예풍과 귓바퀴 꼭대기가 머리에 닿는 곳(角孫)을 곡선으로 연결한다. 그 곡선을 3등분하고 예풍에서 2/3 되는 곳에서 취혈한다.

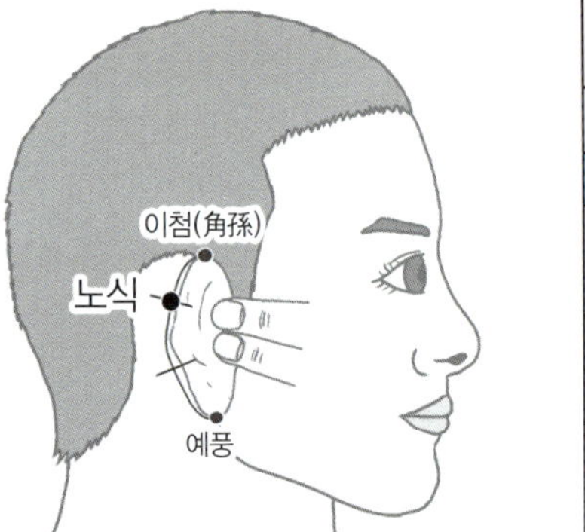

주치(主治)

두통
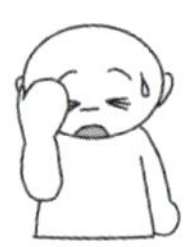

난청
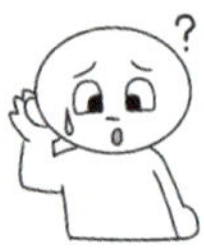

이명
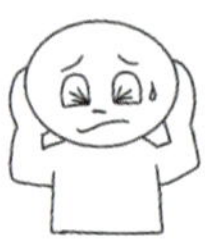

기타: 귀 아픔, 안면홍조, 천식

해부

근육	
신경	큰귓바퀴신경 피부가지가 분포한다.
혈관	피하에 뒤귓바퀴동맥이 주행한다.

TE20 각손(角孫)

수소양삼초경 · 족소양담경 · 수태양소장경과의 교회혈(交會穴)

머리, 귓바퀴끝(auricular apex)의 바로 위쪽 지점

취혈법 귓바퀴를 앞으로 접어 머리에 눌러 붙일 때, 귓바퀴끝이 머리에 닿는 지점에서 취혈

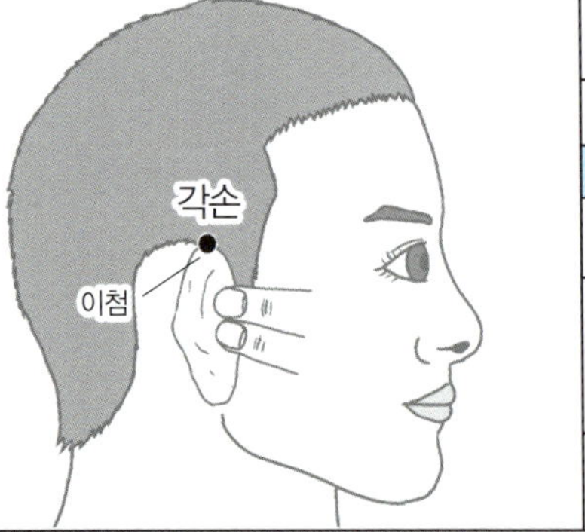

주치(主治)

이명
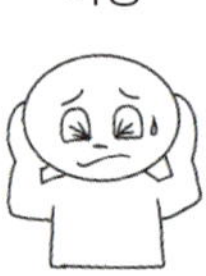

충혈
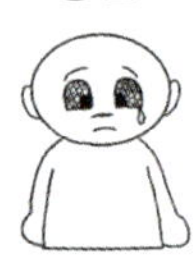

치통
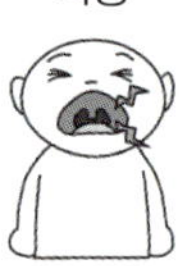

기타: 목경직, 편두통

해부

근육	피하에 위귓바퀴근 · 관자근이 있다.
신경	얼굴신경 근육가지(뒤귓바퀴신경 · 관자가지), 아래턱뼈신경(삼차신경), 아래턱뼈신경 피부가지가 분포한다.
혈관	피하에 얕은관자동맥 가지가 주행한다.

TE21 이문(耳門)

얼굴, 귀구슬위패임과 아래턱뼈 관절돌기 사이의 오목한 곳

취혈법

광대뼈 활에서 귀구슬 전에 위쪽의 오목한 곳(뺨의 광대뼈 활을 귀쪽으로 문질러 멈추는 곳)에서 취혈

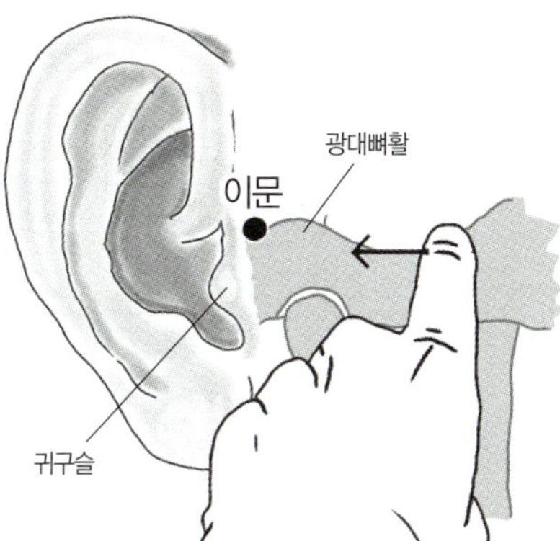

주치(主治)		
난청	이명	치통
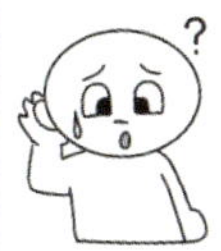	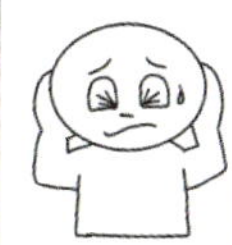	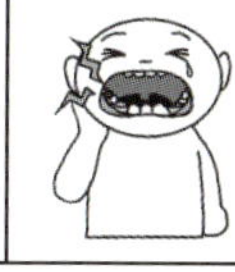
기타: 귀 아픔, 중이염		

해부	
근육	
신경	아래턱뼈신경 피부가지가 분포한다.
혈관	피하에 얕은관자동맥이 주행한다.

TE22 화료(和髎)

족소양담경 · 수태양소장경과의 교회혈(交會穴)

머리, 관자놀이 머리카락경계선의 뒤쪽, 귓바퀴뿌리의 앞쪽, 얕은관자동맥의 뒤쪽

취혈법

구렛나루 뒤쪽 귓바퀴관절 사이, 얕은관자동맥이 뛰는 곳에서 취혈.

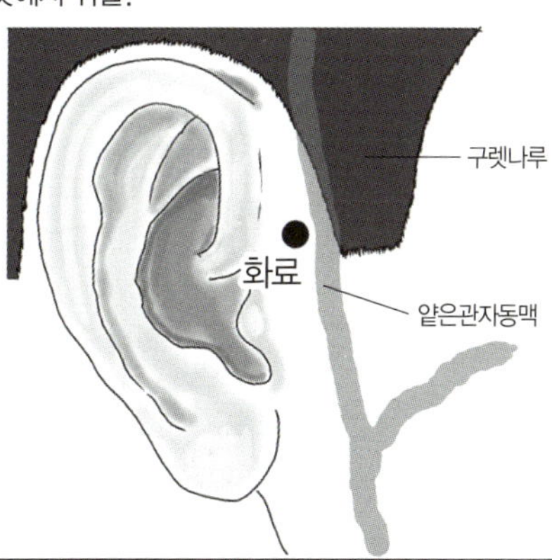

주치(主治)		
이명	얼굴신경마비	두통
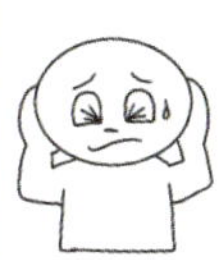	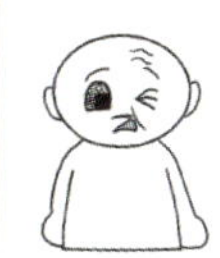	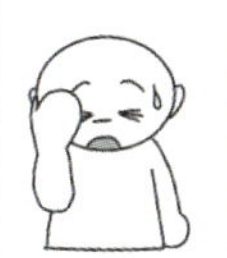
기타: 긴장성 두통		

해부	
근육	피하에 앞귓바퀴근이 있다.
신경	얼굴신경 근육가지(관자가지), 아래턱뼈신경 피부가지가 분포한다.
혈관	피하에 얕은관자동맥이 주행한다.

TE23 사죽공(絲竹空)

종지혈(終止穴), 족소양담경과의 교회혈(交會穴)

머리, 눈썹 가쪽끝의 오목한 곳

취혈법

눈썹 외부 가장자리의 함몰에서 취혈한다.

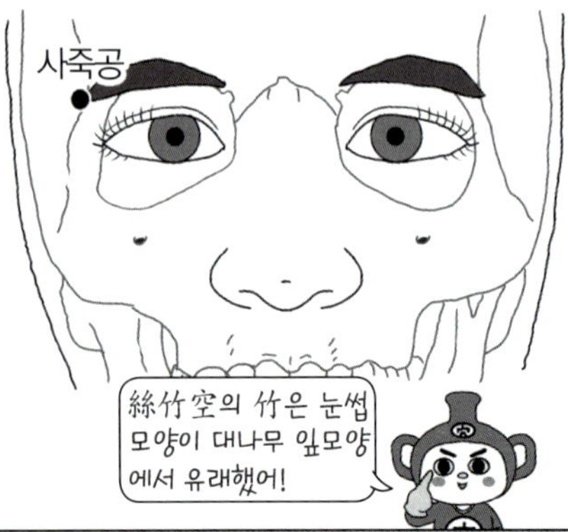

사죽공
絲竹空의 竹은 눈썹
모양이 대나무 잎모양
에서 유래했어!

주치(主治)		
두통	충혈	현기증
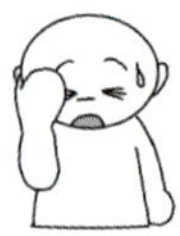	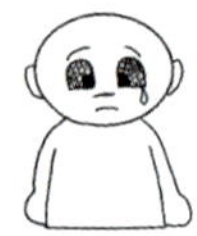	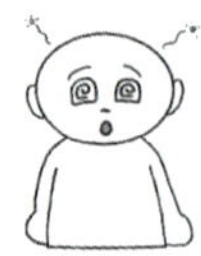

기타: 치통, 삼차신경통

해부	
근육	피하에 눈둘레근이 있다.
신경	얼굴신경(관자가지 · 관골가지), 눈신경 피부가지(삼차신경제1지) · 위턱신경(삼차신경제2지)이 분포한다.
혈관	피하에 얕은관자동맥이 주행한다.

COLUMN

삼초경(三焦經)의 "天井", "天髎", "天牖" 의 "天"은 각각 무엇을 의미할까요?

① 「天井」의 「天」: 상체를 의미한다.

② 「天髎」의 「天」: 어깨를 의미한다.

③ 「天牖」의 「天」: 뒤통수를 의미한다.

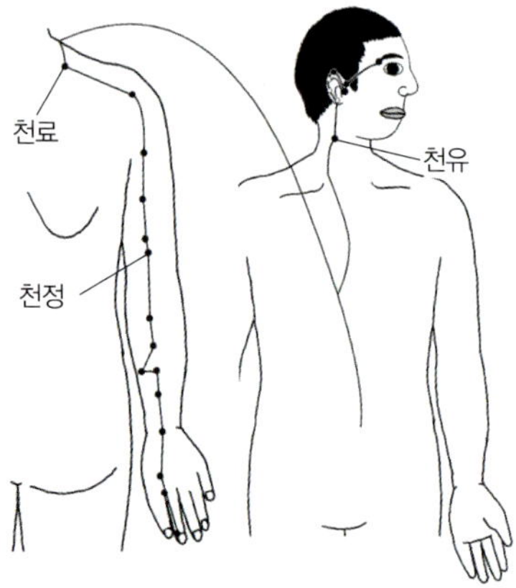

제11장

CHAPTER 11

족소양담경(足少陽膽經)

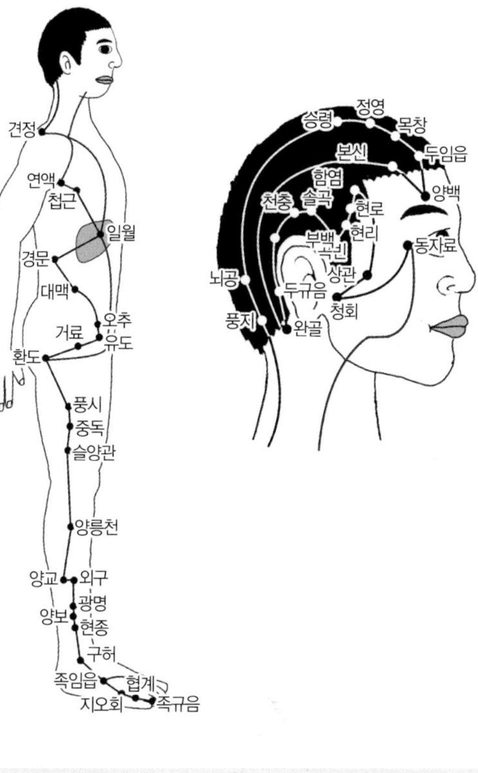

GB1 동자료(瞳子髎)

종지혈(終止穴), 족소양담경과의 교회혈(交會穴)

머리, 가쪽눈구석(outer canthus)에서 가쪽으로 0.5촌 오목한 곳

취혈법

눈초리(目外眥) 가쪽 약 0.5촌으로, 눈확가쪽모서리 오목한 곳에서 취혈

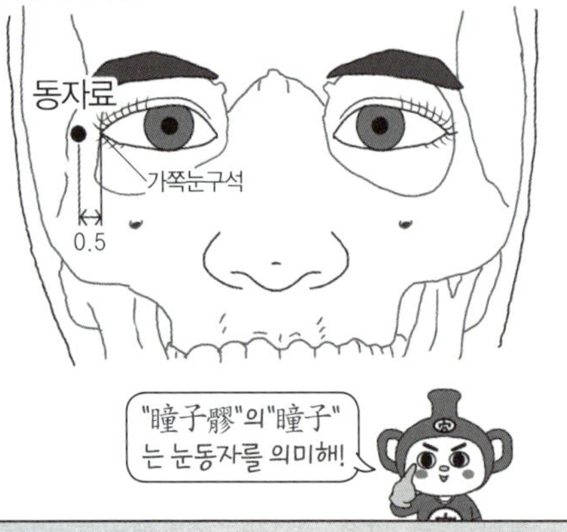

주치(主治)

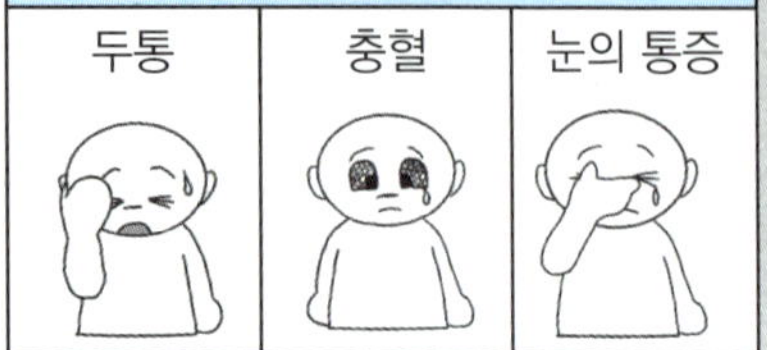

기타: 시력저하, 결막염, 백내장, 삼차신경통

해부

근육	피하에 눈둘레근이 있다.
신경	얼굴신경 근육가지(관자가지 · 관골가지), 위턱신경 피부가지(삼차신경 제2지)이 분포한다.
혈관	피하에 얕은관자동맥의 가지가 주행한다.

GB2 청회(聽會)

얼굴, 귀구슬사이패임과 아래턱뼈 관절돌기 사이의 오목한 곳

취혈법

입을 벌리고, 귀구슬사이패임 앞쪽의 오목한 곳에서 취혈. 청궁(聽宮)에서 수직으로 아래쪽에 위치

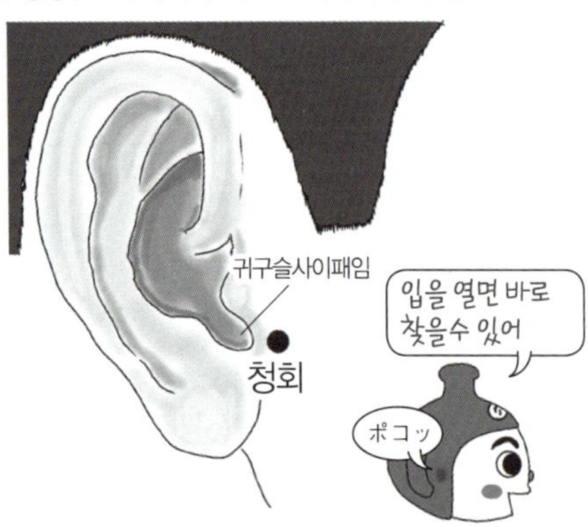

주치(主治)

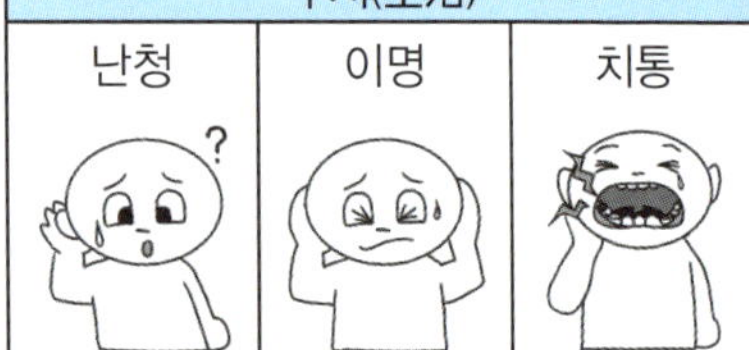

기타: 얼굴신경마비, 턱관절통, 중이염

해부

근육	
신경	아래턱뼈신경 피부가지(삼차신경 셋째가지)이 분포한다.
혈관	얕은관자동맥이 주행한다.

GB3 상관(上關)

수소양삼초경 · 족소양담경 · 족양명위경의 교회혈(交會穴)

머리, 광대활(zygomatic arch) 중점 위쪽의 오목한 곳

취혈법 광대활 위쪽, 하관(下關) 위쪽의 오목한 곳에서 취혈

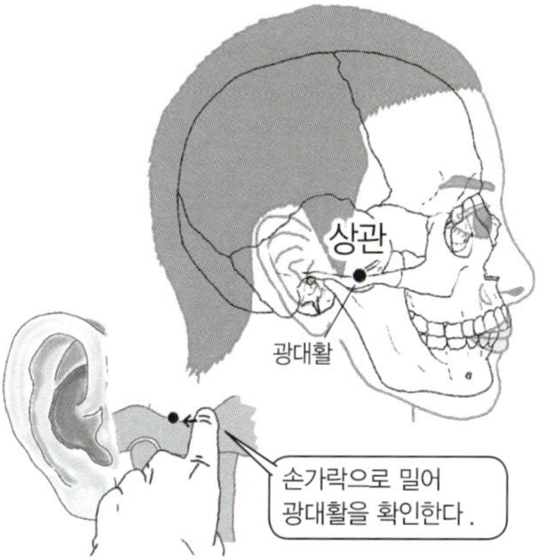

주치(主治)

두통	난청	이명

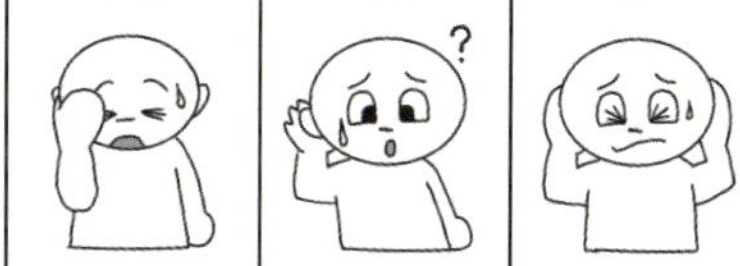

기타: 중이염, 치통, 삼차신경통

해부

근육	피하에 관자근이 있다.
신경	아래턱뼈신경 근육가지(깊은관자신경), 아래턱뼈신경 피부가지(삼차신경 셋째가지)이 분포한다.
혈관	피하에 얕은관자동맥의 가지가 주행한다.

GB4 함염(頷厭)

수소양삼초경 · 족소양담경 · 수양명대장경 · 족양명위경의 교회혈(交會穴)

머리, 두유(頭維)와 곡빈(曲鬢)을 연결하는 곡선에서 위쪽으로부터 1/4 되는 지점

취혈법

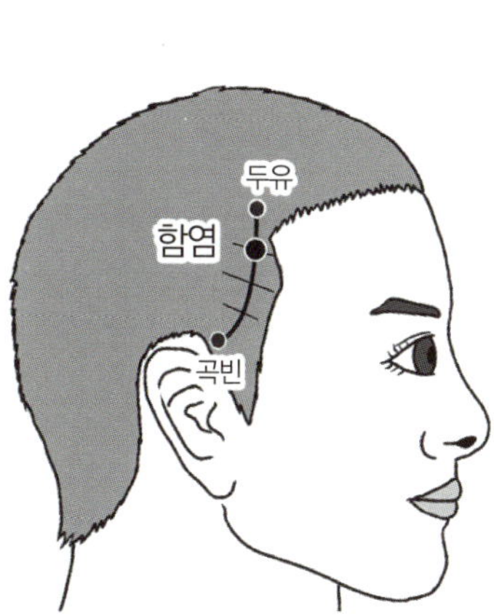

주치(主治)

편두통	현기증	이명

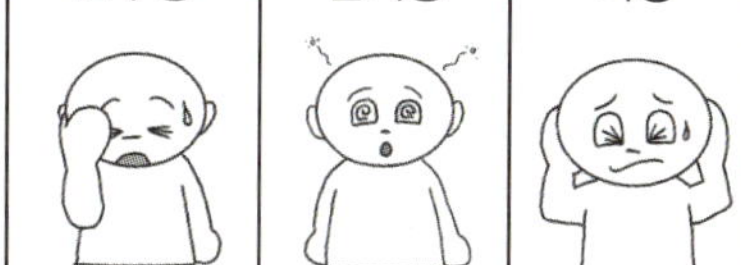

기타: 치통, 목통증

해부

근육	피하에 관자마루근 · 관자근이 있다.
신경	얼굴신경 근육가지(관자가지) · 아래턱뼈신경(깊은관자신경), 아래턱뼈신경(삼차신경 셋째가지)이 분포
혈관	피하에 얕은관자동맥(이마가지)이 주행한다.

COLUMN

함염(頷厭)의 유래와 주치(主治)는?

함염(頷厭)의 "頷" 은 끄덕이는 동작을 의미한다. 염(厭)은 번거로운것을 의미한다. 끄덕일 때의 통증이나 두통, 뒤통수 부위를 주치로 한다.

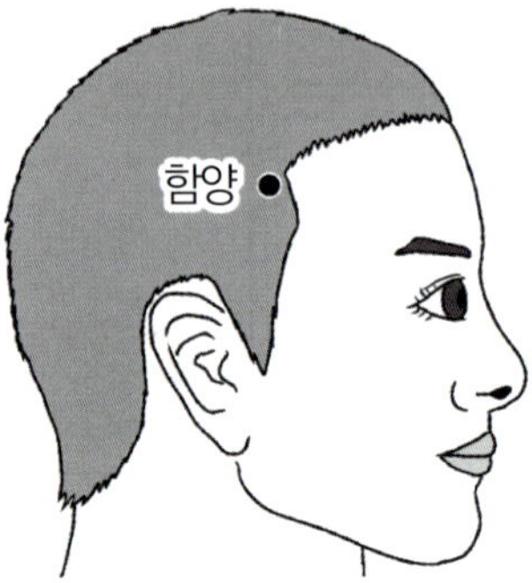

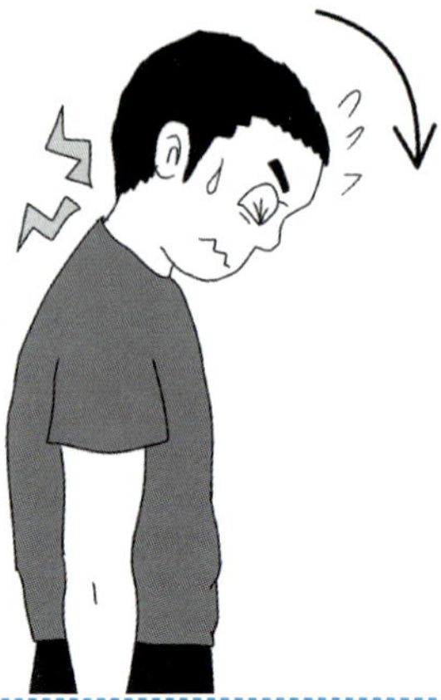

GB5 현로(懸顱)

수소양삼초경 · 족소양담경 · 수양명대장경의 교회혈(交會穴)

머리, 두유(頭維)와 곡빈(曲鬢)을 연결하는 곡선의 중점

취혈법

두유(頭維)와 곡빈(曲鬢)을 두발선을 곡선으로 연결한 선의 가운데에서 취혈한다.

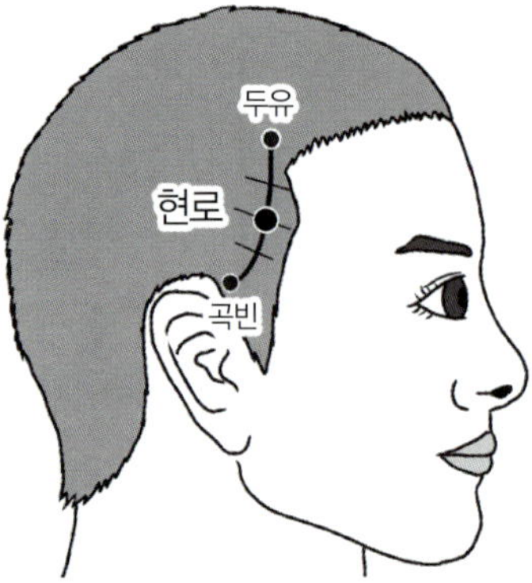

주치(主治)

편두통	현기증	이명

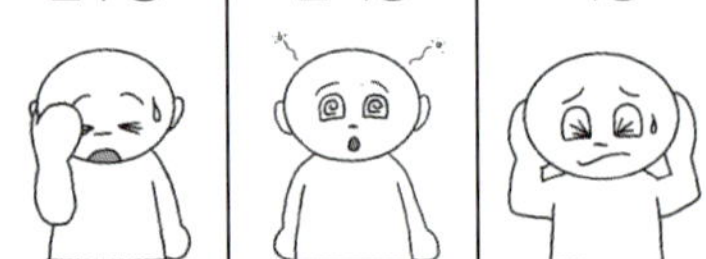

기타: 안면부종, 가쪽눈구석 통증

해부

근육	피하에 관자마루근 · 관자근이 있다.
신경	얼굴신경 근육가지(관자가지) · 아래턱뼈신경(깊은관자신경), 아래턱뼈신경(삼차신경 셋째가지)이 분포
혈관	피하에 얕은관자동맥(관자가지)이 주행한다.

GB6 현리(懸釐)

수소양삼초경 · 족소양담경 · 수양명대장경 · 족양명위경의 교회혈(交會穴)

머리, 두유(頭維)와 곡빈(曲鬢)을 연결하는 곡선에서 위쪽으로부터 3/4이 되는 지점

취혈법

두유(頭維)와 곡빈(曲鬢)을 두발선을 곡선으로 연결한다. 그 곡선의 위쪽으로부터 3/4 되는 지점에서 취혈

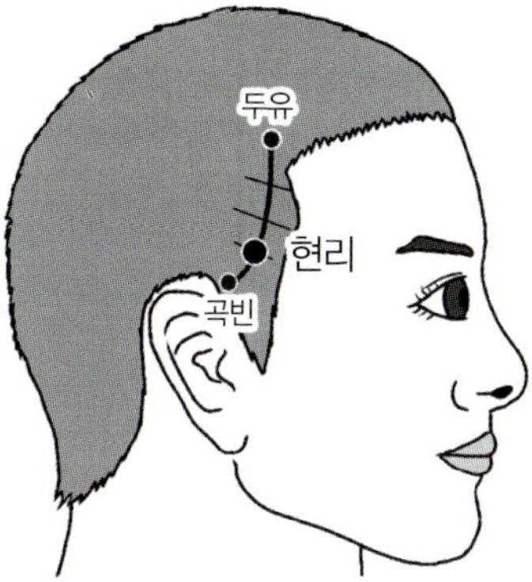

주치(主治)

편두통	안면부종	이명

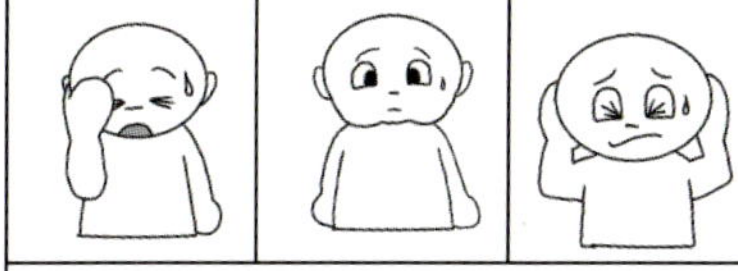

기타: 가쪽눈구석 통증, 치통

해부

근육	피하에 관자마루근 · 관자근이 있다.
신경	얼굴신경 근육가지(관자가지) · 아래턱뼈신경(깊은관자신경), 아래턱뼈신경(삼차신경 셋째가지)가 분포
혈관	피하에 얕은관자동맥(관자가지)이 주행한다.

GB7 곡빈(曲鬢)

중풍칠처혈(中風七處穴), 족소양담경 · 족태양방광경의 교회혈(交會穴)

머리, 귓바퀴끝을 지나는 수평선과 관자놀이 머리카락경계선의 뒤모서리를 지나는 수직선이 만나는 지점

취혈법

구레나룻 뒤 가장자리 수직선과 귀 꼭대기의 수직선이 만나는 곳에서 취혈한다.

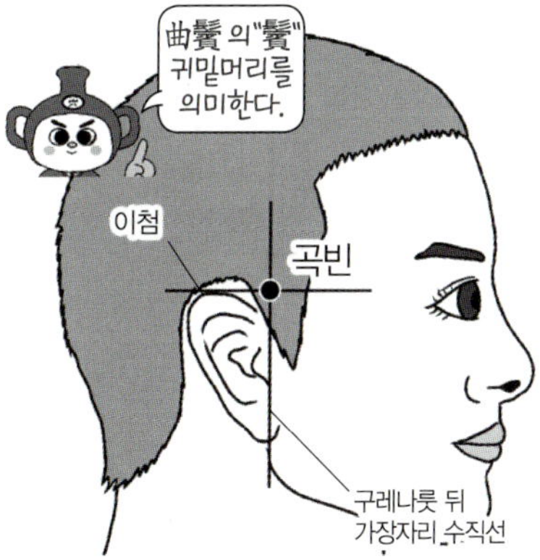

주치(主治)

편두통	치통	얼굴부종

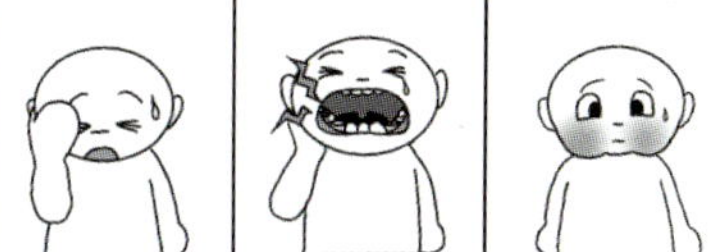

기타: 삼차신경통

해부

근육	피하에 관자마루근 · 관자근이 있다.
신경	얼굴신경 근육가지(관자가지) · 아래턱뼈신경(깊은관자신경), 아래턱뼈신경(삼차신경 셋째가지)이 분포
혈관	피하에 얕은관자동맥이 주행한다.

GB8 솔곡(率谷)

족소양담경 · 족태양방광경의 교회혈(交會穴)

머리, 귓바퀴끝에서 수직으로 위쪽, 관자놀이 머리카락경계선에서 위쪽으로 1.5촌

취혈법

귀 꼭대기의 바로 윗쪽에서 머리 안쪽으로 1.5촌에서 취혈한다.

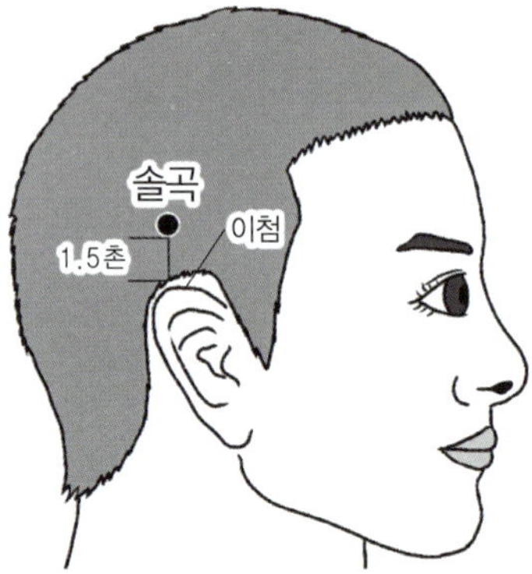

주치(主治)		
편두통	정신불안	현기증
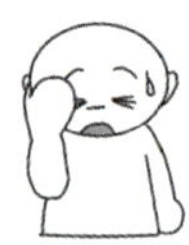	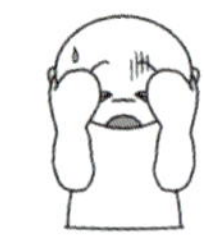	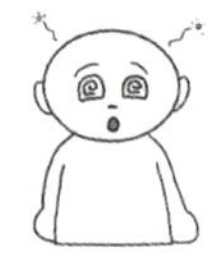
기타: 난청, 구토		

해부	
근육	피하에 관자마루근 · 관자근이 있다.
신경	얼굴신경 근육가지(관자가지) · 아래턱뼈신경(깊은관자신경), 피부가지 아래턱뼈신경(삼차신경 셋째가지) · 작은뒤통수신경이 분포한다.
혈관	피하에 얕은관자동맥의 가지가 주행한다.

GB9 천충(天衝)

족소양담경 · 족태양방광경과의 교회혈(交會穴)

머리, 귓바퀴뿌리 뒤모서리에서 수직으로 위쪽, 발제(hairline)에서 위쪽으로 2촌

취혈법

솔곡(率谷) 뒤로 0.5촌 뒤에서 취혈한다.

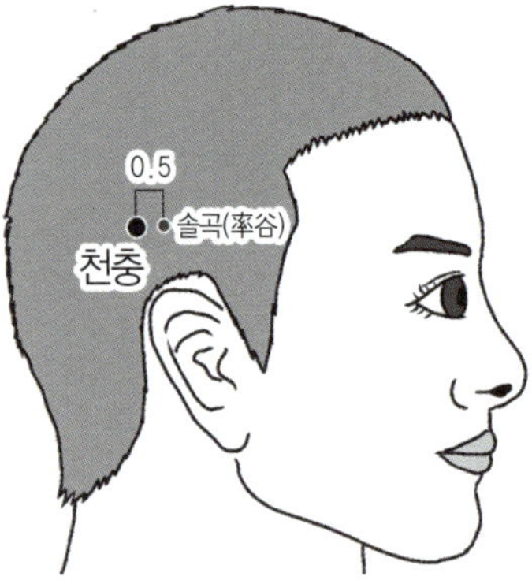

주치(主治)		
편두통	치통	간질
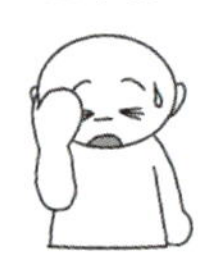	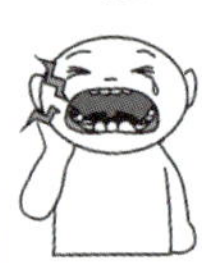	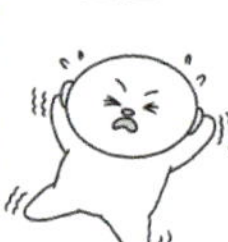
기타: 두통		

해부	
근육	피하에 관자마루근 · 관자근이 있다.
신경	얼굴신경 근육가지(관자가지) · 아래턱뼈신경(깊은관자신경), 피부가지 아래턱뼈신경(삼차신경 셋째가지) · 작은뒤통수신경이 분포한다.
혈관	피하에 얕은관자동맥의 가지가 주행한다.

GB10 부백(浮白)

족소양담경 · 족태양방광경과의 교회혈(交會穴)

머리, 꼭지돌기의 위뒤쪽, 천충(天衝)에서 완골(完骨)을 연결하는 곡선에서 위로부터 1/3 지점

취혈법

귀 꼭대기의 바로 뒷쪽 발제에서 뒤로 1촌에서 취혈

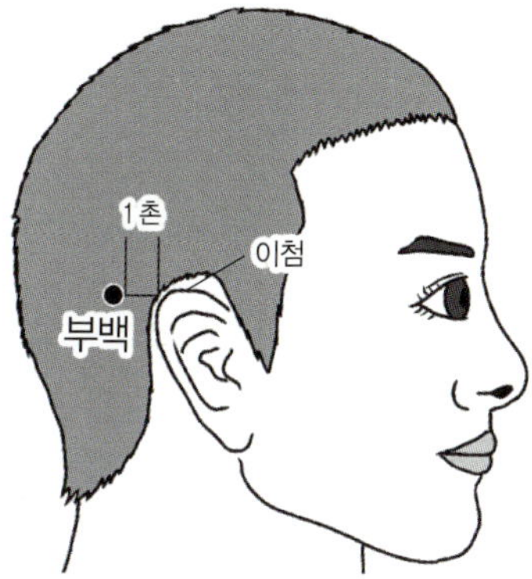

주치(主治)

두통	난청	이명
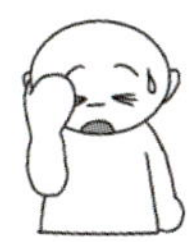	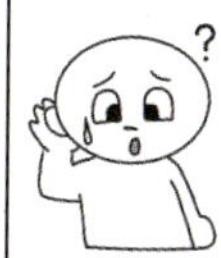	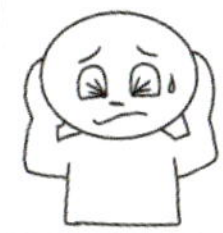

기타: 치통, 천식

해부

근육	피하에 뒤통수근 · 관자근이 있다.
신경	얼굴신경 근육가지 · 아래턱뼈신경(깊은관자신경), 작은뒤통수신경 피부가지가 분포한다.
혈관	피하에 뒤귓바퀴동맥이 주행한다.

GB11 두규음(頭竅陰)

족소양담경 · 족태양방광경 · 수소양삼초경의 교회혈(交會穴)

머리, 꼭지돌기의 위뒤쪽, 천충(天衝)에서 완골(完骨)을 연결하는 곡선에서 위로부터 2/3 지점

취혈법

천충(天衝)에서 완골(完骨)을 연결하는 곡선에서 완골(完骨)에서 1/3지점에서 취혈한다.

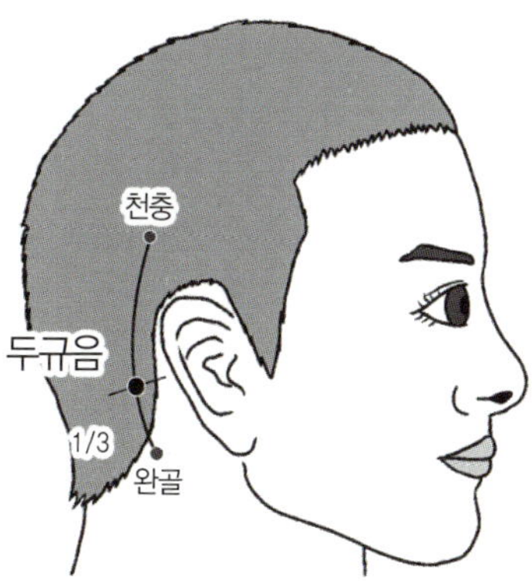

주치(主治)

두통	난청	현기증
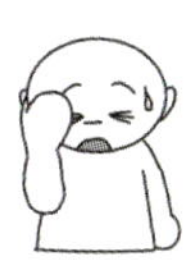	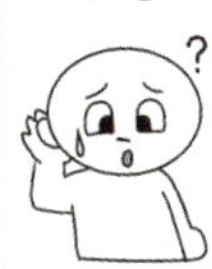	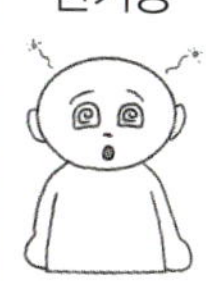

기타: 혀의 마비, 목통증

해부

근육	피하에 뒤통수근이 있다.
신경	얼굴신경 근육가지(뒤통수가지), 작은뒤통수신경 피부가지가 분포한다.
혈관	피하에 뒤귓바퀴동맥이 주행한다.

GB12 완골(完骨)

족소양담경 · 족태양방광경 · 수소양삼초경의 교회혈(交會穴)

목 앞부위, 꼭지돌기 아래 뒤쪽의 오목한 곳

취혈법

꼭지돌기 아래 뒤쪽의 오목한 곳에서 취혈

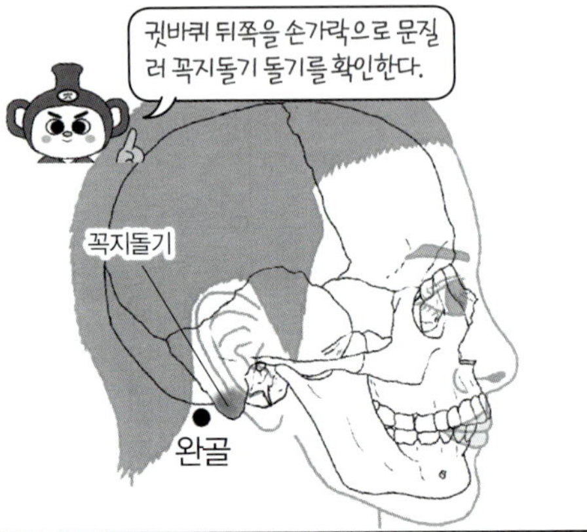

주치(主治)		
두통	불면	기관지통
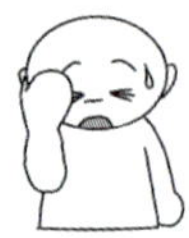	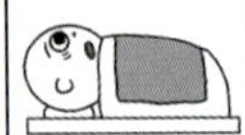	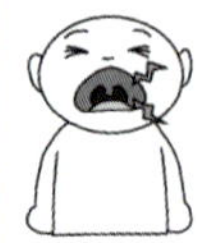
기타 : 치통, 간질		

해부	
근육	피하에 목빗근 · 머리널판근이 있다.
신경	부신 근육가지 · 목신경얼기 · 척수신경뒤가지, 작은뒤통수신경 피부가지가 분포한다.
혈관	피하에 뒤통수신경이 주행한다.

GB13 본신(本神)

족소양담경 · 양유맥의 교회혈(交會穴)

머리, 전발제(anterior hairline)에서 머리 안쪽으로 0.5촌, 앞정중선에서 가쪽으로 3촌

취혈법

전발제에서 머리 안쪽으로 0.5촌, 앞정중선에서 가쪽으로 3촌에서 취혈

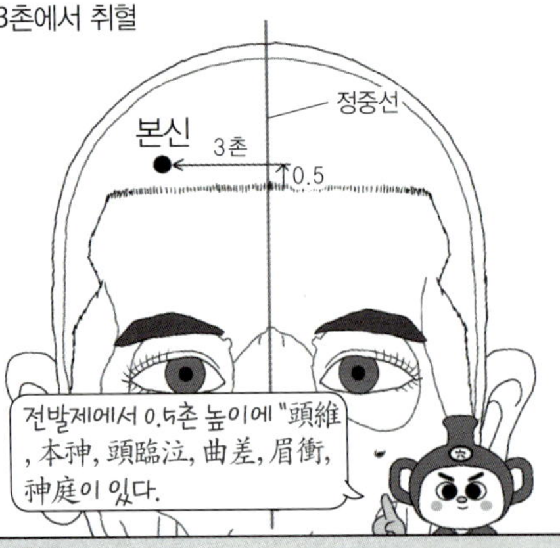

주치(主治)		
두통	현기증	불면
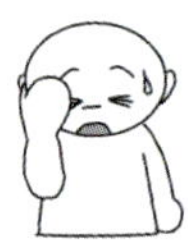	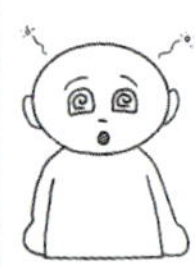	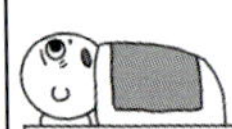
기타 : 간질, 편마비		

해부	
근육	피하에 이마근이 있다.
신경	얼굴신경 근육가지(관자가지), 눈신경 피부가지(삼차신경제1지)이 분포한다.
혈관	피하에 눈확위동맥이 주행한다.

GB14 양백(陽白)

수소양삼초경 · 수양명대장경 · 족소양담경 · 족양명위경 · 양유맥의 교회혈(交會穴)

머리, 동공(pupil) 중심에서 수직으로 위쪽, 눈썹 위쪽으로 1촌

취혈법

동공을 통과하는 수직선에서 눈썹 위에 1촌 부위의 함몰부에서 취혈

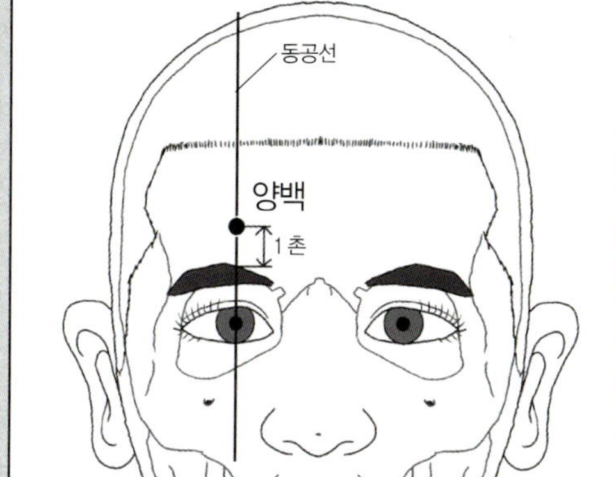

주치(主治)		
두통	눈의 통증	현기증
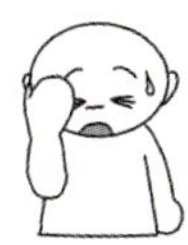	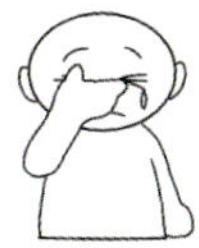	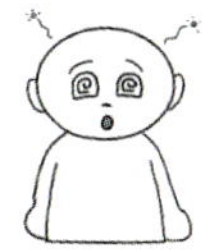

기타: 안면마비, 삼차신경통

해부	
근육	피하에 이마근이 있다.
신경	얼굴신경 근육가지(관자가지), 눈신경 피부가지(삼차신경제1지)이 분포한다.
혈관	피하에 눈확위동맥이 주행한다.

GB15 두임읍(頭臨泣)

족소양담경 · 족태양방광경 · 양유맥의 교회혈(交會穴)

머리, 동공 중심에서 수직으로 위쪽, 전발제에서 머리 안쪽으로 0.5촌

취혈법

동공을 통과하는 수직선 상 전발제에서 머리 안쪽으로 0.5촌에서 취혈

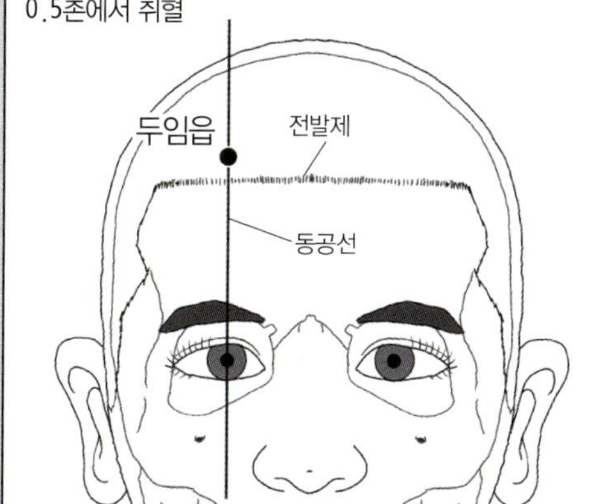

주치(主治)		
두통	현기증	충혈
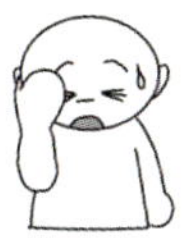	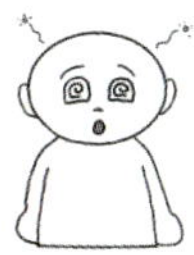	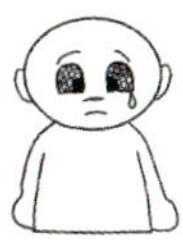

기타: 비염, 난청

해부	
근육	피하에 이마근이 있다.
신경	얼굴신경 근육가지(관자가지), 눈신경 피부가지(삼차신경제1지)이 분포한다.
혈관	피하에 눈확위동맥이 주행한다.

COLUMN

두임읍(頭臨泣)과 족임읍(足臨泣)의 관계는?

"頭臨泣"은 눈물의 경로를 의미하는 경혈로 현기증이나 눈 질환에 사용되는 경우도있다. 한편 "足臨泣"은 "頭臨泣"의 상대 경혈로 다리에 존재에도 불구하고 눈까지 통하고 있기 때문에 현기증이나 가쪽눈구석(lateral canthus) 통증 등의 치료에 사용된다.

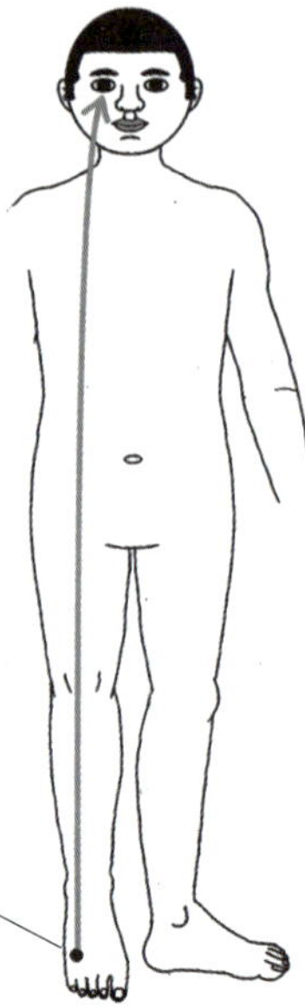

GB16 목창(目窓)

족소양담경 · 양유맥의 교회혈(交會穴)

머리, 동공(pupil) 중심에서 수직으로 위쪽, 전발제(anterior hairline)에서 머리 안쪽으로 1.5촌

취혈법

동공을 통과하는 수직선 상 전발제에서 머리 안쪽으로 1.5촌에서 취혈

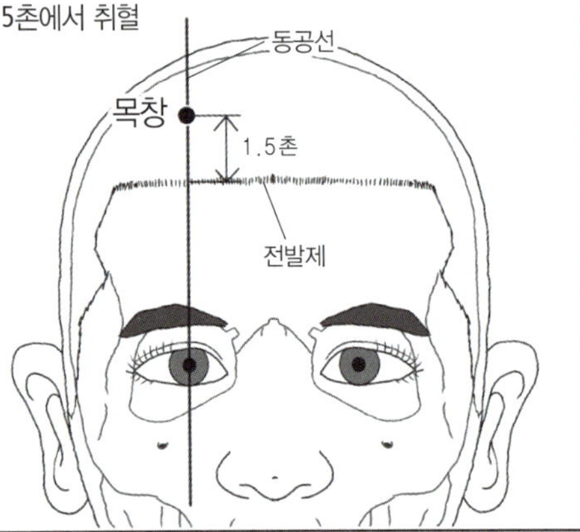

주치(主治)

두통	현기증	충혈

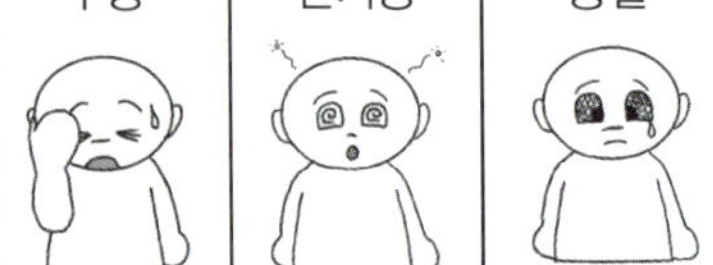

기타: 시력저하, 눈의 통증

해부

근육	피하에 머리덮개널힘줄이 있다.
신경	눈신경 피부가지(삼차신경제1지)가 분포한다.
혈관	피하에 눈확위동맥 · 얕은관자동맥(관자가지)이 주행한다.

GB17 정영(正營)

족소양담경 · 양유맥의 교회혈(交會穴)

머리, 동공 중앙에서 수직으로 위쪽, 전발제에서 머리 안쪽으로 2.5촌

취혈법

동공을 통과하는 수직선 상 전발제에서 머리 안쪽으로 2.5촌에서 취혈

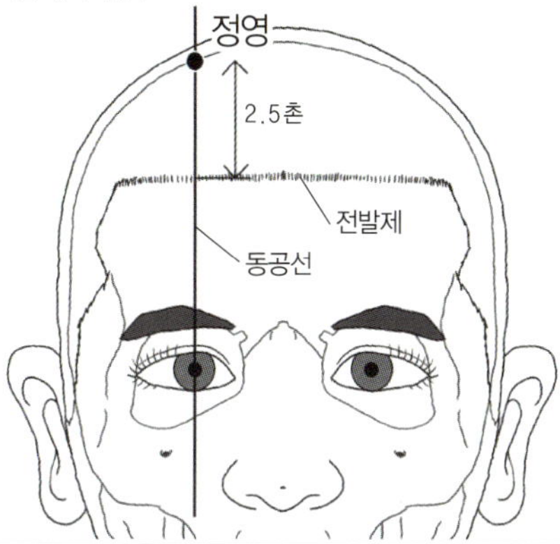

주치(主治)		
편두통	현기증	치통
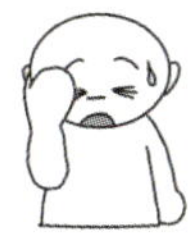	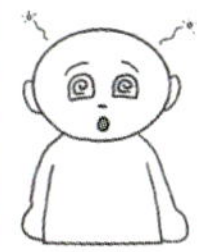	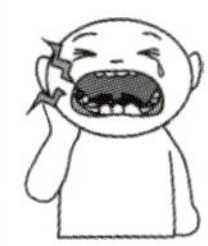

기타: 두통

해부	
근육	피하에 머리덮개널힘줄이 있다.
신경	눈신경 피부가지(삼차신경제1지)이 분포한다.
혈관	피하에 눈확위동맥 · 얕은관자동맥(관자가지)이 주행한다.

GB18 승령(承靈)

족소양담경 · 양유맥의 교회혈(交會穴)

머리, 동공 중심에서 수직으로 위쪽, 전발제에서 머리 안쪽으로 4촌

취혈법

동공을 통과하는 수직선 상 전발제에서 머리 안쪽으로 4촌에서 취혈

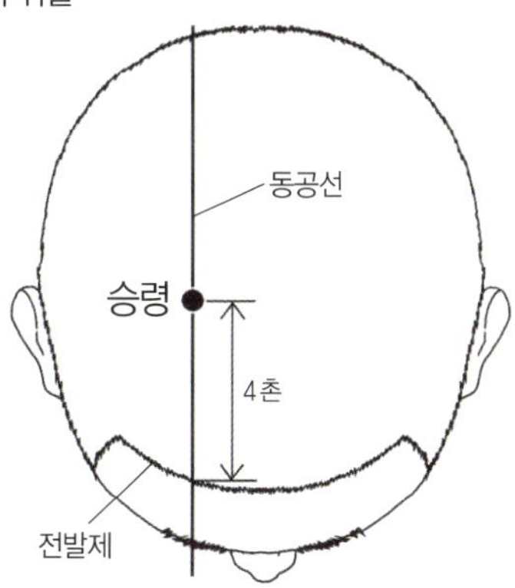

주치(主治)		
두통	현기증	눈의 통증
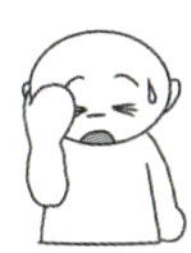	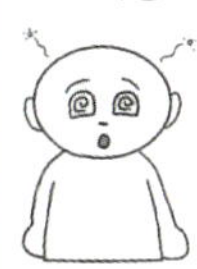	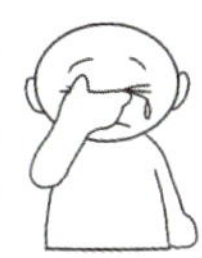

기타: 비염, 천식, 위팔의 통증

해부	
근육	피하에 머리덮개널힘줄이 있다.
신경	눈신경 피부가지(삼차신경제1지) · 큰뒤통수신경이 분포한다.
혈관	피하에 눈확위동맥 · 얕은관자동맥(관자가지) · 뒤통수신경이 주행한다.

GB19 뇌공(腦空)

족소양담경 · 양유맥의 교회혈(交會穴)

머리, 풍지(風池)에서 수직으로 위쪽, 바깥뒤통수뼈융기 위모서리와 같은 높이

취혈법

바깥뒤통수뼈융기 위쪽 가장자리의 수평선과 풍지(風池)의 수직선이 만나는 곳에서 취혈

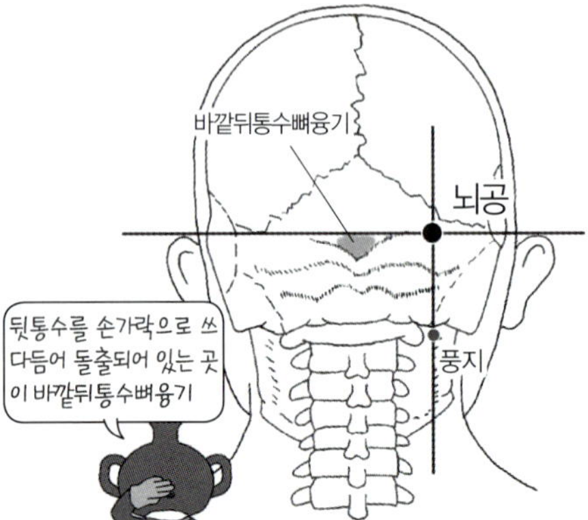

주치(主治)

두통	현기증	열병
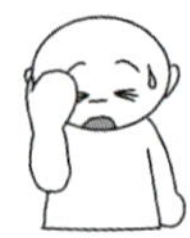	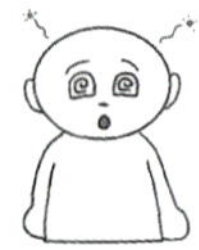	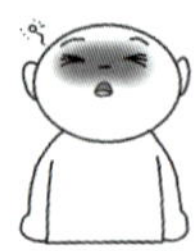

기타: 눈의 통증, 난청, 후두신경통

해부

근육	피하에 뒤통수근이 있다.
신경	얼굴신경 근육가지(뒤통수지), 큰뒤통수신경 피부가지가 분포한다.
혈관	피하에 뒤통수신경이 주행한다.

GB20 풍지(風池)

족소양담경 · 양유맥의 교회혈(交會穴)

목 뒤부위, 뒤통수뼈의 아래쪽, 목빗근이 시작하는 곳과 등세모근 사이의 오목한 곳

취혈법

머리를 돌려 목빗근의 주행을 확인한다.

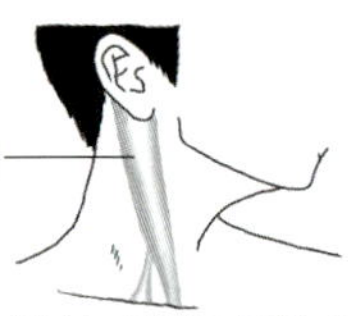

풍부(風府)의 높이에서, 목빗근 뒤쪽 오목한 곳에서 취혈

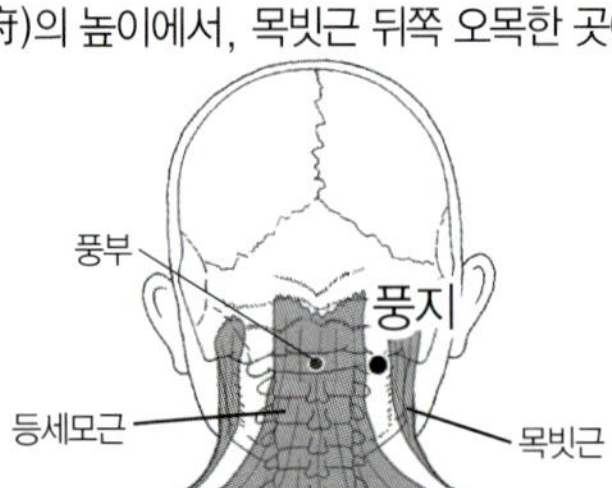

주치(主治)

두통	현기증	눈의 통증
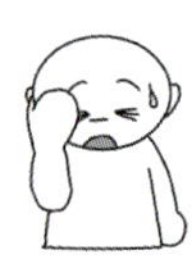	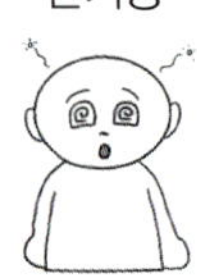	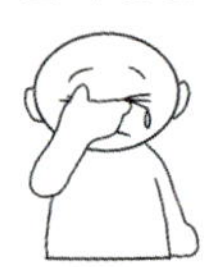

기타: 항경부 경직, 불면, 비염

해부

근육	피하에 목빗근 · 등세모근 · 머리널판근 · 머리반가시근이 있다.
신경	부신경 근육가지 · 목신경얼기 가지 · 척수신경뒤가지, 목신경뒷가지가 분포한다.
혈관	피하에 뒤통수신경이 주행한다.

GB21 견정(肩井)

중풍칠처혈(中風七處穴), 수소양삼초경 · 족소양담경 · 족양명위경 · 양유맥의 교회혈(交會穴)

목 뒤부위, 일곱째 목뼈가시돌기(C7)와 어깨뼈봉우리 가쪽끝을 연결하는 선의 중점

취혈법

일곱째 목뼈가시돌기(C7)와 어깨뼈봉우리 가쪽끝을 연결하는 선의 중점에서 취혈한다.

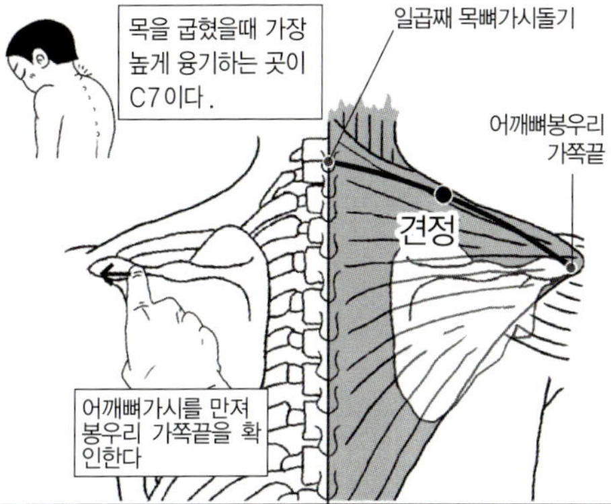

주치(主治)

목통증	어깨결림	급성유선염
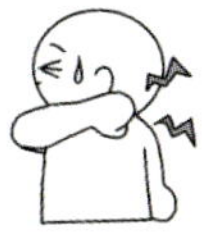	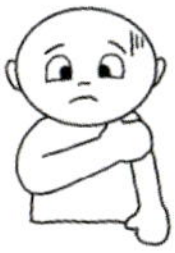	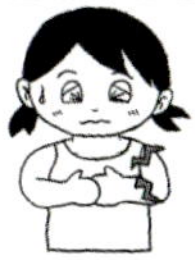

기타: 유즙부족, 난산, 현기증

해부

근육	피하에 등세모근이 있다.
신경	부신경 근육가지 · 목신경얼기 가지, 빗장위신경 피부가지가 분포한다.
혈관	피하에 가로목동맥이 주행한다.

GB22 연액(淵腋)

가쪽가슴부위, 넷째 갈비사이공간, 중간겨드랑선 위

취혈법

어깨 관절을 최대 외전시킨다. 겨드랑이의 중심을 지나는 선에서 넷째 갈비사이공간 높이에 취혈한다.

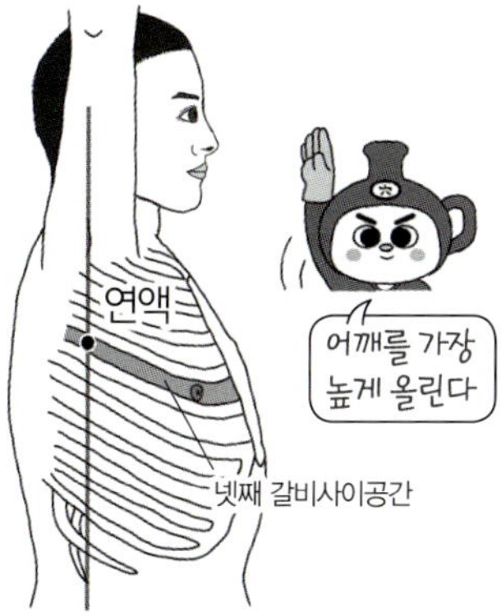

주치(主治)

천식	악감발열	흉만
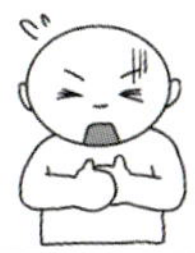	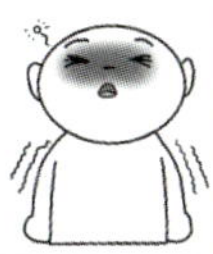	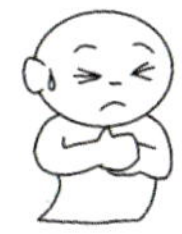

기타: 늑간신경통, 가슴의 통증

해부

근육	피하에 톱니근 · 갈비사이근이 있다.
신경	긴가슴신경 근육가지 · 갈비사이신경, 갈비사이신경(가쪽피부가지) 피부가지가 분포한다.
혈관	피하에 가쪽가슴동맥 · 가슴등동맥 · 갈비사이동맥이 주행한다.

GB23 첩근(輒筋)

족태양방광경 · 족소양담경의 교회혈(交會穴)

가쪽가슴부위, 넷째 갈비사이공간, 중간겨드랑선에서 앞쪽으로 1촌

취혈법

연액(淵腋) 앞쪽 1촌에서 취혈

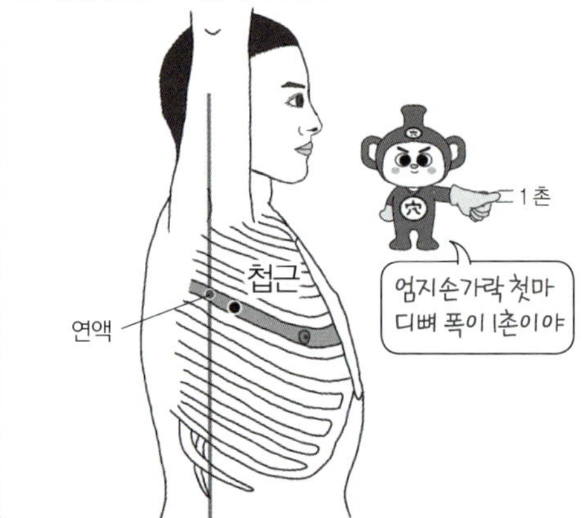

주치(主治)		
가슴의 통증	천식	구토

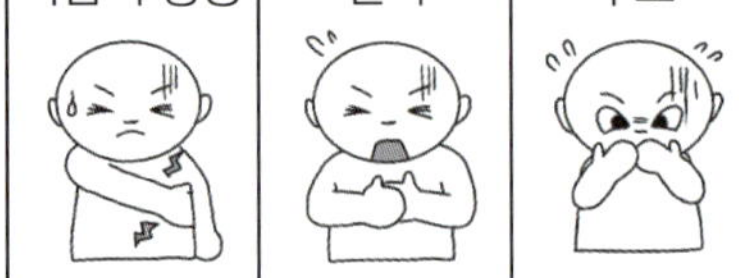

기타: 속쓰림

해부	
근육	피하에 톱니근 · 갈비사이근이 있다.
신경	긴가슴신경 근육가지 · 갈비사이신경, 갈비사이신경 피부가지(가쪽피부가지)이 분포한다.
혈관	피하에 가쪽가슴동맥 · 가슴등동맥 · 갈비사이동맥이 주행한다.

GB24 일월(日月)

족소양담경의 복모혈(腹募穴), 족소양담경 · 족태음비경 · 양유맥의 교회혈(交會穴)

앞가슴부위, 일곱째 갈비사이공간, 앞정중선에서 가쪽으로 4촌

취혈법

젖꼭지(nipple) 중심의 아래쪽, 일곱째 갈비사이공간이 만나는 지점에서 취혈

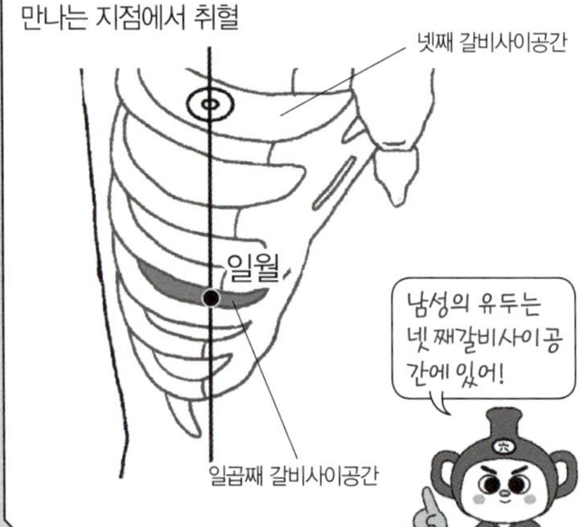

주치(主治)		
늑간신경통	가슴의 통증	구토

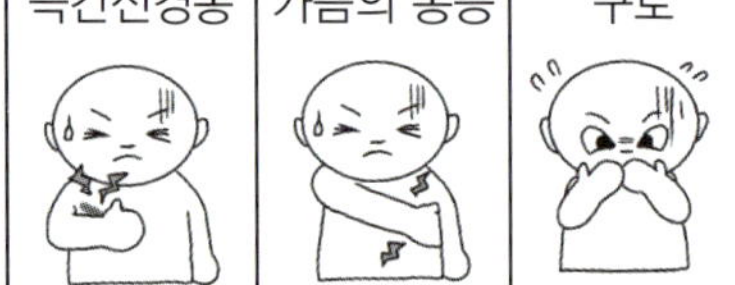

기타: 속쓰림, 황달

해부	
근육	피하에 큰가슴근이 있다.
신경	안쪽 근육가지 · 가쪽가슴근신경, 갈비사이신경 피부가지(앞피부가지 · 가쪽피부가지)이 분포한다.
혈관	피하에 갈비사이동맥이 주행한다.

COLUMN

일월(日月)은 밝힌다(明)는 뜻에서 붙여진 이름이다.

담(膽)은 중정지관(中正之官), 결단출언(決斷出焉)이라 하였는데 決斷이라는 것은 밝음(明)을 힘써 구하는 것으로 아주 작은것(秋毫)이라도 확실히 보는 것이다. 족소양담경의 모혈이다.

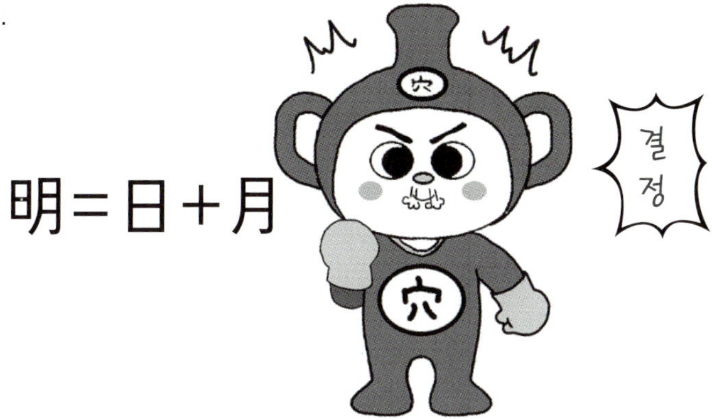

GB25 경문(京門)

족소음신경의 복모혈(腹募穴)

옆배, 열두째 갈비뼈끝(free extremity of the 12th rib)의 아래쪽

취혈법

옆으로 누워 팔을 머리 위쪽으로 올린다. 손가락으로 열두째 갈비뼈를 바깥쪽으로 눌러 가면 갈비뼈 끝이 만져진다. 그 아래쪽 모서리에서 취혈

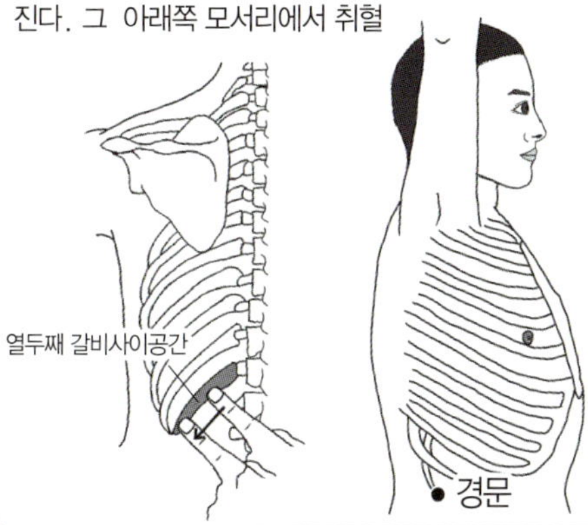

주치(主治)		
복부 팽만	이질	늑간신경통

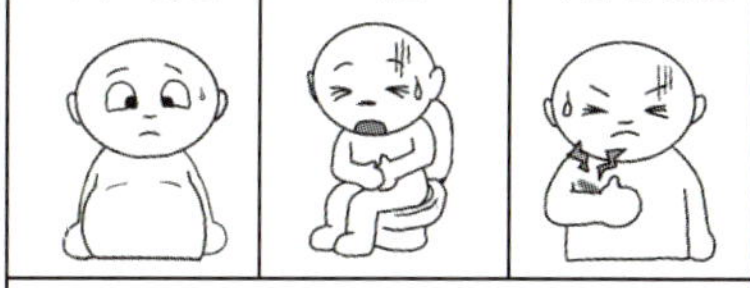

기타: 요통, 부종

해부	
근육	피하에 넓은등근 · 배바깥빗근 · 배속빗근이 있다.
신경	가슴등신경 · 갈비사이신경 · 엉덩아랫배신경 · 엉덩샅굴신경, 갈비사이신경 피부가지(가쪽피부가지)
혈관	피하에 갈비사이동맥이 주행한다.

GB26 대맥(帶脈)

대맥의 기시혈(起始穴), 족소양담경 · 대맥의 교회혈(交會穴)

옆배, 열한째갈비뼈끝의아래쪽, 배꼽(umbilicus) 중심과 같은 높이

취혈법

먼저 열째갈비뼈를 찾은 후, 갈비뼈활의 아래모서리 바로 밑에서 열한째 갈비뼈 끝을 찾아 그 아래에서 취혈.

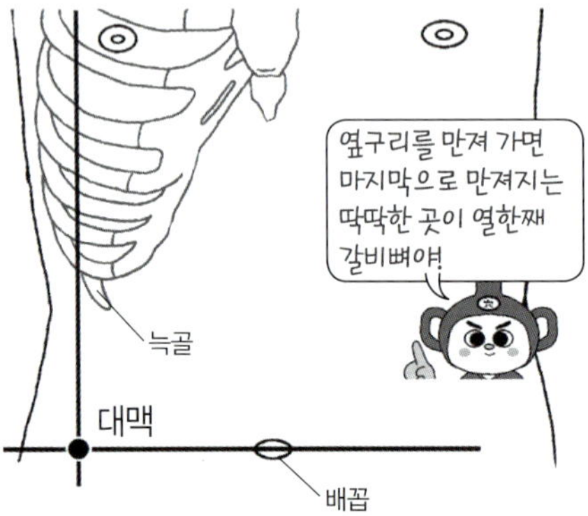

주치(主治)		
월경부조	요통	복통

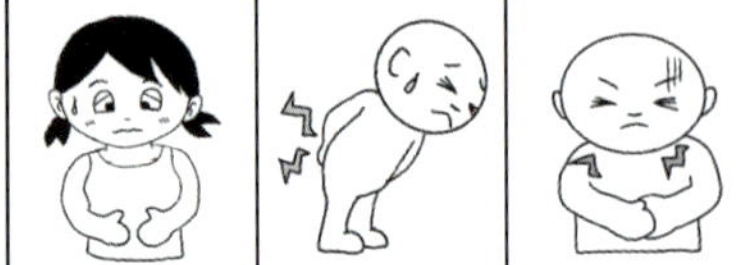

기타: 서혜부통

해부	
근육	피하에 배바깥빗근 · 배속빗근이 있다.
신경	갈비사이신경의 근육가지 · 엉덩아랫배신경, 갈비사이신경 피부가지(가쪽피부가지)이 분포한다.
혈관	피하에 갈비사이동맥이 주행한다.

GB27 오추(五樞)

족소양담경 · 대맥의 교회혈(交會穴)

아랫배, 배꼽 중심에서 아래쪽으로 3촌, 위앞엉덩뼈가시의 안쪽

취혈법

배꼽 아래 3촌 높이에서 위앞엉덩뼈가시를 확인한다.

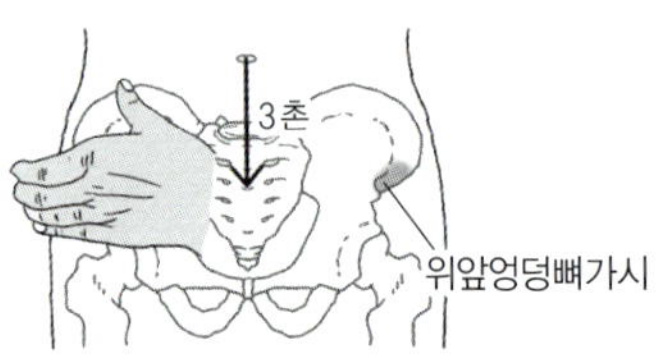

오추는 위앞엉덩뼈가시 안쪽에서 취혈한다.

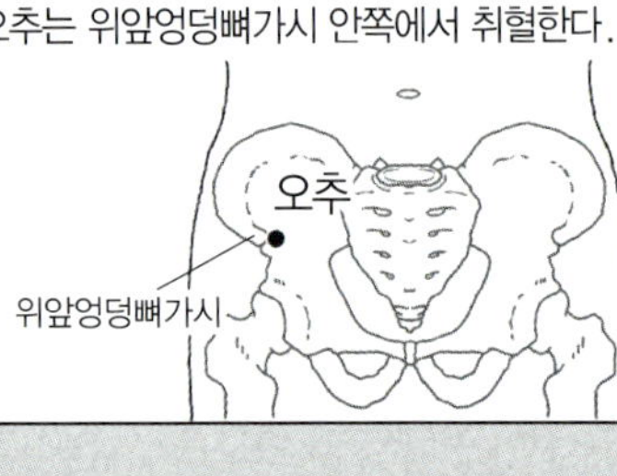

주치(主治)		
월경부조	요통	변비

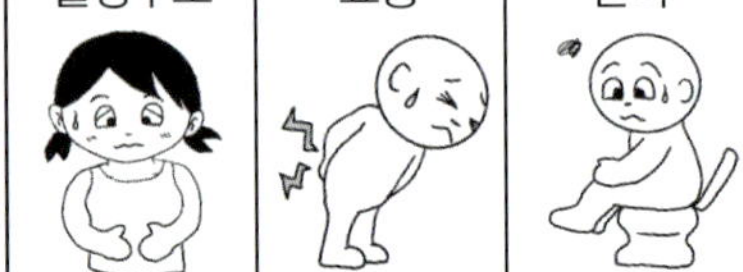

기타: 서혜부통, 하복부통

해부	
근육	피하에 배바깥빗근 · 배속빗근이 있다.
신경	갈비사이신경의 근육가지 · 엉덩아랫배신경, 엉덩아랫배신경 피부가지(가쪽피부가지)이 분포한다.
혈관	피하에 얕은 · 깊은엉덩휘돌이동맥이 주행한다.

GB28 유도(維道)

대맥의종지혈(終止穴), 족소양담경 · 대맥의 교회혈(交會穴)

아랫배, 위앞엉덩뼈가시에서 아래안쪽으로 0.5촌

취혈법

손바닥으로 위앞엉덩뼈가시를 확인한다.

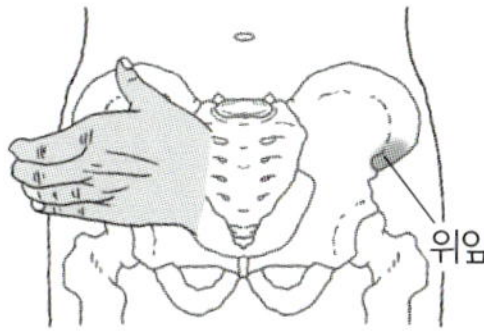

위앞엉덩뼈가시 아래 0.5촌에서 취혈한다.

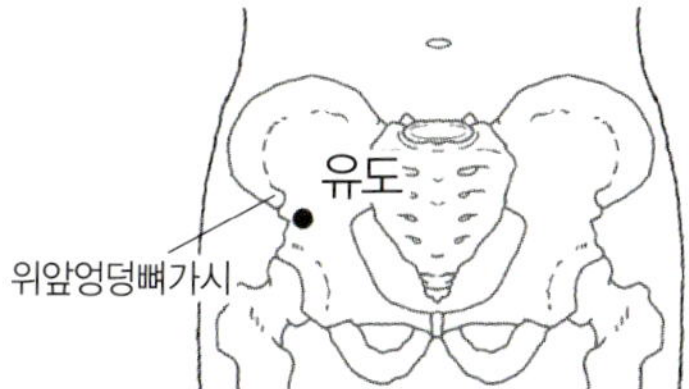

주치(主治)

서혜부통	월경부조	하복부통

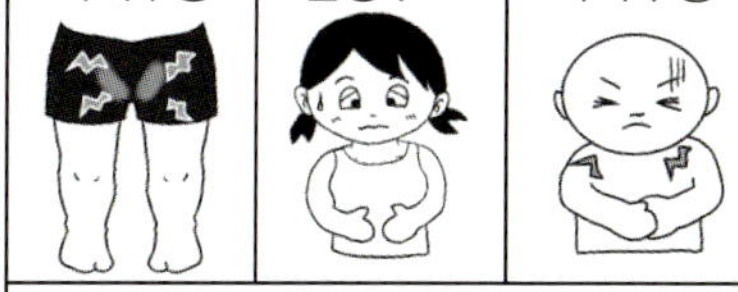

기타: 부종, 요통

해부

근육	피하에 배바깥빗근 · 배속빗근이 있다.
신경	갈비사이신경의 근육가지 · 엉덩아랫배신경, 엉덩아랫배신경 피부가지(가쪽피부가지)이 분포한다.
혈관	피하에 얕은 · 깊은엉덩휘돌이동맥이 주행한다.

GB29 거료(居髎)

족소양담경 · 양교맥의 교회혈(交會穴)

엉덩이부위, 위앞엉덩뼈가시와 큰돌기 융기를 연결하는 선의 중점

취혈법

손 바닥을 이용하여 위앞엉덩뼈가시와 큰돌기를 확인한다.

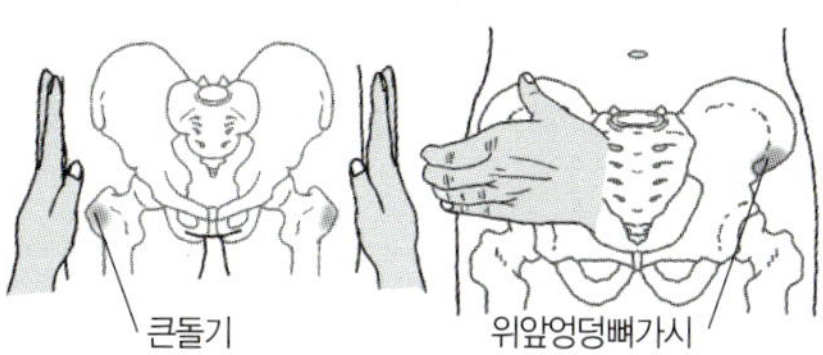

큰돌기정점과 위앞엉덩뼈가시를 연결한 선의 중점에서 취혈한다.

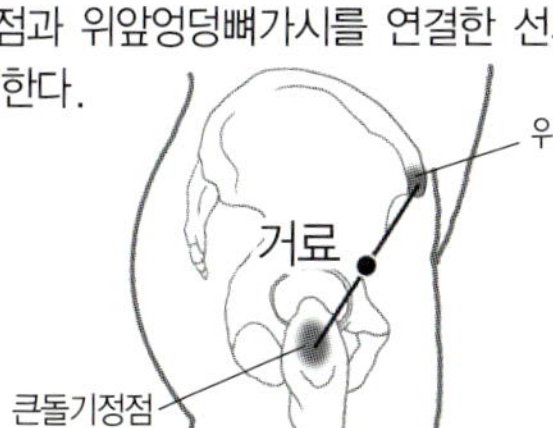

주치(主治)

요통	대퇴부통	하복부통

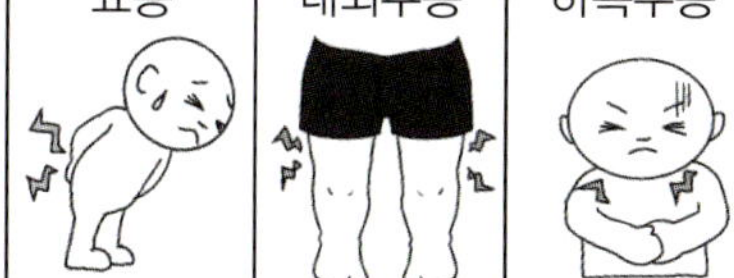

기타: 고관절통

해부

근육	피하에 넙다리근막긴장근 · 중간볼기근이 있다.
신경	위볼기신경 근육가지, 위볼기피부신경 피부가지 · 엉덩아랫배신경(가쪽피부가지)이 분포한다.
혈관	피하에 가쪽넙다리휘돌이동맥(상행지) · 위볼기동맥이 주행한다.

GB30 환도(環跳)

회양구침혈(回陽九鍼穴), 족소양담경 · 족태양방광경의 교회혈(交會穴)

엉덩이부위, 큰돌기 융기와 엉치뼈틈새를 연결하는 선에서 가쪽으로부터 1/3가 되는 지점

취혈법 요수(腰兪)와 큰돌기 정점을 연결한 직선 상, 큰돌기 정점에서 1/3되는 지점에서 취혈.

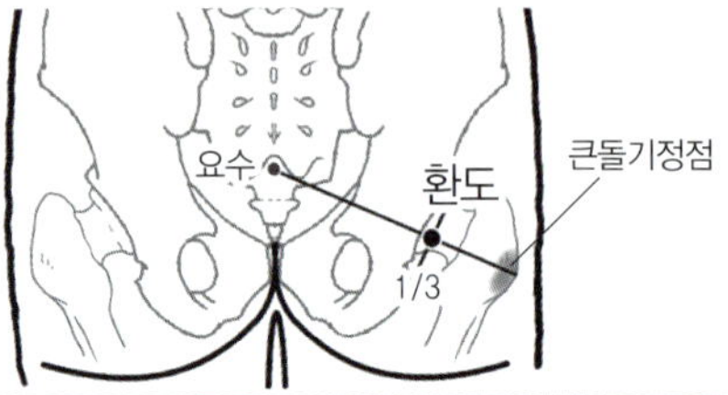

다른 이론

- 대퇴부위, 큰돌기 정점과 위앞엉덩뼈가시 사이, 큰돌기정점에서 1/3 지점
- 위앞엉덩뼈가시와 큰돌기 융기를 연결하는 선에서 가쪽으로 1/3되는 지점에서 취혈

주치(主治)

요대퇴통	하지통	고관절통
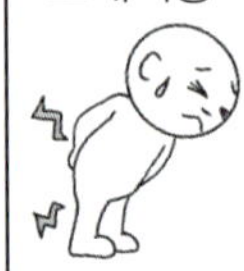	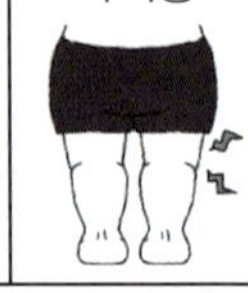	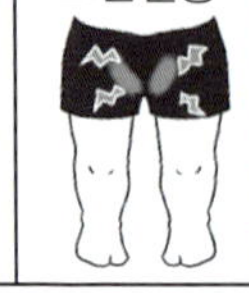

기타: 하지마비, 슬통

해부

근육	피하에 큰볼기근가 있다.
신경	아래볼기신경 근육가지, 위 · 아래볼기피부신경이 분포한다.
혈관	피하에 위 · 아래볼기동맥이 주행한다.

GB31 풍시(風市)

각기팔처혈(脚氣八處穴), 중풍칠처혈(中風七處穴)

양팔을 넓적다리에 나란히 늘어뜨렸을 때, 가운데 손가락이 닿는 엉덩정강근막띠 뒤쪽의 오목한 곳

취혈법 똑바로 서서 팔을 늘어 뜨린 채 가운데 손가락 끝이 허벅지에 닿는 곳, 엉덩정강근막띠의 후방에 취혈

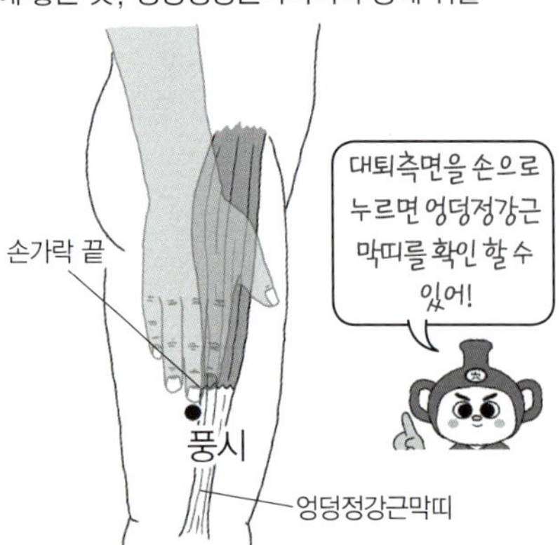

주치(主治)

요대퇴통	하지외측통	하지 저림
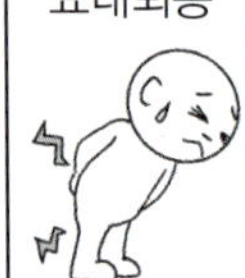	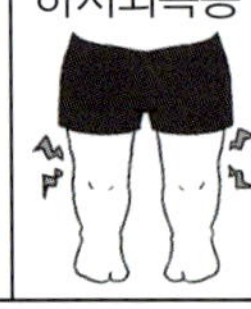	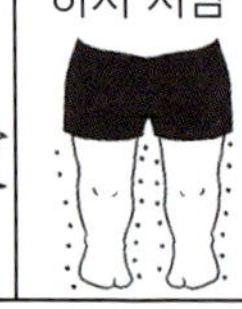

기타: 전신 가려움증 등

해부

근육	피하에 엉덩정강근막띠 · 대퇴이두근긴갈래 · 짧은갈래 · 가쪽넓은근이 있다.
신경	정강뼈신경 근육가지 · 온종아리신경 · 넙다리신경, 가쪽넙다리피부신경의 피부가지가 분포한다.
혈관	피하에 가쪽넙다리휘돌이동맥이 주행한다.

GB32 중독(中瀆)

넓적다리 가쪽면, 엉덩정강근막띠의 뒤쪽, 오금주름(popliteal crease)에서 위쪽으로 7촌

취혈법

오금주름 위 7촌, 엉덩정강근막띠의 후방에서 취혈.

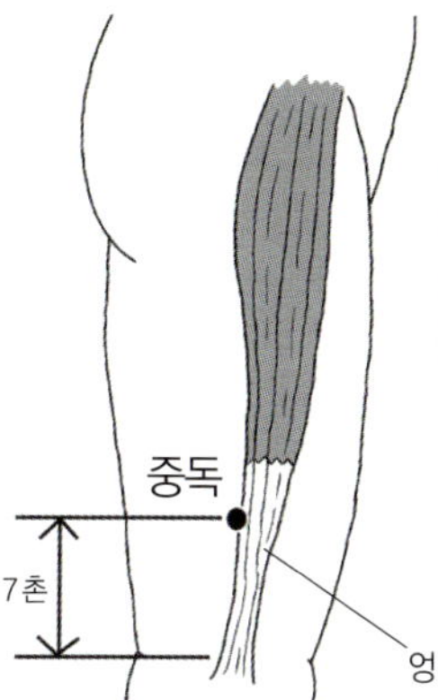

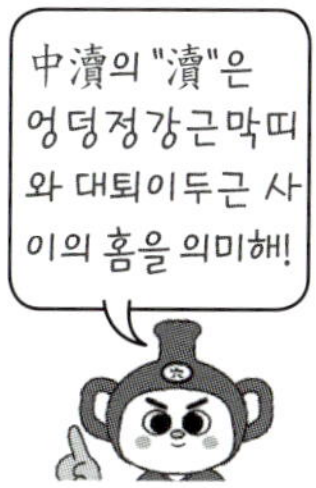

주치(主治)

요통 / 하지통 / 하지 저림

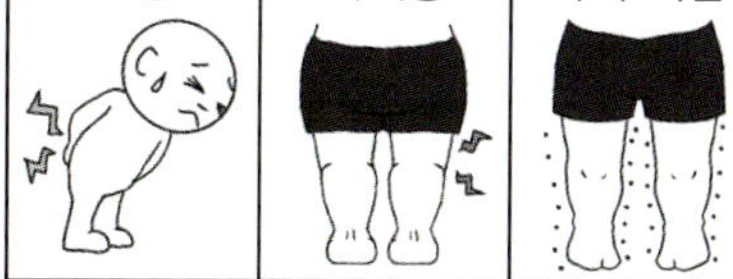

기타: 측면 흉부 통증 등

해부

근육	피하에 엉덩정강근막띠 · 대퇴이두근긴갈래 · 짧은갈래 · 가쪽넓은근이 있다.
신경	정강뼈신경 근육가지 · 온종아리신경 · 넙다리신경, 가쪽넙다리피부신경의 피부가지가 분포한다.
혈관	피하에 가쪽넙다리휘돌이동맥이 주행한다.

GB33 슬양관(膝陽關)

무릎 가쪽면, 넙다리두갈래근힘줄과 엉덩정강근막띠의 사이, 넙다리뼈가쪽위관절융기 위뒤쪽 오목한 곳

취혈법 중독(中瀆)에서 엉덩정강근막띠 뒤 가장자리를 따라 손가락으로 문지르면 넙다리뼈가쪽위관절융기 위쪽에서 오목이 만져진다. 이 곳에서 취혈한다.

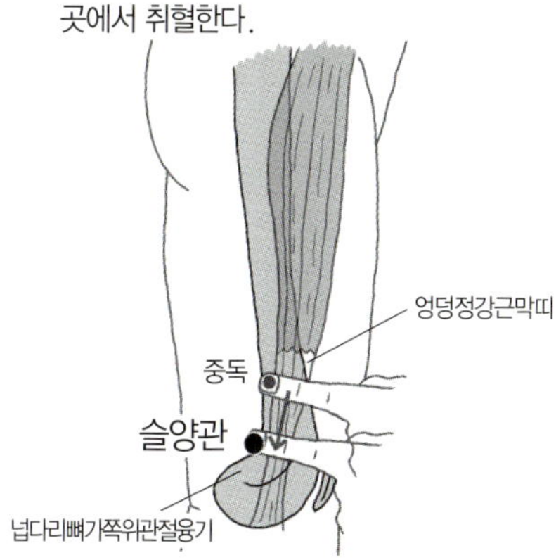

주치(主治)

슬통 / 좌골신경통 / 하퇴외측통

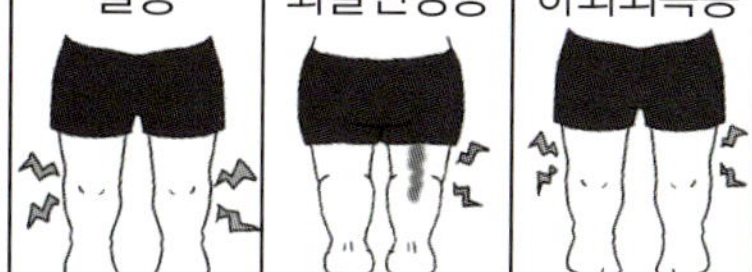

기타: 종아리 세갈래근 통증

해부

근육	피하에 엉덩정강근막띠 · 대퇴이두근긴갈래 · 짧은갈래 · 가쪽넓은근이 있다.
신경	정강뼈신경 근육가지 · 온종아리신경, 가쪽넙다리피부신경의 피부가지가 분포한다.
혈관	피하에 위가쪽무릎동맥이 주행한다.

GB34 양릉천(陽陵泉)

합토혈(合土穴), 팔회혈(八會穴; 근회), 육부하합혈(六腑下合穴; 담)

종아리 종아리뼈쪽면, 종아리뼈 머리(head of the fibula)에서 앞먼쪽 오목한 곳

취혈법 무릎을 구부려 다리 뒤쪽에서 종아리뼈 머리를 확인한다. 양릉천(陽陵泉)은 종아리뼈머리 앞먼쪽 오목 한곳에서 취혈한다.

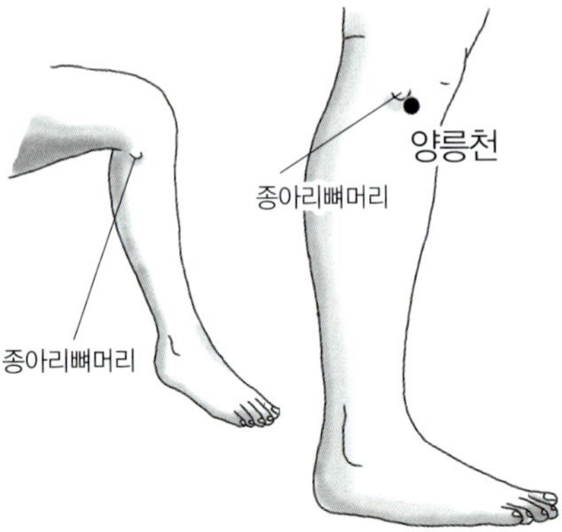

주치(主治)

하지통	하지마비	편두통

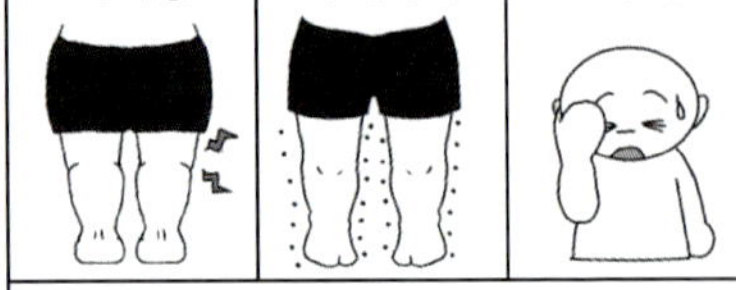

기타: 구토, 황달

해부

근육	피하에 긴종아리근이 있다.
신경	얕은종아리신경 근육가지, 가쪽장딴지피부신경의 피부가지가 분포
혈관	피하에 종아리뼈 휘돌이가지(뒤정강뼈동맥)가 주행한다.

GB35 양교(陽交)

양유맥의 극혈(郄穴), 족소양담경 · 양유맥의 교회혈(交會穴)

종아리 종아리뼈쪽면, 종아리뼈 뒤, 가쪽복사 융기에서 몸쪽으로 7촌

취혈법

오금주름과 가쪽복사 융기를 연결하는 선을 긋는다. 그 선의 중점에서 몸쪽으로 7촌 종아리뼈 뒤에서 취혈한다.

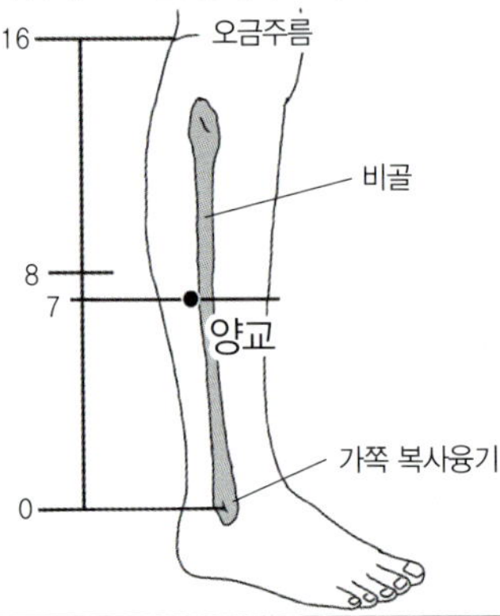

주치(主治)

하지통	정신불안	가슴통증

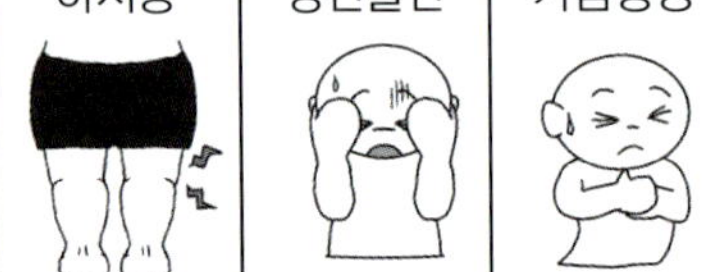

기타: 안면부종, 슬통

해부

근육	피하에 긴종아리근 · 가자미근이 있다.
신경	얕은종아리신경 근육가지 · 정강뼈신경, 가쪽장딴지피부신경
혈관	피하에 앞정강동맥의 가지가 주행한다.

GB36 외구(外丘) 극혈(郄穴)

종아리 종아리뼈쪽면, 종아리뼈 앞, 가쪽복사 융기에서 몸쪽으로 7촌

취혈법

오금주름과 가쪽복사 융기를 연결하는 선을 긋는다. 그 선의 중점에서 몸쪽으로 7촌 종아리뼈 앞에서 취혈한다.

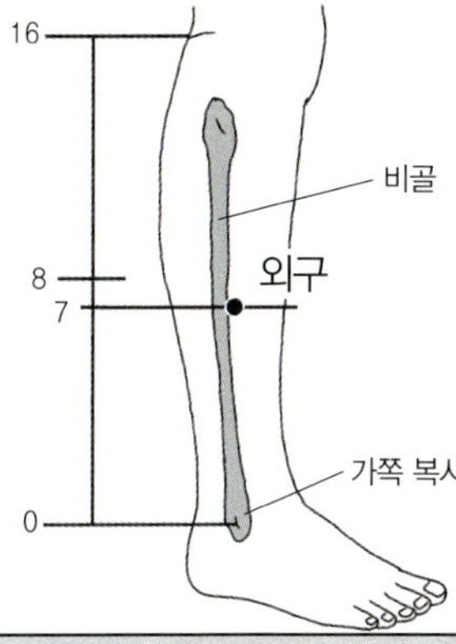

주치(主治)

복통	간질	가슴의 통증
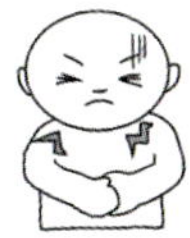	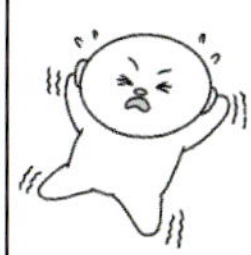	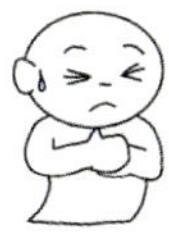

기타: 하지통, 좌골신경통

해부

근육	피하에 긴종아리근이 있다.
신경	얕은종아리신경 근육가지, 가쪽장딴지피부신경의 피부가지가 분포한다.
혈관	피하에 앞정강동맥의 가지가 주행한다.

GB37 광명(光明) 락혈(絡穴)

종아리 종아리뼈쪽면, 종아리뼈의 앞, 가쪽복사 융기에서 몸쪽으로 5촌

취혈법

오금주름과 가쪽복사 융기를 연결하는 선을 긋는다. 그 선의 중점에서 몸쪽으로 5촌 종아리뼈 앞에서 취혈한다.

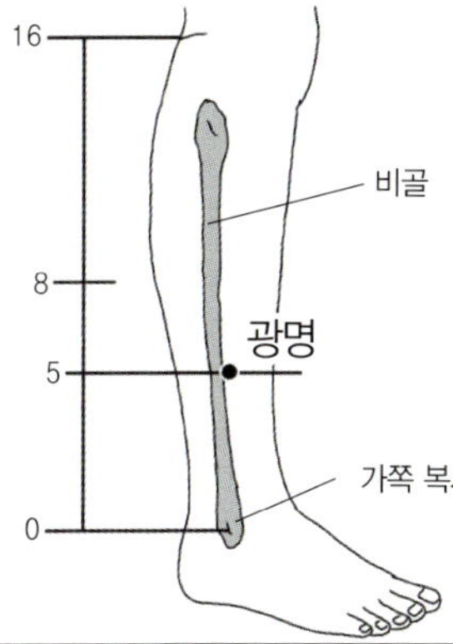

주치(主治)

눈의 통증	야맹증	하지통
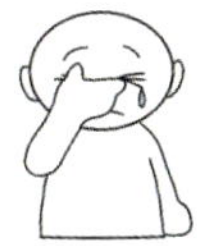	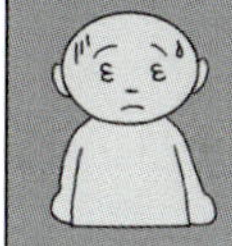	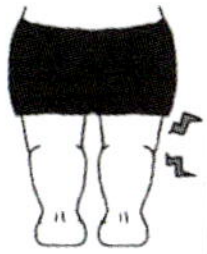

기타: 하지마비, 유방창통

해부

근육	피하에 긴종아리근 · 짧은종아리근이 있다.
신경	얕은종아리신경 근육가지, 가쪽장딴지피부신경의 피부가지가 분포한다.
혈관	피하에 앞정강동맥의 가지가 주행한다.

GB38 양보(陽輔)

경화혈(經火穴), 자경보혈(自經瀉穴)

종아리 종아리뼈쪽면, 종아리뼈의 앞, 가쪽복사 융기에서 몸쪽으로 4촌

취혈법

오금주름과 가쪽복사 융기를 연결하는 선을 긋는다. 그 선의 중점에서 몸쪽으로 4촌 종아리뼈 뒤에서 취혈한다.

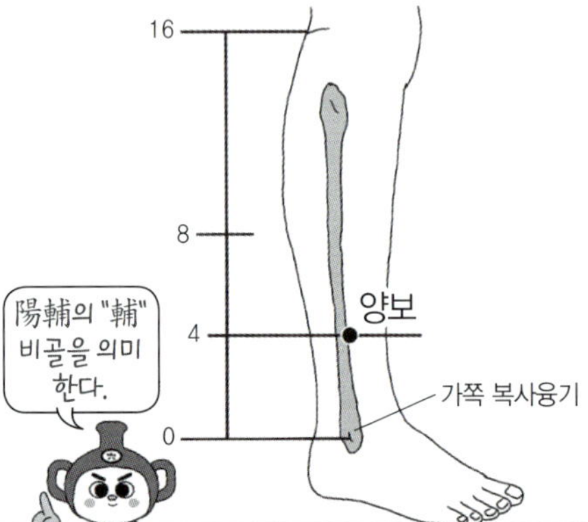

주치(主治)

편두통	외안각통	액와통
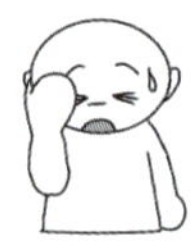	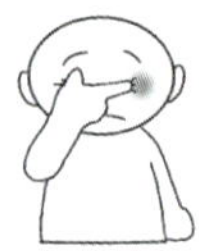	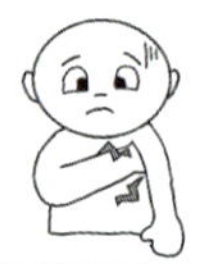

기타: 하지통, 요통

해부

근육	피하에 짧은종아리근이 있다.
신경	얕은종아리신경 근육가지, 가쪽장딴지피부신경의 피부가지 · 얕은종아리신경이 분포한다.
혈관	피하에 앞정강동맥의 가지가 주행한다.

GB39 현종(懸鍾)

팔회혈(八會穴; 수회), 중풍칠처혈(中風七處穴), 각기팔처혈(脚氣八處穴)

종아리 종아리뼈쪽면, 종아리뼈의 앞, 가쪽복사 융기에서 몸쪽으로 3촌

취혈법

가쪽 복사융기에서 위로 3촌, 종아리뼈 앞에서 취혈

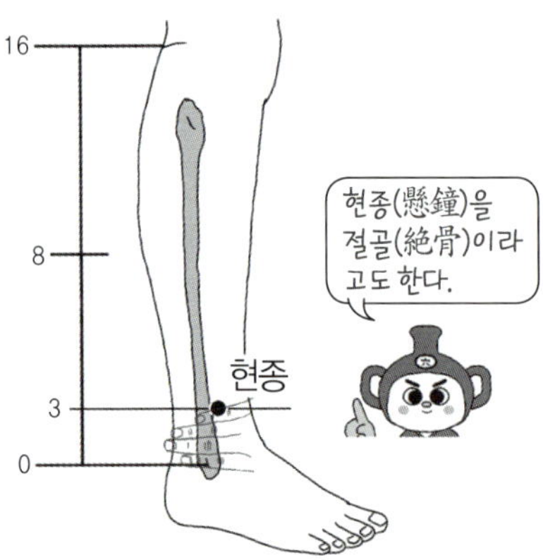

주치(主治)

하지마비	목통증	고혈압
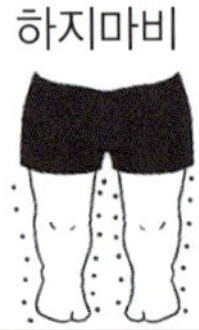	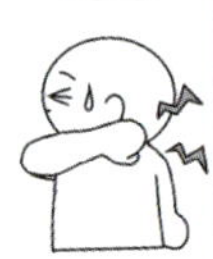	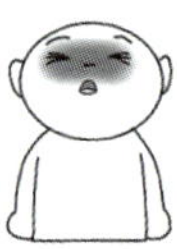

기타: 발목 관절통, 사경(낙침)

해부

근육	피하에 짧은종아리근이 있다.
신경	얕은종아리신경 근육가지, 가쪽장딴지피부신경의 피부가지 · 얕은종아리신경이 분포한다.
혈관	피하에 앞정강동맥의 가지가 주행한다.

GB40 구허(丘墟) 원혈(原穴)

발목 앞가쪽면, 긴발가락폄근힘줄의 가쪽, 가쪽복사의 앞먼쪽 오목한 곳

취혈법

둘째부터 다섯째발가락까지를 저항에 대항하면서 펴서, 먼저 긴발가락폄근힘줄을 찾고, 구허(丘墟)를 취혈

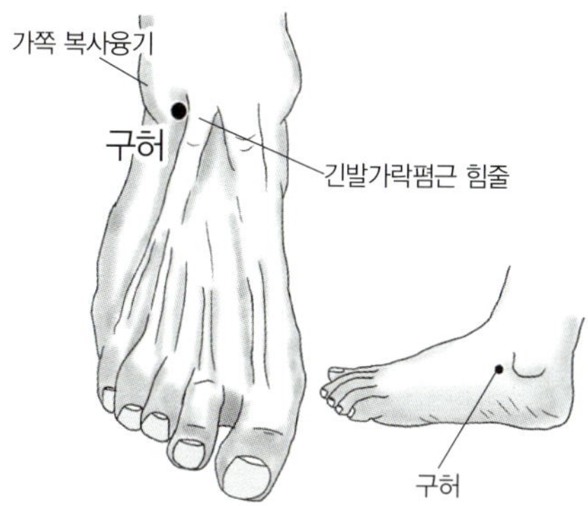

주치(主治)

충혈	서혜부통	족관절통
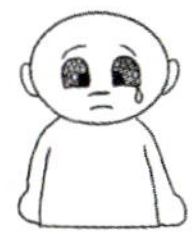	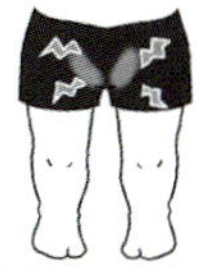	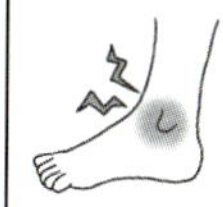

기타: 백내장

해부

근육	피하에 긴발가락폄근(힘줄)이 있다.
신경	깊은종아리신경의 근육가지, 얕은종아리신경 피부가지가 분포한다.
혈관	피하에 가쪽복사동맥 그물이 주행한다.

GB41 족임읍(足臨泣) 수목혈(俞木穴), 팔맥교회혈(八脈交會穴), 자성혈(自性穴)

발등, 넷째와 다섯째 발허리뼈 바닥의 연접부에서 먼쪽, 다섯째 긴발가락폄근힘줄의 가쪽 오목한 곳

취혈법

넷째와 다섯째 발허리뼈 사이를 손가락으로 쓰다듬어 올렸을 때 손가락이 멈추는 곳에서 취혈한다.

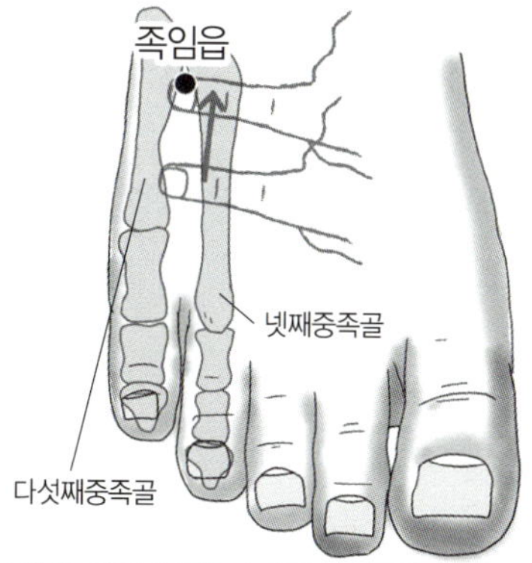

주치(主治)

두통	현기증	급성유선염
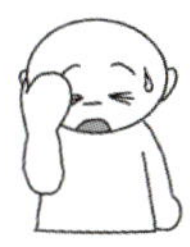	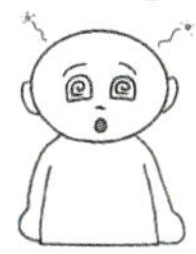	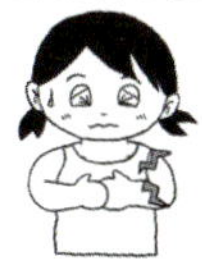

기타: 가쪽눈구석통, 하지통, 요통

해부

근육	피하에 제4등쪽뼈사이근이 있다.
신경	가쪽발바닥신경 근육가지, 얕은종아리신경 피부가지가 분포한다.
혈관	피하에 제4등쪽발허리동맥이 주행한다.

GB42 지오회(地五會)

발등, 넷째와 다섯째 발허리뼈 사이, 넷째 발허리발가락관절 몸쪽 오목한 곳

취혈법 발가락을 굽혀 넷째중족지마디 관절을 확인한다. 지오음(地五會)은 넷째중족지마디 관절 몸쪽 오목한 곳에서 취혈한다.

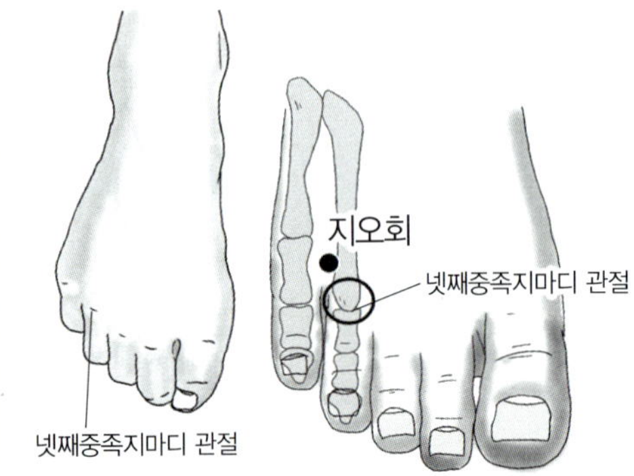

주치(主治)

두통

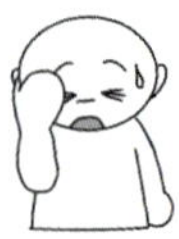

눈의 통증

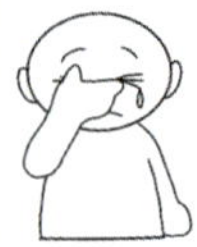

이명

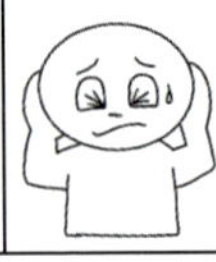

기타: 난청, 급성유선염, 발등통증

해부

근육	피하에 제4등쪽뼈사이근이 있다.
신경	가쪽발바닥신경 근육가지, 얕은종아리신경 피부가지가 분포한다.
혈관	피하에 제4등쪽발허리동맥이 주행한다.

GB43 협계(俠谿)

형수혈(滎水穴), 자경보혈(自經補穴)

발등, 넷째와 다섯째 발가락 사이, 발샅 가장자리(web margin) 몸 쪽, 적백육제

취혈법

넷째 · 다섯째 발가락 사이 적백육제에서 취혈한다.

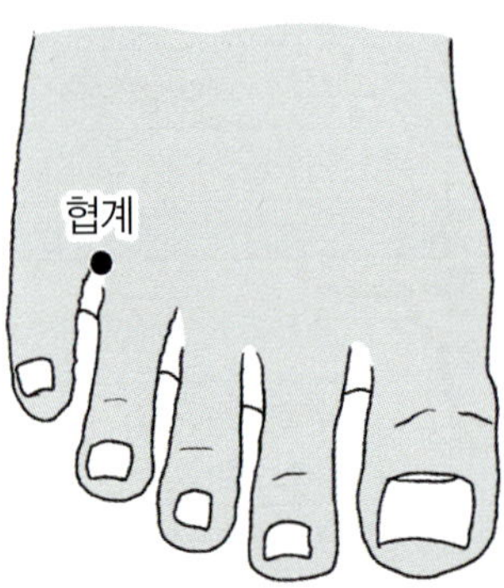

주치(主治)

두통

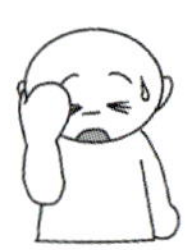

현기증

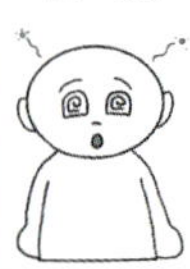

심계

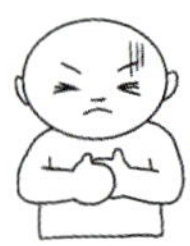

기타: 난청, 이명, 고관절통

해부

근육	피하에 제4등쪽뼈사이근이 있다.
신경	가쪽발바닥신경 근육가지, 얕은종아리신경 피부가지가 분포한다.
혈관	피하에 등쪽발가락동맥이 주행한다.

GB44 족규음(足竅陰) 정금혈(井金穴), 종지혈(終止穴)

넷째발가락, 끝마디뼈의 가쪽, 넷째발톱 가쪽 뿌리각에서 몸쪽으로 0.1촌

취혈법

넷째발톱의 가쪽모서리를 지나는 수직선과 발톱뿌리를 지나는 수평선이 만나는 지점에서 취혈

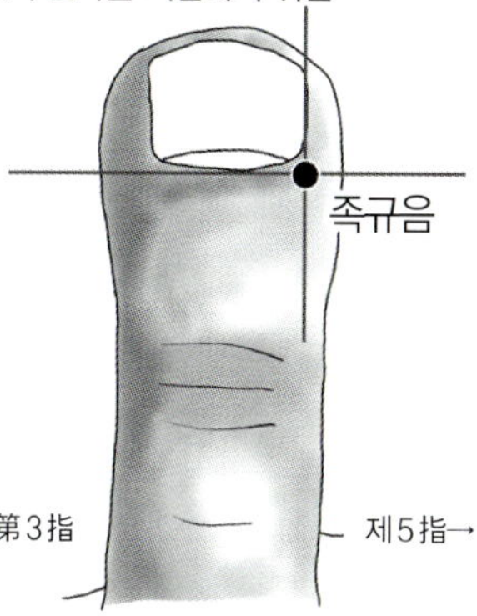

주치(主治)

편두통	현기증	충혈
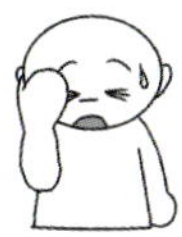	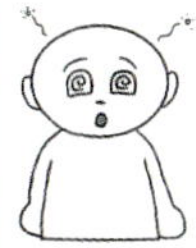	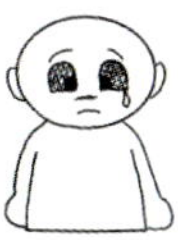

기타: 난청, 눈의 통증

해부

근육	
신경	얕은종아리신경 피부가지가 분포한다.
혈관	피하에 등쪽발가락동맥이 주행한다.

COLUMN

두규음(頭竅陰)과 족규음(足竅陰)의 관계는?

규(竅)는 구멍을 가리킨다. 간(肝)의 규(竅)는 눈이고, 신(腎)의 규(竅)는 귀, 심(心)의 규(竅)는 혀, 폐(肺)의 규(竅)는 코, 비(脾)의 규(竅)는 입이다. 규(竅)는 구멍을 의미하며 오규(五竅)는 음(陰)에 속한다. 이 혈은 안면질환에 효과가 있다. 머리에 있으므로 두규음(頭竅陰), 다리에 있으므로 족규음(足竅陰)이라 하였다.

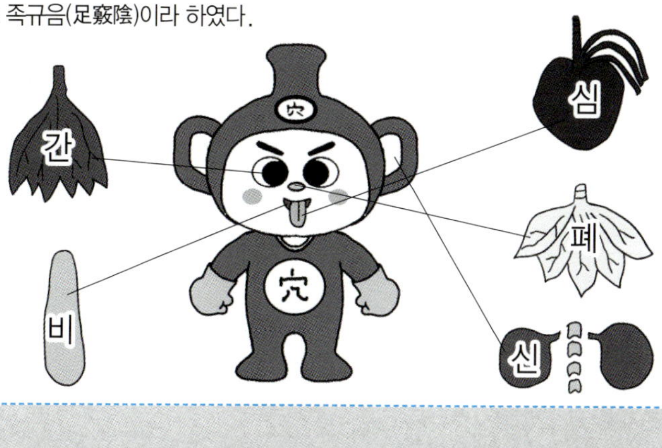

제12장

CHAPTER 12

족궐음간경(足厥陰肝經)

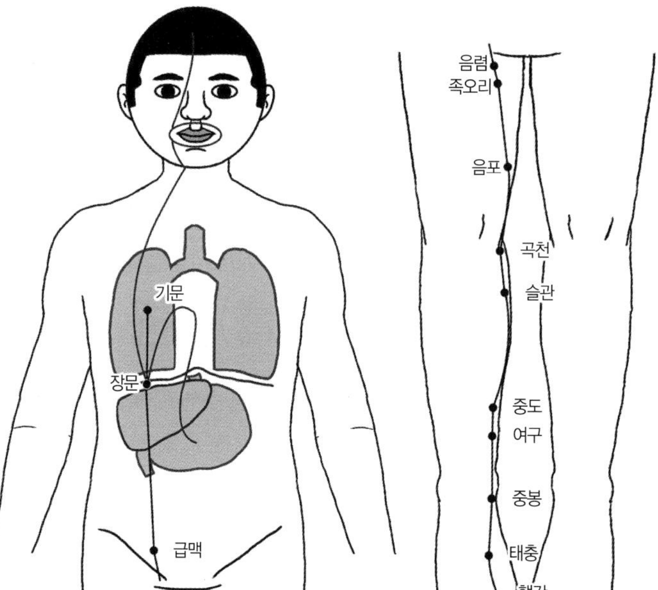

LR1 대돈(大敦)

기시혈(起始穴), 정목혈(井木穴), 자성혈(自性穴)

엄지발가락, 끝마디뼈의 가쪽, 엄지발톱 가쪽 뿌리각에서 몸쪽으로 0.1촌

취혈법

엄지발톱의 가쪽모서리를 지나는 수직선과 발톱뿌리를 지나는 수평선이 만나는 지점에서 취혈

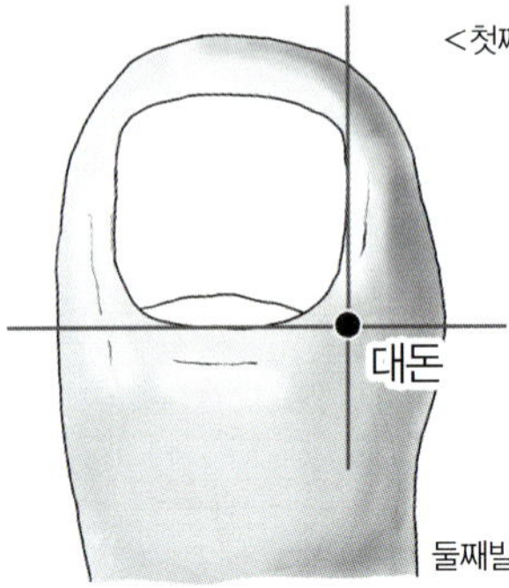

주치(主治)

배뇨장애	월경부조	유뇨
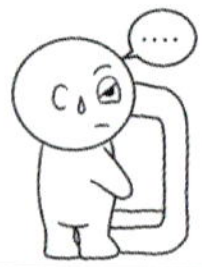	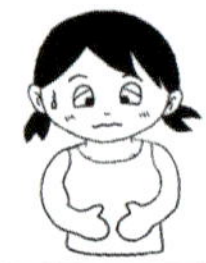	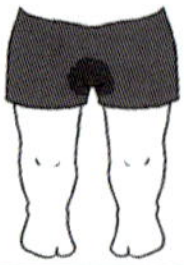

기타: 음부통, 정신불안

해부

근육	
신경	깊은종아리신경 피부가지가 분포한다.
혈관	피하에 등쪽발가락동맥이 주행한다.

LR2 행간(行間)

형화혈(滎火穴), 자경사혈(自經瀉穴)

발등, 첫째와 둘째 발가락 사이, 발샅 가장자리(web margin)에서 몸쪽, 적백육제

취혈법

첫째와 둘째 발가락 사이, 피부색이 바뀌는 적백육제에서 취혈한다.

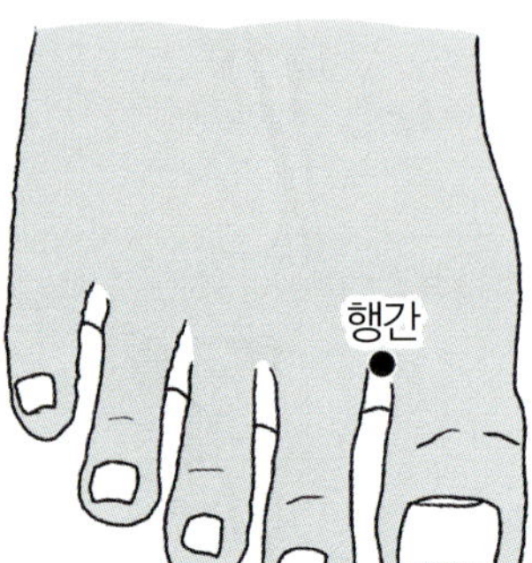

주치(主治)

두통	월경부조	현기증
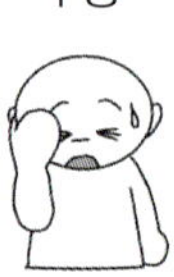	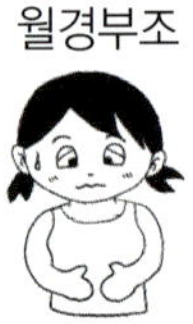	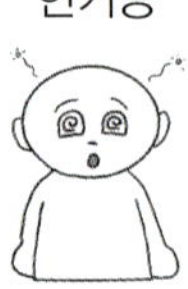

기타: 정신불안, 불면

해부

근육	
신경	깊은종아리신경 피부가지가 분포한다.
혈관	피하에 등쪽발가락동맥이 주행한다.

LR3 태충(太衝) 수토혈(俞土穴), 원혈(原穴)

발등, 첫째와 둘째 발허리뼈 사이, 두 발허리뼈의 바닥 연접부에서 먼쪽 오목한 곳, 발등동맥이 뛰는 곳

취혈법

첫째와 둘째 발허리뼈 사이를 손가락으로 쓰다듬어 올렸을 때 손가락이 멈추는 곳에서 등쪽발가락동맥에서 취혈

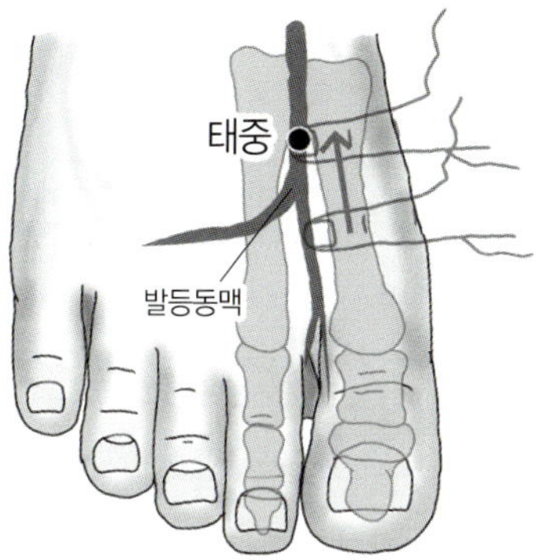

주치(主治)

두통	현기증	정신불안

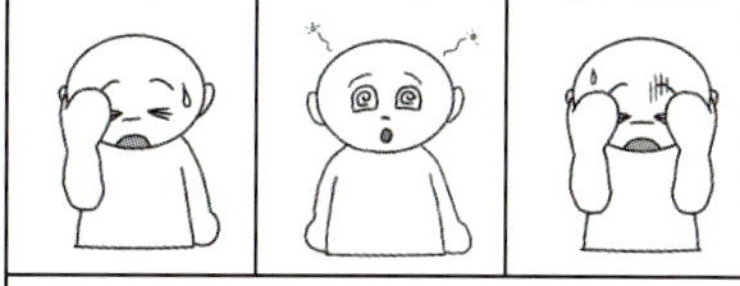

기타: 고혈압, 월경부조, 기관지통

해부

근육	피하에 제1등쪽뼈사이근이 있다.
신경	가쪽발바닥신경 근육가지, 깊은종아리신경 피부가지가 분포한다.
혈관	피하에 발등동맥이 주행한다.

COLUMN

태충(太衝)의 충(衝)은 무엇을 의미하는가?

경혈의 이름에 '衝'이라는 글자는 종종 동맥 박동부를 나타내는 데 사용된다. 태충(**太衝**)"의 "**衝**"은 발등 동맥이 닿는 장소를 의미한다. 또한 "**太衝**"이외에도 동맥이 뛰는 곳에 있는 경혈은 종종 '衝'자가 사용되고있다.

<「衝」이 들어있는 경혈, 동맥박동처>

기충(胃經)	넙다리 동맥박동부
충양(胃經)	발등 동맥박동부
충문(脾經)	넙다리 동맥박동부
중충(中衝)(心包經)	손가락 동맥박동부
태충(太衝)(肝經)	발등 동맥박동부

소충(少衝)(心經)과 천충(天衝)(膽經)의 '衝'이 동맥 박동부를 의미하지는 않는다. 반대로 태연(太淵)(肺經)이나 족오리(足五里)(肝經)는 동맥박동부에 있지만 '衝'을 사용하지는 않는다.

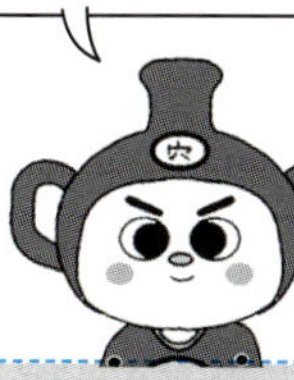

LR4 중봉(中封) 경금혈(經金穴)

발목 앞안쪽면, 앞정강근 힘줄(tibialis anterior tendon) 안쪽, 안쪽복사 앞쪽의 오목한 곳

취혈법

발목을 등쪽굽힘 하여 앞정강근힘줄을 확인한다. 중봉(中封)은 앞정강근힘줄의 안쪽복사융기사이 오목한 곳에서 취혈한다.

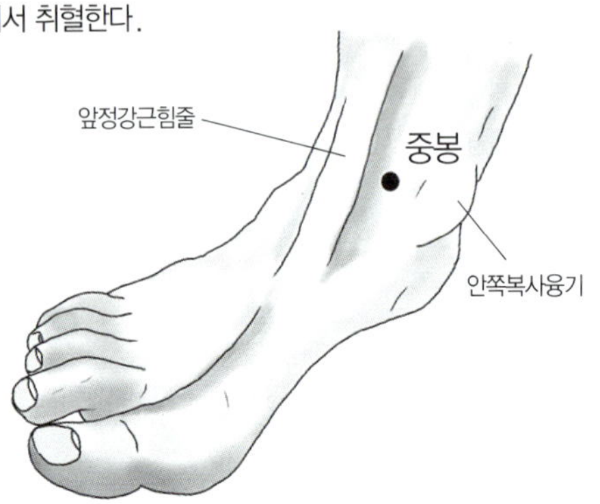

주치(主治)

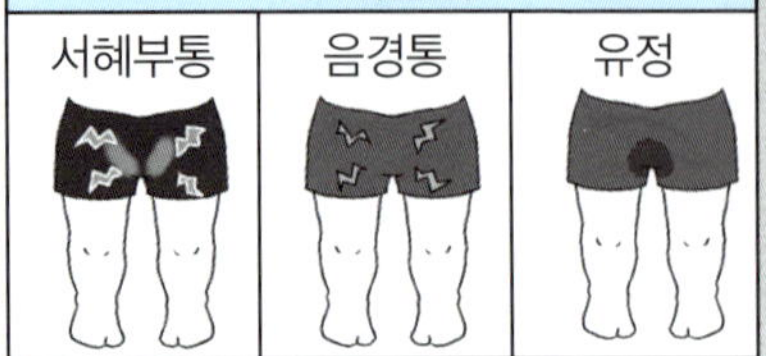

기타: 소변불리, 요통, 발의냉병

해부

근육	피하에 앞정강근(힘줄)이 있다.
신경	깊은종아리신경의 근육가지, 두렁신경의 피부가지가 분포한다.
혈관	피하에 안쪽앞복사동맥이 주행한다.

LR5 여구(蠡溝) 락혈(絡穴)

종아리 앞안쪽면, 정강뼈 안쪽모서리의 중앙, 안쪽복사융기에서 몸쪽으로 5촌

취혈법 무릎뼈꼭지와 안쪽복사융기를 연결하는 선을 15촌으로 한다. 여구(蠡溝)는 그 선을 3등분하고 안쪽복사융기에서 1/3지점에서 취혈

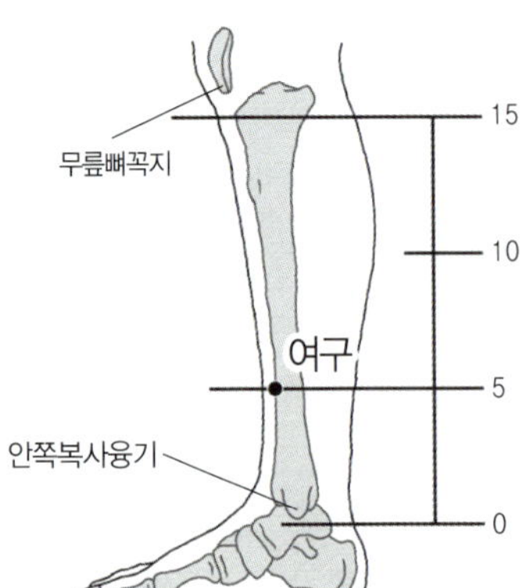

주치(主治)

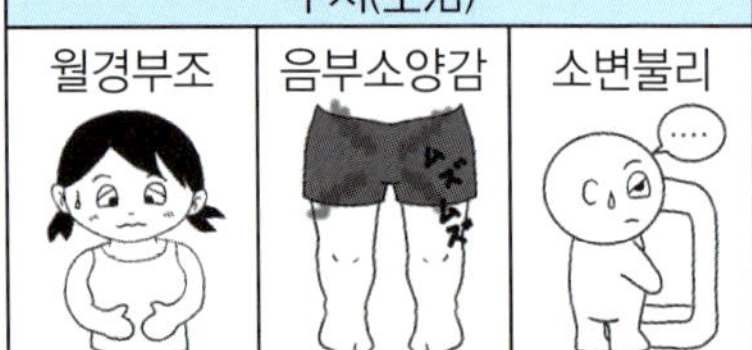

기타: 고환의 부종이나 통증

해부

근육	
신경	두렁신경의 피부가지가 분포한다.
혈관	무릎내림동맥의 가지가 주행한다.

LR6 중도(中都)

극혈(郄穴)

종아리 앞안쪽면, 정강뼈안쪽모서리의 중앙, 안쪽복사융기에서 몸쪽으로 7촌

취혈법 무릎뼈꼭지와 안쪽복사융기를 연결하는 선을 15촌으로 한다. 중도(中都)는 그 선의 중점에서 취혈.

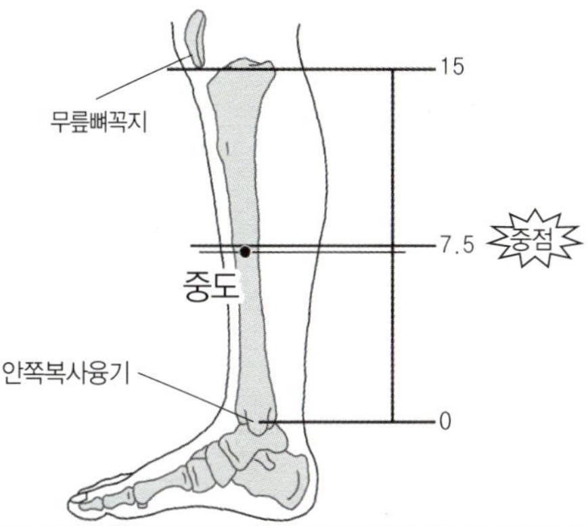

주치(主治)		
복통	월경부조	이질

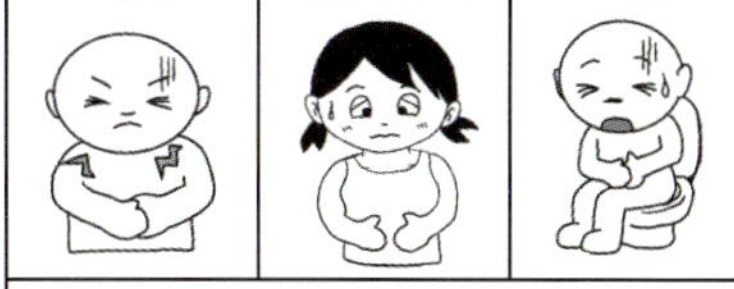

기타: 서혜부통, 신경증상

해부	
근육	
신경	두렁신경의 피부가지가 분포한다.
혈관	무릎내림동맥의 가지가 주행한다.

LR7 슬관(膝關)

종아리 정강뼈쪽면, 정강뼈안쪽관절융기 아래쪽, 음릉천(陰陵泉)에서 뒤쪽으로 1촌

취혈법 음릉천(陰陵泉) 뒤 1촌, 정강뼈안쪽관절융기 아래쪽에서 취혈한다.

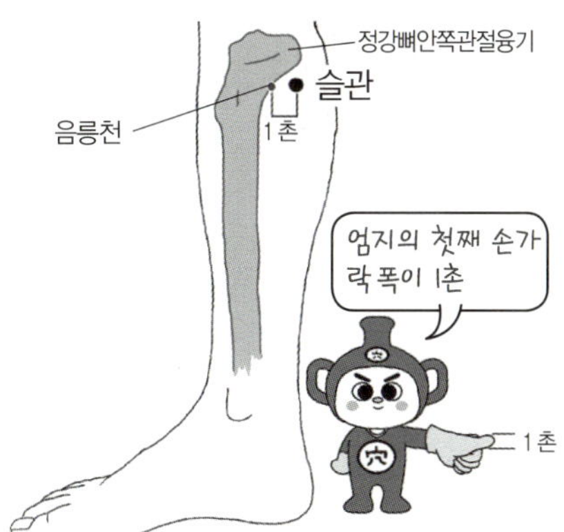

주치(主治)		
슬통	하지마비	하지통

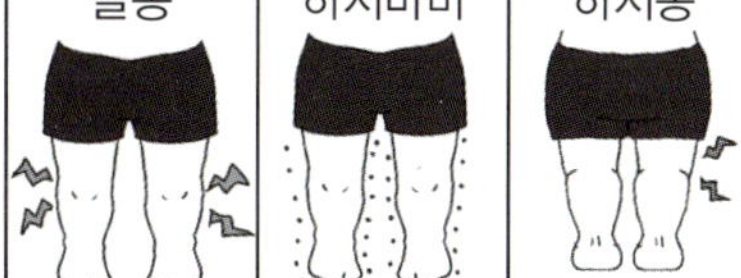

기타: 인후통

해부	
근육	피하에 두덩정강근 · 반힘줄근이 있다.
신경	폐쇄신경 근육가지 · 정강뼈신경, 두렁신경의 피부가지가 분포한다.
혈관	피하에 아래안쪽무릎동맥 · 무릎내림동맥(두렁가지)이 주행한다.

LR8 곡천(曲泉)

합수혈(合水穴), 자경보혈(自經補穴)

무릎 안쪽면, 반힘줄근힘줄과 반막근힘줄의 안쪽 오목한 곳, 다리오금주름 안쪽 끝

취혈법

무릎을 굽혔을 때, 다리오금주름 안쪽 끝에서 가장 두드러지는 반힘줄근과 반막모양근 안쪽의 오목한 곳에서 취혈

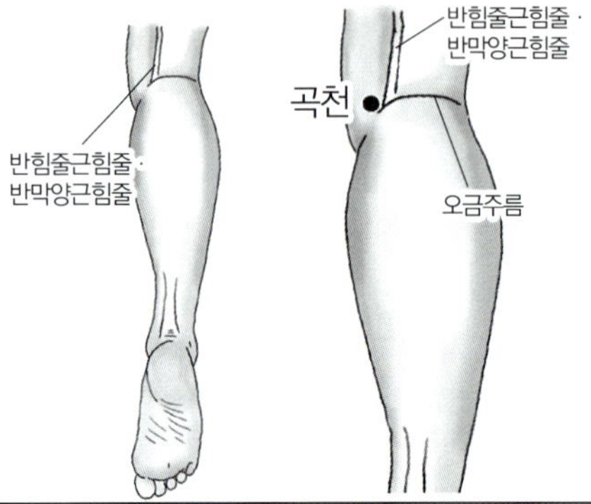

주치(主治)

월경부조

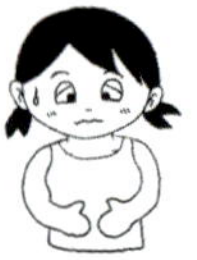

음부소양

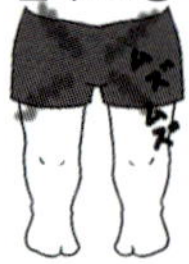

몽정

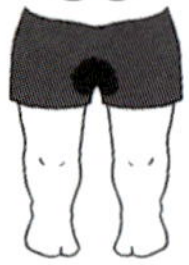

기타: 발기부전, 방광염, 슬통

해부

근육	피하에 박근 · 반힘줄근(힘줄) · 반막모양근(힘줄)이 있다.
신경	폐쇄신경 근육가지 · 정강뼈신경, 두렁신경의 피부가지가 분포한다.
혈관	피하에 아래안쪽무릎동맥 · 무릎내림동맥(두렁가지)이 주행한다.

LR9 음포(陰包)

넓적다리 안쪽면, 두덩정강근과 넙다리빗근의 사이, 무릎뼈 바닥에서 몸쪽으로 4촌

취혈법 근육을 긴장한 채 엉덩이를 살짝 굽혀 외전하면, 넙다리빗근이 현저하게 드러남. 넙다리빗근 뒤쪽에서 취혈

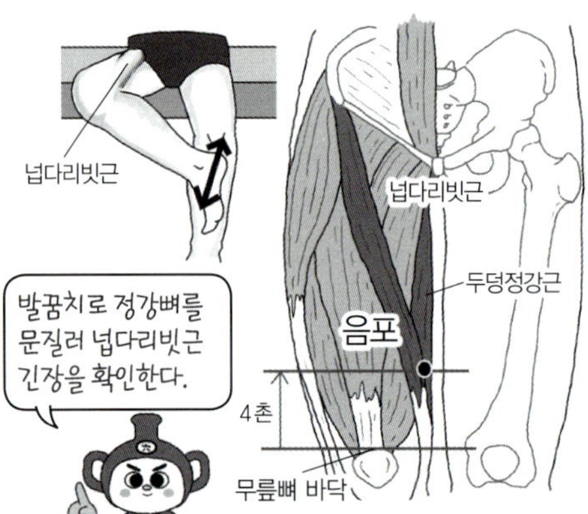

주치(主治)

월경부조

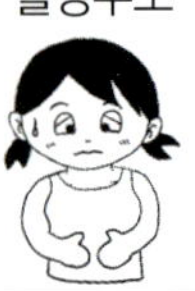

소변불리

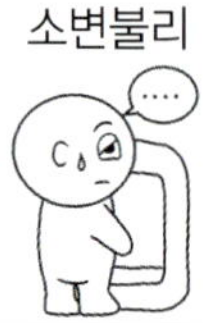

유뇨

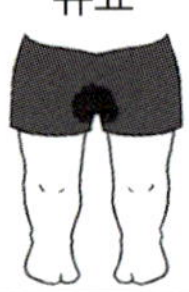

기타: 요통, 배알이

해부

근육	피하에 넙다리빗근 · 두덩정강근이 있다.
신경	넙다리신경 근육가지 · 폐쇄신경, 폐쇄신경 피부가지가 분포한다.
혈관	피하에 무릎내림동맥(넙다리동맥 가지)이 주행한다.

LR10 족오리(足五里)

넓적다리 안쪽면, 기충(氣衝)에서 먼쪽으로 3촌, 넙다리동맥이 뛰는 곳

취혈법

기충(気衝) 아래 3촌, 넙다리 동맥이 뛰는 곳에서 취혈

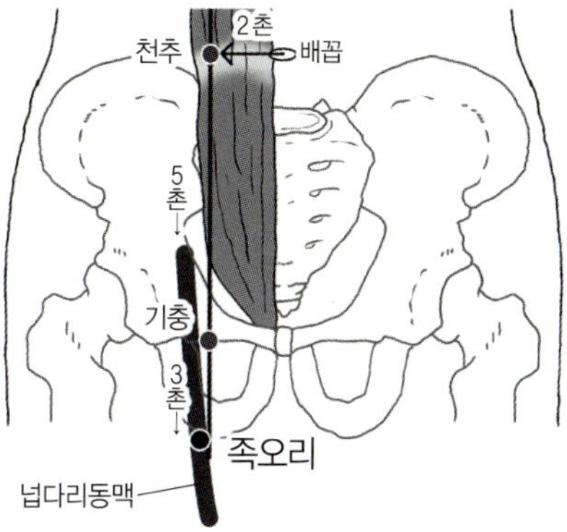

주치(主治)

소복통	소변불리	대퇴내측통
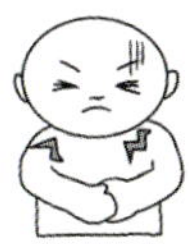	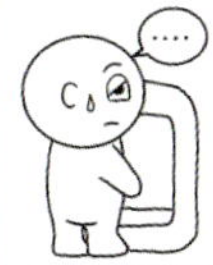	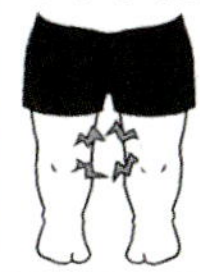

기타: 안질환, 피로권태

해부

근육	피하에 두덩뼈근 · 긴모음근이 있다.
신경	넙다리신경 · 폐쇄신경, 폐쇄신경 피부가지, 음부넙다리신경이 분포
혈관	피하에 넙다리동맥이 주행한다.

LR11 음렴(陰廉)

넓적다리 안쪽면, 기충(氣衝)에서 먼쪽으로 2촌

취혈법 엉덩이를 약간 굽혀 외전하고, 무릎을 굽힌 상태에서 저항에 대항하여 넓적다리를 내전시키면, 긴모음근이 현저하게 드러남. 긴모음근의 가쪽에서 취혈

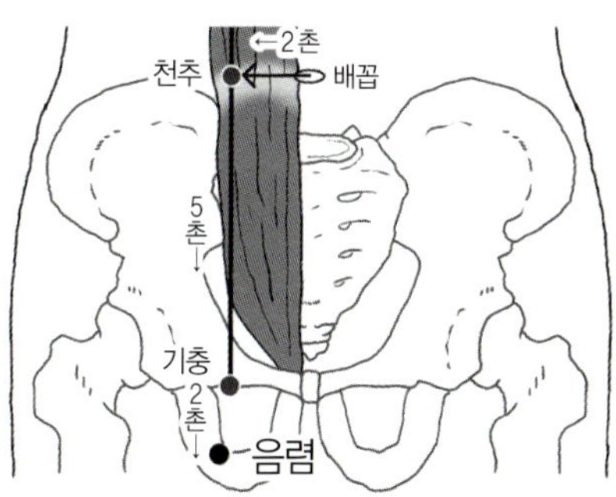

주치(主治)

월경부조	복통	대퇴내측통
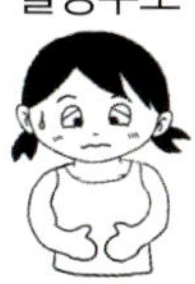	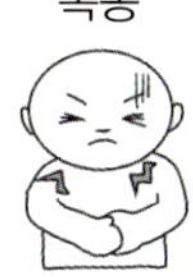	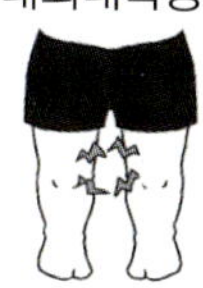

기타: 폐쇄신경통, 불임

해부

근육	피하에 두덩뼈근이 있다.
신경	넙다리신경의 근육가지, 음부넙다리신경 피부가지가 분포한다.
혈관	피하에 넙다리동맥이 주행한다.

LR12 급맥(急脈)

샅부위, 두덩결합 위모서리와 같은 높이, 앞정중선에서 가쪽으로 2.5촌

취혈법

곡골(曲骨) 가쪽 2.5촌에서 취혈.

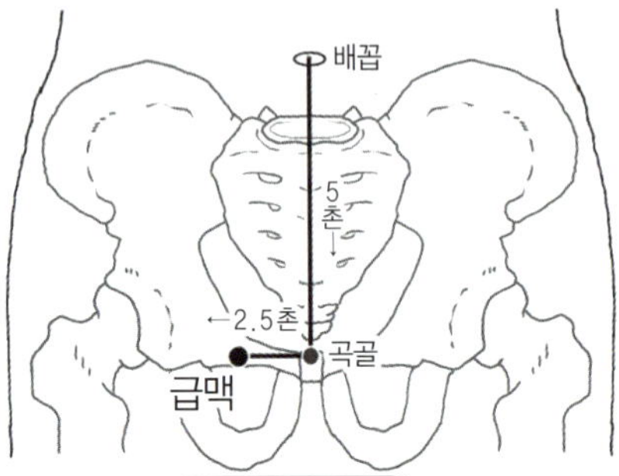

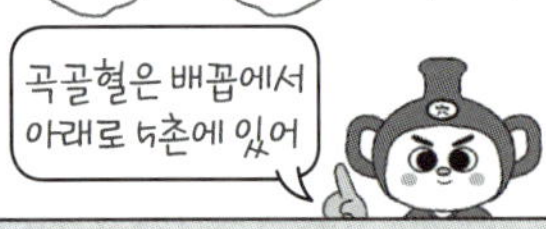

주치(主治)

소복통	서혜부통	고환통
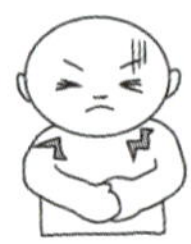	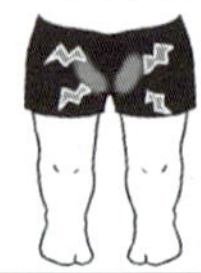	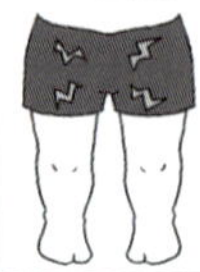

기타: 회음부통

해부

근육	피하에 배바깥빗근 · 배속빗근 · 고환올림근(남자)가 있다.
신경	갈비사이신경의 근육가지 · 엉덩아랫배신경 · 엉덩샅굴신경 · 음부넙다리신경, 엉덩아랫배신경 피부가지(앞피부가지)
혈관	피하에 얕은배벽동맥 · 아래배벽동맥이 주행한다.

LR13 장문(章門)

비의 복모혈(腹募穴), 족궐음간경 · 족소양담경과의 교회혈(交會穴)

옆배, 열한째 갈비뼈끝(free extremity of the 11th rib)의 아래쪽

취혈법

먼저 열째 갈비뼈를 찾은 후, 갈비뼈활 아래모서리 바로 밑에서 열한째 갈비뼈끝을 찾아 취혈

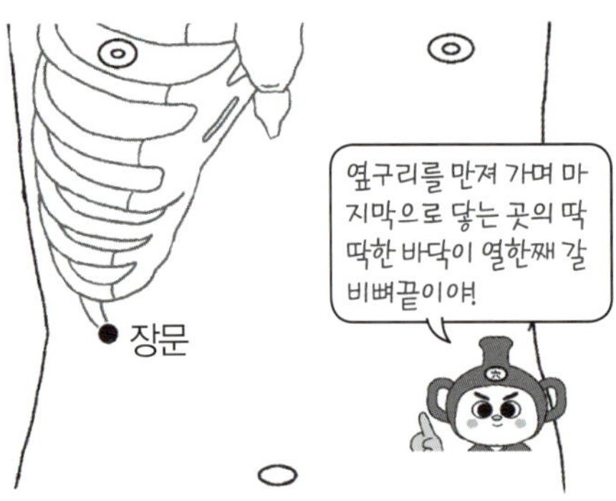

주치(主治)

복통	구토	이질
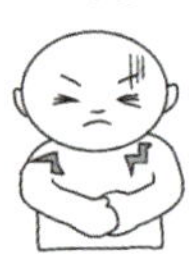	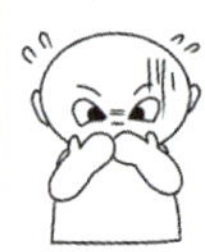	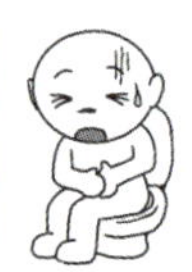

기타: 늑간신경통, 소화불량

해부

근육	피하에 배바깥빗근 · 배속빗근이 있다.
신경	갈비사이신경의 근육가지, 갈비사이신경 피부가지(가쪽피부가지)이 분포
혈관	피하에 갈비사이동맥이 주행한다.

LR14 기문(期門) 간의 복모혈(腹募穴)

앞가슴부위, 여섯째 갈비사이공간, 앞정중선에서 가쪽으로 4촌

취혈법

유두선상(여성은 빗장중간선 상), 여섯째 갈비사이공간에서 취혈한다.

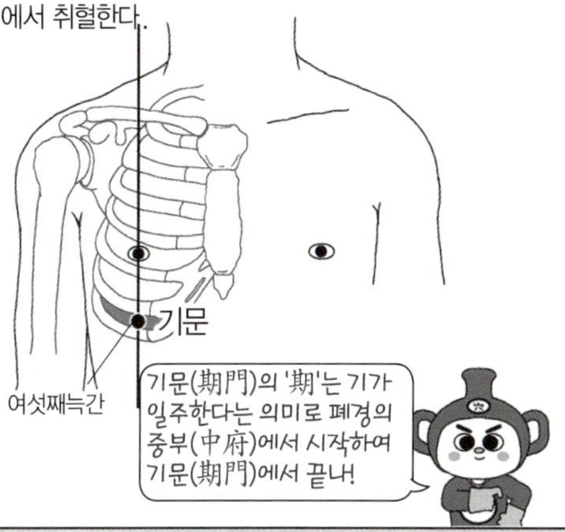

주치(主治)

흉협부통	구토	딸꾹질

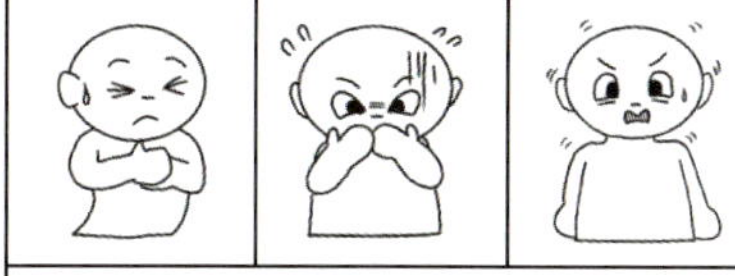

기타: 기침, 복부 팽만, 늑간신경통

해부

근육	피하에 큰가슴근이 있다.
신경	안쪽 · 가쪽가슴근신경 근육가지, 갈비사이신경 피부가지(앞피부가지 · 가쪽피부가지)이 분포한다.
혈관	피하에 갈비사이동맥 · 가슴봉우리동맥이 주행한다.

제13장

CHAPTER 13

독맥(督脈)

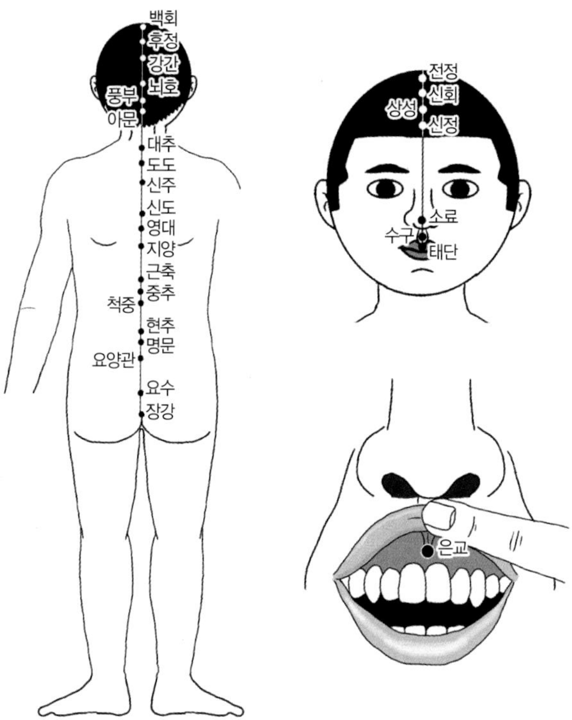

GV1 장강(長强)

락혈(絡穴), 기시혈(起始穴), 족소음신경 · 족소양담경 · 독맥의 교회혈(交會穴)

회음부위(perineal region), 꼬리뼈 아래쪽, 꼬리뼈 끝과 항문(anus)을 연결하는 선의 중점

취혈법 무릎을 꿇고 엎드리거나 혹은 무릎을 가슴에 댄 자세에서 꼬리뼈 끝과 항문을 연결하는 선의 중점에서 취혈

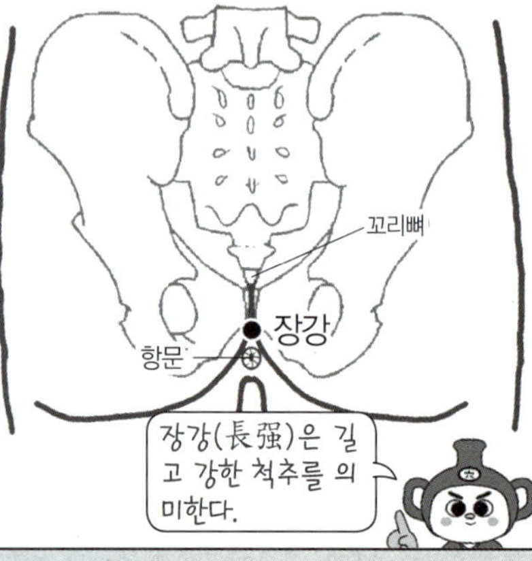

주치(主治)		
정신불안	간질	대변 이상
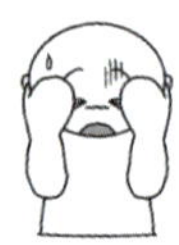	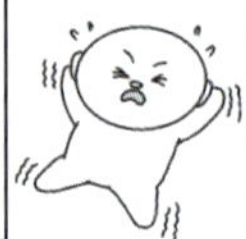	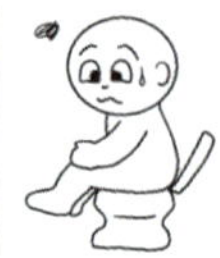
기타: 야뇨증, 혈변		

해부	
근육	피하에 항문꼬리인대 · 바깥항문조임근이 있다.
신경	음부신경(하직장신경) 근육가지, 음부신경(하직장신경) 피부가지가 분포한다.
혈관	피하에 아래곧창자동맥이 주행한다.

GV2 요수(腰兪)

엉치부위, 뒤정중선(posterior median line) 위, 엉치뼈틈새(sacral hiatus)

취혈법

엉치뼈틈새를 손가락으로 문질렀을 때 손가락이 멈추는 오목한 곳에서 취혈한다.

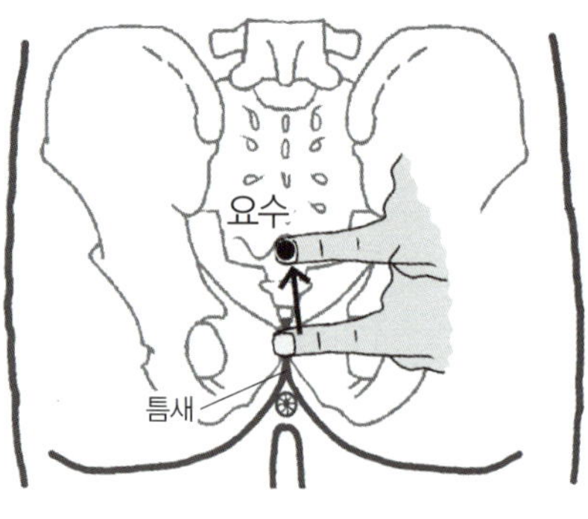

주치(主治)		
월경불순	치질	요통
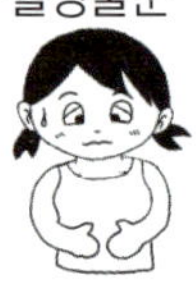	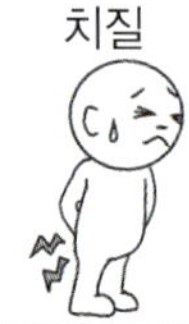	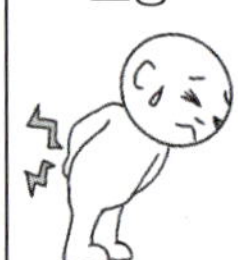
기타: 하지마비		

해부	
근육	피하에 얕은뒤엉치꼬리인대가 있다.
신경	엉치신경 피부가지가 분포한다.
혈관	피하에 아래볼기동맥이 주행한다.

GV3 요양관(腰陽關)

허리부위, 뒤정중선 위, 넷째 허리뼈 가시돌기 아래쪽 오목한 곳

취혈법

양쪽 엉덩뼈능선의 가장 높은 지점을 연결하는 선의 중점에서 넷째 허리뼈 가시돌기를 찾고, 그 아래쪽 오목한 곳에서 취혈.

양쪽 엉덩뼈능선의 가장 높은 지점을 연결하는 선(엉덩뼈능선)은 의 넷째 허리뼈 가시돌기와 같은 높이

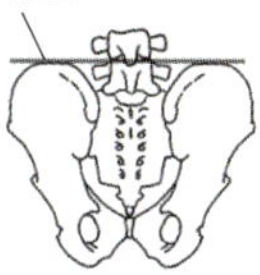

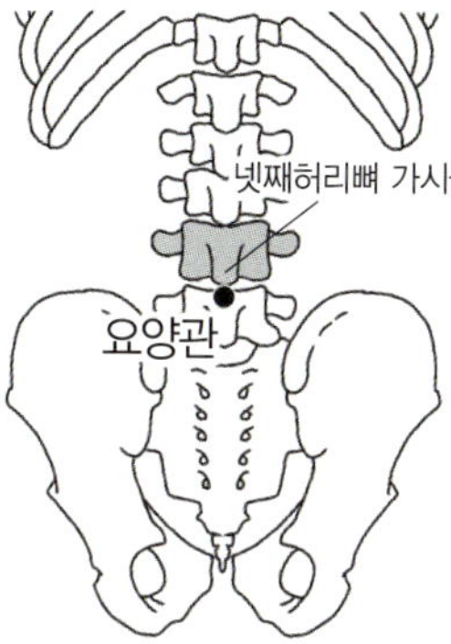

주치(主治)		
요통	월경불순	유정
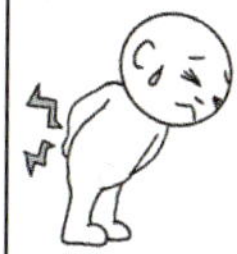	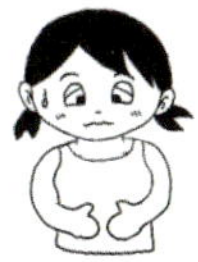	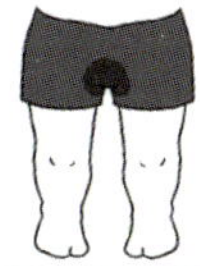

기타: 하지통, 하지마비

해부	
근육	피하에 가시끝인대 · 가시사이인대 · 허리가시사이근이 있다.
신경	허리신경 뒤가지의 근육가지, 허리신경 뒷가지의 피부가지가 분포
혈관	피하에 허리동맥이 주행한다.

GV4 명문(命門)

허리부위, 뒤정중선 위, 둘째 허리뼈 가시돌기 아래쪽 오목한 곳

취혈법

둘째 허리뼈 가시돌기 아래쪽 오목한 곳에서 취혈

엉덩뼈 능선의 위치를 기준으로 둘째 허리뼈 가시돌기를 확인한다.

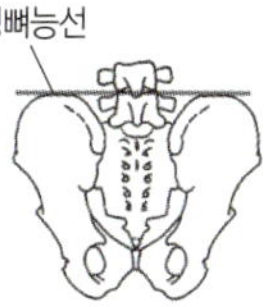

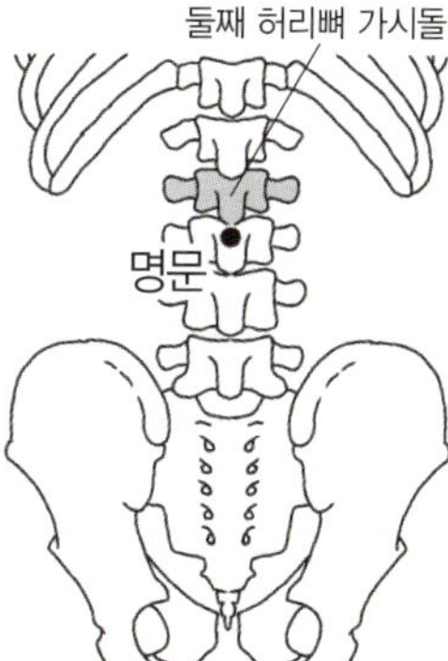

주치(主治)		
요통	몽정	이명
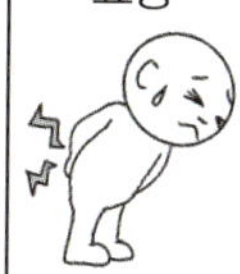	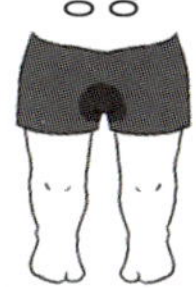	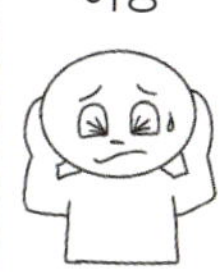

기타: 월경불순, 설사

해부	
근육	피하에 가시끝인대 · 가시사이인대 · 허리가시사이근이 있다.
신경	허리신경 뒤가지의 근육가지, 허리신경 뒷가지의 피부가지가 분포
혈관	피하에 허리동맥이 주행한다.

GV5 현추(懸樞)

허리부위, 뒤정중선 위, 첫째 허리뼈 가시돌기 아래쪽 오목한 곳

취혈법

첫째 허리뼈 가시돌기 아래쪽 오목한 곳에서 취혈

엉덩뼈 능선의 위치를 기준으로 첫째 허리뼈 가시돌기를 확인한다.

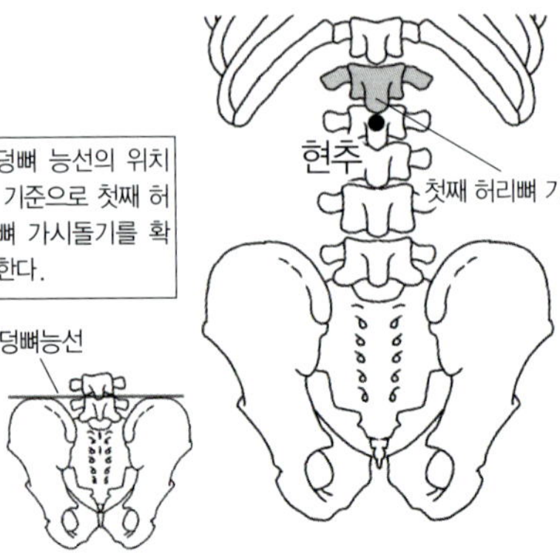

주치(主治)

이질	복통	요통

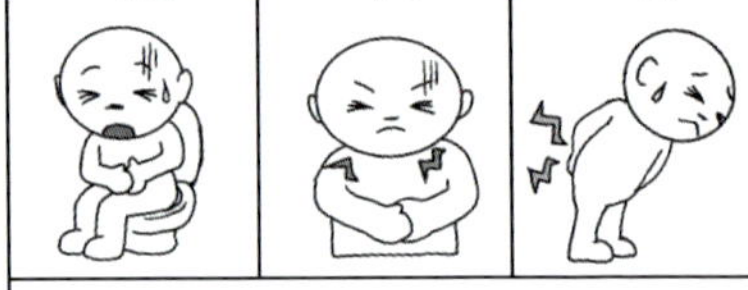

기타: 소화불량

해부

근육	피하에 가시끝인대 · 가시사이인대 · 허리가시사이근이 있다.
신경	허리신경 뒤가지의 근육가지, 허리신경 뒷가지의 피부가지가 분포
혈관	피하에 허리동맥이 주행한다.

GV6 척중(脊中)

위쪽 등부위, 뒤정중선(posterior median line) 위, 열한째 등뼈가시돌기 아래쪽 오목한 곳

취혈법

비수(脾兪), 의사(意舍)과 같은 높이에서 취혈

어깨뼈아래각을 연결하는 선은 일곱째 흉추(등뼈) 가시돌기 아래 모서리와 같은 높이다. 이를 기준으로 열한째 등뼈가시돌기를 확인

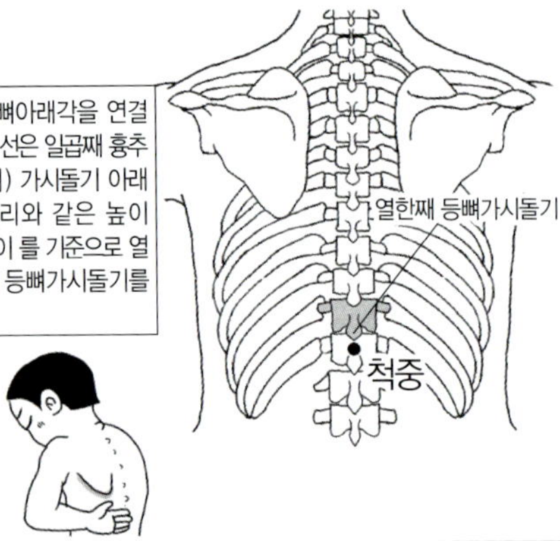

주치(主治)

이질	치질	요통

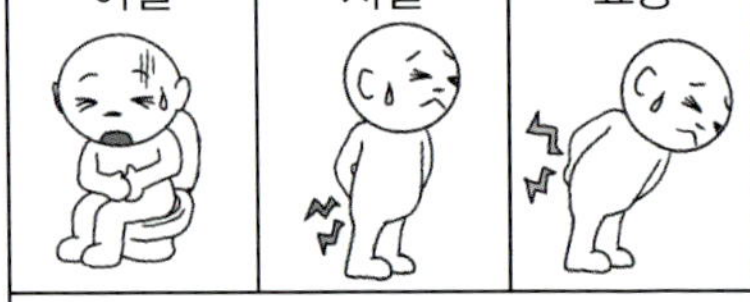

기타: 혈변, 황달

해부

근육	피하에 가시끝인대 · 가시사이인대가 있다.
신경	가슴신경 피부가지가 분포한다.
혈관	피하에 갈비사이동맥이 주행한다.

GV7 중추(中樞)

위쪽 등부위, 뒤정중선 위, 열번째 등뼈가시돌기 아래쪽 오목한 곳

취혈법

담수(膽兪), 양강(陽綱)과 같은 높이에서 취혈

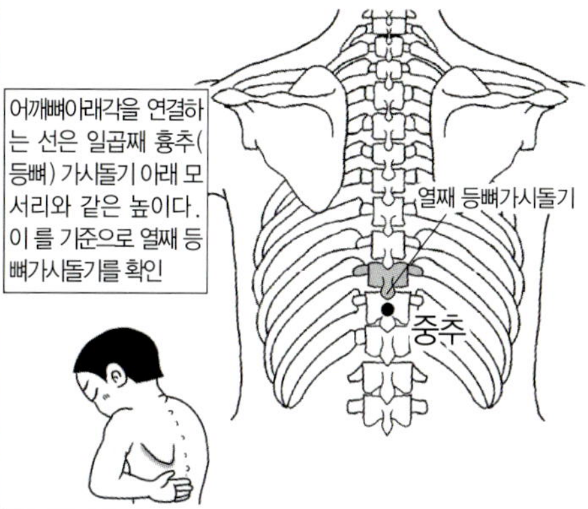

주치(主治)		
복부 팽만	식욕부진	발열

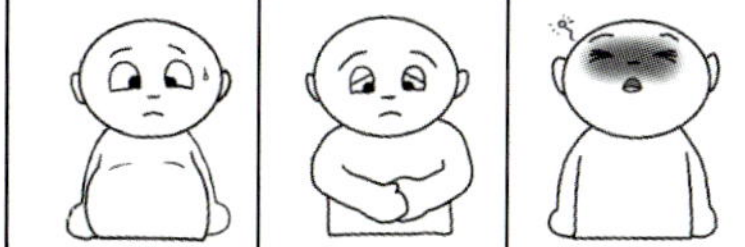

기타: 요통, 등의 통증

해부	
근육	피하에 가시끝인대 · 가시사이인대가 있다.
신경	가슴신경의 피부가지가 분포한다.
혈관	피하에 갈비사이동맥이 주행한다.

GV8 근축(筋縮)

위쪽 등부위, 뒤정중선 위, 아홉째 등뼈가시돌기 아래쪽 오목한 곳

취혈법

간수(肝兪), 혼문(魂門)과 같은 높이에서 취혈

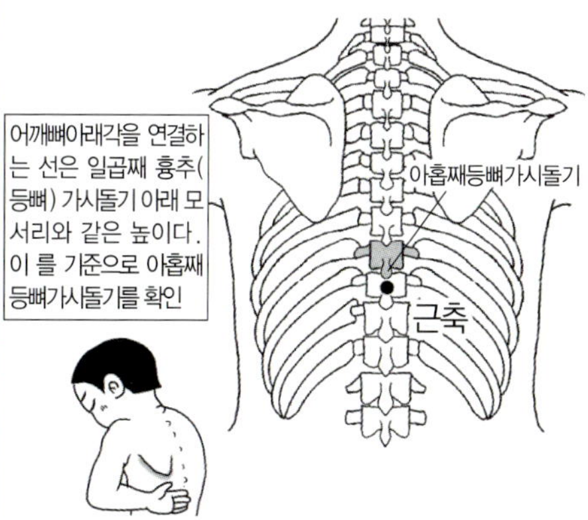

주치(主治)		
위통	정신불안	간질

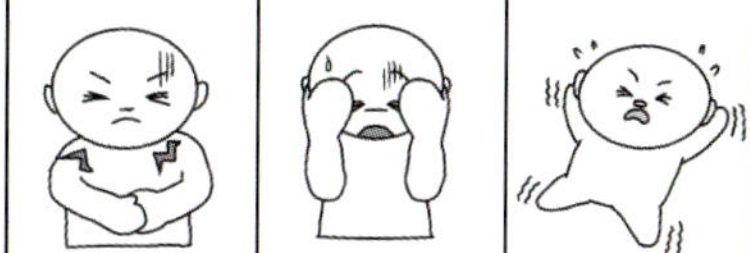

기타: 불면, 심장통증

해부	
근육	피하에 가시끝인대 · 가시사이인대가 있다.
신경	가슴신경의 피부가지가 분포한다.
혈관	피하에 갈비사이동맥이 주행한다.

GV9 지양(至陽)

위쪽 등 부위, 뒤정중선(posterior median line) 위, 일곱째 등뼈가시돌기 아래쪽 오목한 곳

취혈법

양쪽 어깨뼈 아래각 아래모서리를 지나는 수평선과 뒤정중선이 만나는 지점이 일곱째 등뼈. 그 가시돌기 아래쪽 오목한 곳에서 취혈

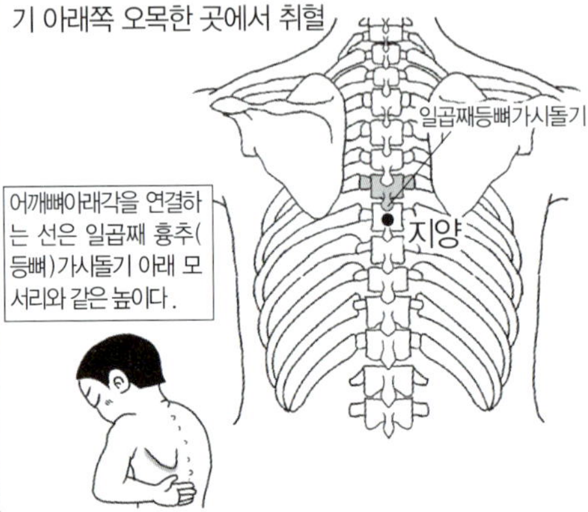

주치(主治)		
기침	천식	황달
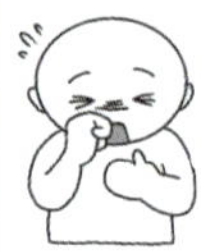	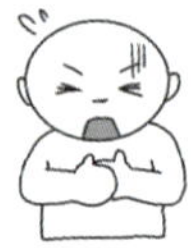	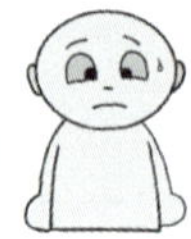

기타: 위통, 등의 통증

해부	
근육	피하에 가시끝인대 · 가시사이인대가 있다.
신경	가슴신경 피부가지가 분포한다.
혈관	피하에 갈비사이동맥이 주행한다.

COLUMN

지양(至陽)의 유래는?

사람의 몸의 등쪽은 양, 복부는 음이다. 또한 몸의 상부는 양이고 하부는 음이다. 사람의 몸의 상하를 사이에 두고 있는 것은 횡격막이며, 횡격막보다 상부는 양이다. "至陽"은 횡격막과 같은 높이에 있고, 이 혈 위로 양(陽)에 도달한다는 뜻으로 지양(至陽)이라 이름하였다.

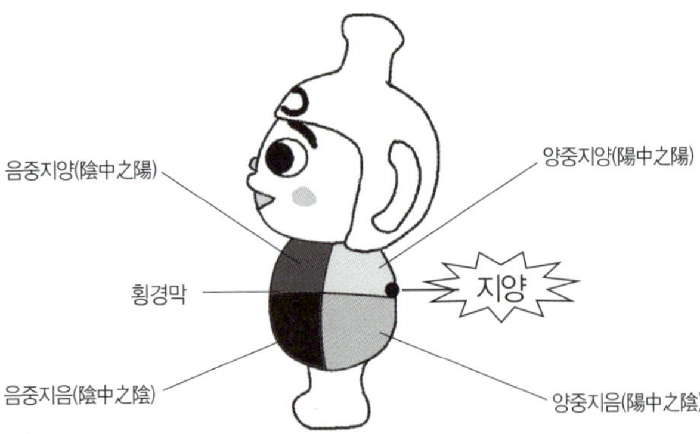

GV10 영대(靈臺)

위쪽 등 부위, 뒤정중선 위, 여섯째 등뼈가시돌기 아래쪽 오목한 곳

취혈법

독수(督兪), 의희(譩譆)와 같은 높이에서 취혈

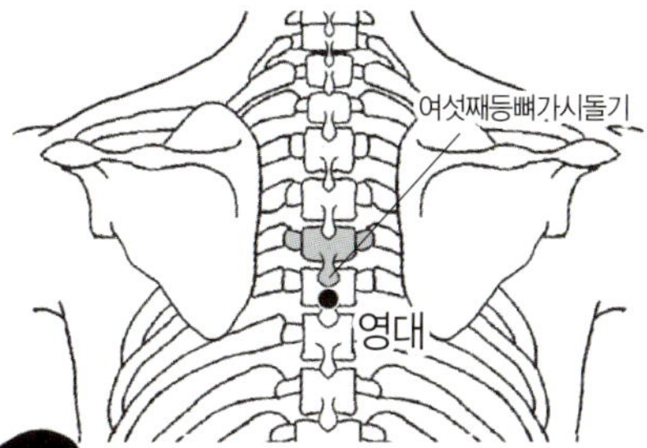

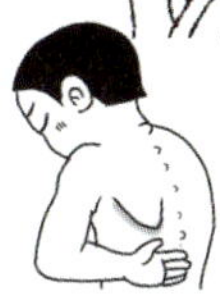

어깨뼈아래각을 연결하는 선은 일곱째 등뼈가시돌기 아래 모서리와 같은 높이다. 이를 기준으로 여섯째 등뼈가시돌기를 확인

주치(主治)		
기침	천식	심질환
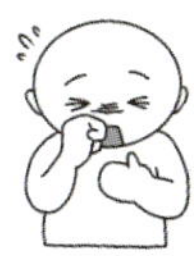	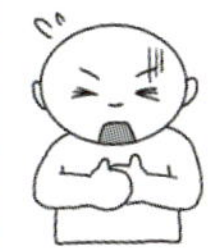	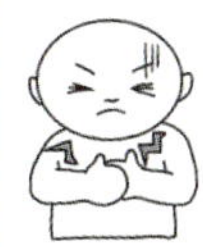
기타: 등의 경직		

해부	
근육	피하에 가시끝인대 · 가시사이인대가 있다.
신경	가슴신경 피부가지가 분포한다.
혈관	피하에 갈비사이동맥이 주행한다.

GV11 신도(神道)

위쪽 등 부위, 뒤정중선 위, 다섯째 등뼈가시돌기 아래쪽 오목한 곳

취혈법

심수(心兪), 신당(神堂)과 같은 높이에서 취혈

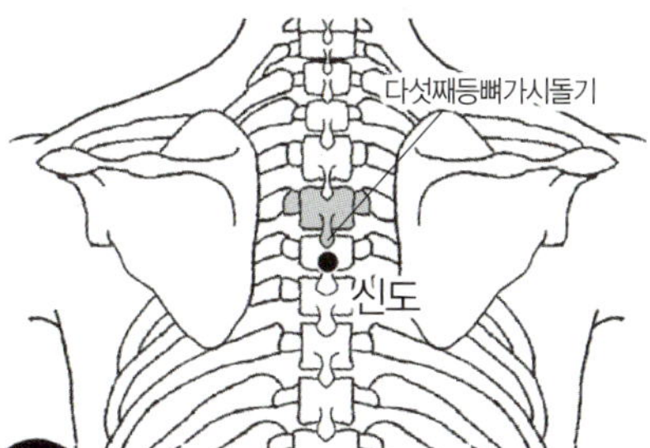

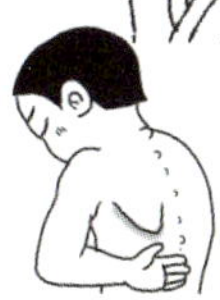

어깨뼈아래각을 연결하는 선은 일곱째 등뼈가시돌기 아래 모서리와 같은 높이다. 이를 기준으로 다섯째 등뼈가시돌기를 확인

주치(主治)		
건망	발열	두통
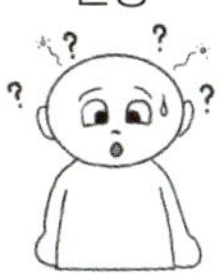	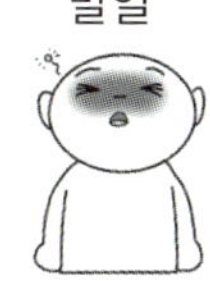	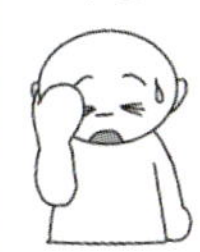
기타: 심장통증, 심계항진		

해부	
근육	피하에 가시끝인대 · 가시사이인대가 있다.
신경	가슴신경 피부가지가 분포한다.
혈관	피하에 갈비사이동맥이 주행한다.

GV12 신주(身柱)

위쪽 등부위, 뒤정중선 위, 셋째 등뼈가시돌기 아래쪽 오목한 곳

취혈법

셋째 등뼈가시돌기 아래쪽 오목한 곳에서 취혈한다.

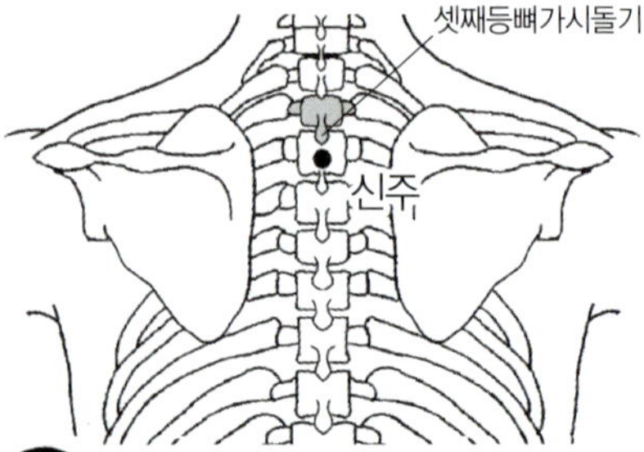

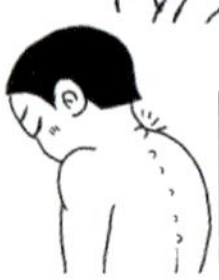

목을 최대로 굽혔을 때 현저하게 융기된 부위가 일곱번째 목뼈 가시돌기 다. 그것을 기준으로 셋째 등뼈 가시돌기를 확인한다.

주치(主治)

기침	천식	정신불안
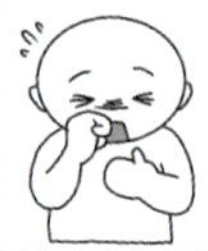	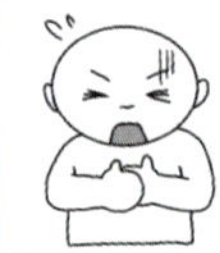	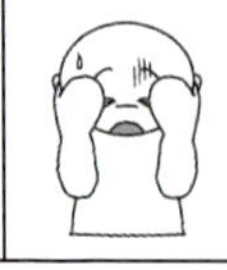

기타: 간질

해부

근육	피하에 가시끝인대 · 가시사이인대가 있다.
신경	가슴신경 피부가지가 분포한다.
혈관	피하에 갈비사이동맥이 주행한다.

GV13 도도(陶道)

족태양방광경 · 독맥의 교회혈(交會穴)

위쪽 등부위, 뒤정중선 위, 첫째 등뼈가시돌기 아래쪽 오목한 곳

취혈법

첫째 등뼈가시돌기 아래쪽 오목한 곳 에서 취혈

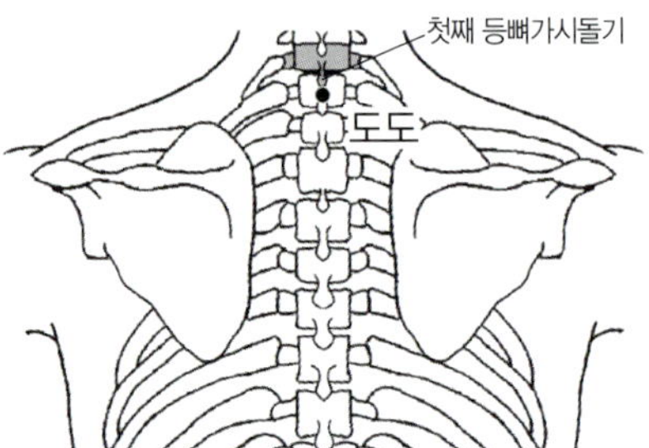

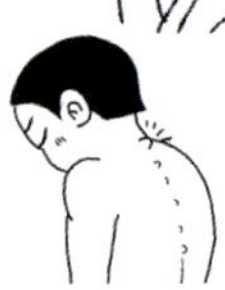

목을 최대로 굽혔을 때 현저하게 융기된 부위가 일곱번째 목뼈 가시돌기 다. 그것을 기준으로 첫째 등뼈 가시돌기를 확인한다.

주치(主治)

두통	열병	등의 통증
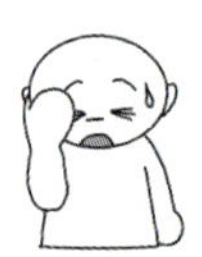	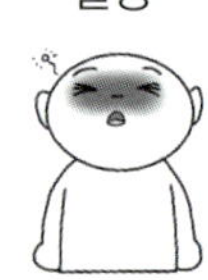	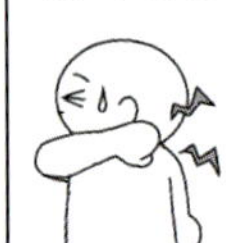

기타: 편두통

해부

근육	피하에 가시끝인대 · 가시사이인대가 있다.
신경	가슴신경 피부가지가 분포한다.
혈관	피하에 갈비사이동맥이 주행한다.

GV14 대추(大椎)

수삼양경 · 족삼양경 · 독맥의 교회혈(交會穴)

뒤쪽 목 부위, 뒤정중선 위, 일곱째 목뼈가시돌기 아래쪽 오목한 곳

취혈법

일곱째 목뼈가시돌기 아래쪽 오목한 곳에서 취혈

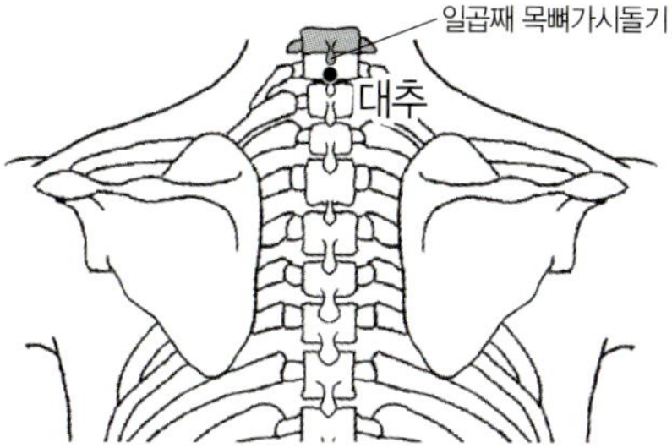

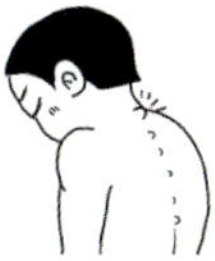

목을 최대로 굽혔을 때 현저하게 융기된 부위가 일곱째 목뼈 가시돌기이다.

주치(主治)

열병	기관지통	기침

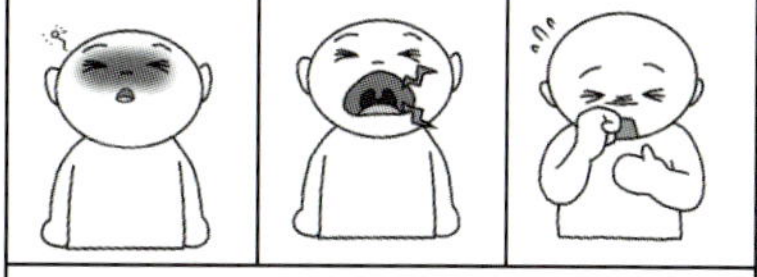

기타: 감기, 식은땀

해부

근육	피하에 가시끝인대 · 가시사이인대 · 목가시사이근이 있다.
신경	목신경 근육가지, 피부가지가 분포한다.
혈관	피하에 가로목동맥이 주행한다.

GV15 아문(瘂門)

독맥 · 양유맥의 교회혈(交會穴), 회양구침혈(回陽九鍼穴)

뒤쪽 목 부위, 뒤정중선(posterior median line), 둘째 목뼈가시돌기 위쪽 오목한 곳

취혈법 풍부(風府)를 먼저 취혈하고, 풍부 아래쪽 0.5촌에서 취혈

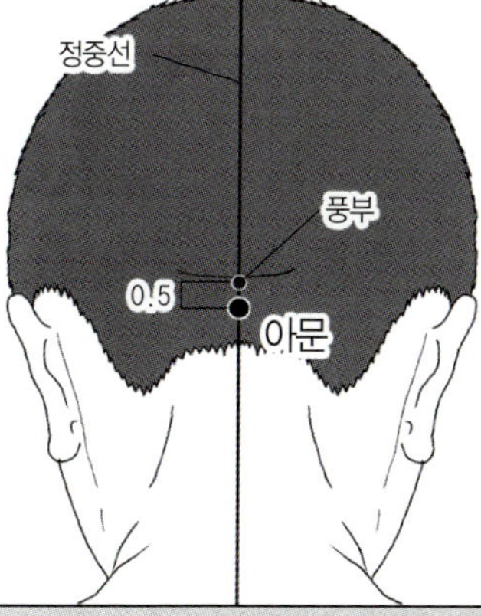

주치(主治)

실어	간질	코피

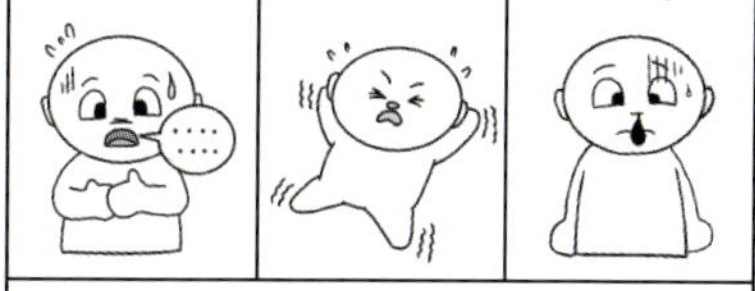

기타: 두통, 뒤통수 통증

해부

근육	피하에 항인대 · 목가시사이근이 있다.
신경	목신경 근육가지, 피부가지가 분포한다.
혈관	피하에 가로목동맥이 주행한다.

GV16 풍부(風府)

독맥 · 양유맥의 교회혈(交會穴), 회양구침혈(回陽九鍼穴)

뒤쪽 목 부위, 바깥 뒤통수뼈융기에서 수직으로 아래쪽, 양쪽 등세모근 사이의 오목한 곳

취혈법

앉은 상태에서 머리를 약간 뒤로 젖히고, 등세모근의 힘을 뺀 자세에서, 뒤 머리카락 경계선의 중점에서 뒤통수뼈를 향해 손가락을 움직여 오목한 곳에서 취혈

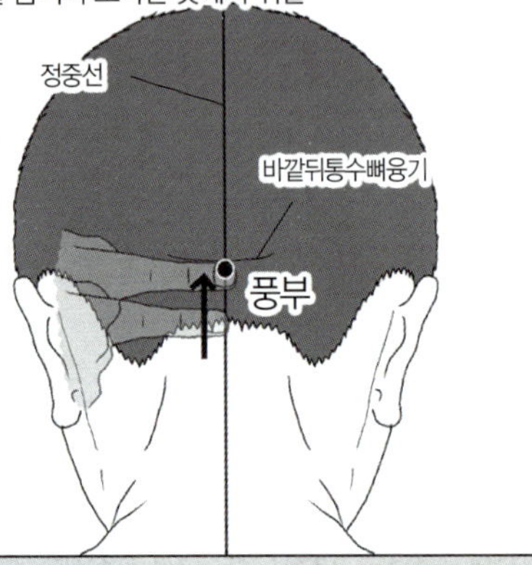

주치(主治)

두통	정신이상	현기증

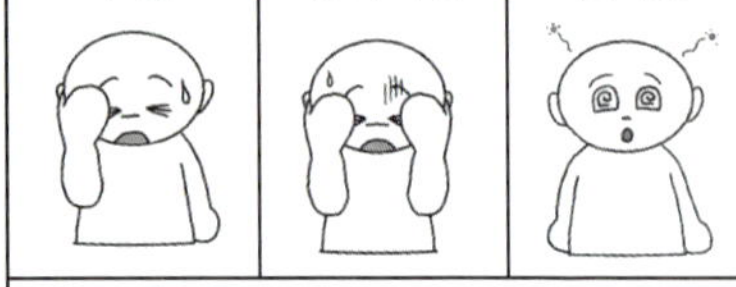

기타: 뒤통수 경직, 실어

해부

근육	피하에 항인대가 있다.
신경	큰뒤통수신경 피부가지가 분포한다.
혈관	피하에 뒤통수신경 · 가로목동맥 윗가지가 주행한다.

GV17 뇌호(腦戶)

족태양방광경 · 독맥의 교회혈(交會穴)

머리, 뒤정중선 위, 바깥 뒤통수뼈융기 위쪽 오목한 곳

취혈법

옥침(玉枕), 뇌공(腦空)과 같은 높이에 위치서 취혈

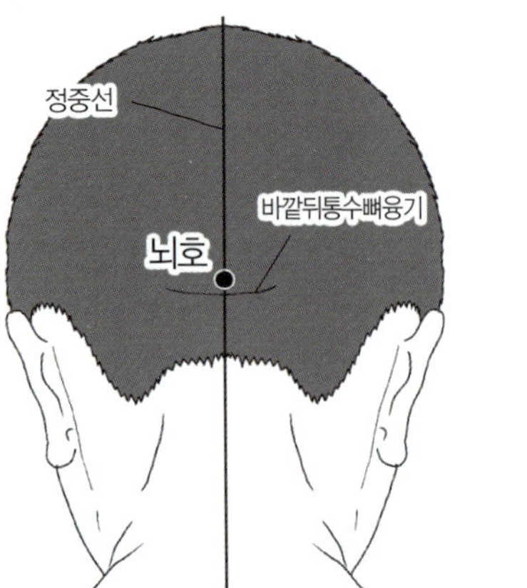

주치(主治)

현기증	정신불안	두통

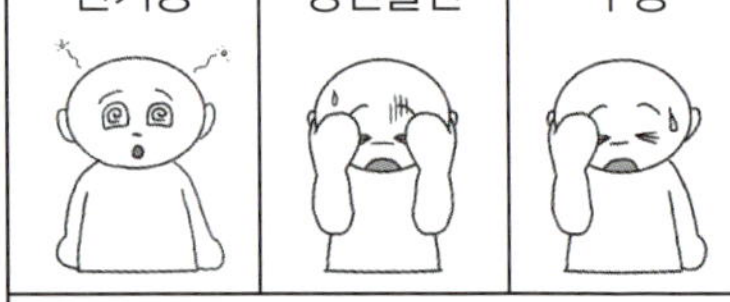

기타: 뒤통수 경직, 시력저하

해부

근육	피하에 뒤통수근이 있다.
신경	얼굴신경 근육가지, 큰뒤통수신경 피부가지가 분포한다.
혈관	피하에 뒤통수신경이 주행한다.

GV18 강간(强間)

머리, 뒤정중선(posterior median line) 위, 뒤 머리카락 경계선에서 위쪽으로 4촌

취혈법

뇌호(腦戶)에서 위쪽으로 1.5촌 지점에서 취혈

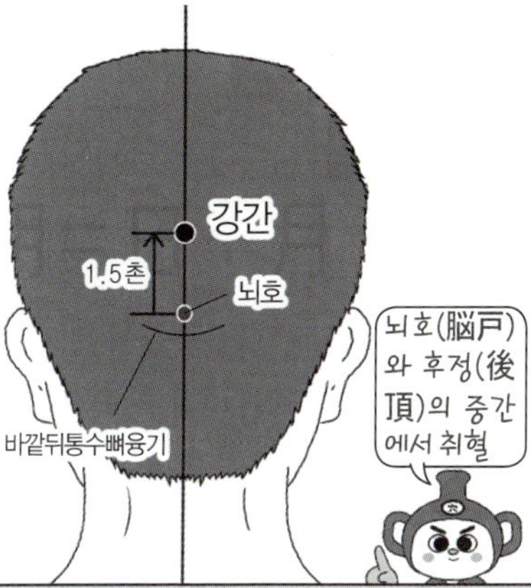

주치(主治)

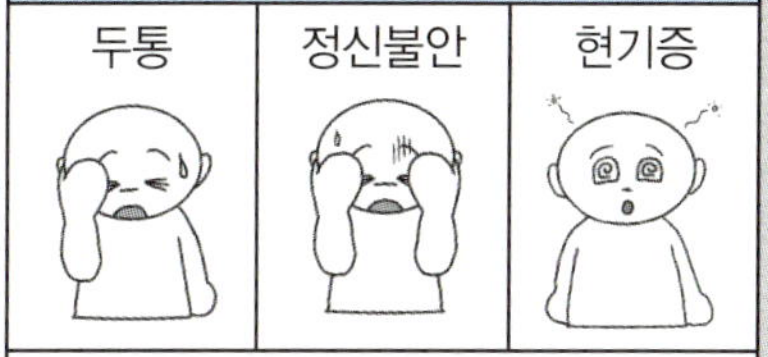

기타: 불면, 구토

해부

근육	피하에 머리덮개널힘줄이 있다.
신경	큰뒤통수신경 피부가지가 분포한다.
혈관	피하에 뒤통수신경이 주행한다.

GV19 후정(後頂)

머리, 뒤정중선 위, 뒤 머리카락 경계선에서 위쪽으로 5.5촌

취혈법

뇌호(腦戶) 위로 3촌에서 취혈.

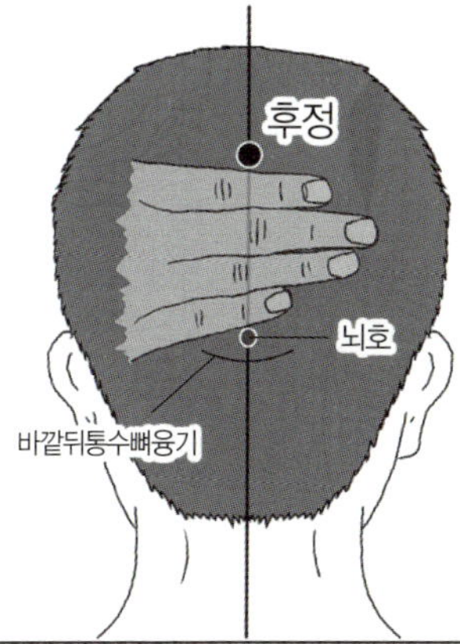

주치(主治)

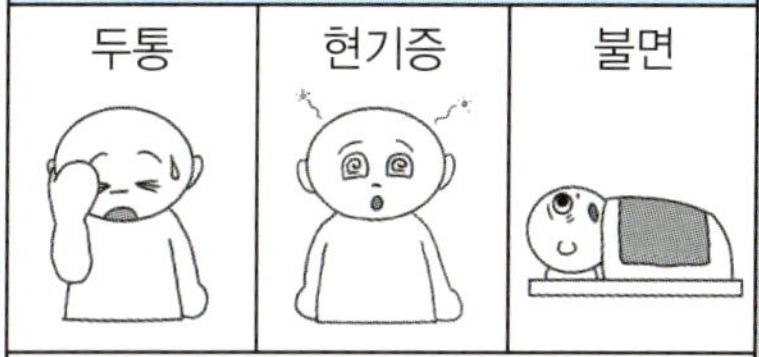

기타: 정신불안, 간질

해부

근육	피하에 머리덮개널힘줄이 있다.
신경	큰뒤통수신경 피부가지가 분포한다.
혈관	피하에 뒤통수신경이 주행한다.

GV20 백회(百會)

수삼양경 · 족삼양경 · 족궐음간경 · 독맥의 교회혈(交會穴), 삼재혈(三才穴), 중풍칠처혈(中風七處穴)

머리, 앞정중선 위, 앞 머리카락 경계선(anterior hairline)에서 위쪽으로 5촌

취혈법

귀를 접었을 때, 양쪽 귓바퀴 꼭대기를 연결하는 선의 중점에서 취혈

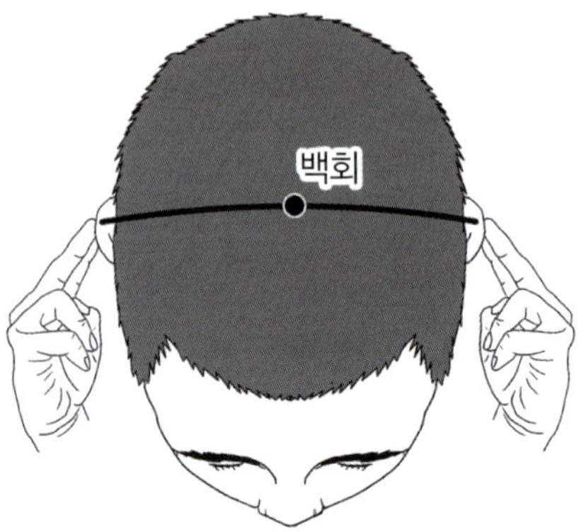

주치(主治)

두통	현기증	이명
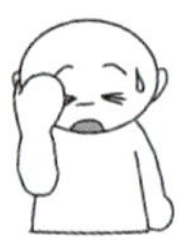	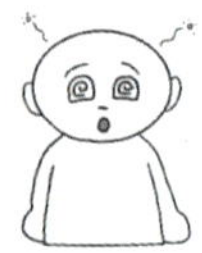	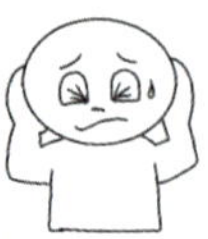

기타: 코막힘, 정신불안, 탈항

해부

근육	피하에 머리덮개널힘줄이 있다.
신경	큰뒤통수신경 피부가지 · 눈신경(삼차신경제1지)이 분포한다.
혈관	피하에 눈확위동맥 · 얕은관자동맥 · 뒤통수신경이 주행한다.

GV21 전정(前頂)

머리, 앞정중선 위, 앞 머리카락 경계선에서 위쪽으로 3.5촌

취혈법

백회(百會) 아래 1.5촌에서 취혈

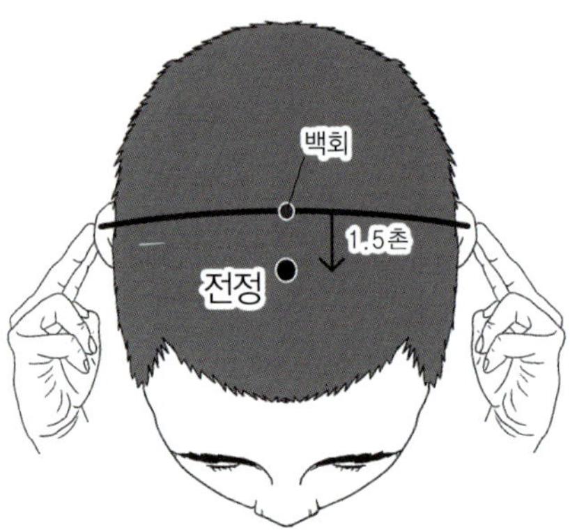

주치(主治)

현기증	두통	불면
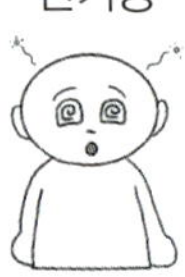	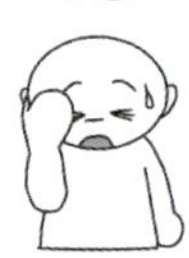	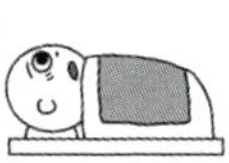

기타: 비염

해부

근육	피하에 머리덮개널힘줄이 있다.
신경	눈신경 피부가지(삼차신경제1지)이 분포한다.
혈관	피하에 눈확위동맥이 주행한다.

GV22 신회(顖會)

머리, 앞정중선 위, 앞 머리카락 경계선에서 위쪽으로 2촌

취혈법

백회(百會) 아래 3촌에서 취혈

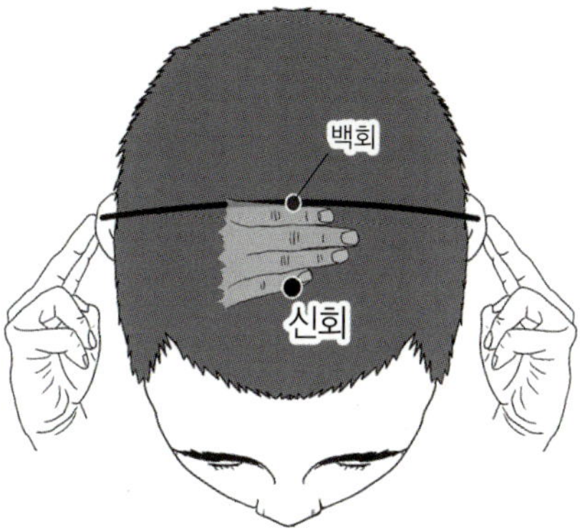

주치(主治)		
두통	현기증	간질

기타: 안면부종

해부	
근육	피하에 머리덮개널힘줄 · 이마근이 있다.
신경	얼굴신경 근육가지(관자가지 · 광대가지), 눈신경 피부가지(삼차신경제1지)이 분포한다.
혈관	피하에 눈확위동맥이 주행한다.

GV23 상성(上星)

십삼귀혈(十三鬼穴; 귀당)

머리, 앞정중선 위, 앞 머리카락 경계선(anterior hairline)에서 위쪽으로 1촌

취혈법

앞 머리카락 경계선에서 위쪽으로 1촌에서 취혈

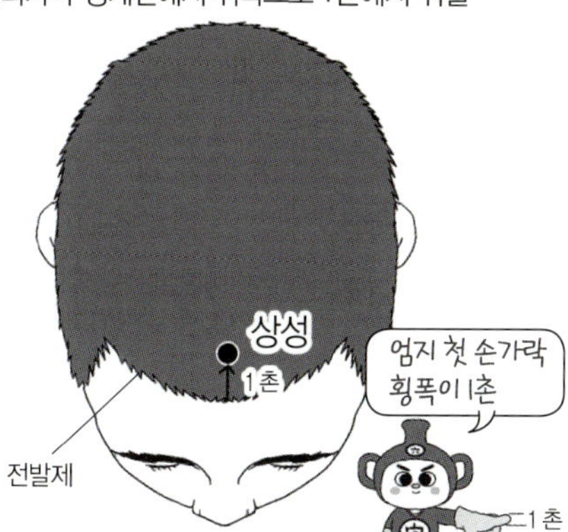

주치(主治)		
정신불안	두통	열병

기타: 현기증, 눈의 통증, 비염

해부	
근육	피하에 이마근이 있다.
신경	얼굴신경 근육가지(관자가지 · 광대가지), 눈신경 피부가지(삼차신경제1지)이 분포한다.
혈관	피하에 도르래위동맥 · 눈확위동맥이 주행한다.

GV24 신정(神庭)

독맥 · 족태양방광경 · 족양명위경과의 교회혈(交會穴)

머리, 앞정중선 위, 앞 머리카락 경계선에서 위쪽으로 0.5촌

취혈법

앞 머리카락 경계선이 뚜렷하지 않을 때에는 양쪽 눈썹 안쪽끝 사이의 중점에서 위쪽으로 3.5촌이 되는 지점에서 취혈

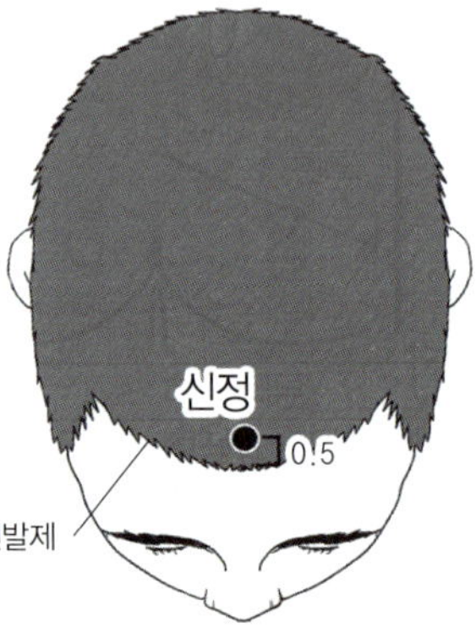

주치(主治)

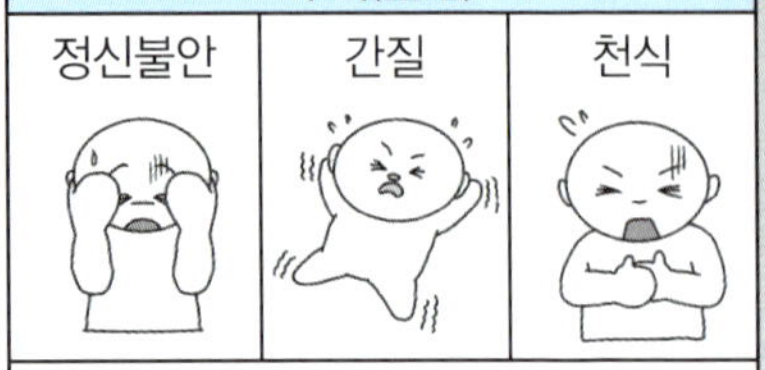

정신불안
간질
천식

기타: 구토, 심계항진, 불면증

해부

근육	피하에 이마근이 있다.
신경	얼굴신경 근육가지(관자가지 · 광대가지), 눈신경 피부가지(삼차신경제1지)이 분포한다.
혈관	피하에 도르래위동맥 · 눈확위동맥이 주행한다.

GV25 소료(素髎)

얼굴, 코 끝

취혈법

코의 가장 높은 곳에서 취혈

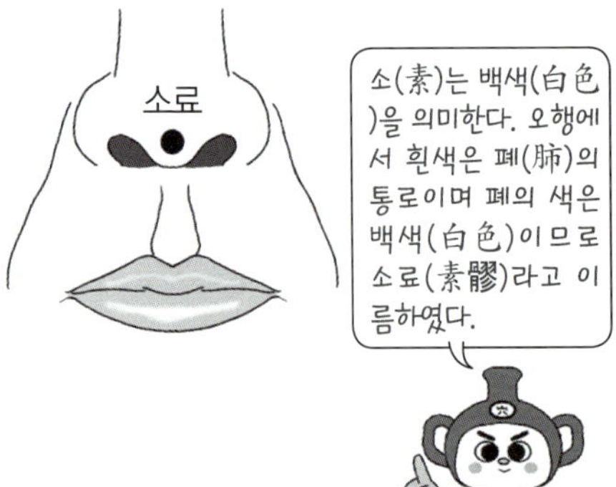

소료
소(素)는 백색(白色)을 의미한다. 오행에서 흰색은 폐(肺)의 통로이며 폐의 색은 백색(白色)이므로 소료(素髎)라고 이름하였다.

주치(主治)

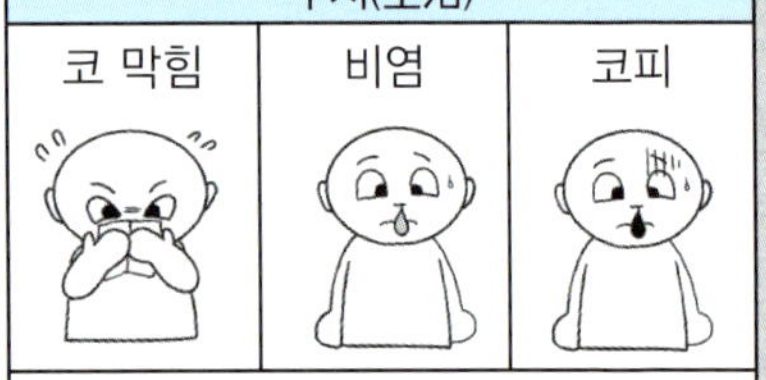

코 막힘
비염
코피

기타: 천식, 의식장애

해부

근육	
신경	눈신경 피부가지(삼차신경제1지)이 분포한다.
혈관	피하에 안면동맥 · 콧등동맥이 주행한다.

GV26 수구(水溝)

얼굴, 인중 정중선(philtrum midline)의 중점

취혈법

인중 정중선의 중점에서 취혈

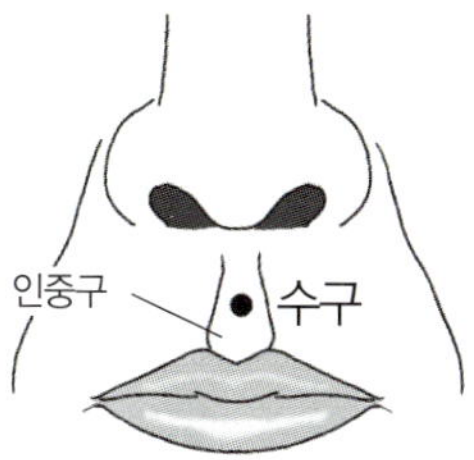

별설
안면부, 인중구의 정중선에서 위로 1/3 지점.
인중 정중선에서 위쪽으로부터 1/3과 아래쪽으로부터 2/3가 되는 지점이라는 의견도 있음.

주치(主治)

정신불안	간질	코피

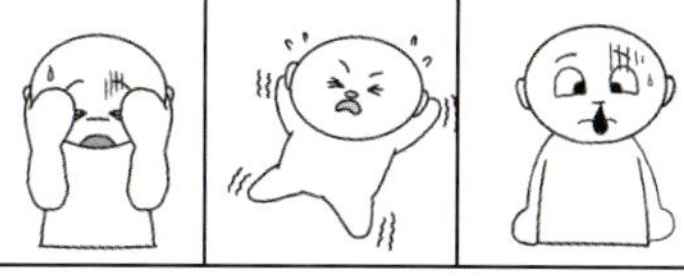

기타: 얼굴신경마비, 안면부종, 요통

해부	
근육	피하에 입둘레근이 있다.
신경	얼굴신경 근육가지(볼지), 위턱신경 피부가지(삼차신경 제2지)이 분포한다.
혈관	피하에 위입술동맥이 주행한다.

COLUMN

수구(水溝; 人中) 명칭의 유래는?

수구(水溝)를 인중(人中)이라고도 한다. 코는 호흡으로 천기(天氣)를 받아들이고 입은 음식으로 지기(地氣)를 받아들인다. 수구(水溝)는 코와 입 사이에 있어 천지(天地)의 사이 즉 천(天)의 아래이며 지(地)의 위에 있고 사람은 그 중간에 있으므로 인중(人中)이라 불리기도 한다.

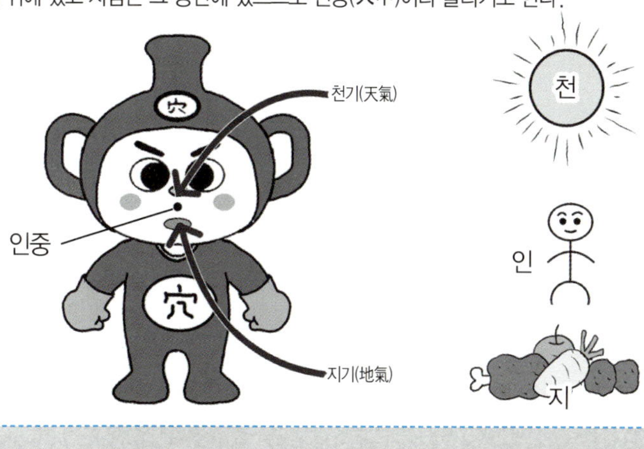

GV27 태단(兌端)

얼굴, 윗입술결절(tubercle of the upper lip)의 중점

취혈법

인중 아랫부분과 붉은 입술이 이루는 경계선의 중점에서 취혈

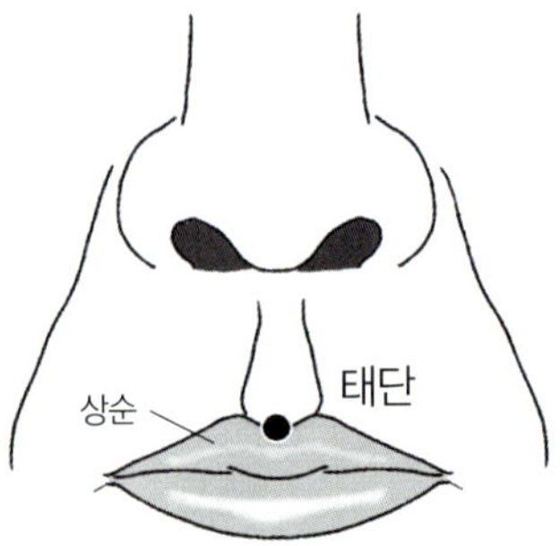

주치(主治)

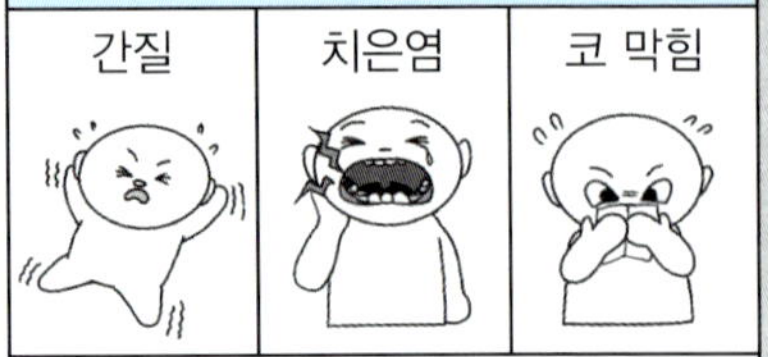

기타: 치통

해부

근육	피하에 입둘레근이 있다.
신경	얼굴신경 근육가지, 위턱신경 피부가지(삼차신경제2지)이 분포한다.
혈관	피하에 윗입술동맥이 주행한다.

GV28 은교(齦交)

종지혈(終止穴), 임맥 · 독맥 · 족양명위경과의 교회혈(交會穴)

얼굴, 위입술주름띠(frenulum of the upper lip)와 윗잇몸(upper gum)이 만나는 지점

취혈법

앉은 자세에서 머리를 젖히고 위입술을 들어올려, 위입술주름띠와 위잇몸이 만나는 지점에서 취혈

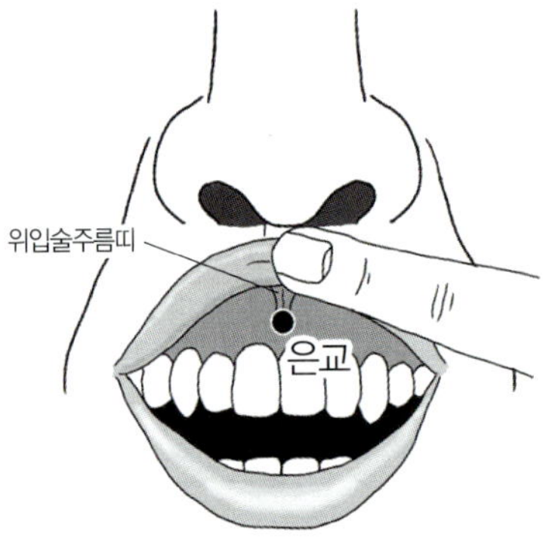

주치(主治)

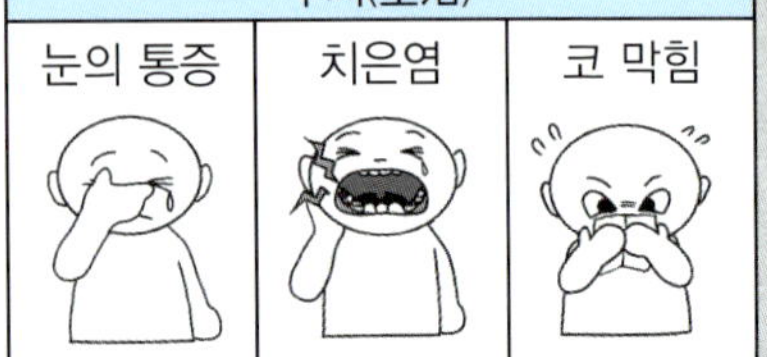

기타: 치간출혈, 치질

해부

근육	피하에 위입술주름띠가 있다.
신경	위턱신경 피부가지(삼차신경제2지)이 분포한다.
혈관	피하에 앞위이틀동맥이 주행한다.

제14장

CHAPTER 14

임맥(任脈)

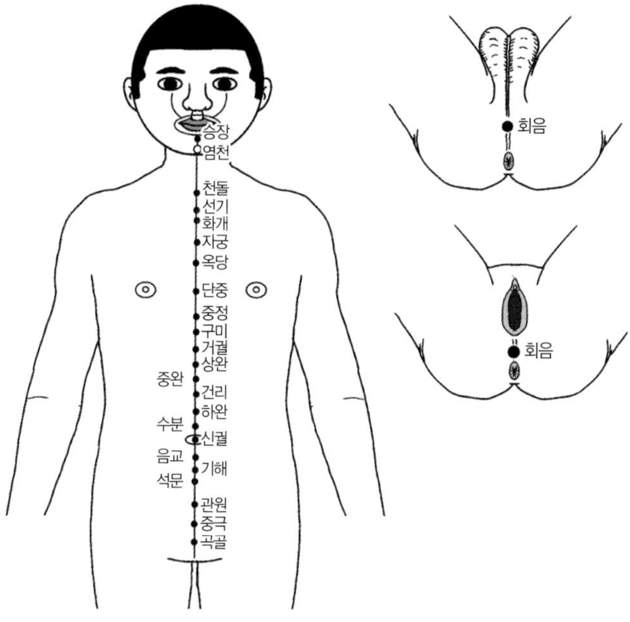

CV1 회음(會陰)

임맥 · 독맥 · 충맥의 교회혈(交會穴), 십삼귀혈(귀장)

남성은 항문과 음낭 뒤모서리를 연결하는 선의 중점, 여성은 항문과 뒤대음순연결을 연결하는 선의 중점

취혈법

옆으로 눕거나, 무릎을 굽혀서 가슴에 댄 자세에서, 항문과 생식기 사이의 중점에서 취혈

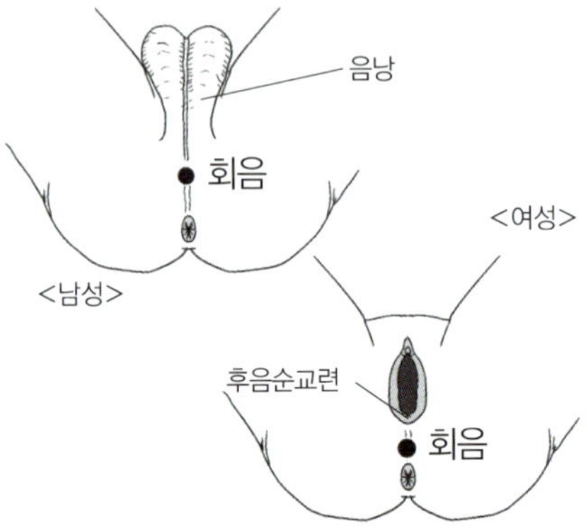

주치(主治)

의식장애	대소변불리	치질
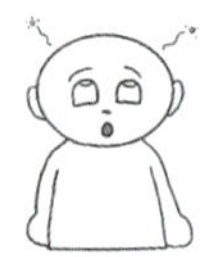	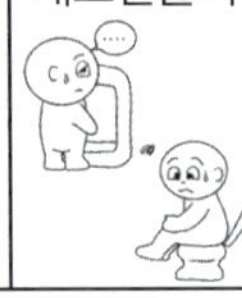	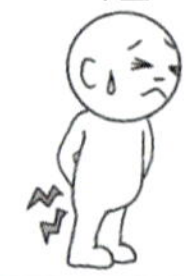

기타: 기도 폐쇄, 음부통

해부

근육	피하에 회음건중심, 바깥항문조임근이 있다.
신경	음부신경 근육가지, 뒤넙다리피부신경(음부가지) 피부가지 · 음부신경(하직장신경)이 분포한다.
혈관	피하에 속음부동맥이 주행한다.

CV2 곡골(曲骨)

임맥 · 족궐음간경의 교회혈(交會穴)

아랫배, 앞정중선위, 두덩결합(pubic symphysis) 위모서리

취혈법

신궐(神闕)에서 아래로 5촌에서 취혈

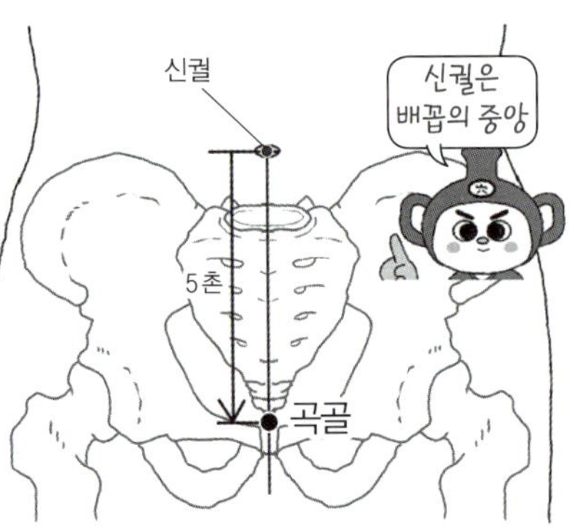

주치(主治)

방광염	유뇨	전립선
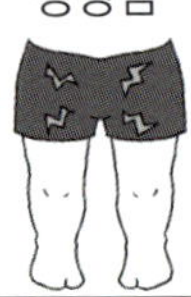	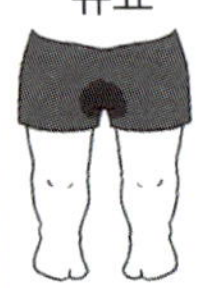	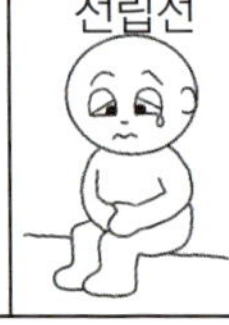

기타: 음부소양감, 월경불순

해부

근육	피하에 백선이 있다.
신경	엉덩아랫배신경 피부가지(앞피부가지) · 엉덩샅굴신경이 분포한다.
혈관	피하에 얕은배벽동맥 · 아래배벽동맥이 주행한다.

CV3 중극(中極)

방광(膀胱)의 복모혈(腹募穴), 족삼음경 · 임맥의 교회혈(交會穴)

아랫배, 앞정중선 위, 배꼽 중심에서 아래쪽으로 4촌

취혈법

신궐(神闕)에서 아래로 4촌에서 취혈

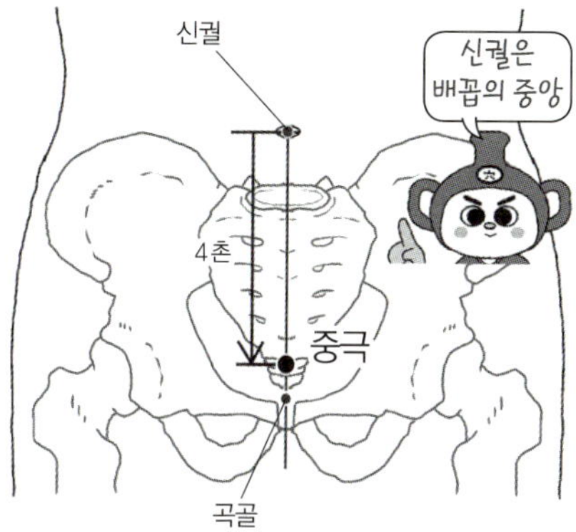

주치(主治)

유정	전립선	소변불리

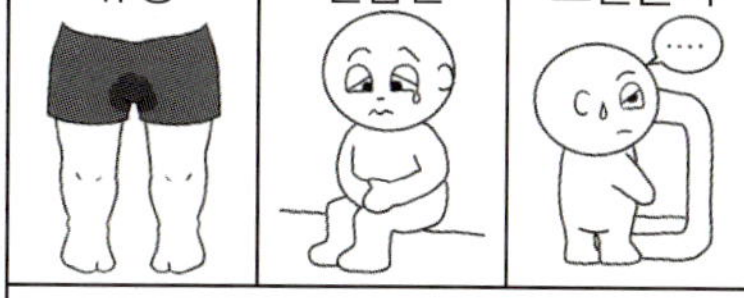

기타: 유뇨, 월경불순

해부

근육	피하에 백선이 있다.
신경	엉덩아랫배신경 피부가지(앞피부가지)이 분포한다.
혈관	피하에 얕은배벽동맥 · 아래배벽동맥이 주행한다.

CV4 관원(關元)

소장(小腸)의 복모혈(腹募穴), 족삼음경 · 임맥의 교회혈(交會穴)

아랫배, 앞정중선 위, 배꼽 중심에서 아래쪽으로 3촌

취혈법

신궐(神闕)에서 아래로 3촌에서 취혈

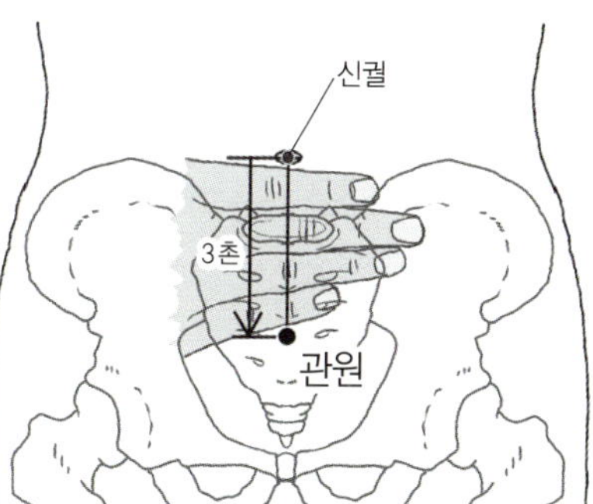

주치(主治)

월경부조	유뇨	발기부전

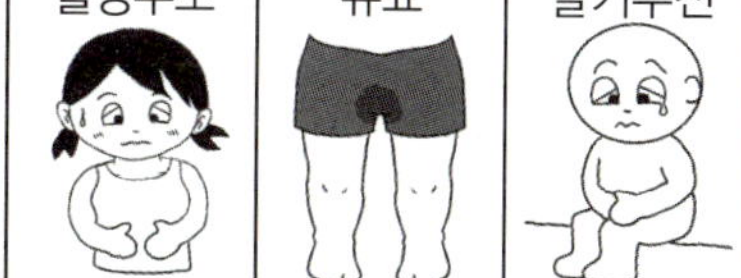

기타: 빈뇨, 불임

해부

근육	피하에 백선이 있다.
신경	갈비사이신경 피부가지 · 엉덩아랫배신경(앞피부가지)이 분포한다.
혈관	피하에 얕은배벽동맥 · 아래배벽동맥이 주행한다.

CV5 석문(石門)

삼초(三焦)의 복모혈(腹募穴)

아랫배, 앞정중선 위, 배꼽 중심에서 아래쪽으로 2촌

취혈법

신궐(神闕)에서 아래로 2촌에서 취혈

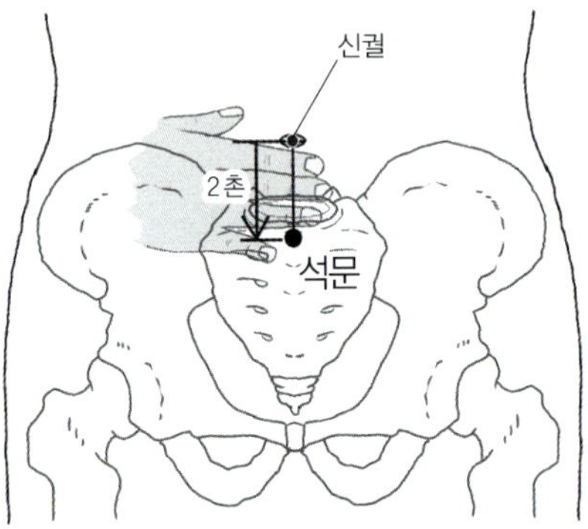

주치(主治)

이질	심계항진	소변불리

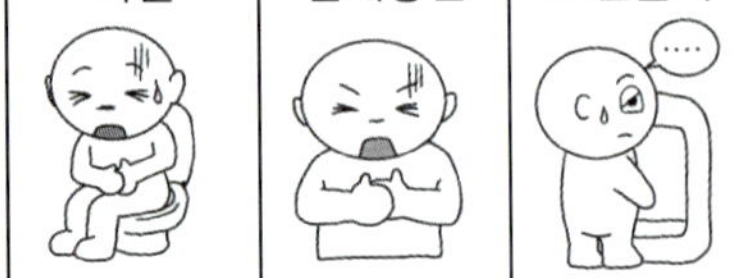

기타: 부종, 부정성기출혈

해부

근육	피하에 백선이 있다.
신경	갈비사이신경(앞피부가지)의 피부가지가 분포한다.
혈관	피하에 얕은배벽동맥 · 아래배벽동맥이 주행한다.

COLUMN

석문(石門)과 불임의 관계는?

석문(石門)의 '石'은 임신하지 못하는 불임여성이나 불통(不通)한다는 것을 가리킨다. 옛날에는 이 혈에 잘못 자침(刺針)하면 석문(石門)이 닫혀 불임(不姙)이 될 수 있다고 생각하여 석문(石門)이라 이름하였다. 임신을 원하는 여성에게는 금기시 되어왔다.

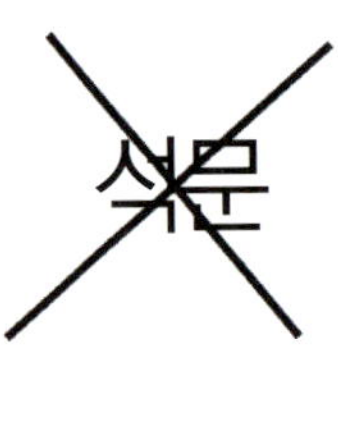

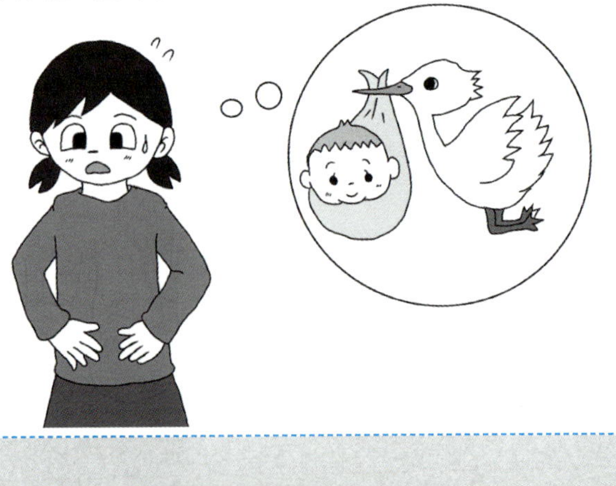

CV6 기해(氣海)

아랫배, 앞정중선 위, 배꼽 중심에서 아래쪽으로 1.5촌

취혈법

신궐(神闕)에서 아래로 1.5촌에서 취혈

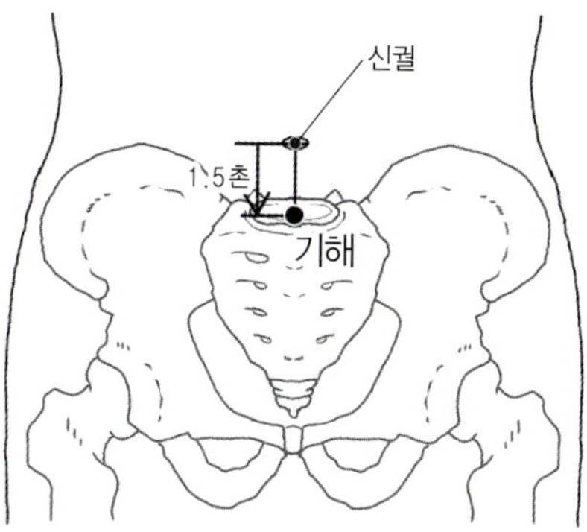

주치(主治)		
월경부조	ED	하복부통
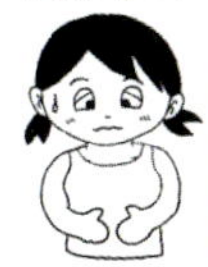	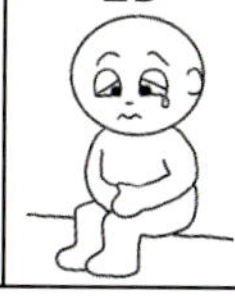	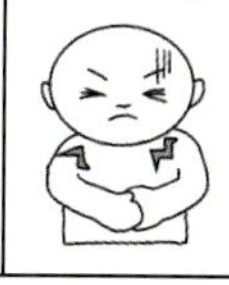
기타: 월경통, 설사, 부종		

해부	
근육	피하에 백선이 있다.
신경	갈비사이신경(앞피부가지)의 피부가지가 분포한다.
혈관	피하에 얕은배벽동맥 · 아래배벽동맥이 주행한다.

CV7 음교(陰交)

임맥 · 충맥 · 족소음신경의 교회혈(交會穴)

아랫배, 앞정중선 위, 배꼽 중심에서 아래쪽으로 1촌

취혈법

신궐(神闕)에서 아래로 1촌에서 취혈에 위치

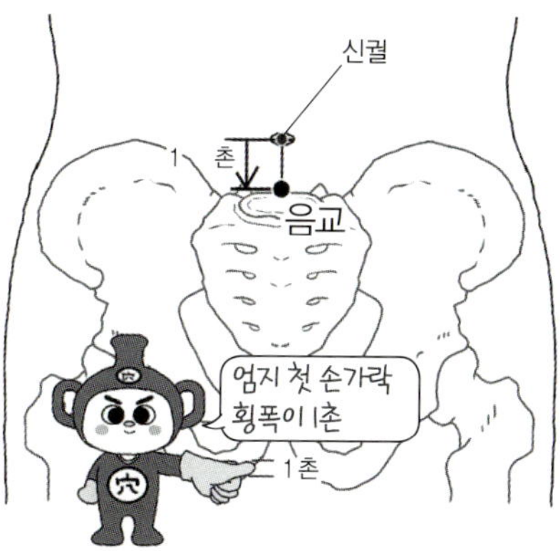

주치(主治)		
월경불순	복통	소변불리
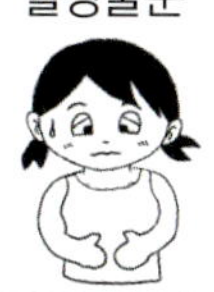	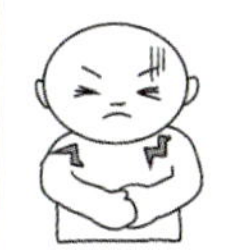	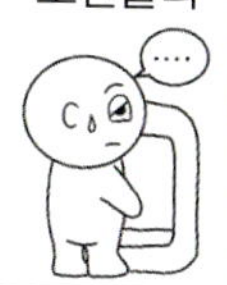
기타: 부정성기출혈, 설사, 서혜부통		

해부	
근육	피하에 백선이 있다.
신경	갈비사이신경(앞피부가지)의 피부가지가 분포한다.
혈관	피하에 얕은배벽동맥 · 아래배벽동맥이 주행한다.

CV8 신궐(神闕)

윗배, 배꼽(umbilicus)의 중심

취혈법

배꼽의 중심에서 취혈

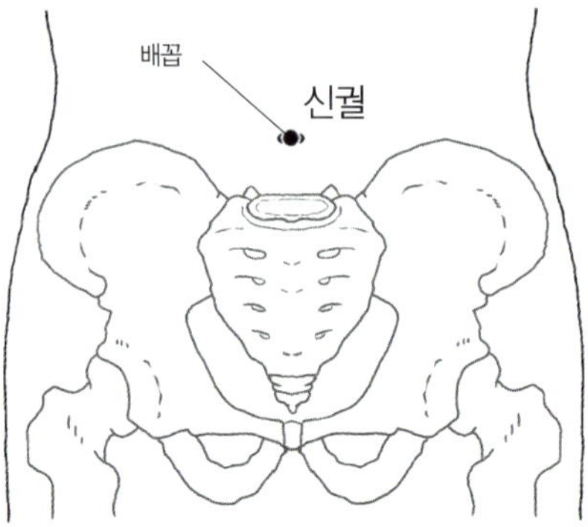

주치(主治)

부종	이질	복통
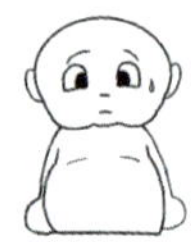	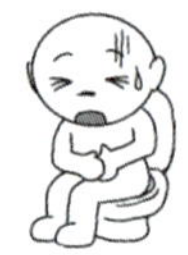	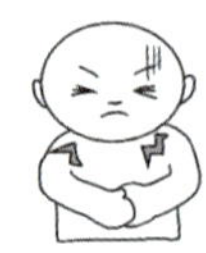

기타: 간질, 탈장

해부

근육	
신경	갈비사이신경(앞피부가지)의 피부가지가 분포한다.
혈관	피하에 얕은배벽동맥 · 아래배벽동맥 · 위배벽동맥이 주행한다.

CV9 수분(水分)

윗배, 앞정중선 위, 배꼽 중심에서 위쪽으로 1촌

취혈법

신궐(神闕)에서 위로 1촌에서 취혈에 위치

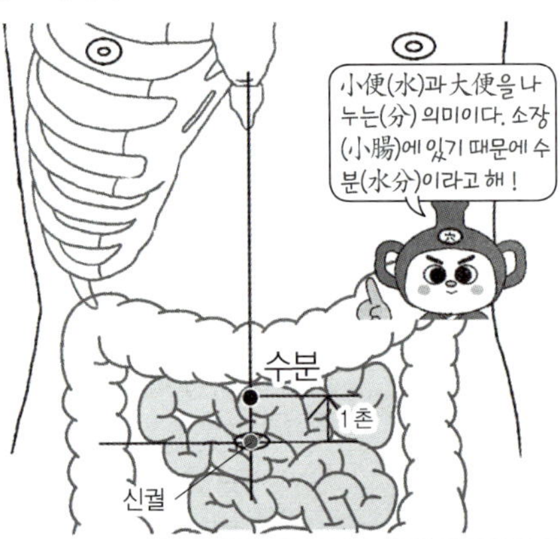

주치(主治)

부종	복통	대소변불리
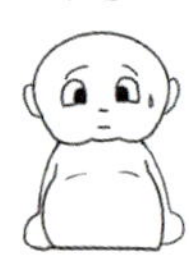	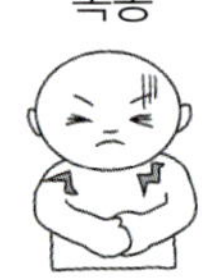	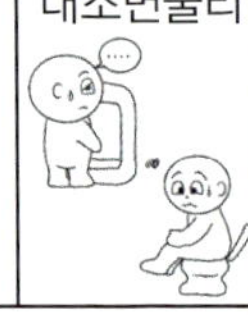

기타: 설사, 복부 팽만

해부

근육	피하에 백선이 있다.
신경	갈비사이신경(앞피부가지)의 피부가지가 분포한다.
혈관	피하에 위배벽동맥이 주행한다.

CV10 하완(下脘)

임맥, 족태음비경의 교회혈(交會穴)

윗배, 앞정중선 위, 배꼽 중심에서 위쪽으로 2촌

취혈법

신궐(神闕)에서 위로 2촌에서 취혈에 위치

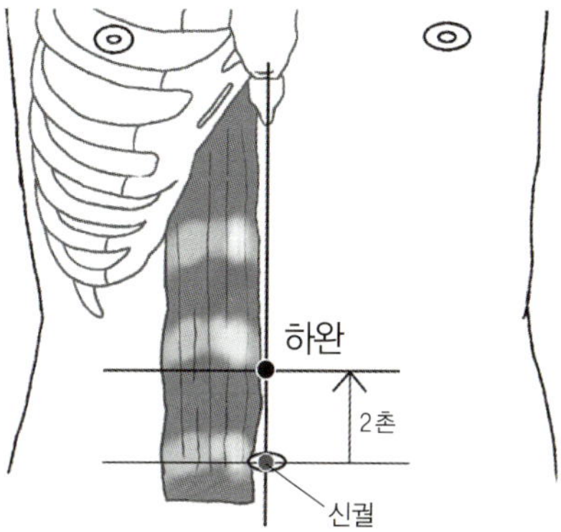

주치(主治)

복부 팽만	구토	딸꾹질

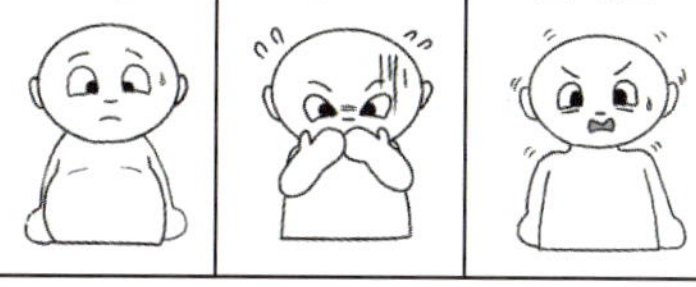

기타: 소화불량, 설사

해부

근육	피하에 백선이 있다.
신경	갈비사이신경(앞피부가지)의 피부가지가 분포한다.
혈관	피하에 위배벽동맥이 주행한다.

CV11 건리(建里)

윗배, 앞정중선 위, 배꼽 중심에서 위쪽으로 3촌

취혈법

신궐(神闕)에서 위로 3촌에서 취혈에 위치

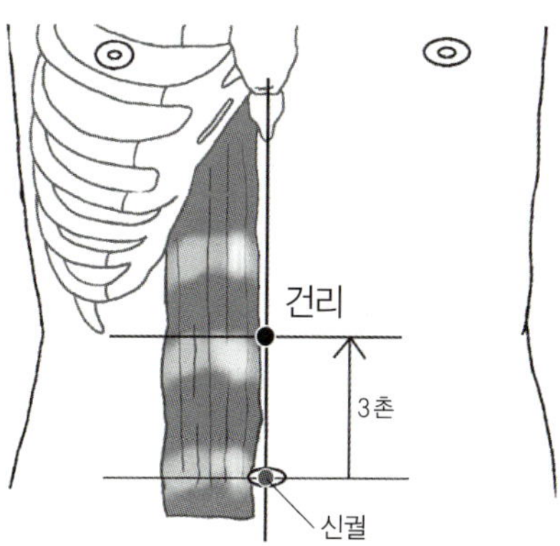

주치(主治)

위통	복부 팽만	구토

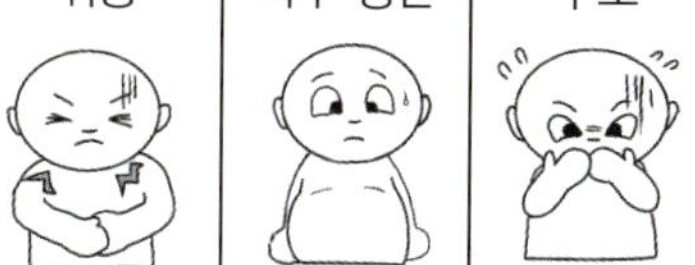

기타: 식욕부진, 부종

해부

근육	피하에 백선이 있다.
신경	갈비사이신경(앞피부가지)의 피부가지가 분포한다.
혈관	피하에 위배벽동맥이 주행한다.

CV12 중완(中脘)

위(胃)의 복모혈(腹募穴), 팔회혈(八會穴; 부회), 수태양소장경 · 수소양삼초경 · 임맥의 교회혈(交會穴), 회양구침혈(回陽九針穴)

윗배, 앞정중선 위, 배꼽 중심에서 위쪽으로 4촌

취혈법

신궐(神闕)에서 위로 4촌, 신궐(神闕)에서 증정(中庭)을 연결하는 선의 중간에서 취혈

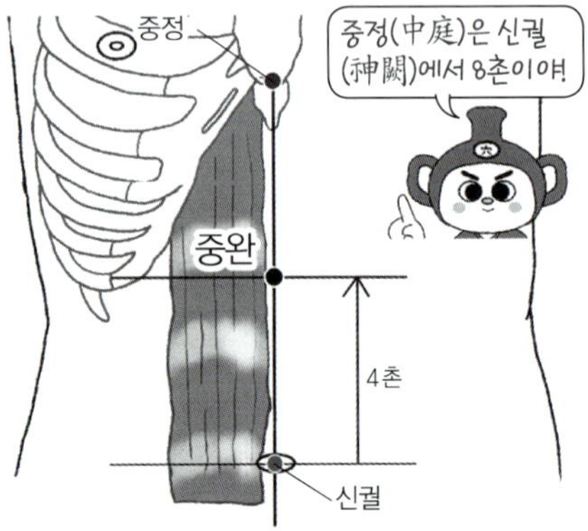

주치(主治)

위통	복부 팽만	구토
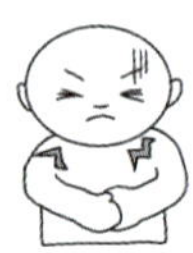	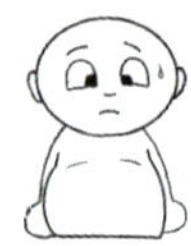	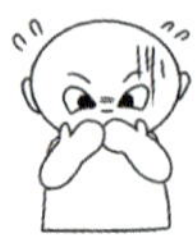

기타: 입덧, 불면

해부

근육	피하에 백선이 있다.
신경	갈비사이신경(앞피부가지)의 피부가지가 분포한다.
혈관	피하에 위배벽동맥이 주행한다.

CV13 상완(上脘)

족양명위경 · 수태양소장경 · 임맥의 교회혈(交會穴)

윗배, 앞정중선 위, 배꼽 중심에서 위쪽으로 5촌

취혈법

신궐(神闕)에서 위로 5촌, 중완에서 위로 1촌에서 취혈

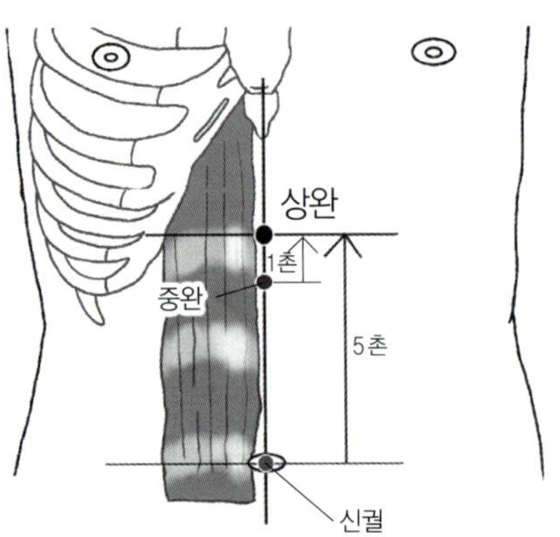

주치(主治)

복부 팽만	위통	구토
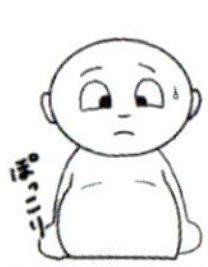	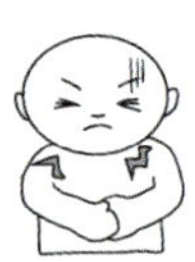	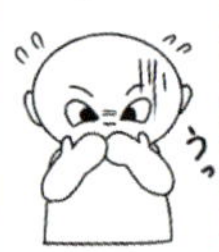

기타: 식욕부진, 대변의 이상, 황달

해부

근육	피하에 백선이 있다.
신경	갈비사이신경(앞피부가지)의 피부가지가 분포한다.
혈관	피하에 위배벽동맥이 주행한다.

COLUMN

상완(上脘), 중완(中脘), 하완(下脘)은 무엇을 가리키는 것인가?

상완(上脘), 중완(中脘), 하완(下脘)의 완(脘)은 위장부위를 의미한다. 상완은 분문, 중완은 소만, 하완은 유문을 가르킨다.

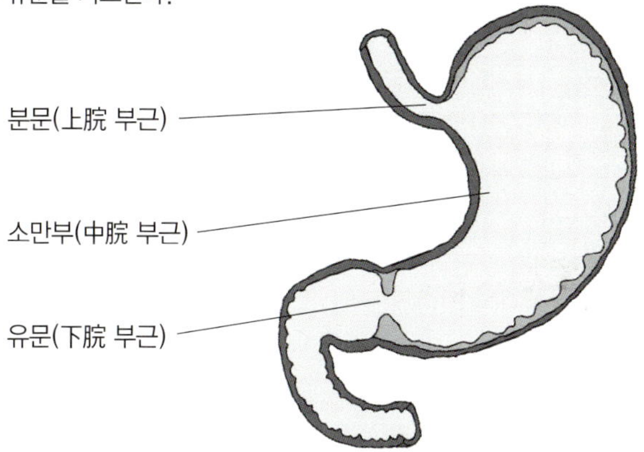

CV14 거궐(巨闕)

심(心)의 복모혈(腹募穴)

윗배, 앞정중선 위, 배꼽 중심에서 위쪽으로 6촌

취혈법

신궐(神闕)에서 위로 6촌, 중정에서 아래로 2촌에서 취혈

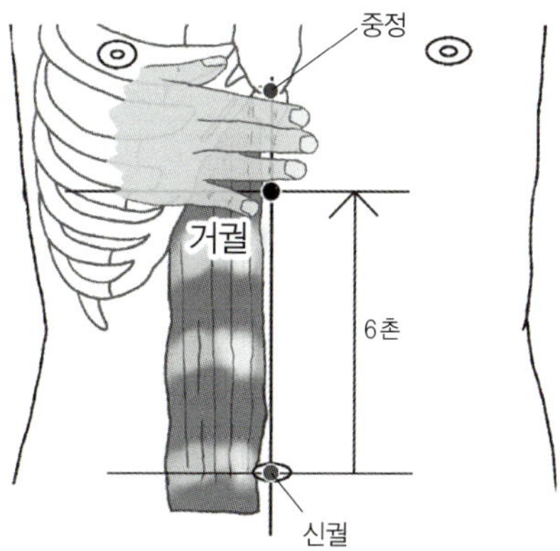

주치(主治)

가슴의 통증	기침	심계항진

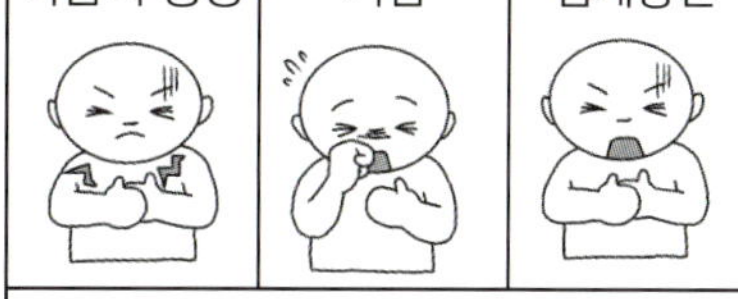

기타: 정신불안, 건망, 간질, 위통

해부

근육	피하에 백선이 있다.
신경	갈비사이신경(앞피부가지)의 피부가지가 분포한다.
혈관	피하에 위배벽동맥이 주행한다.

CV15 구미(鳩尾) 임맥의 락혈(絡穴)

윗배, 앞정중선 위, 칼몸통결합(xiphisternal junction)에서 아래쪽으로 1촌

취혈법

중정 아래 1촌에서 취혈

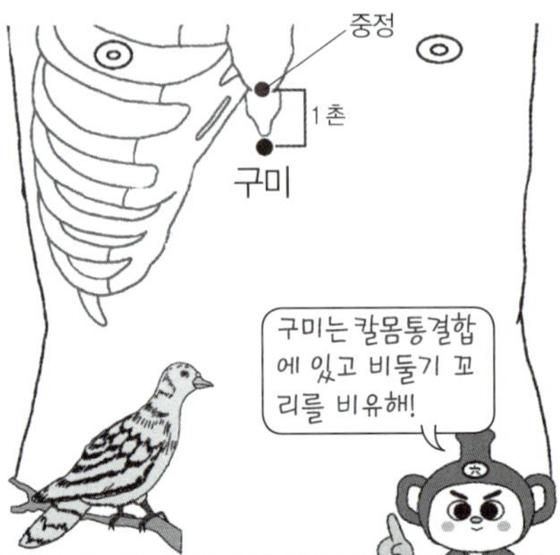

주치(主治)		
간질	정신불안	피부소양
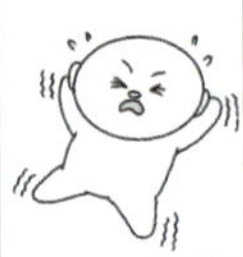	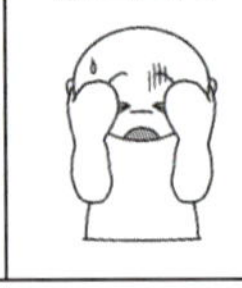	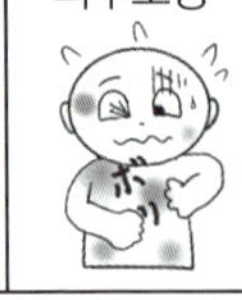
기타: 흉만, 구토, 위통		

해부	
근육	피하에 백선이 있다.
신경	갈비사이신경(앞피부가지)의 피부가지가 분포한다.
혈관	피하에 위배벽동맥이 주행한다.

CV16 중정(中庭)

앞가슴부위, 앞정중선 위, 칼몸통결합의 중점

취혈법 칼몸통결합을 위쪽으로 손가락으로 쓰다듬어 올리면 복장뼈 하단부에서 손가락이 멈춘다.

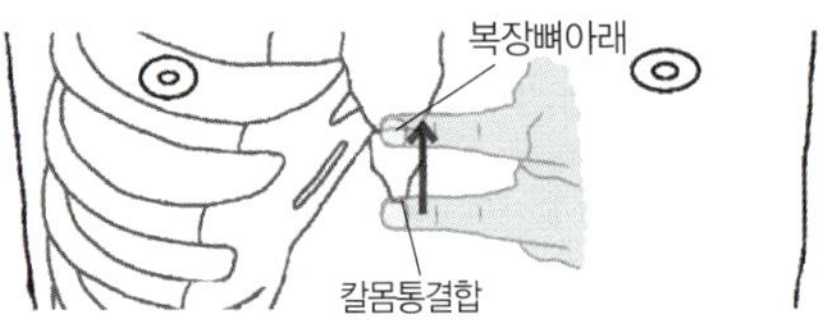

중정은 앞정중선과 복장뼈 하단이 만나는 곳에서 취혈

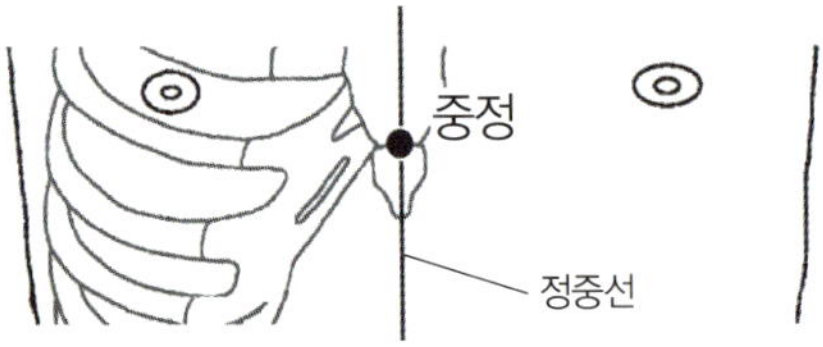

주치(主治)		
가슴의 통증	구토	천식
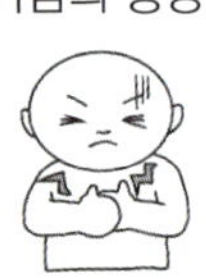	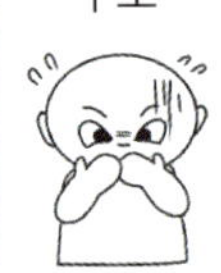	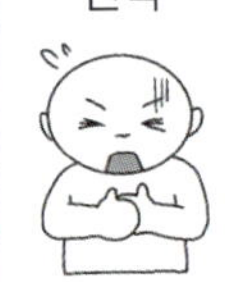
기타: 흉복부 팽만, 심장통증, 위산과다		

해부	
근육	
신경	갈비사이신경(앞피부가지)의 피부가지가 분포한다.
혈관	피하에 속가슴동맥의 가지가 주행한다.

CV17 단중(膻中)

임맥의 락혈(絡穴)

앞가슴부위, 앞정중선 위, 넷째 갈비사이공간(intercostal space)과 같은 높이

취혈법

신봉(神封), 유중(乳中), 천계(天谿), 천지(天池)와 같은 높이에 위치

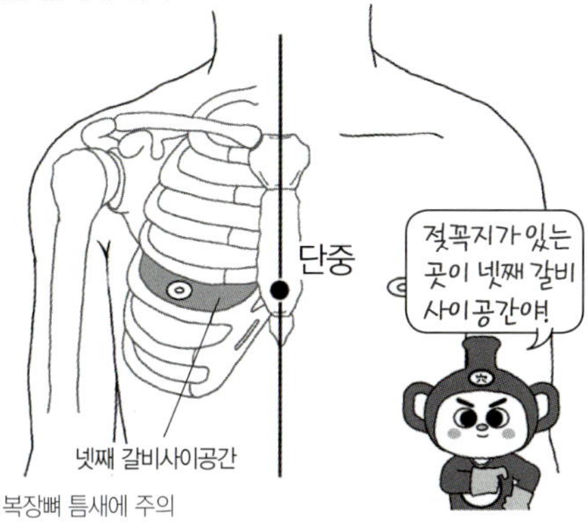

※복장뼈 틈새에 주의

주치(主治)

가슴의 통증	천식	기침
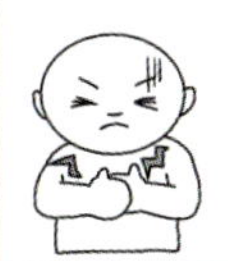	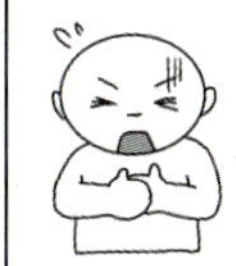	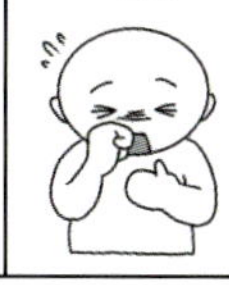

기타: 딸꾹질, 유즙분비

해부

근육	
신경	갈비사이신경(앞피부가지)의 피부가지가 분포한다.
혈관	피하에 속가슴동맥의 가지가 주행한다.

CV18 옥당(玉堂)

앞가슴부위, 앞정중선 위, 셋째 갈비사이공간과 같은 높이

취혈법

영허(靈墟), 응창(膺窓), 흉향(胸鄕)과 같은 높이에 위치

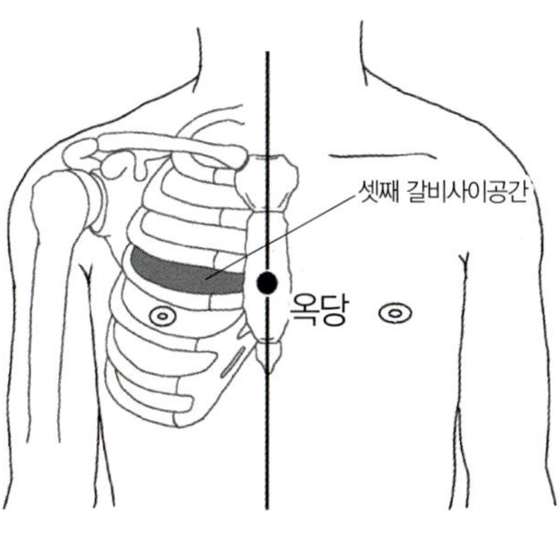

주치(主治)

가슴의 통증	기침	천식
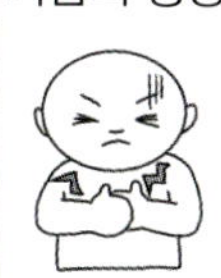	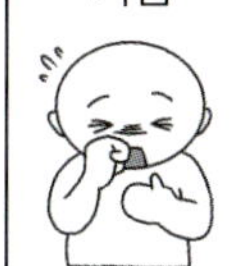	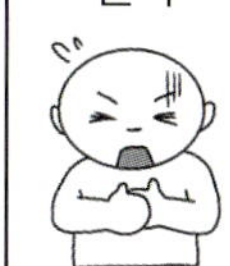

기타: 구토, 흉협부통

해부

근육	
신경	갈비사이신경(앞피부가지)의 피부가지가 분포한다.
혈관	피하에 속가슴동맥의 가지가 주행한다.

CV19 자궁(紫宮)

앞가슴부위, 앞정중선 위, 둘째 갈비사이공간과 같은 높이

취혈법

신장(神藏), 옥예(屋翳), 주영(周榮)과 같은 높이에서 취혈

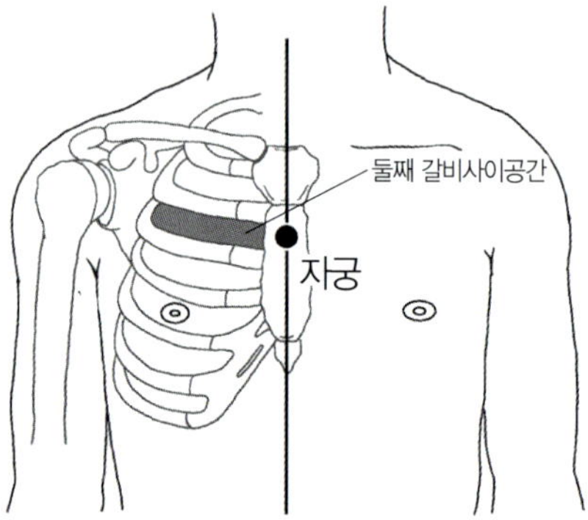

주치(主治)		
가슴의 통증	기침	천식
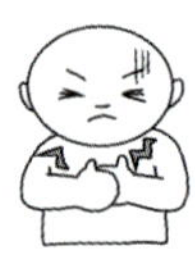	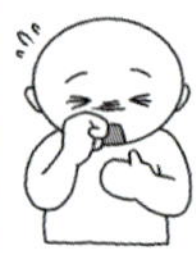	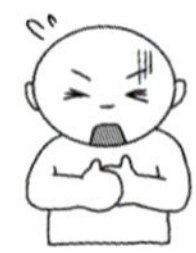
기타: 구토, 토혈, 객혈		

해부	
근육	
신경	갈비사이신경(앞피부가지)의 피부가지가 분포한다.
혈관	피하에 속가슴동맥의 가지가 주행한다.

CV20 화개(華蓋)

앞가슴부위, 앞정중선 위, 첫째 갈비사이공간(the 1st intercostal space)과 같은 높이

취혈법 욱중(彧中), 고방(庫房), 중부(中府)와 첫째 갈비사이공간을 따라 나란히 위치하는 곳에서 취혈

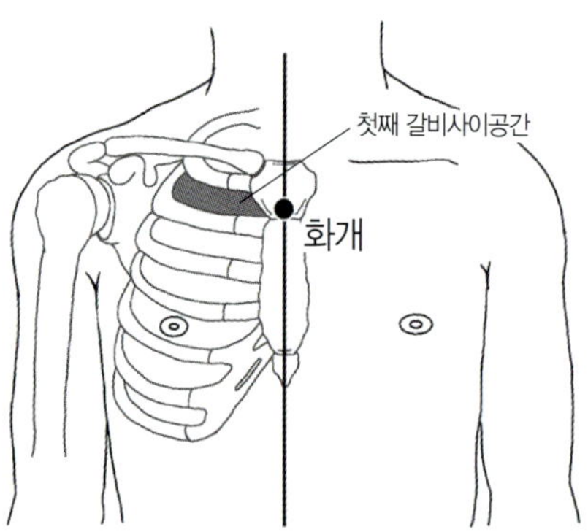

주치(主治)		
가슴의 통증	기침	천식
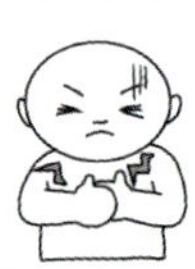	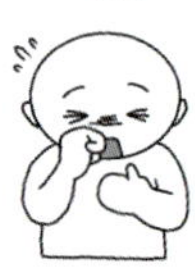	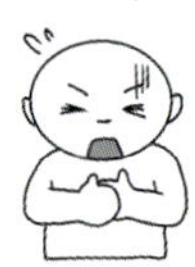
기타: 기관지염		

해부	
근육	
신경	빗장위신경 피부가지 · 갈비사이신경(앞피부가지)이 분포한다.
혈관	피하에 속가슴동맥의 가지가 주행한다.

CV21 선기(璇璣) 삼재혈(三才穴; 인재)

앞가슴부위, 앞정중선 위, 목아래패임(suprasternal notch)에서 아래쪽으로 1촌

취혈법

천돌(天突) 아래 1촌에서 취혈

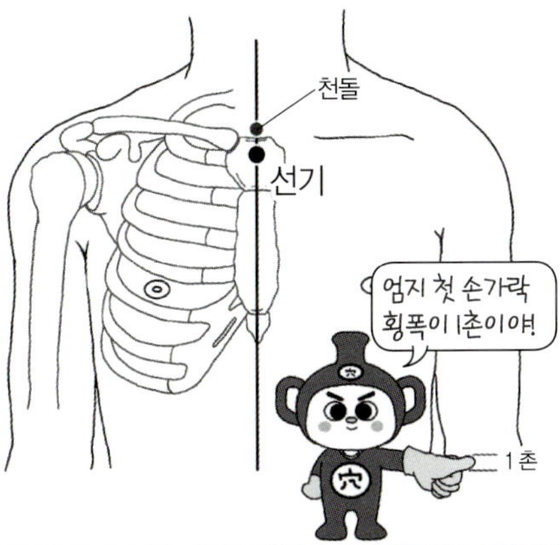

주치(主治)

가슴의 통증	기침	천식
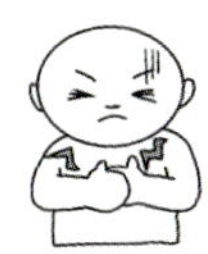	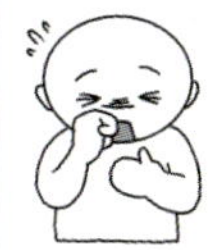	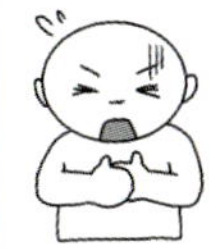

기타: 기관지염

해부

근육	
신경	빗장위신경 피부가지 · 갈비사이신경(앞피부가지)이 분포한다.
혈관	피하에 속가슴동맥의 가지가 주행한다.

CV22 천돌(天突) 음유맥 · 임맥의 교회혈(交會穴)

앞쪽 목 부위, 앞정중선 위, 목아래패임의 가운데

취혈법

앞정중선 위, 양쪽 빗장뼈 안쪽끝 중점의 오목한 곳에서 취혈

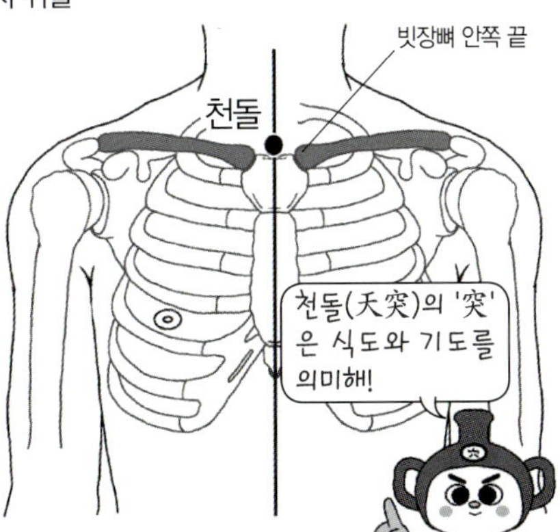

주치(主治)

기침	기관지통	천식
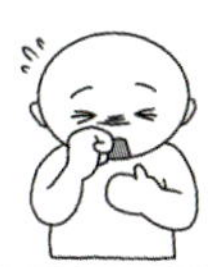	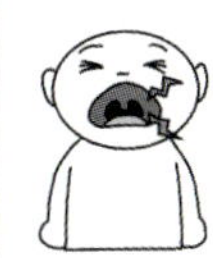	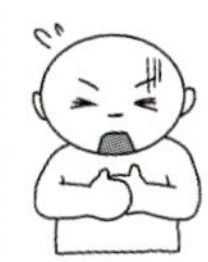

기타: 실어, 입안 건조

해부

근육	피하에 복장목뿔근이 있다.
신경	목신경 근육가지, 가로목신경 피부가지가 분포한다.
혈관	피하에 아래갑상선동맥이 주행한다.

CV23 염천(廉泉)

음유맥 · 임맥의 교회혈(交會穴)

앞쪽 목부위, 앞정중선 위, 방패연골 위모서리 위쪽, 목뿔뼈 위쪽의 오목한 곳

취혈법 머리를 뒤로 약간 젖히면, 아래턱뼈(mandible)와 방패연골 사이 목뿔뼈 거친면의 오목한 곳에서 취혈한다.

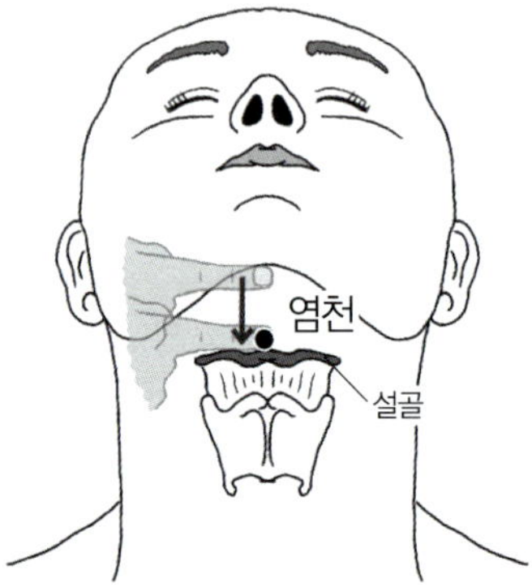

주치(主治)		
실어	연하곤란	혀밑 염증
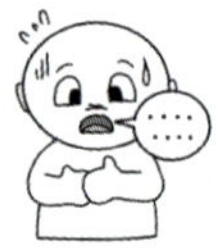	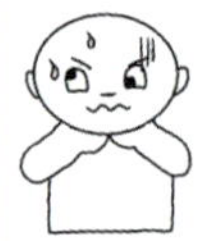	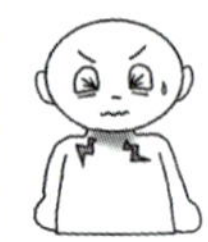

기타: 혀의 경직 등

해부	
근육	
신경	가로목신경 피부가지가 분포한다.
혈관	피하에 위갑상선동맥이 주행한다.

CV24 승장(承漿)

십삼귀혈(十三鬼穴; 귀시), 임맥의 종지혈(終止穴), 임맥 · 독맥 · 수양명대장경 · 족양명위경의 교회혈(交會穴)

얼굴, 턱끝입술고랑(mentolabial sulcus) 가운데의 오목한 곳

취혈법

턱끝입술고랑 가운데의 오목한 곳에서 취혈

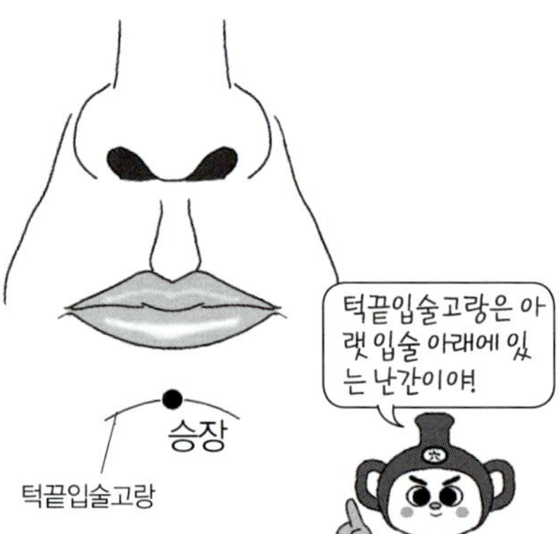

주치(主治)		
치통	안면마비	안면부종
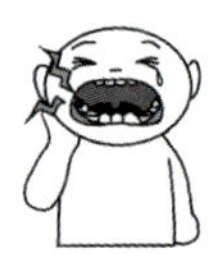	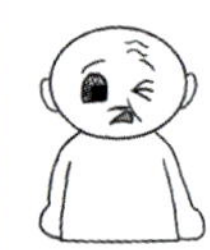	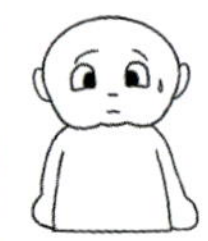

기타: 치은염

해부	
근육	피하에 입둘레근 · 아래입술내림근이 있다.
신경	얼굴신경 근육가지, 아래턱뼈신경(삼차신경 셋째가지) 피부가지가 분포한다.
혈관	피하에 하순동맥이 주행한다.

제15장

CHAPTER 15

경외기혈(經外奇穴)

경외기혈(經外奇穴)은 14경맥에 속하지 않는 혈이나,

시술을 통해 효과가 증명된 혈이다.

머리와 목

사신총(四神聰)

취혈법

머리, 백회(百會, GV20) 전후좌우 각 1촌

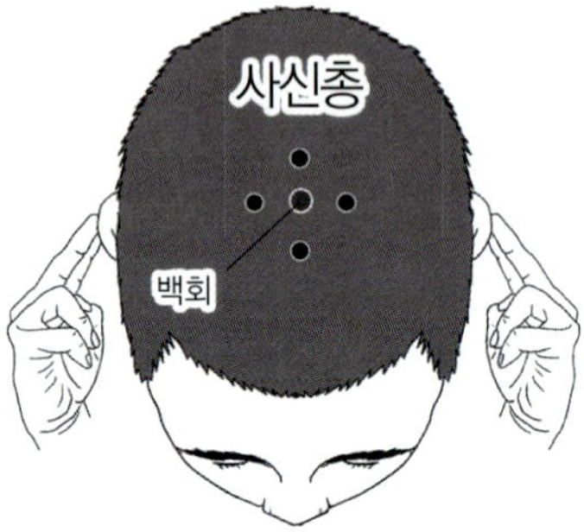

주치	두통, 현기증, 중풍(내혈관장애 후유증)

인당(印堂)

취혈법

얼굴, 앞정중선 위, 두 눈썹 사이

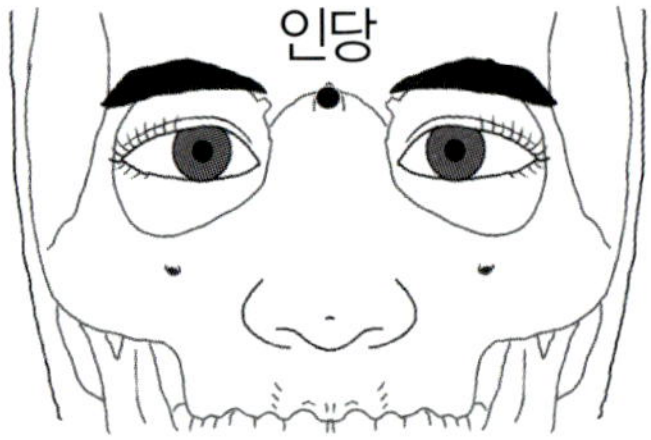

주치	두통, 현기증, 불면증

어요(魚腰)

취혈법

얼굴, 동공 중심에서 수직으로 위쪽, 눈썹 중앙

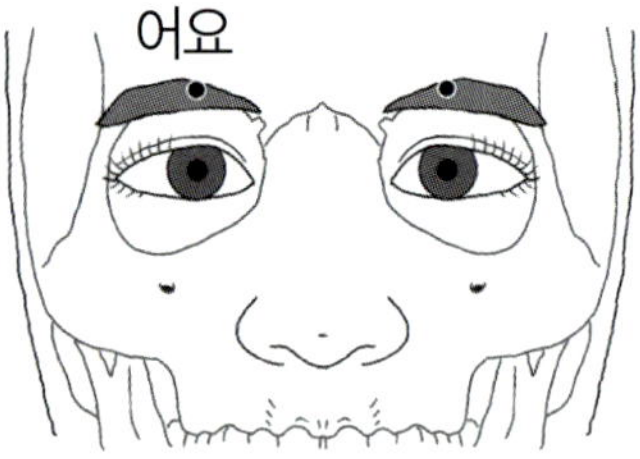

주치	백내장, 노안, 안검하수

태양(太陽)

취혈법

머리, 관자놀이, 가쪽 눈구석과 눈썹 가쪽 끝을 연결한 선의 중점에서 뒤로 1촌 오목한 곳

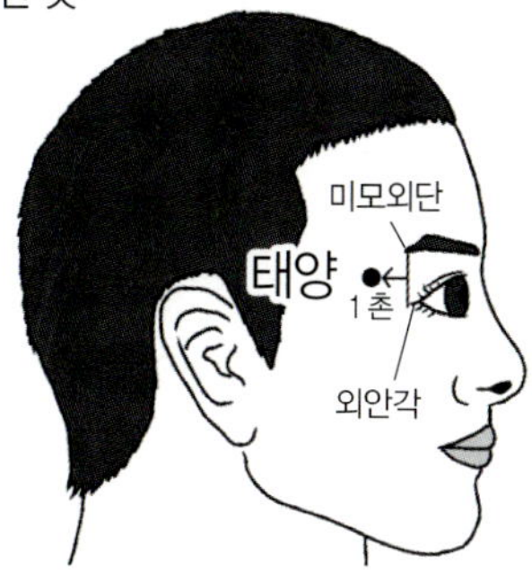

주치	편두통, 눈의 피로, 얼굴 부종

구후(球後)

취혈법

얼굴, 눈확아래모서리(infraorbital margin) 바깥쪽 4분의 1 지점

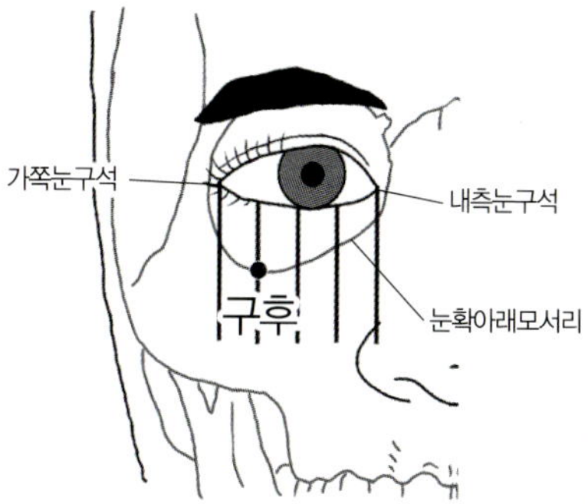

주치	눈의 피로, 안검경련, 근시, 시신경염

견정(牽正)

취혈법

하관(下關)을 지나는 수직선과, 귀불 아래모서리를 지나는 수평선이 만나는 점에서 취혈

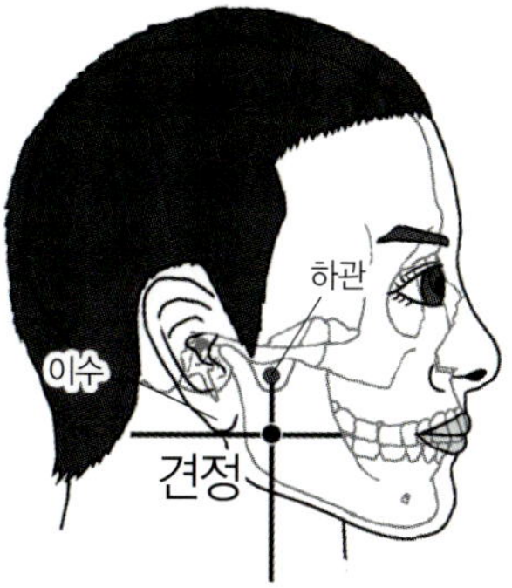

주치	얼굴신경마비, 치통, 이하선염

협승장(夾承漿)

취혈법

승장(承漿)에서 가쪽으로 1촌에서 취혈

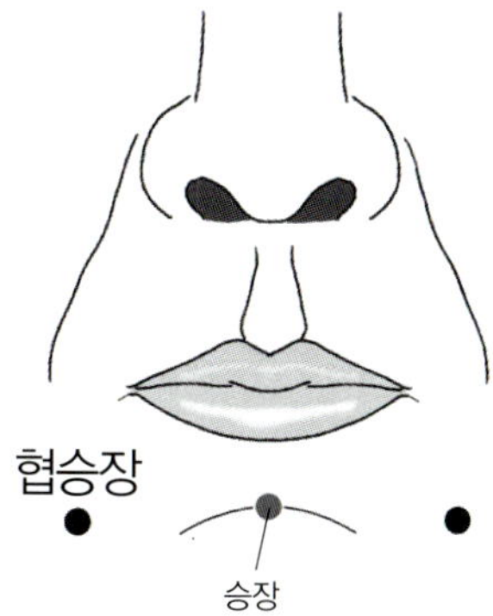

주치	치통, 얼굴신경마비, 치은염

예명(翳明)

취혈법

목 앞부위, 귀불(ear lobe)의 뒤쪽, 예풍(翳風) 뒤쪽 1촌, 목빗근위에서 취혈

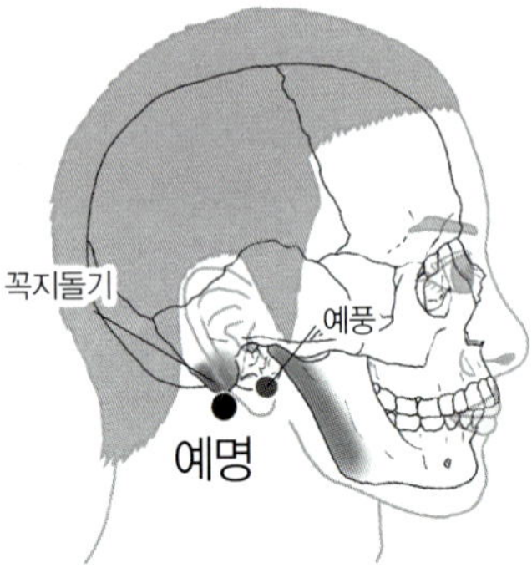

주치	이명, 노안, 백내장, 현기증, 불면

흉복부 및 등부위

자궁(子宮)

취혈법

아랫배, 배꼽 중심에서 아래쪽으로 4촌, 앞정중선에서 가쪽으로 3촌. 중극(中極)에서 가쪽으로 3촌에서 취혈

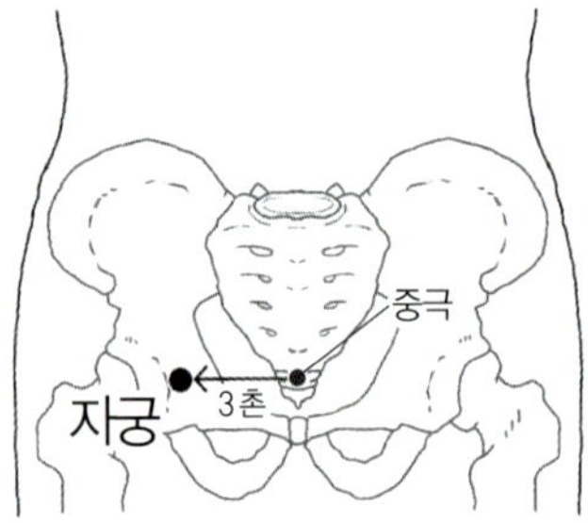

주치	월경불순, 불임, 월경통, 방광염

정천(定喘)

취혈법

위쪽 등부위, 일곱째 목뼈가시돌기 아래모서리와 같은 높이. 뒤정중선에서 가쪽으로 0.5촌에서 취혈

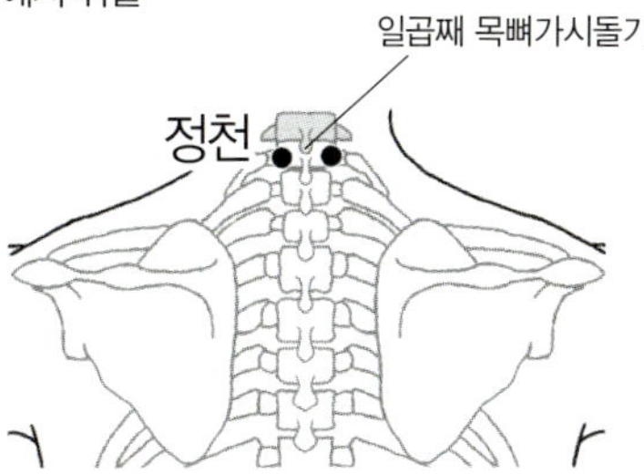

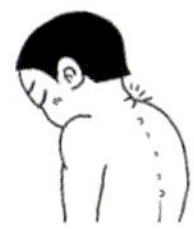

목을 굽혔을때 가장 높게 융기하는 곳이 일곱째 목뼈가시돌기이다.

주치	기침, 천식, 담마진

거궐수(巨闕兪)

취혈법

넷째등뼈가시돌기 아래 오목한곳에서 취혈

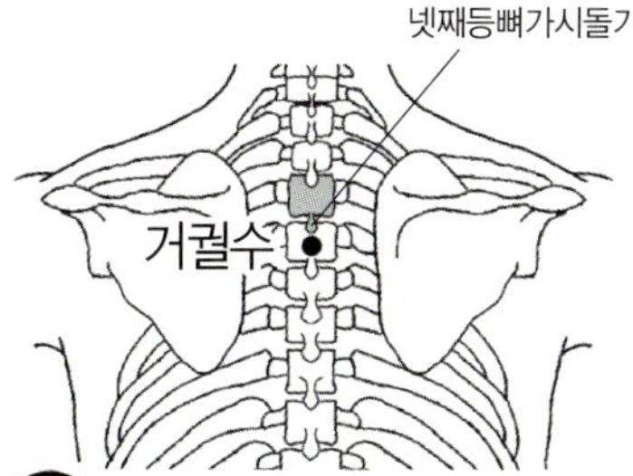

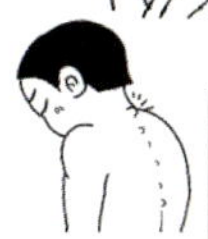

목을 굽혔을때 가장 높게 융기하는 곳이 일곱째 목뼈가시돌기이다. 이를 기준으로 넷째등뼈가시돌기를 확인한다.

주치	기관지염, 심질환, 늑간신경통

접척(接脊)

취혈법

열두째 등뼈가시돌기 아래 오목한곳에서 취혈

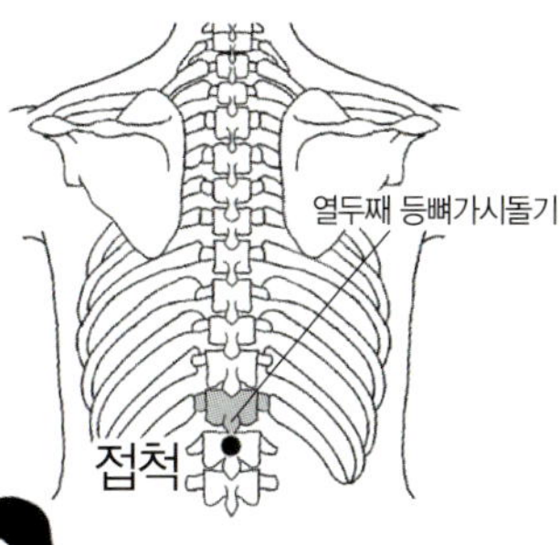

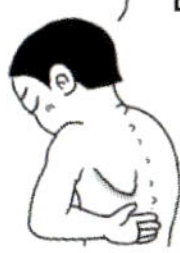

목을 굽혔을때 가장 높게 융기하는 곳이 일곱째 목뼈가시돌기이다. 이를 기준으로 열두째등뼈가시돌기를 확인한다.

주치	복통설사, 소아의 복부질환

비근(痞根)

취혈법

허리부위, 첫째 허리뼈가시돌기 아래모서리와 같은 높이, 뒤정중선에서 가쪽으로 3.5촌에서 취혈

야코비선은 넷째허리뼈가시돌기와 같은 높이이다. 이를 기준으로 첫째 허리뼈가시돌기를 찾는다.

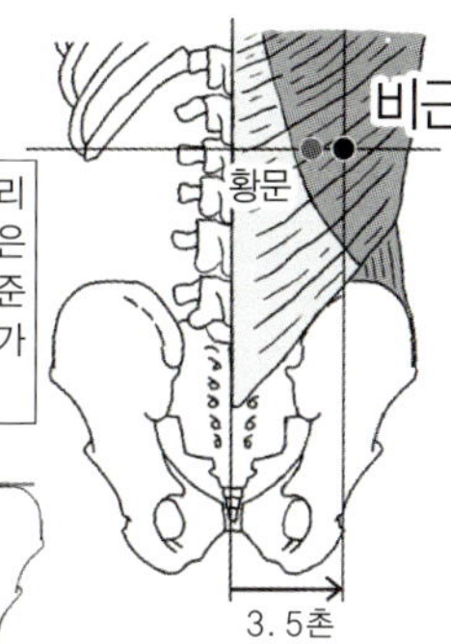

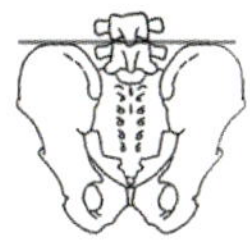

주치	요통, 위장염

하극수(下極兪)

취혈법

허리부위, 셋째 허리뼈가시돌기 아래쪽 오목한 곳에서 취혈

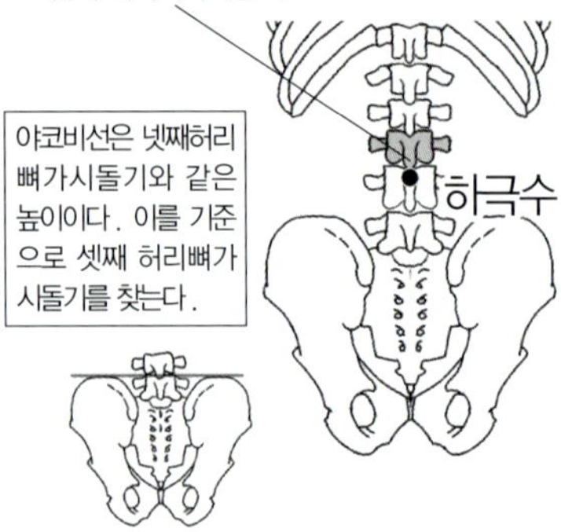

주치	요통, 복통, 방광염

요안(腰眼)

취혈법

넷째 허리뼈가시돌기 아래면과 같은 높이로 뒤정중선에서 3.5촌 가쪽에서 취혈.

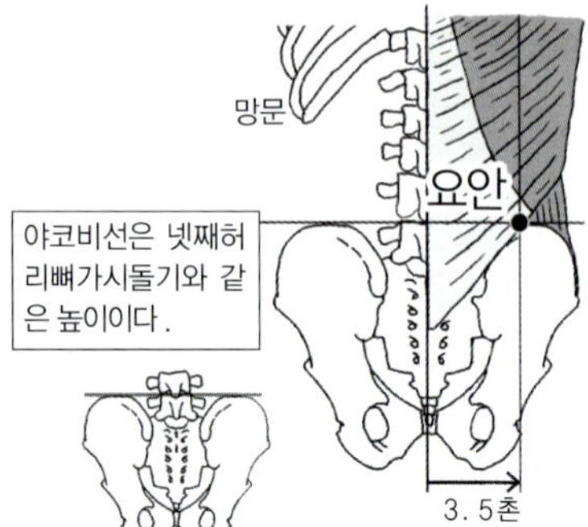

주치	요통, 생식기염

십칠추(十七椎)

취혈법

허리부위, 다섯째 허리뼈가시돌기 아래쪽 오목한 곳에서 취혈.

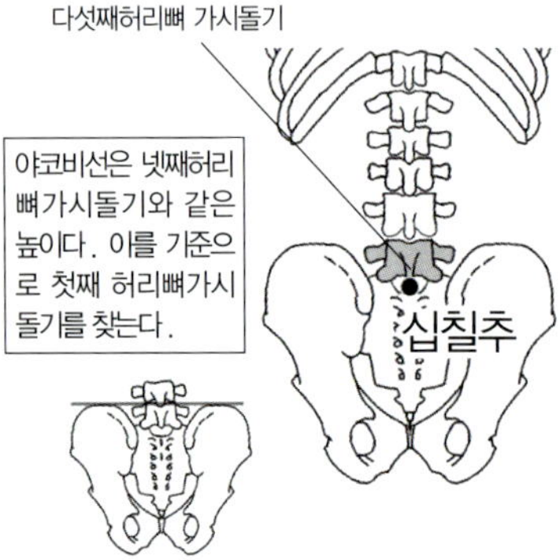

주치	배뇨곤란, 요통, 월경통

협척(夾脊)

취혈법

첫째 등뼈가시돌기에서 다섯째 허리뼈가시돌기 아래와 같은 높이, 뒤정중선에서 가쪽으로 0.5촌에서 취혈.

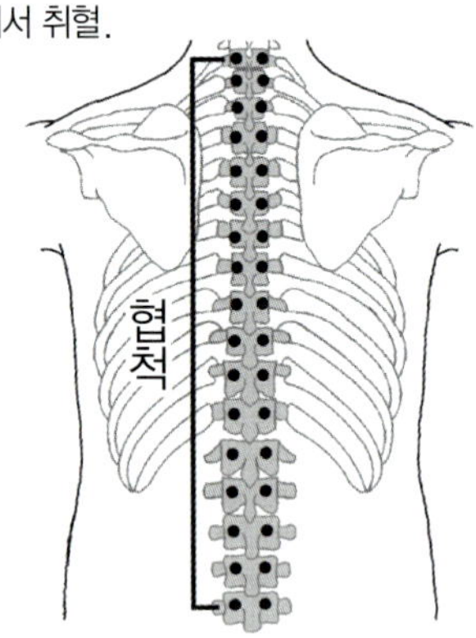

주치	상부 : 폐 · 상지의 질환 하부: 위장질환 요부 : 허리 복부의 · 사지 질환

사화(四華)

취혈법

① 직립자세를 취하세 한 후, 끈의 중간을 대추(大椎)에 놓고 끈의 양쪽을 앞으로 돌려 당겨 구미(鳩尾)에서 교차한후 절단한다.

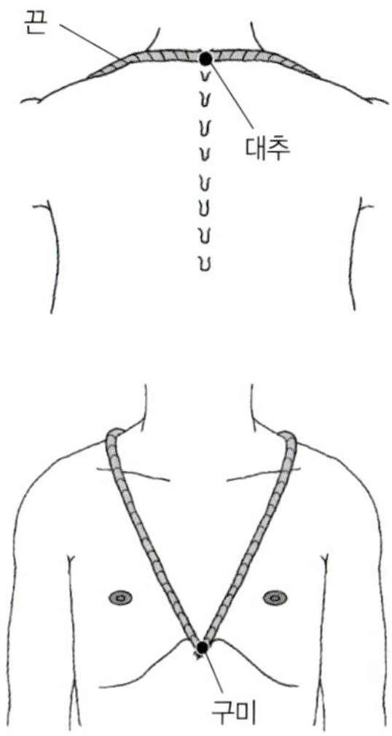

② ①번 끈을 방패연골의 가운데 대고 등쪽으로 돌리고 후정중선에서 합쳐지는 곳을 임시 점으로 한다.

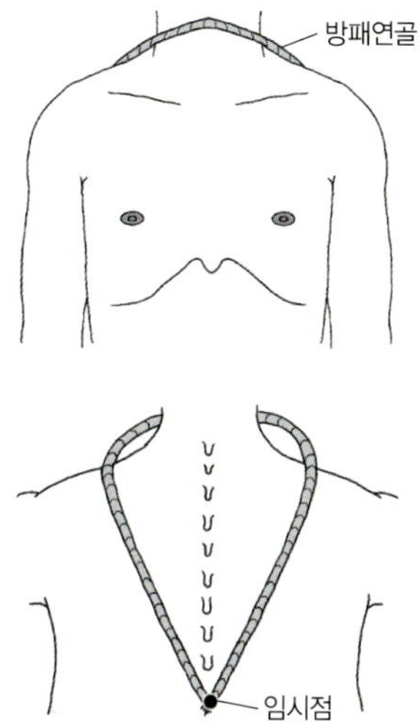

③ 환자의 오른쪽 입꼬리 · 코 사이 간격 · 왼쪽 입꼬리를 연결하는 끈을 만든다.

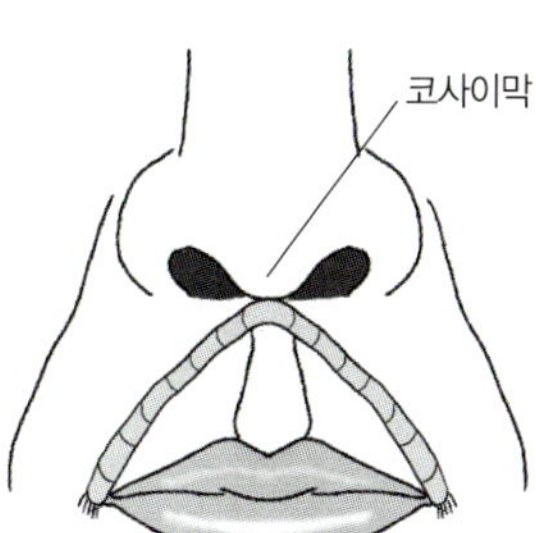

④ ③의 끈의 중앙을 임시점에 대고 수직, 수평 방향으로 뻗었을 때 끈의 끝부분이 닿는 4개의 혈

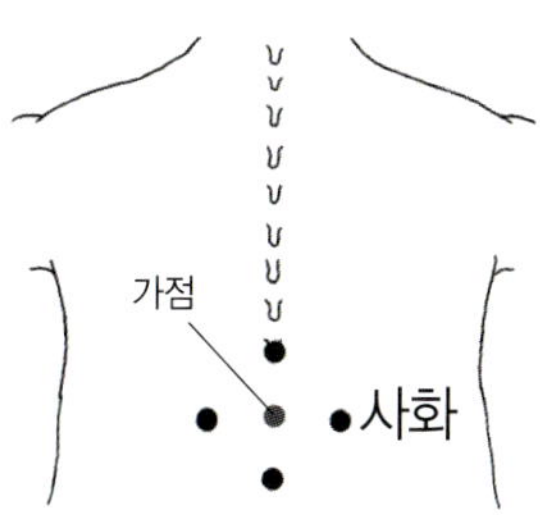

주치(主治)	호흡기질환(결핵이나 천식), 심질환

환문(患門)

취혈법

① 환자를 똑바로 세운다. 첫째 발가락 끝으로 끈의 끝을 밟고 종아리 후면의 중앙을 따라 위로 늘어뜨리면서 위중에서 절단한다.

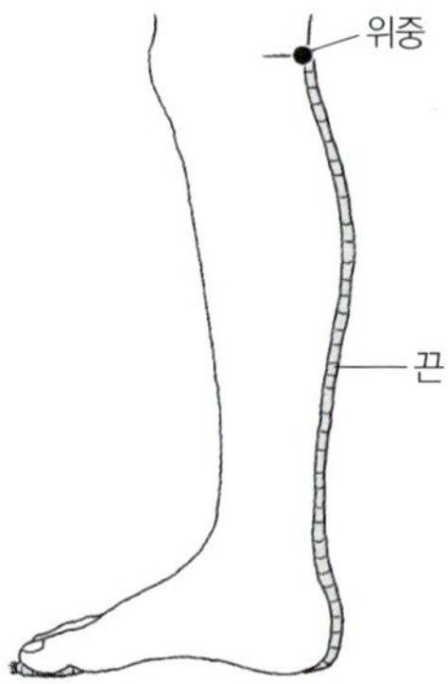

② ① 절단된 끈의 끝을 코 끝에 두고 앞정중선을 따라 뒤로 늘어뜨려 끈의 끝이 닿는 부위를 임시점으로 한다.

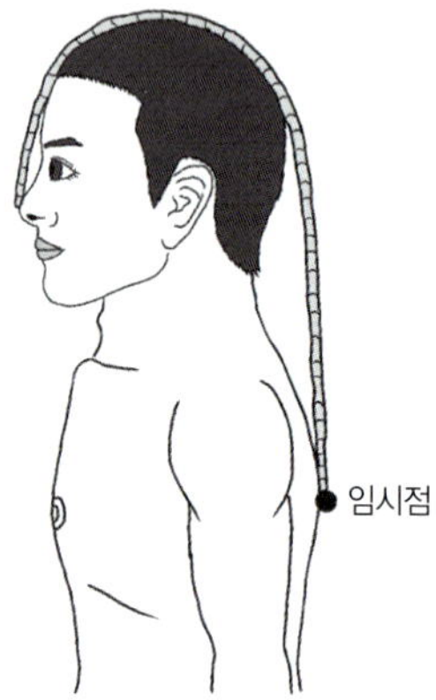

③ 환자의 오른쪽 입꼬리 · 코 사이 간격 · 왼쪽 입꼬리를 연결하는 끈을 만든다.

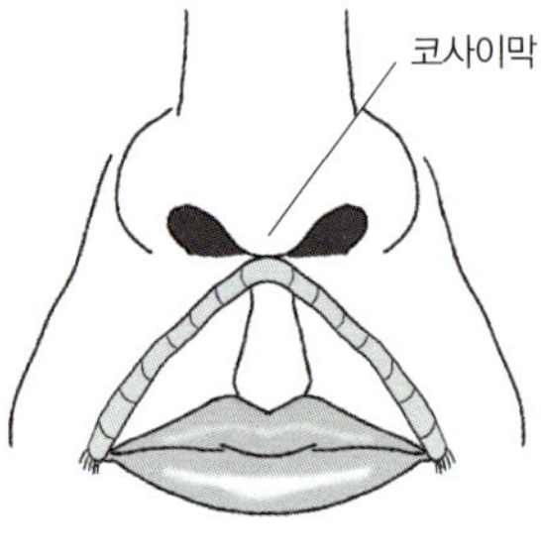

④ ③번에서 만든 끈의 중앙을 임시점에 대고 가로로 펴서 끈의 끝이 닿는 부분의 혈이다.

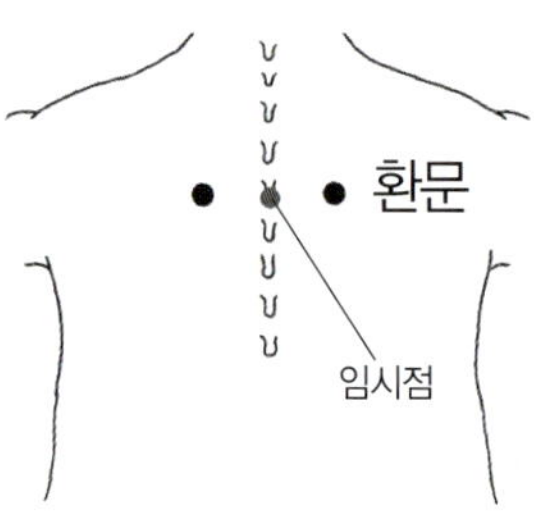

주치(主治)	호흡기 질환(결핵이나 천식), 심질환

상지부

견내릉(肩內陵)

취혈법

겨드랑주름 앞모서리와 견우(肩髃)를 연결한선의 1/2지점에서 취혈 한다.

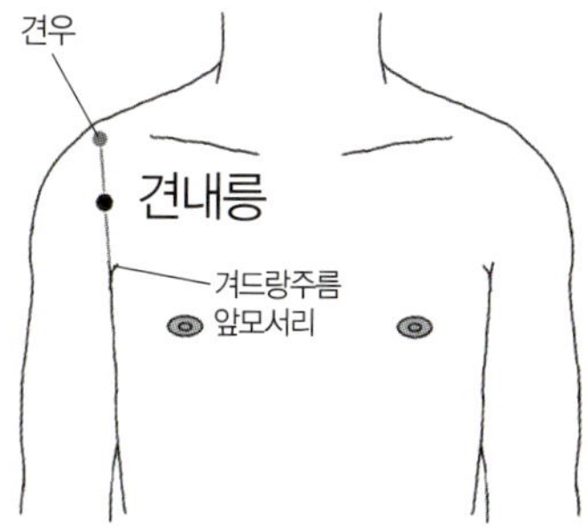

주치	견관절주위염 , 편마비

요통점(腰痛點)

취혈법

손등, 둘째와 셋째 손허리뼈바닥에서 몸통 먼쪽 오목한 곳과 넷째와 다섯째 손허리뼈바닥에서 몸통 먼쪽 오목한 곳.

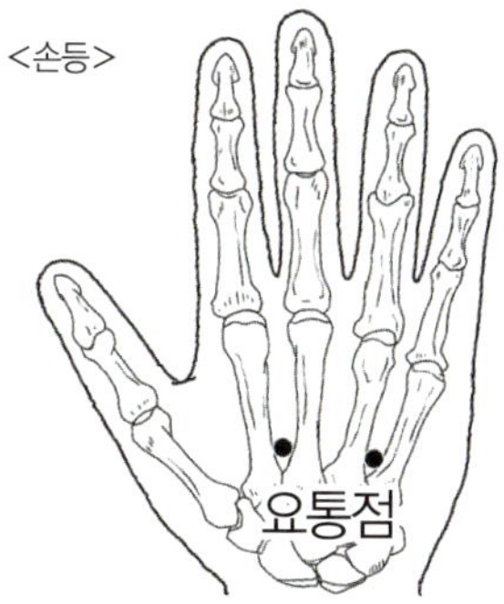

주치	요통

낙침(落枕)

취혈법

둘째와 셋째 손허리손가락관절 가까운쪽의 오목한 곳에서 취혈

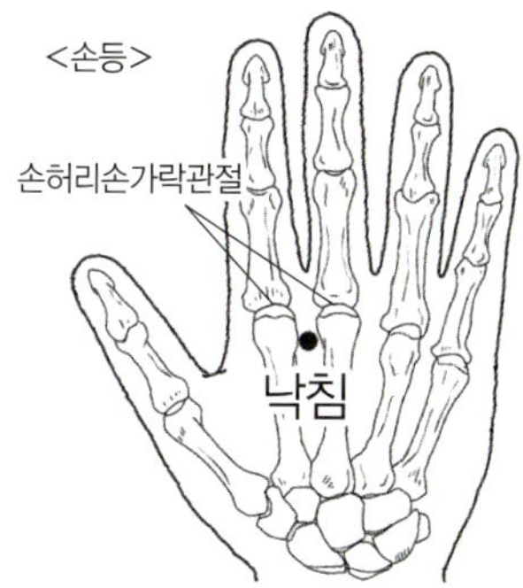

주치	목 삠(경추 연좌)

팔사(八邪)

취혈법

손등, 다섯 손가락 사이 손샅 가장자리 몸쪽 오목한 곳, 적백육제 좌우 합 8혈

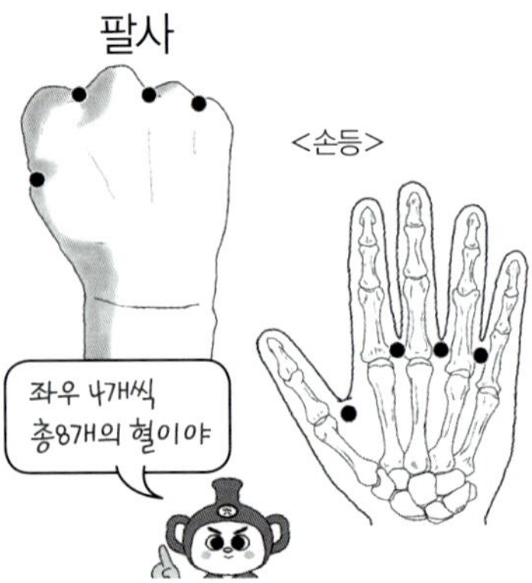

주치	치통, 두통, 손가락 통증

사봉(四縫)

취혈법

손바닥, 둘째, 셋째, 넷째, 다섯째 손가락, 몸쪽손가락뼈사이관절의 중앙에서 취혈

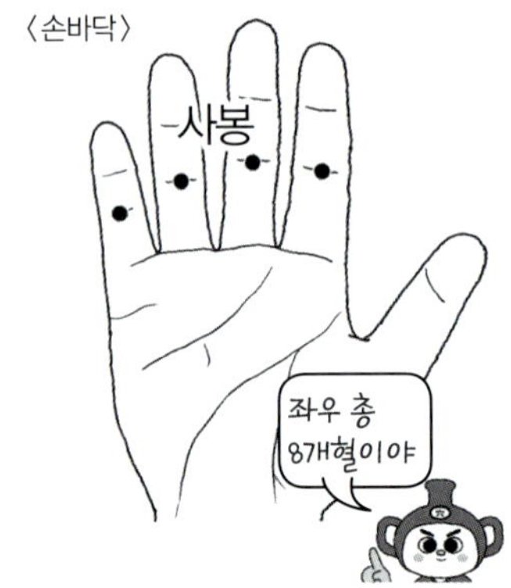

주치	소아 히스테리, 소아의 소화기질환

십선(十宣)

취혈법

열 손가락 끝, 손톱에서 0.1촌

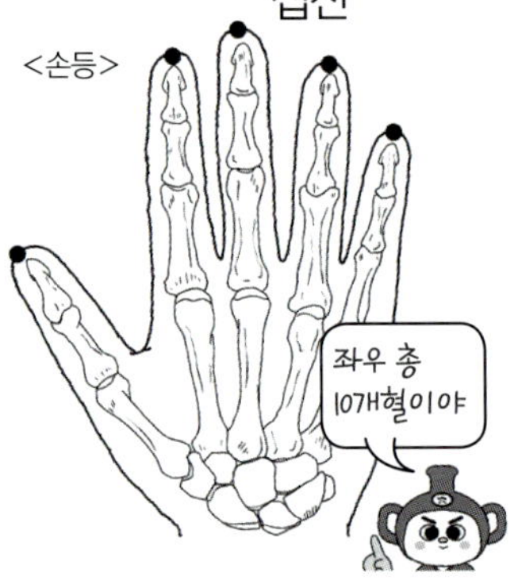

주치	발열, 실신, 열사병, 혼미

하지부

학정(鶴頂)

취혈법

무릎 위, 무릎뼈바닥(base of the patella) 중간 지점 위의 오목한 곳

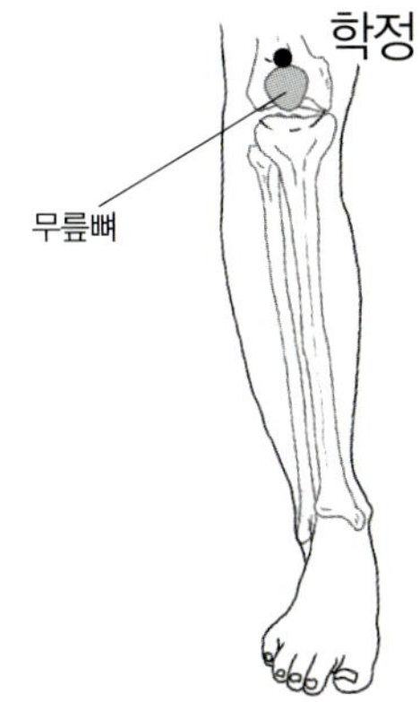

주치	슬관절통, 하지마비

내슬안(內膝眼)

취혈법

무릎 앞쪽면, 무릎인대의 안쪽 오목한 곳

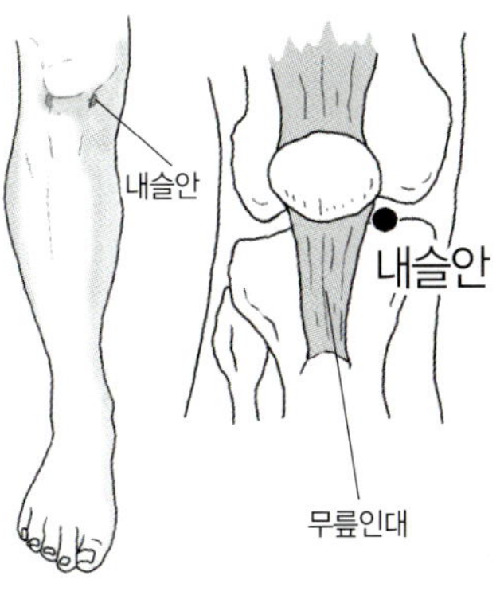

주치	슬관절통, 하지통, 중풍

담낭점(膽囊点)

취혈법

양릉천(陽陵泉) 아래로 1촌에서 취혈

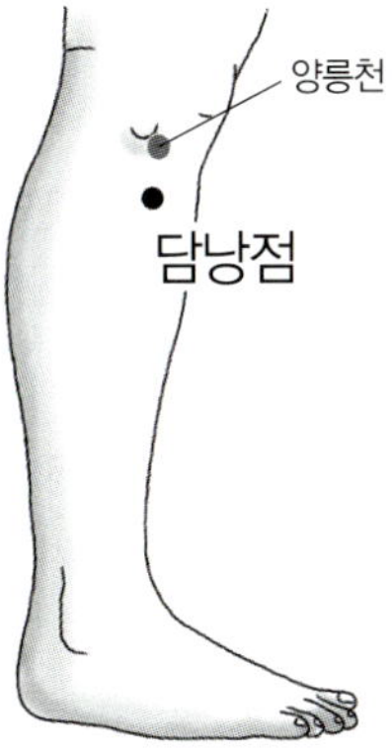

주치	담석, 담낭염, 가슴의 통증, 하지통

난미(蘭尾)

취혈법

족삼리(足三里) 아래 2촌에서 취혈

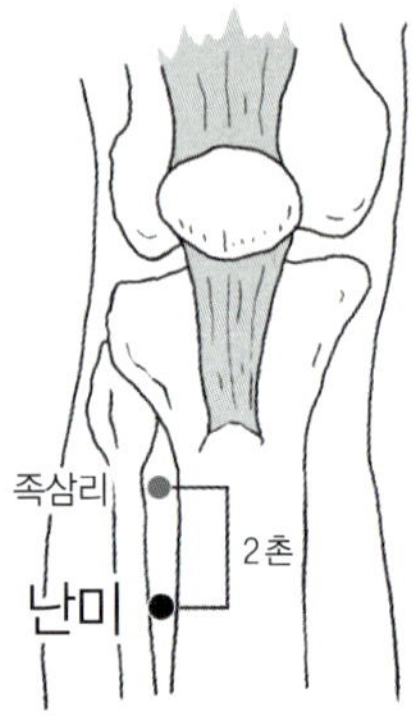

주치	복통, 맹장염

팔풍(八風)

취혈법

좌우 발허리발가락관절의 사이에서 취혈

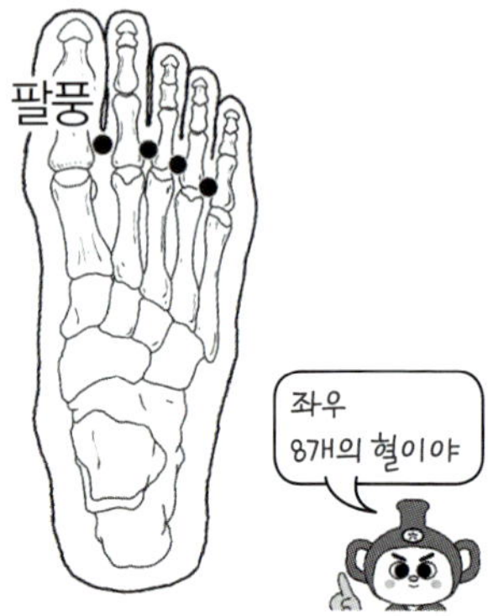

주치	발등 통증, 냉병, 발가락 통증

이내정(裏内庭)

취혈법

둘째 발가락 끝에 먹으로 점을 찍고 발가락을 최대로 굽혔을 때 발바닥에 먹물이 묻은 곳에서 취혈 한다.

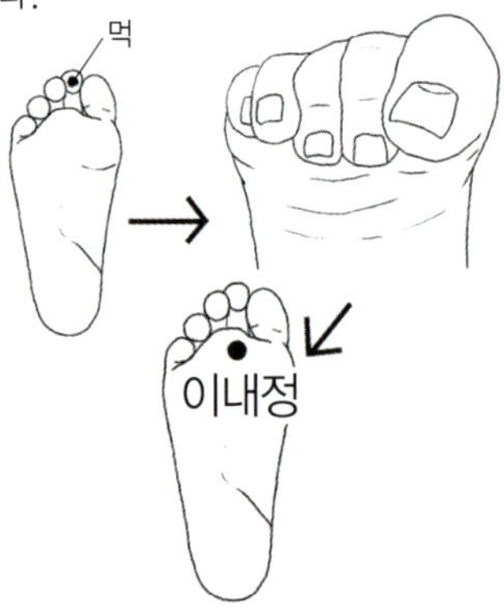

주치	식중독, 구토, 입덧 등

실면(失眠)

취혈법

발꿈치의 중심에서 취혈한다.

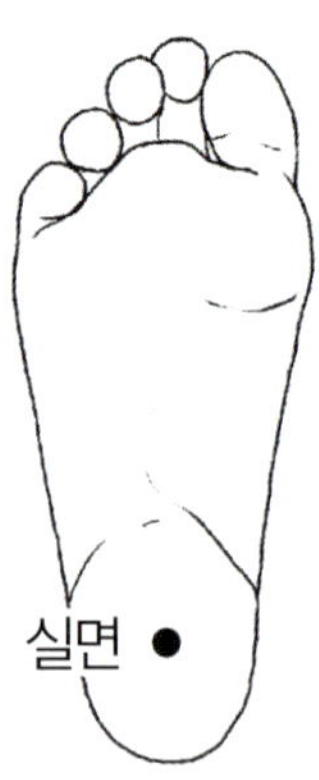

주치	불면, 발의 냉병

잘 알려진 경혈 조합

육구(六灸)

취혈법

좌우 격수(膈兪), 간수(肝兪), 비수(脾兪)에서 취혈

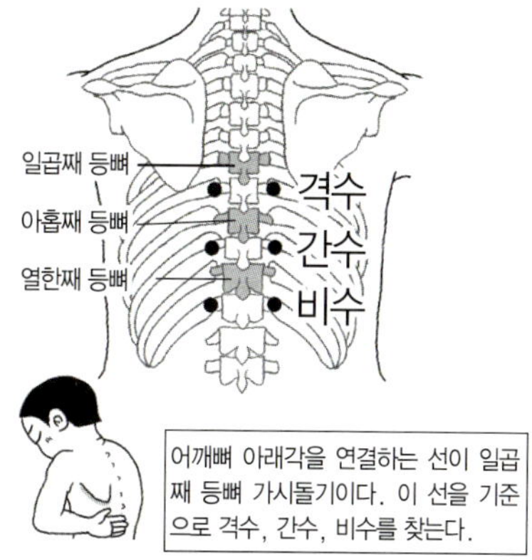

주치	위의 질환

소아사차(小児斜差穴)

취혈법

남아: 좌측은 간수(肝兪), 우측은 비수(脾兪)
여아: 좌측은 비수(脾兪), 우측은 간수(肝兪)에서 취혈.

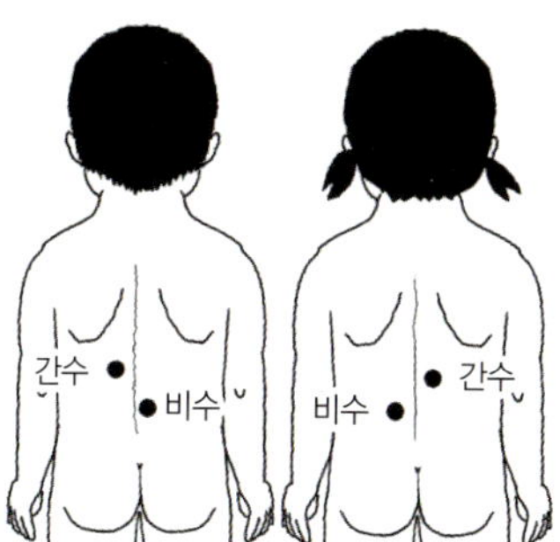

주치	밤울음, 짜증

각기팔처혈(脚気八処穴)

취혈법

풍시(風市)、복토(伏兎)、독비(犢鼻)、외슬안(外膝眼)、족삼리(足三里)、상거허(上巨虚)、하거허(下巨虚)、현종(懸鍾)

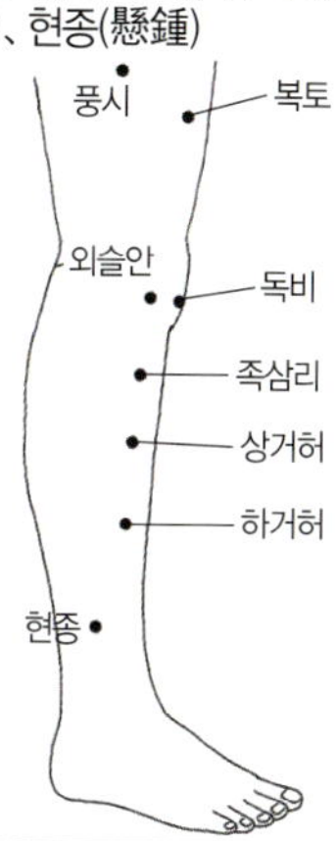

주치	다리 신경통 및 마비, 힘없는 다리

중풍칠처혈(中風七穴)

취혈법

가설 1: 백회(百會)、곡빈(曲鬢)、견정(肩井)、곡지(曲池)、풍시(風市)、족삼리(足三里)、현종(懸鍾)

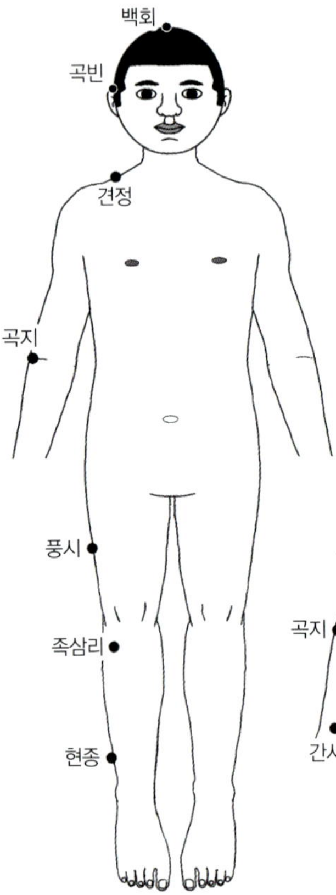

가설 2: 백회(百會)、 풍지(風池)、견정(肩井)、대추(大椎)、
곡지(曲池) 、간사(間使), 족삼리(足三里)

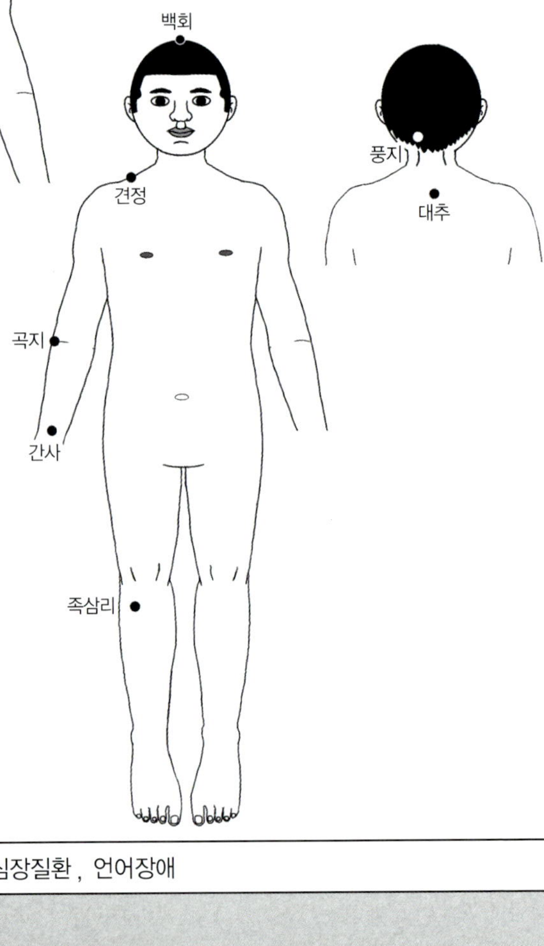

주치(主治)	호흡기질환 , 심장질환 , 언어장애

참고문헌

東洋療法学校協會 · 日本理療科教員連盟編『新版 經絡經穴概論 第 2 版』（医道の日本社）

東洋療法学校協會『解部学』（医歯薬出版株式會社）

尾崎昭弘著『図解 鍼灸臨床手技マニュアル』（医歯薬出版株式會社）

森秀太郎著『解部經穴図』（医道の日本社）

兵藤明監修『經絡 · ツボの教科書』（新星出版社）

形井秀一編著『イラストと写真で学ぶ 逆子の鍼灸治療』（医歯薬出版株式會社）

李 鼎著　浅野周訳『鍼灸学釈難』（源草社）

周春才編著 土屋憲明訳『まんが 經穴入門』（医道の日本社）

坂元大海 · 原島広至著　形井秀一 · 高橋研一監修『ツボ単』（NTS）

林典雄著 青木隆明監修『運動療法のための 機能解部学的触診技術 上肢 改訂第 2 版』（メジカルビュー社）

林典雄著 青木隆明監修『運動療法のための 機能解部学的触診技術 下肢 · 体幹　改訂第 2 版』（メジカルビュー社）

平馬直樹 · 浅川要 · 辰巳洋監修『史上最強カラー図解 プロが教える東洋医学のすべてがわかる本』（ナツメ社）

兵頭明監修『カラー版 徹底図解 東洋医学のしくみ』（新星出版）

仙頭正四郎監修『カラー図解 東洋医学 基本としくみ』（西東社）

平馬直樹 · 瀬尾港二 · 稲田恵子監修『図解 よくわかる東洋医学—漢方薬 · ツボ · 食事，3 つの養生法で治す』（池田書店）

黄龍祥輯校『黄帝明堂經輯校』（中国医薬科技出版社）

王惟一著『銅人腧穴鍼灸図經』鍼灸医学典籍大系第 9 巻（出版科学総合研究所）

柳谷素霊原著 柳谷清逸校補『鍼灸治療医典』（石山針灸医学社）

原田晃著『マッスルインパクト』（医道の日本社）

原田晃著『ボーンインパクト』（医道の日本社）

INDEX

가

나

다

마

바

사

아

자

차

타

파

하